Knaur

W0074244

Über den Autor

David Frawley ist einer der wenigen Westler, die in Indien als Lehrer der alten vedischen Weisheit anerkannt sind. Er übersetzt und interpretiert die alten Schriften und hat Bücher über Ayurveda und vedische Astrologie sowie Studien über Mantra und Yoga verfaßt.

David Frawley

Das große Ayurveda-Heilungsbuch

Prinzipien und Praxis

Aus dem Amerikanischen von Gisela Kretzschmar

Knaur

Die amerikanische Originalausgabe erschien 1989
unter dem Titel »Ayurvedic Healing«
bei Morson Publishing, Salt Lake City

Dieses Buch ist ein Nachschlagewerk und keine Grundlage
für Behandlungen, Diagnosen oder Verordnungen.
Die in diesem Buch aufgeführten Informationen sind kein Ersatz
für die Konsultation eines Arztes oder Heilpraktikers.

Besuchen Sie uns im Internet:
www.droemer-knaur.de

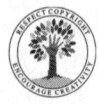

Deutsche Erstausgabe Dezember 1999
Copyright © 1989 David Frawley
Copyright © 1999 der deutschsprachigen Ausgabe
Droemersche Verlagsanstalt Th. Knaur Nachf., München
Alle Rechte vorbehalten. Das Werk darf – auch teilweise –
nur mit Genehmigung des Verlags wiedergegeben werden.
Umschlaggestaltung: Susannah zu Knyphausen
Redaktion: Annette Gillich
DTP-Satz und Herstellung: Barbara Rabus
Druck und Bindung: Ebner Ulm
Printed in Germany
ISBN 3-426-76180-7

5 4 3 2 1

Inhalt

Vorwort 10

Einleitung 14

Teil I
**Die Prinzipien und Therapien der
Wissenschaft vom Leben** 23

Die Körpersäfte (Doshas) – Die Dynamik der Lebenskraft . . 25

Die sechs Geschmacksrichtungen – Die Energetik
heilender Substanzen 41

Untersuchung der Konstitution 50
  Wie man seine individuelle psycho-physische Natur
  herausfindet 50
  Die Eigenschaften der Urnatur (Gunas) 62

Diagnose von Krankheiten – Die Muster des
Ungleichgewichts 68
  Krankheiten und die Körpersäfte 68
  Der Krankheitsprozeß 76

Ayurvedische Lebensführung – Ausgleich der Körpersäfte . . 84
  Mit Ayurveda die Gesundheit selbst bestimmen 84
  Lebensregeln des Ayurveda 90
  Anti-Vata-Therapie 96
  Anti-Pitta-Therapie 99
  Anti-Kapha-Therapie 101
  Ausgleich der Körpersäfte in der modernen Welt 103

Die ayurvedische Diät – Der individuelle Ernährungsplan . . 107
  Ernährungsrichtlinien für die drei Konstitutionstypen . . 111

Anti-Vata-Diät 113
Anti-Pitta-Diät 122
Anti-Kapha-Diät 128
Sattvische Ernährung 135

Ayurvedische Therapien – Die Methoden zur
Wiederherstellung des Gleichgewichts 144
Reduktionstherapie 146
Entgiftungstherapien und Ernährung 156
Tonisierende Therapie 168

Ausgleich der Energien 177

Teil II
Die Behandlung von Krankheiten

Die Behandlung von Krankheiten 185
Störungen des Verdauungssystems 188
Krankheiten des Dickdarms 194
Krankheiten des Magens 218
Krankheiten der Leber und der Gallenblase 225
Erkrankungen des Dünndarms 231
Verschiedene Störungen des Verdauungssystems 236
Stoffwechselstörungen 245

Störungen des Atmungssystems 255

Störungen des Kreislaufsystems 270

Krankheiten der Harnwege 287

Störungen des Fortpflanzungssystems 299
Krankheiten der männlichen Fortpflanzungsorgane . . . 302
Geschlechtskrankheiten 305
Gynäkologische Störungen 311

Fieberhafte und infektiöse Krankheiten 331
Fieber 331
Infektionen 336

Verschiedene Beschwerden 343

Die Versorgung von Kindern und älteren Menschen 358
  Die Kindheit 358
  Das Alter 365

Störungen des Nervensystems 370

Geistige Beschwerden 382

Teil III
Therapeutische Maßnahmen 409

Klassische ayurvedische Rezepturen 412
  Pulver und Tabletten 413
  Weitere traditionelle Mischungen 422
  Gugguls 423
  Kräuterweine 425
  Kräutergelees 427
  Arzneiliche Öle 429
  Arzneiliche Ghees 432
  Rezepturen aus Mineralien und tierischen Produkten . . 434
  Rasa-Zubereitungen 435

Moderne ayurvedische Rezepturen 437

Öltherapie, Aromen und Räucherwerk 446
  Öltherapie und die verschiedenen Konstitutionstypen . . 447
  Räucherwerk 449

Kräuteranwendungen 451
  Dosierung 451
  Entwicklung von Rezepturen 451
  Potenzierung von Kräutern 454

Spirituelle Heilmittel – Ayurveda, Astrologie,
Edelsteintherapie und Mantras 460
  Astrologie und Edelsteintherapie 460

Kräuter und Astrologie 468

Edelsteine und Kräuter 470

Farbtherapie 471

Mantras 472

Vedische und yogische Wissenschaften 474
Eine integrierte Heilkunde nach dem Modell
der vedischen Wissenschaften 475
Yoga und Ayurveda 476

Teil IV
Anhang 479

Glossar medizinischer Fachausdrücke 481

Glossar der Sanskrit-Begriffe 484

Kräuterglossar 487
Westliche Kräuter und bekannte ayurvedische Kräuter . . 487
Spezielle ayurvedische Kräuter 491
Spezielle chinesische Kräuter 492
Chinesische Kräuter-Rezepturen 494

Literaturverzeichnis 495

In uns allen lebt der Archetyp des göttlichen Heilers. Er ist der wahre Heiler in allen Geschöpfen, nicht irgendein bestimmter Mensch oder eine besondere Persönlichkeit. Um uns selbst oder andere zu heilen, müssen wir Zugang zu unserem höheren Selbst finden.

Dhavantari, eine Inkarnation des Gottes Vishnu, des immanenten göttlichen Bewußtseins, repräsentiert diese Wahrheit in der Tradition des Ayurveda. Sein Abbild findet man in den meisten ayurvedischen Schulen und Krankenhäusern. Es soll daran erinnern, daß alles von der Gnade der göttlichen Natur abhängt, ganz gleich, wie umfassend unsere Kenntnisse und Fähigkeiten auch sein mögen. Deshalb ist dieses Buch dem göttlichen Heiler in uns gewidmet.

Vorwort

Als ich begann, das Manuskript von *Heilen mit Ayurveda* zu lesen, war ich einfach nur neugierig auf die Interpretationen eines westlichen Ayurveda-Lehrers und -Praktikers. Am Ende meiner Lektüre empfand ich eine große Bewunderung für seine tiefen Einsichten und seine klare Erkenntnis der Grundsätze dieser alten indischen Wissenschaft vom Leben.

Es war für mich eine faszinierende Erfahrung, zu beobachten, wie ein westlicher Verstand mühelos in das intuitive Wissen des Ostens eintauchen kann. Dieses Buch ist ein erfreulicher Versuch, eine Brücke der Verständigung zwischen Ost und West und ihren oft gegensätzlichen Lebensanschauungen zu bauen. Es ist dem Autor gelungen, unsere alten indischen Weisheitslehren auf eine Art zu vermitteln, die den Bedürfnissen der modernen Welt entspricht. Er weist zu Recht darauf hin, daß »Ayurveda heute Teil einer modernen Bewegung hin zu einer globalen Medizin [ist], die die besten Entwicklungen aus allen Ländern integriert«. Die Bemühungen des Autors in diesem und seinen anderen Büchern werden sicher dazu beitragen, ein angemessenes Klima für eine solche Synthese zu schaffen.

Dr. Frawley ist ein besonders qualifizierter Fürsprecher des Ayurveda. Erstens ist er ein Gelehrter der *Veden*. Ayurveda ist ein Teil der *Veden*, der ältesten Aufzeichnungen über die höchsten menschlichen Erfahrungen und Erkenntnisse, die Essenz der Harmonie zwischen Mensch und Natur und die Einheit des Individuums mit dem Universum. In diesem erweiterten Rahmen muß man Ayurveda betrachten, und genau das hat Dr. Frawley getan. Da er das Sanskrit, die Sprache der ursprünglichen Ayurveda-Texte beherrscht, konnte er die tiefere Bedeutung der in den Texten erwähnten Begriffe entschlüsseln. Eine allzu wörtliche Übersetzung von Sanskrit-Ausdrücken zerstört fast immer ihren ursprünglichen

Sinn. Dr. Frawley hält sich in seiner Übersetzung der Lehren und bei ihrer Anpassung an die westliche Kultur genau an den Geist der Texte.

Außerdem hat er den Yoga studiert, die praktische Wissenschaft des Geistes. Er verfügt über Kenntnisse in vedischer Astrologie, und er hat chinesische Medizin studiert und gelehrt. Mit dieser seltenen Kombination ist er auf besondere Weise geeignet, Ayurveda der westlichen Welt im Licht ihrer gegenwärtigen Probleme und ihres Lebensstils zu vermitteln. Seiner Darstellung liegt eine umfassende Sicht von Gesundheit zugrunde.

Die Informationen in diesem Buch decken fast alle wichtigen Aspekte des Ayurveda und des Yoga ab. Dazu gehören die Konstitutionslehre, Ernährung, Gesundheitsvorsorge, Kräuterheilkunde sowie spezielle Behandlungsmethoden zur Linderung und Heilung von Beschwerden und zur Erhöhung der Vitalität, wie beispielsweise Ölmassagen, Pancha Karma, Mantras, Meditation, Heilsteine und vor allem die spirituellen Aspekte des Lebens. Der Schwerpunkt liegt natürlicherweise in den Bereichen Ernährung und Kräuterheilkunde mit zahlreichen Hausmitteln.

Viele ayurvedische Kräuter werden inzwischen wegen ihrer besonderen Eigenschaften auch von modernen Wissenschaftlern anerkannt. In diesem Zusammenhang ist es vielleicht interessant, eine neuere wissenschaftliche Untersuchung zu zitieren, in der sich eine Gruppe moderner Pharmakologen in Indien mit der ayurvedischen Verjüngungskur (Rasayana) beschäftigt hat. Die Forscher haben für ihre experimentelle Studie fünf Pflanzen ausgewählt: Ashwagandha (Withania somnifera), Shatavari (Asparagus racemosus), Haritaki (Terminalia chebula), Pippali oder langer Pfeffer (Piper longum) und Guduchi (Tinosporia cordifolia). Die Untersuchung kommt zu folgendem Schluß:

»Aufgrund unserer experimentellen Ergebnisse gehen wir davon aus, daß die Rasayanas (verjüngende Substanzen) des Ayurveda die Körperfunktionen harmonisieren, indem sie die neuroendokrinen Immunfunktionen beeinflussen. Sie stärken die allgemeine Abwehr, indem sie das Immunsystem stimulieren, wie es auf ähnliche Weise auch in der ›Prohost-Therapie‹ geschieht. Es ist wohl bekannt, welche Rolle Streß und Emotionen bei Fehlfunktionen des Immunsystems spielen, und auch, welche Bedeutung Streß bei der Entstehung vieler Krankheiten hat. Es scheint deshalb nachvollziehbar, daß eine erhöhte Immunkompetenz die Qualität der Gewebe verbessert, so daß sie bei äußerem und innerem Streß weniger Schaden nehmen« (Ayurveda Revisited, Dr. Sharadini A. Dahanukar und Dr. Urmila M. Thatte, Bombay, Indien).

Die Rasayana-Therapie und der Yoga könnten sich vielleicht als die wirkungsvollsten integrierten Behandlungsformen für Gesundheitsprobleme erweisen, bei denen das Immunsystem und emotionale Schwierigkeiten beteiligt sind. Dr. Frawley legt eine neue Spur in diese Richtung, indem er bei seinem Ansatz solche intuitiven und wissenschaftlichen Erkenntnisse in Zusammenhang bringt.

Schließlich erklärt Dr. Frawley die spirituellen Aspekte des Lebens, ein ganz wesentliches Thema bei der endgültigen Analyse von Gesundheit und Krankheit. Die hinduistische Spiritualität beinhaltet den Glauben an eine individualistische Religion und tritt für Freiheit und Spontaneität ein. Diese Geisteshaltung verwandelt menschliche Emotionen in göttliche Glückseligkeit und stellt die Integrität des Seins wieder her, so wie es in den Yoga Sutras geschrieben steht (I,3): »… dann kehrt der Seher zu seiner eigenen Natur zurück.«

Das Ayurveda weist nachdrücklich auf die Notwendigkeit einer spirituellen und ethischen Disziplin hin als Grundlage für geistige Gesundheit und eine normale Entwicklung der Persönlichkeit. Dr. R. D. Lele, ein herausragender Arzt und Pionier der Nuklearmedizin in Indien, weist in seinem Buch *Ayurveda and Modern Medicine (Ayurveda und die moderne Medizin)* besonders auf diesen Aspekt des Ayurveda hin. Er stellt fest: »Die Weisheit des Ayurveda besteht darin, die Gesetze der Wissenschaft vom Leben zu verinnerlichen und auf diese Weise für geistige Gesundheit und Glück zu sorgen.« Dr. Frawley behandelt diesen Aspekt in allen Einzelheiten.

Abschließend möchte ich betonen, wie glücklich ich als Inder bin, Dr. Frawley in der Gemeinschaft der hervorragenden Kommentatoren des Ayurveda und des Yoga willkommen zu heißen, wo er einen Ehrenplatz verdient.

Bombay, Indien   *Dr. B. L. Vashta*

Dr. B. L. Vashta (69) hat seine medizinische Ausbildung 1945 mit dem Titel eines »Ayurveda Visharad« (Ayurveda-Experte) abgeschlossen. Er war einige Jahre lang Professor für Ayurveda, hat viele Bücher geschrieben und veröffentlicht regelmäßig Beiträge über Gesundheit in führenden indischen Zeitschriften. Als herausragender Gelehrter des Ayurveda, des Yoga und der Naturheilkunde berät er auch größere Ayurveda-Unternehmen in Indien. Zur Zeit ist er Berater am Institut für Yoga und Ayurveda (Panvel-Bombay, Indien). Er nimmt an internationalen Seminaren und Konferenzen teil und unterstützt die Bemühungen, das Wissen über Ayurveda in Indien und im Ausland zu verbreiten.

Einleitung

> Ayurveda ist das Wissen darüber, was angemessen
> und unangemessen ist, welche Lebensbedingun-
> gen glücklich oder traurig sind, was sich günstig
> oder ungünstig im Hinblick auf ein langes Leben
> auswirkt, und es ist auch das Maß des Lebens
> selbst.   *Charaka Samhita I, 41*

Ayurveda, wörtlich: »die Wissenschaft vom Leben«, ist das System
der indischen Naturheilkunde, die große traditionelle Medizin Indiens, deren Ursprünge weit in der Vergangenheit liegen. Es wurde
von denselben Sehern und Weisen begründet, auf die auch die
alten indischen Systeme des Yoga und der Meditation zurückge-
hen.

Ayurveda ist als Teil der »vedischen Wissenschaft« entstanden, einer integrierten, spirituellen Wissenschaft, die ein umfassendes
Verständnis des gesamten Universums vermittelt und davon ausgeht, daß alles in diesem Universum einem einzigen Gesetz unterliegt. Die vedische Wissenschaft schließt Yoga, Meditation und
Astrologie ein und hat das Ayurveda als einen Zweig, der sich mit
dem materiellen Körper beschäftigt, hervorgebracht. Auf diesem
breiten und tiefen Hintergrund der vedischen Wissenschaft umfaßt
das Ayurveda die Kräuterheilkunde, die Ernährungslehre, Körperarbeit, Chirurgie, Psychologie und Spiritualität.

Gemäß den astronomischen Aufzeichnungen in alten vedischen
Texten wurde das vedische System einschließlich Ayurveda schon
4000 vor Christus praktiziert, als die Frühjahrs-Tag-und-Nacht-
Gleiche unter den Sternbildern des Orion und der Zwillinge stand.
Bei neueren archäologischen Arbeiten in Indien entdeckte man
Dwaraka, die alte Stadt des Krishna, auf dem Meeresgrund vor der
Küste von Gujarat, wo sie nach den Beschreibungen in der Ge-
schichte des Krishna versunken sein soll. Von Krishna heißt es, er

habe in der letzten Phase des vedischen Zeitalters gelebt. Der Fundort wurde von Wissenschaftlern auf 1500 vor Christus datiert, und deshalb wissen wir, daß Ayurveda schon vor Tausenden von Jahren ein in Indien vorherrschendes System war.

Ayurveda hat in seiner langen Geschichte verschiedene Entwicklungsstadien durchgemacht. Es hat sich mit der vedischen und hinduistischen Kultur im Osten bis nach Indonesien verbreitet und im Westen die alten Griechen beeinflußt, die eine ähnliche Form der Medizin entwickelten. Es wurde von den Buddhisten verwendet, die viele neue Erkenntnisse hinzufügten und es zusammen mit ihrer Religion in vielen verschiedenen Ländern verbreiteten. Auf diese Weise wurde Ayurveda zur Grundlage der traditionellen Heilsysteme in Tibet, Sri Lanka, Burma und anderen buddhistischen Ländern und beeinflußte die chinesische Medizin. Viele große buddhistische Weise wie Nagarjuna, vielleicht nach Buddha die wichtigste Gestalt in der Mahayana-Tradition, waren ayurvedische Ärzte und schrieben Kommentare zu klassischen ayurvedischen Texten. Ayurveda hat also eine reiche Tradition, die sich an viele verschiedene Zeiten, Kulturen und klimatische Bedingungen anpassen konnte.

Heute erfährt Ayurveda in einem ganz anderen Entwicklungsstadium eine neue Anpassung an die westliche Welt und an moderne Bedingungen. Das vorliegende Buch ist ein Teil dieses Prozesses, bemüht sich jedoch, weiterhin an den fundamentalen und universellen Prinzipien der Wissenschaft vom Leben festzuhalten.

Ayurveda ist Teil einer modernen Bewegung hin zu einer globalen Medizin, die die besten Entwicklungen aus allen Ländern integriert. Gegenwärtig entsteht eine neue naturalistische Medizin, indem die alten östlichen und die traditionellen Medizinsysteme der eingeborenen Völker in der ganzen Welt einer erneuten Überprüfung unterzogen werden. Von all diesen Systemen ist Ayurveda wahrscheinlich die beste Möglichkeit einer Synthese für eine solche globale Medizin. Es umfaßt die größte Zahl von Heilverfahren. Es hat sich die Sprache der Alchemie, die im Altertum und Mittelalter eine Art Heilkunde und spirituelle Tradition war, weitgehend bewahrt. Die indische Medizin hat sowohl mit der chinesischen als auch mit der europäischen viele Gemeinsamkeiten, und oft gelingt es ihr, beide zu integrieren. Vielleicht werden wir feststellen, daß viel von der Medizin, die unseren Planeten heilen und ein neues Zeitalter der Welteinheit hervorbringen kann, schon in diesem, möglicherweise ältesten aller Heilsysteme enthalten ist.

Heilen mit Ayurveda ist der Nachfolger meines letzten Buches *Die Ayurveda Pflanzen-Heilkunde* über die Verwendung von Kräutern im Ayurveda (das ich zusammen mit Dr. Vasant Lad geschrieben habe), und es basiert darauf. *Die Ayurveda Pflanzen-Heilkunde* stellt den theoretischen Hintergrund der ayurvedischen Kräuterheilkunde dar und enthält eine Liste von Kräutern, die man im Ayurveda benutzen kann. Dabei werden viele in der westlichen Welt verbreitete Kräuter nach ayurvedischen Kriterien definiert. *Heilen mit Ayurveda* erweitert diese Kenntnisse und enthält darüber hinaus viele klassische Kräuterrezepturen. Dazu gehören auch besondere, moderne Ayurveda-Rezepturen, die speziell für den Westen und die dort herrschenden Bedingungen entwickelt worden sind. Zusätzlich werden für westliche Kräuter weitere ayurvedische Anwendungsmöglichkeiten und Rezepturen vorgestellt.

Gleichwohl enthält dieses Buch nur einen Teil der nützlichen ayurvedischen Kräuter und Rezepturen, denn ich habe mich auf diejenigen beschränkt, die im Westen zur Verfügung stehen oder wahrscheinlich bald zur Verfügung stehen werden.

Auf dieser Grundlage der Kräuterheilkunde beschäftigt sich *Heilen mit Ayurveda* vor allem mit der praktischen Behandlung von Krankheiten und soll als grundlegendes Handbuch für die ayurvedische Therapie dienen. Als Reaktion auf *Die Ayurveda Pflanzen-Heilkunde* haben mich viele Leute um zusätzliche Informationen über die Behandlung bestimmter Krankheiten gebeten, und das war einer der Gründe, warum ich dieses Buch geschrieben habe. Es enthält zusätzlich Hinweise auf Ernährung, Lebensführung und Yoga-Methoden, die die Wirkung der Kräutertherapie unterstützen. Dazu gehört auch die Verwendung von Ölen, Aromen, Farben, Edelsteinen und Mantras.

Heilen mit Ayurveda hat zwei Ebenen: eine für den Laien und die Selbstbehandlung, und eine für den Naturheilkundigen und seine praktische Tätigkeit. Die erste Ebene umreißt eine allgemeine Behandlung zur Stärkung der Konstitution und Verbesserung der Lebensführung, um auf diese Weise die Gesundheit zu fördern und Krankheiten zu vermeiden. Hier werden zahlreiche bekannte Hausmittel zur Behandlung verschiedener Krankheiten aufgeführt. Dabei ist es wichtig zu erkennen, daß wir viele unserer Krankheiten sehr gut selbst behandeln können. Oft sind schon einige einfache Maßnahmen im täglichen Leben durchaus effektiv. Nur wenn unser Lebensstil wirklich aus dem Gleichgewicht gerät, treten ernsthafte Krankheiten auf, und dann wird eine speziellere und kompliziertere Behandlung nötig.

Auf der zweiten Ebene wird etwas von diesem spezielleren Wissen der ayurvedischen Medizin vermittelt und die stärker technisch orientierten, komplizierteren Therapien und Heilmittel werden beschrieben. Diese gehören eher in die Hand des Arztes oder Heilpraktikers. Außerdem sollte man bedenken, daß hier nur zusammenfassende Berichte über Krankheiten und ihre Behandlungsmöglichkeiten gegeben werden können. Insofern sind genauere Kenntnisse und praktische Erfahrungen nötig, wenn man ernste Gesundheitsstörungen oder akute Symptome behandeln will.

Ich habe die entsprechenden westlichen und chinesischen Heilmittel zum Vergleich mit angegeben. Dabei habe ich nicht die Absicht, detailliert auf diese anderen Systeme einzugehen, sondern ich will nur die Verbindung zum ayurvedischen Ansatz aufzeigen. Das chinesische und das ayurvedische System haben viele Gemeinsamkeiten, und sie können sich oft gegenseitig ersetzen oder ergänzen. Als eine globale Medizin, eine Art universaler Heilkunde regt Ayurveda zum Dialog und zur Synthese an. Wie früher Tibet, so werden heute die Vereinigten Staaten von diesen beiden führenden asiatischen Heilsystemen beeinflußt; vielleicht können wir hier im Westen ebenfalls eine Synthese beider Ansätze erreichen. Die Grenzen zwischen den Heilsystemen sind wie politische Grenzen eine Erfindung des Menschen und existieren nicht in der Natur. Sie gehören ins Mittelalter, aber nicht in die Neuzeit, wo eine Reintegration des menschlichen Wissens und der Kulturen notwendig ist.

Ein Überblick über Krankheitsverläufe

Nach der spirituellen Tradition Indiens haben Krankheiten zwei Ursachen. Erstens können sie durch physikalische oder biologische Faktoren hervorgerufen werden: ein Ungleichgewicht der Körpersäfte, der Elemente und ursprünglichen Energien des materiellen Körpers. Behandelt wird hier hauptsächlich mit physikalischen oder medizinischen Methoden auf naturheilkundlicher Basis. Dazu gehören Kräuter, Ernährungsumstellung, Körperarbeit und Yogastellungen (Asanas). In schwereren Fällen kann auch eine Behandlung mit Mineralien und chemischen Medikamenten oder eine Operation erforderlich sein.

Zweitens können Krankheiten karmische Ursachen haben, sind also die Folgen von Fehlern, die wir in unserem Leben begangen haben. In diesem Fall handelt es sich um psychologische oder spirituelle Ursachen. Vielleicht haben wir den falschen Beruf gewählt, haben Beziehungsprobleme oder emotionale Schwierigkeiten, und die Behandlung erfordert möglicherweise eine Veränderung unseres Lebensstils oder unserer Einstellung. Solche Ursachen beinhalten auch, daß wir nicht nach unserer inneren Bestimmung oder unserer spirituellen Berufung leben, was man im Sanskrit als »Dharma« bezeichnet. Krankheiten können außerdem durch falsches Handeln in einem früheren Leben verursacht werden, vor allem dann, wenn wir anderen Lebewesen Schaden zugefügt oder unsere Macht und unsere Mittel mißbraucht haben.

Solche karmischen Krankheiten erfordern vielleicht eine Art von Sühne oder Opfer, eine »innere Korrektur«, um unser Wohlbefinden im Leben wieder herzustellen. Dafür wird im Ayurveda der Yoga und ein System göttlicher oder spiritueller Therapie (Daiva Cikitsa) benutzt, wozu die Verwendung von Edelsteinen, Mantras, Gebeten, Ritualen und Meditationen gehört. Dies ist kein mittelalterlicher Aberglaube, sondern hier drückt sich ein grundlegendes

Verständnis der tieferen Schichten des Geistes aus; und damit können wir die subtileren Aspekte unseres Seins heilen.

Im Ayurveda heißt es, der Mensch bestehe aus drei Körpern: dem materiellen Körper, dem Astralkörper und dem Kausalkörper, was im Westen mit den Begriffen Körper, Geist und Seele ausgedrückt wird. Obwohl sich das ayurvedische System der Diagnose und Behandlung auf den materiellen Körper konzentriert, berücksichtigt es die beiden anderen ebenfalls. Viele ayurvedische Methoden sind Maßnahmen zur Korrektur von Störungen im Energiefeld oder im Bewußtseinsfeld jenseits des materiellen Körpers.

Bei den meisten Krankheiten spielen sowohl körperliche als auch spirituelle Faktoren eine Rolle, so daß eine Behandlung auf beiden Ebenen erforderlich ist. Traditionell beinhaltet Ayurveda eine Behandlung des ganzen Menschen und unserer vollständigen kosmischen Natur.

Religion, Spiritualität und Heilung

In unserer Kultur hat das Wort »Gott« oft einen negativen Beigeschmack, vor allem deshalb, weil die spirituelle Wahrheit von organisierten und fundamentalistischen Religionen falsch interpretiert worden ist. Das ist in den westlichen Religionen des Judentums, des Christentums und des Islam stärker ausgeprägt, denn sie achten in ihrem Glaubensbekenntnis mehr auf Exklusivität als die meditationsorientierten Lehren des Ostens, die die Offenheit des Geistes betonen. Doch man findet bei vielen Krankheiten einen Mangel an Gottvertrauen, was man mit einem Mangel an Vertrauen in das Leben oder an positivem Lebenswillen vergleichen kann. Krankheit ist oft Ausdruck eines Mangels an Liebe, wozu auch gehört, daß man nicht ausreichend für sich selbst und den eigenen materiellen Körper sorgt.

Deshalb besteht der erste Schritt zur Heilung in vielen Fällen darin, sich für das Göttliche oder den kosmischen Willen zu öffnen und den Fluß der Gnade zu akzeptieren. Dazu muß man verstehen, daß das eigene Leben einen Sinn und eine Bedeutung für die Entwicklung der Seele und die spirituelle Evolution der Menschheit als

Ganzes hat. Die Suche nach der Wahrheit kann auf unterschiedliche Weise erfolgen, und jeder sollte den spirituellen Weg wählen, der der eigenen Natur am besten entspricht. Dazu gehört jedoch immer auch der Respekt vor den Rechten anderer, die ebenfalls ihren eigenen Weg gehen. Man könnte sagen, daß es darauf ankommt, »zuerst die Seele zu heilen«, wobei man daran denken sollte, daß die Seele im Yoga unser inneres Bewußtsein ist.

Die westliche Medizin hat versucht, die Religion auszugrenzen. Das war ein wichtiger und notwendiger Schritt in der Evolution des Geistes. Die Dogmen, die autoritäre Haltung und die repressive Natur der organisierten Religionen haben keinen Platz im Reich des Wissens, wo Freiheit und Objektivität eine wichtige Voraussetzung für die direkte Wahrnehmung sind. Wir haben etwas gewonnen, indem wir die Medizin von den äußeren Formen der Religion befreit haben, aber wir haben viel verloren, als wir die inneren Aspekte der Religion ebenfalls aus der Medizin entfernt haben.

Die Essenz des Heilens ist Integration. Vertrauen, Liebe, Hingabe, der Sinn für die Einheit und heilige Natur der Menschheit und allen Lebens fehlen in der modernen Medizin. Diese Qualitäten schaffen kein Dogma, und sie zwingen auch niemandem irgendeine Idee oder Disziplin oder etwas Ähnliches auf. Sie geben jedem den Raum und die Freiheit, zu wachsen und zu sehen. Sie schaffen die Gnade und den Fluß der kosmischen Lebenskraft, die für eine Heilung benötigt werden. Ohne sie sind wir innerlich zerbrochen und verdorrt, und unser Leben hat nur wenig Bedeutung. Ohne sie ist unser Leben ohne Magie, ohne Wunder, ohne Schönheit und ohne Sinn. Die meisten Menschen sind heutzutage krank, weil die spirituelle Bedeutung in ihrem Leben fehlt. Wir sind gefangen in der Langeweile und den Anregungen der äußeren Welt und haben praktisch nichts, was unser Herz nährt.

Ayurveda kann keine Medizin ohne Religion akzeptieren. Aus seiner heiligen, traditionellen Perspektive wäre das so, als wolle man ohne Liebe heilen. Das bedeutet nicht, daß Ayurveda anderen den eigenen religiösen Hintergrund aufzwingen will. Zusammen mit den üblichen Mitteln und Methoden der Naturheilkunde werden

Methoden des Yoga angeboten, die man in jeder beliebigen Form (oder formlos) in das eigene religiöse oder spirituelle Leben übernehmen kann. Als die Mutter der Heilkunst übermittelt Ayurveda diese Gnade der Göttlichen Mutter.

Das ist das Schöne an der religiösen Tradition Indiens: Sie ist weniger eine organisierte Religion als eine spirituelle Quelle, aus der man jeden erdenklichen Zugang zur Wahrheit schöpfen kann, so daß jeder Mensch in ihr das findet, was er braucht und was für ihn selbst von Bedeutung ist. Nichts ist ausgeschlossen, und nichts wird erzwungen. Die religiöse Tradition Indiens respektiert die Göttliche Natur und die Freiheit eines jeden Menschen. Deshalb lautet ihr wahrer und ursprünglicher Name »Sanatana Dharma«, die ewige oder universelle Religion, die die Religion des Lebens selbst ist. Vor diesem Hintergrund ist auch die Praxis des Ayurveda entstanden.

Wenn schon kein Zeichen einer spirituellen Krise oder Veränderung, so ist Krankheit doch zumindest eine spirituelle Chance. In den *Upanishaden*, den wichtigsten spirituellen Lehren des alten Indien, gilt Krankheit als die höchste Form des Asketentums (Tapas), worin sich die Wahrheit des Lebens und die Wahrheit des eigenen Selbst enthüllen kann. Krankheit kann ein Zeichen dafür sein, daß man im Leben etwas falsch gemacht hat, aber auch ein Hinweis darauf, daß die Seele die inneren Energien lenkt. In jedem Fall erfordert sie eine spirituelle Überprüfung unseres Lebens, besonders wenn es sich um eine schwere Krankheit handelt. Deshalb ist die Selbst-Prüfung der erste Schritt und die fundamentale Basis für das Verständnis und die Auflösung jeder Krankheit.

Alles Leben ist Lernen und eine Weiterentwicklung der Selbsterkenntnis. Um Krankheiten zu verstehen, muß man sie in diesem Licht betrachten. Deshalb müssen wir Krankheiten nicht nur behandeln, sondern sie als Werkzeug zum besseren Verständnis unserer selbst nutzen, und zwar sowohl in den oberflächlichen als auch in den tieferen Schichten. Wenn wir diese Kommunikation mit unserem Bewußtsein erreicht haben, werden wir eine innere Harmonie und Freude finden, die alle äußeren Schwierigkeiten überwinden kann. Hand in Hand mit dieser sich entwickelnden Selbstwahrnehmung sollten die Heilverfahren und Mittel des Ayurveda eingesetzt werden.

Es gibt keinen endgültigen ayurvedischen Weg, Krankheit zu betrachten oder zu behandeln. Ayurveda gibt energetische Richtlinien, aber diese müssen auf einer individuellen Basis angewendet werden. In diesem Buch habe ich einige Krankheiten abweichend von den klassischen ayurvedischen Texten dargestellt, denn es ist erforderlich, die traditionelle ayurvedische Sicht an unsere heutigen Bedingungen anzupassen. Andere ayurvedische Praktiker sehen oder behandeln Krankheiten vielleicht aus einer anderen Perspektive. Das zeigt, wie umfassend die Sichtweise des Ayurveda ist, ohne daß es dadurch zu inneren Unstimmigkeiten kommt.

Ich möchte mich bei Dr. B. L. Vashta für die Durchsicht des Manuskriptes und für seine Unterstützung bei allen Aspekten meiner Arbeit bedanken. Dr. Subash Ranade und dem Ayurveda Shikshan Mandala in Poona, Indien, danke ich für ihre Ermutigung und Anand Puranik für die Hilfe bei meinen Forschungsarbeiten und Untersuchungen in Indien.

Möge dieses Buch zum Wohlbefinden aller Lebewesen beitragen. Möge es die kreative Intelligenz aller Menschen anregen, die damit in Berührung kommen.

Namaste! Ich erweise dem Göttlichen Geist in Ihnen meine Verehrung.

Santa Fe, New Mexico   *David Frawley*

Teil I

Die Prinzipien und Therapien der Wissenschaft vom Leben

Vata, Pitta und Kapha, die Gruppe der drei Körpersäfte, in ihren natürlichen und gestörten Zuständen, beleben den Körper und zerstören ihn. *Ashtanga Hridaya, I, 6*

Die Körpersäfte (Doshas) – Die Dynamik der Lebenskraft

Die drei großen kosmischen Kräfte

Nach den Aufzeichnungen in der *Rig Veda*, den ältesten Schriften Indiens, gibt es drei grundlegende Kräfte. An erster Stelle steht das Prinzip der Energie, das Kraft, Geschwindigkeit, Richtung, Anregung und Motivation gibt. Das Leben ist nichts als ein Spiel von Kräften, die sich ständig verändern. Dies hat die moderne Wissenschaft bestätigt: Materie ist Energie, und was fest erscheint, ist lediglich eine statische Manifestation unzähliger subtiler Kräfte, die unablässig in Bewegung sind.

Diese Lebensenergie wurde »Prana« genannt, was soviel bedeutet wie höchster Atem oder Lebenskraft. Alle Energie folgt, wie der Atem selbst, der Bewegung des Einatmens und Ausatmens. Alle materielle Energie entwickelt sich aus reiner Energie, die die Lebenskraft selbst ist; Energie ist Leben. Die alten Weisen sahen in der Energie des Universums eine Manifestation der Lebenskraft, die stets mehr Leben, Gewahrsein, Freiheit und kreative Entfaltung sucht.

Verborgen in aller Energie ist das Wirken eines bewußten Willens. Energie ist Wille, der in der äußeren Welt handelt. Hinter dem Willen steht Empfindungsfähigkeit oder Bewußtsein als die Kraft der Entschlossenheit. Deshalb wurde diese Form von Prana auch »Purusha« genannt, der Höchste Geist. Leben ist Sein, das Prinzip des Bewußtseins. Es manifestiert sich in der Natur als das Wirken der Intelligenz, die die Bewegung der Energie steuert. Diese natürliche oder organische Intelligenz ist sich ihrer Pläne und Methoden bewußt und sicher. Nicht indem sie eine Wahl trifft oder eine Absicht verfolgt, sondern sie ist intuitiv und spontan eine Bewegung reiner Schönheit und Harmonie. Ihr Glanz manifestiert sich in der gesamten Natur, von den Blumen bis zu den Sternen.

Die zweite der drei Kräfte nahmen die Weisen als das Prinzip des Lichtes oder der Strahlung wahr. Energie ist Licht. Energie, die in Bewegung ist, verändert sich und strahlt Licht und Hitze aus. Alles, was lebt, hat eine natürliche Wärme. Und alle Energie hat ein natürliches Licht. In allem, was lebt, herrscht das Prinzip der Reflektion, eine Transparenz, die sich als Intelligenz und Bewußtsein manifestiert. Deshalb steckt in allen chemischen Reaktionen die Kraft des Lichtes als Fähigkeit des Bewußtseins, sich selbst zu transformieren. Selbst der kleinste Funke birgt das Licht des höchsten Gewahrseins.

Die dritte Kraft wurde als Prinzip des Zusammenhalts gesehen. Alle Manifestationen sind Ausdruck einer übergeordneten Einheit. Alle Kräfte verbinden sich zu einem einzigen Rhythmus. Es gibt eine gegenseitige Anziehung der Kräfte, in der sie letztlich alle in großer Harmonie miteinander verbunden sind. Dieser Zusammenhalt wurde nicht nur als chemische Eigenschaft verstanden, sondern auch als Ausdruck einer bewußten Absicht. Er manifestiert die Macht der Liebe. Liebe ist die reale Kraft, die alle Dinge zusammenhält.

Diese drei Kräfte sind eins: Leben ist Licht, und Licht ist Liebe. Das energetische Prinzip (Leben) verfügt über eine Strahlkraft (Licht), die ihrerseits über die Macht des Zusammenhalts verfügt (Liebe). Wir müssen immer nach mehr Leben, Licht und Liebe suchen, denn das ist die Natur des Universums selbst.

In den *Veden* wurde der Geist des Lebens in Gestalt des großen Gottes Indra symbolisiert, des Drachentöters und Herrn des Donners. Der Geist des Lichtes wurde als Agni, der Gott des Feuers, verehrt, die Gottheit der Visionen und der Opfer. Der Geist der Liebe war Soma, der Nektar der Unsterblichkeit. Hinter diesen kryptischen Mantras verbirgt sich der höchste Schlüssel aller kosmischen Gesetze, der Schlüssel zu allen Ebenen, auf denen die universelle Kraft wirkt. Durch diese Mantras können wir lernen, die Körpersäfte, über die sie herrschen, auszugleichen und zu kontrollieren. Das macht nicht nur gesund, sondern bildet auch die Grundlage zur Verjüngung des Geistes und zur Transformation des

Bewußtseins. Ayurveda und andere Zweige der vedischen Wissenschaften wie der Yoga haben sich aus den höchsten Einsichten des *Veda* in verschiedene Richtungen entwickelt.

Dieselben drei Gottheiten oder Prinzipien des Lebens, des Lichtes und der Liebe spiegeln sich auch in den alten europäischen Mythen. Beispielsweise Zeus, Apollo und Dionysos, die von den Griechen verehrt wurden, obwohl hier der Symbolismus mehr poetisch und weniger mystisch ist.

Die drei Kräfte Leben, Licht und Liebe werden durch die drei Elemente Luft, Feuer und Wasser symbolisiert. Nach der alten Mythologie waren Himmel und Erde am Anfang eins. Zwischen ihnen gab es keinen Raum, in dem sich lebendige Geschöpfe hätten manifestieren können. Dann traten durch den Willen des Schöpfers die Götter auf den Plan und trennten Himmel und Erde, indem sie die beiden Firmamente auseinanderzogen. In dem Raum, der dazwischen entstand, setzten sie die Lebenskraft in Bewegung, so daß die Geschöpfe entstehen konnten. Diese Lebenskraft wurde die Atmosphäre, in der die Elemente Luft, Feuer und Wasser, ebenso wie Wind, Sonne und Regen, die Voraussetzungen für die Entwicklung des Lebens schufen.

Die drei Körpersäfte

Im Ayurveda geht man davon aus, daß es drei elementare Lebenskräfte, die drei Körpersäfte, in unserem Organismus gibt. Diese werden im Sanskrit »Vata«, »Pitta« und »Kapha« genannt. Sie korrespondieren im wesentlichen mit den Elementen Luft, Feuer und Wasser. Als die aktiven bzw. beweglichen Elemente herrschen sie über die Lebensvorgänge von Wachstum und Verfall.

Der ayurvedische Ausdruck für Saft ist »Dosha«, womit etwas gemeint ist, das verdunkelt, verdirbt oder zu Verfall führt. Wenn sie aus dem Gleichgewicht geraten, sind die Körpersäfte oder Doshas ursächliche Faktoren im Krankheitsprozeß.

Der dem Element Luft zugeordnete Körpersaft ist Vata, bisweilen als Wind übersetzt. Die etymologische Bedeutung ist: »das, was die Dinge bewegt«. Es ist die Kraft der Bewegung hinter den beiden anderen Körpersäften, die als »lahm« betrachtet werden, unfähig, sich ohne Vata zu bewegen. Es beherrscht auch unsere sinnliche und mentale Balance und Orientierung und fördert die geistige Anpassungs- und Verständnisfähigkeit.

Pitta ist der dem Element Feuer zugeordnete Körpersaft und wird gelegentlich als Galle übersetzt. Etymologisch bedeutet es: »das, was die Dinge verdaut«. Pitta ist verantwortlich für alle chemischen Vorgänge und Stoffwechselprozesse im Körper. Gleichzeitig beherrscht es unsere mentale Verdauung, d. h. unsere Fähigkeit, die Realität wahrzunehmen und die Dinge so zu verstehen, wie sie sind.

Der dem Element Wasser zugeordnete Körpersaft schließlich ist Kapha, manchmal als Schleim übersetzt. Etymologisch bedeutet es: »das, was die Dinge zusammenhält«. Kapha sorgt für Substanz, wirkt unterstützend und bildet den größten Teil unseres Körpergewebes. Es sorgt auch für emotionale Unterstützung im Leben und herrscht über positive emotionale Züge, wie Liebe, Mitgefühl, Bescheidenheit, Geduld und Vergebung.

Jeder dieser drei Körpersäfte, der Doshas, existiert in einem zweiten Element, das als Medium für seine Manifestation dient oder die Funktion eines Behälters übernimmt.

Äther ist der Behälter für Vata, die Luft, und so sagt man auch, Vata sei aus Äther zusammengesetzt. Es existiert in den freien Räumen des Körpers und füllt die feinstofflichen Kanäle.

Pitta, das Feuer, existiert im Körper als Wasser oder Öl, und man sagt, es enthalte einen Aspekt des Wassers. Es kommt überwiegend in der Form von Säure vor, weil Feuer nicht direkt im Körper existieren kann, ohne ihn zu zerstören.

Kapha, das Wasser, existiert in der Erde, die es enthält, und so sagt man auch, es sei aus Erde zusammengesetzt. Unser materieller Körper besteht überwiegend aus Wasser, dessen Ausbreitung durch unsere Haut oder andere Gewebe (Erde) begrenzt wird.

Eigenschaften der Körpersäfte

Jeder Körpersaft hat seine elementaren Eigenschaften. Bei Vagbhatta, einem der großen Kommentatoren des Ayurveda, heißt es: Vata ist trocken, leicht, kalt, rauh, feinstofflich und antreibend. Pitta ist ein wenig ölig, scharf, heiß, leicht, unangenehm im Geruch, beweglich und flüssig. Kapha ist naß, kalt, schwer, dumpf, klebrig, weich und fest *(Ashtanga Hridaya I, 11–12)*.

Vata (Luft) ist vorwiegend trocken, kalt und leicht. Pitta (Feuer) ist vorwiegend heiß, feucht und leicht. Kapha (Wasser) ist vorwiegend kalt, feucht und schwer. So hat jeder der Körpersäfte eine Haupteigenschaft mit den anderen gemeinsam, während die anderen beiden Eigenschaften gegensätzlich sind.

Wir erkennen die Doshas an ihren Eigenschaften. Ein Überschuß oder Mangel an einer dieser Eigenschaften zeigt einen Überschuß oder Mangel des entsprechenden Körpersaftes an. Dies wiederum führt zu verschiedenen pathologischen Veränderungen im Körper.

Funktionen der Körpersäfte

*Die Wirkungen der Doshas auf Körper und Geist werden folgendermaßen beschrieben: »Die Wurzel der Säfte, Gewebe und Abfallstoffe des Körpers ist Vata. In seinem natürlichen Zustand erhält es alle Aktivitäten wie Ausatmung, Einatmung, Bewegung und Ausscheidung aufrecht, reguliert das Gleichgewicht der Gewebe und die Koordination der Sinne.«

Vata ist der wichtigste, der elementare der drei Körpersäfte. Es beherrscht die anderen beiden und ist ganz allgemein für alle Vorgänge im Körper verantwortlich. Aus diesem Grund haben Vata-Störungen meist ernsthaftere Folgen als Störungen der beiden anderen Körpersäfte und wirken sich oft sowohl auf den Geist als auch auf den gesamten Körper aus. Die Art, wie wir leben und für unsere Lebenskraft sorgen, hat also eine elementare Bedeutung für Krankheit und Gesundheit.

»Pitta beherrscht die Verdauung, steuert die Körpertemperatur,

---

*   Zitate aus *Ashtanga Hridaya XI, 1–3*

die visuelle Wahrnehmung, Hunger, Durst, sinnliche Begierden, Hautbeschaffenheit, Verständnis, Intelligenz, Mut und ist verantwortlich für die Qualität der Gewebe.« Pitta herrscht über alle Aspekte und Ebenen von Licht und Wärme in Körper und Geist.

»Kapha gibt Stabilität, Feuchtigkeit, hält die Gelenke zusammen und vermittelt solche Eigenschaften wie Geduld.« Kapha ist materielles Substrat und Unterstützung für die beiden anderen Körpersäfte und stabilisiert auch die emotionale Natur.

Störungen der Körpersäfte

*Bei Störungen der Körpersäfte kommt es zu verschiedenen Symptomen und Krankheiten. »Ein Übermaß von Vata verursacht Gewichtsverluste, Debilität, Verlangen nach Wärme, Zittern, Verspannungen und Verstopfung ebenso wie Schlaflosigkeit, Orientierungsstörungen der Sinne, unzusammenhängendes Sprechen, Benommenheit, Verwirrung und Depression.« Ein erhöhtes Vata führt dazu, daß die Lebenskraft und der Geist ihre Verbindung zum Körper verlieren, was sich in Verfall und einem Verlust der Koordination äußert. Es entsteht eine Hyperaktivität, unter der die lebenswichtigen Flüssigkeiten leiden, und der materielle Körper verliert an Substanz.

»Pitta im Überfluß führt zu einer Gelbfärbung des Stuhls und Urins, der Augen und der Haut, außerdem zu Hunger, Durst, einem Gefühl des Brennens und Schlafstörungen.« Ein erhöhtes Pitta führt zu einer Ansammlung von innerer Hitze oder Fieber mit Entzündungen und Infektionen. Wir beginnen buchstäblich, uns selbst zu verbrennen.

»Kapha schränkt das Verdauungsfeuer ein und verursacht Übelkeit, Lethargie, Schwere, Blässe, Frostschauern, geschwollene Gelenke, Husten, Atemprobleme und ein gesteigertes Schlafbedürfnis.« Erhöhtes Kapha führt zu Übergewicht und Schweregefühl im Körper, was die normalen Körperfunktionen behindert und durch die Zunahme von Gewebe einen Mangel an Aktivität auslöst.

* Zitate aus *Ashtanga Hridaya XI, 6–8*

Sitz der Körpersäfte

Jeder der Säfte hat eine bestimmte Position im Körper. »Vata sitzt im Dickdarm, in der Taille, den Hüften, den Ohren, den Knochen und den Tastkörperchen der Haut. Der Hauptsitz befindet sich im Dickdarm. Pitta sitzt im Dünndarm, im Magen, im Schweiß, in den Talgdrüsen, im Blut, in der Lymphe und in den Augen. Der Hauptsitz befindet sich im Dünndarm. Kapha sitzt in Brust und Hals, in der Bauchspeicheldrüse, den Flanken, im Magen, in der Lymphe, im Fett, in der Nase und der Zunge. Der Hauptsitz befindet sich im Magen« *(Ashtanga Hridaya XII, 1–3)*.

In den elementaren Positionen sammeln sich die Säfte an und lösen den Krankheitsprozeß aus. Wenn man sie an diesen Stellen mit den entsprechenden Methoden behandelt, kann man die Krankheit an der Wurzel beseitigen.

Vata entsteht bei Störungen als Gas unten im Dickdarm. Pitta wird bei Störungen in der Mitte des Körpers als Galle oder Säure in der Leber oder im Dünndarm produziert. Kapha entsteht bei Störungen im oberen Bereich des Körpers als Schleim in der Lunge und im Magen.

Die fünf Formen von Vata

Die fünf Formen von Vata (Luft) werden im Sanskrit als »Prana«, »Udana«, »Samana«, »Vyana« und »Apana« bezeichnet. Sie entstehen, indem man der Wortwurzel »an«, was soviel wie atmen oder energetisieren bedeutet, verschiedene Silben hinzufügt.

Prana (pra-ana) bedeutet, daß eine elementare Luft oder Nervenkraft vorwärts bewegt wird. Sie durchdringt den Kopf bis zum Gehirn, wo sie ihr Zentrum hat, und bewegt sich von dort nach unten zum Hals und zur Brust, wobei sie das Einatmen und das Schlucken genauso beherrscht wie Niesen, Spucken und Aufstoßen. Prana regiert die Sinne, den Verstand, das Herz und das Bewußtsein. Es ist unser Anteil an der kosmischen Lebensenergie und dirigiert alle anderen Formen von Vata im Körper. Es bestimmt unsere Inspiration oder positive Lebenshaltung und ist die Verbindung zu unserem inneren Selbst. Der Ausdruck Prana wird auch in einem erweiterten Sinne benutzt, um Vata im allgemeinen zu bezeichnen, denn alle anderen Vatas entstehen aus Prana.

Udana (ud-ana) bezeichnet eine Luft oder Nervenkraft, die sich aufwärts bewegt. Sie ist in der Brust lokalisiert und hat ihr Zentrum im Hals, wo sie das Ausatmen und die Sprache beherrscht. Udana ist außerdem verantwortlich für das Gedächtnis, die Stärke, den Willen und die Anstrengung.

Udana entscheidet über unsere Lebensziele. Wenn wir sterben, verläßt sie den Körper und führt uns entsprechend unserer Willenskraft oder gemäß unserem Karma in verschiedene feinstoffliche Welten. Voll entwickelt verleiht Udana uns die Macht, die äußere Welt zu transzendieren, und gibt uns verschiedene psychische Kräfte. In der Praxis des Yoga geht es vorrangig um die Entwicklung von Udana.

Mit Samana (sama-ana) ist die ausgleichende Luft gemeint. Sie hat ihren Sitz im Dünndarm und repräsentiert die Nervenkraft, die hinter dem Verdauungssystem steht.

Vyana (vi-ana) bezeichnet die verteilende oder durchdringende Luft. Sie hat ihren Sitz im Herzen und ist im ganzen Körper ausgebreitet. Sie beherrscht den Kreislauf und durch ihn die Bewegung der Gelenke und Muskeln sowie die Verteilung der Nervenimpulse und Körpersekrete.

Apana (apa-ana) ist die Luft, die sich nach unten bewegt oder wegbewegt. Sie hat ihren Sitz im Dickdarm und regiert alle Bewegungen nach unten, die mit der Ausscheidung von Stuhl und Urin, der Menstruation, Geburt und Sexualität zu tun haben.

So wie Udana, die aufsteigende Luft, unsere Lebenskraft nach oben befördert und die Evolution oder Befreiung des Bewußtseins bewirkt, befördert Apana, die absteigende Luft, unsere Lebenskraft nach unten und schränkt das Bewußtsein ein. Als eine Kraft, die sich nach unten bewegt, verursacht eine Apana-Störung Verfall und Auflösung. Apana unterstützt und kontrolliert alle anderen Formen von Vata, und Störungen von Apana sind die Grundlage der meisten Vata-Beschwerden. Deshalb sollte man bei einer Vata-Behandlung als erstes Apana in Betracht ziehen.

Die fünf Formen von Pitta

Die fünf Formen von Pitta (Feuer) heißen im Sanskrit »Sadhaka«, »Bhrajaka«, »Pachaka«, »Alochaka« und »Ranjaka«.

Pachaka-Pitta ist das Verdauungsfeuer. Es hat seinen Sitz im Dünndarm und beherrscht die Verdauungskraft. Es ist die Grundlage aller anderen Formen von Pitta und unterstützt diese. Deshalb sollte man bei einer Behandlung von Pitta zuerst an Pachaka denken, denn die ursprüngliche Quelle der Hitze ist das Verdauungsfeuer.

Sadhaka-Pitta ist das Feuer, das entscheidet, was Wahrheit oder Realität ist. Es hat seinen Sitz im Gehirn und im Herzen und ermöglicht uns, die Ziele des Intellekts, der Intelligenz oder des Ego zu erreichen. Dazu gehören weltliche Ziele wie Vergnügen, Reichtum und Ansehen sowie das spirituelle Ziel der Befreiung. Sadhaka regiert unsere mentale Energie, die geistige Tätigkeit (den Umgang mit Ideen oder Überzeugungen) und die Kraft der Unterscheidungsfähigkeit. Auf seine Entwicklung konzentriert sich der Yoga, besonders der Yoga der Erkenntnis.

Bhrajaka-Pitta ist das Feuer, das über unsere Haut herrscht. Es hat seinen Sitz in der Haut und erhält den Teint und die Hautfarbe. Bei einer Störung kann es beispielsweise Hautausschläge oder Farbveränderungen der Haut verursachen. Es ist verantwortlich für die Art und Weise, wie unsere Haut mit Hitze und Wärme umgeht.

Alochaka-Pitta ist das Feuer, das die visuelle Wahrnehmung regiert. Es hat seinen Sitz in den Augen und ist verantwortlich für die Wahrnehmung und Verarbeitung des Lichtes aus der äußeren Welt.

Ranjaka-Pitta ist das Feuer, das Farbe verleiht. Es hat seinen Sitz in Leber, Milz, Magen und Dünndarm und gibt dem Blut, der Galle und dem Stuhl die Farbe. Sein Hauptsitz ist im Blut, und es ist bei den meisten Leberstörungen beteiligt.

Die fünf Formen von Kapha

Die fünf Formen von Kapha (Wasser) heißen im Sanskrit »Tarpaka«, »Avalambaka«, »Kledaka«, »Bodhaka« und »Sleshaka«.

Tarpaka-Kapha ist die Form von Wasser, die Zufriedenheit gibt. Es hat seinen Sitz im Gehirn als zerebrospinale Flüssigkeit sowie im Herzen. Es regiert die emotionale Ruhe, Stabilität und das Gefühl, glücklich zu sein, sowie das Gedächtnis. Die Praxis des Yoga steigert auch die mentale Form von Kapha in Form von Zufriedenheit und Glückseligkeit (Ananda).

Sleshaka-Kapha ist die Form des Wassers, die den Körper »schmiert«. Sie hat ihren Sitz als Synovial-Flüssigkeit in den Gelenken und ist verantwortlich für deren Zusammenhalt.

Kledaka-Kapha ist die Form von Wasser, die Feuchtigkeit gibt. Sie hat ihren Sitz im Magen, und zwar in Gestalt der Sekrete, die die Schleimhaut abgibt. Sie ist verantwortlich für die Verflüssigung der Nahrung und das erste Stadium der Verdauung.

Bodhaka-Kapha ist die Form von Wasser, die Wahrnehmung vermittelt. Sie sitzt im Mund und auf der Zunge als Speichel, der es uns erlaubt, unsere Nahrung zu schmecken. Wie Kledaka ist sie ebenfalls Teil des ersten Stadiums der Verdauung.

Avalambaka-Kapha ist die Form von Wasser, die Unterstützung gibt. Sie hat ihren Sitz in Herz und Lungen. Sie ist die Vorratskammer von Kapha (Schleim), und von ihr hängen die Aktivitäten der anderen Kaphas im Körper ab. Avalambaka ist nicht einfach der Schleim, den die Lungen produzieren, denn dabei handelt es sich um einen allgemeinen Überschuß von Kapha. Vielmehr korrespondiert Avalambaka mit dem elementaren Plasma des Körpers, seinem grundlegenden wäßrigen Bestandteil, der durch die Aktivität von Herz und Lungen verteilt wird.

Gewebe

Im Ayurveda heißt es, der Körper sei aus sieben »Dhatus« oder Gewebeschichten zusammengesetzt. Diese bilden konzentrische Kreise vom Grobstofflichen zum Feinstofflichen. Sie sind:

- Plasma (Rasa), was manchmal als »Haut« bezeichnet wird
- Blut (Rakta)
- Muskeln (Mamsa)
- Fettgewebe (Medas)

- Knochen (Asthi)
- Knochenmark und Nervengewebe (Majja)
- Samen oder Fortpflanzungsgewebe (Shukra)

Kapha ist generell für all diese Gewebe verantwortlich, denn es ist die grundlegende Substanz des Körpers. Insbesondere ist es für die folgenden fünf Gewebe verantwortlich: Plasma, Muskeln, Fettgewebe, Knochenmark und Samen. Pitta bringt das Blut hervor und Vata die Knochen.

Krankheiten der Körpersäfte spiegeln sich gewöhnlich in den Geweben, die von ihnen regiert werden. Grundsätzlich kann jedoch jeder der Körpersäfte, der Doshas, in jedes beliebige Gewebe eindringen und dort verschiedene Störungen verursachen. Krankheiten werden deshalb nicht nur im Hinblick auf die Körpersäfte klassifiziert, sondern auch in bezug auf die Gewebe, in die die Doshas eingedrungen sind.

Kanalsysteme des Körpers

Das Ayurveda geht davon aus, daß der menschliche Körper aus unzähligen Kanälen zusammengesetzt ist, die die verschiedenen Gewebe versorgen, den »Srotas«. Gesundheit entspricht dem korrekten Fluß durch diese Kanäle. Krankheit ist Ausdruck eines gestörten Flusses, wobei es sich um einen Überschuß oder einen Mangel, eine Blockade oder um die völlige Leere eines Kanals handeln kann. Der gestörte Fluß wird dadurch verursacht, daß überschüssige Säfte in die Kanäle gelangen. Diese Kanäle haben einerseits Ähnlichkeit mit dem physiologischen System der westlichen Medizin, enthalten aber auch feinstofflichere Energiefelder, die dem Meridiansystem der chinesischen Medizin entsprechen. Im Ayurveda gibt es ein komplexes System von Symtombildern, die auf entsprechende Störungen der Kanalsysteme hinweisen. Krankheiten werden im Hinblick auf die beteiligten Systeme klassifiziert. Eine Untersuchung der Kanäle durch verschiedene diagnostische Methoden gehört zu den wichtigsten Instrumenten, mit denen man die Art und die Stärke der Krankheit feststellt.

Drei Kanäle verbinden den Organismus mit der äußeren Umgebung und versorgen den Körper mit Atemluft, Nahrung und Wasser.

- Pranavaha Srotas: Durch diese Kanäle fließt Prana, der Atem oder die Lebenskraft. Sie gehören vor allem zum Atmungssystem (obwohl der Begriff auch Aspekte des Blutkreislaufs umfaßt). Die Pranavaha Srotas haben ihren Ursprung im Herzen und im Magen-Darm-Trakt, vor allem im Dickdarm.
- Annavaha Srotas: Diese Kanäle befördern Nahrung und entsprechen dem Verdauungssystem. Sie haben ihren Ursprung im Magen und auf der linken Körperseite.
- Ambhuvaha Srotas: Diese Kanäle befördern Wasser oder regulieren den Flüssigkeitsstoffwechsel. Dafür gibt es in der westlichen Medizin kein Äquivalent. (Diabetes ist beispielsweise eine Erkrankung dieses Systems.) Die Ambhuvaha Srotas haben ihren Ursprung im Gaumen und in der Bauchspeicheldrüse.

Sieben Kanäle versorgen die sieben Körpergewebe.
- Rasavaha Srotas: Sie befördern Plasma (Rasa) und sind mit dem lymphatischen System zu vergleichen. Ihr Ursprung liegt im Herzen und in den Blutgefäßen.
- Raktavaha Srotas: In ihnen fließt das Blut (Rakta), und sie entsprechen damit den Venen und Arterien. Ihr Ursprung liegt in der Leber und der Milz.
- Mamsavaha Srotas: Sie transportieren die Stoffe, aus denen die Muskeln (Mamsa) aufgebaut sind. Ihr Ursprung liegt in den Bändern und in der Haut.
- Medavaha Srotas: Diese Kanäle befördern das Fett oder Fettgewebe (Medas). Ihr Ursprung liegt in den Nieren und im Bauchfell.
- Asthivaha Srotas: Sie befördern Stoffe, die zum Aufbau der Knochen (Asthi) oder des Skelettsystems dienen. Ihr Ursprung liegt im Fettgewebe und in den Hüften.
- Majjavaha Srotas: Sie transportieren das Knochenmark und das Nervengewebe (Majja). Dabei handelt es sich in erster Linie um das Nervensystem. Ihr Ursprung liegt in den Knochen und Gelenken.

- Shukravaha Srotas: Über diese Kanäle wird das Fortpflanzungs-gewebe (Shukra) oder das Fortpflanzungssystem befördert. Ihr Ursprung liegt in den Hoden bzw. im Uterus.

Drei weitere Kanäle verbinden den Organismus mit der äußeren Welt und ermöglichen die Ausscheidung von Substanzen aus dem Körper. Das Abfallprodukt des Atems ist Schweiß, das der Nahrung ist Kot und das des Wassers ist Urin. Diese drei Abfallprodukte werden als die drei »Malas« bezeichnet, und sie können ebenfalls durch einen Überschuß an Körpersäften geschädigt oder ihre Ausscheidung kann behindert werden.

- Svedavaha Srotas: In diesen Kanälen fließt der Schweiß (Sveda), und sie stehen mit den Talgdrüsen in Verbindung. Ihr Ursprung liegt im Fettgewebe und in den Haarfollikeln.
- Purishava Srotas: Sie transportieren den Kot (Purisha) und versorgen das Ausscheidungssystem. Ihr Ursprung liegt im Dickdarm und im Rektum.
- Mutravaha Srotas: Durch diese Kanäle fließt der Urin (Mutra), d. h., sie versorgen das Harnsystem. Ihr Ursprung liegt in der Blase und in den Nieren.

Dazu gibt es noch zwei spezielle Systeme im weiblichen Körper.
- Artavavaha Srotas: Diese Kanäle befördern das Menstruations-blut.
- Stanyavaha Srotas: Durch diese Kanäle fließt die Muttermilch, d. h., sie versorgen das System der Milchbildung, das als ein Bestandteil des weiblichen Fortpflanzungssystems betrachtet wird.

Für die geistigen Funktionen existiert ein besonderes System. Es steht in Verbindung mit dem Nervensystem (Majjavaha Srotas) und dem Fortpflanzungssystem (Shukravaha Srotas). Die Bewegung der Energie in allen Kanälen hängt von den geistigen Stimuli ab.
- Manovaha Srotas: Diese Kanäle enthalten die Gedanken oder das geistige System.

Die Medizin der Körpersäfte im alten Europa

Die alte und mittelalterliche westliche Medizin basierte bis zum 17. Jahrhundert ebenfalls auf einem System der Körpersäfte. Dies hatte viele Gemeinsamkeiten mit der ayurvedischen Medizin, und es gab eine Reihe von Kontakten, besonders zwischen den alten Griechen und den Hindus. Apollonius von Tyana, ein berühmter griechischer Weiser und eine hermetische Gestalt, besuchte im 4. Jahrhundert vor Christus Indien und brachte von dort viele Kenntnisse mit. Er hatte im Mittelalter und auch noch später großen Einfluß auf das westliche Denken.

Außerdem hatten auch die älteren, vorchristlichen Heiltraditionen und die Volksmedizin unserer europäischen Vorfahren (wie die der Druiden), einschließlich der Griechen und Römer, der Kelten, Germanen und Slaven, offensichtlich etwas mit dem Ayurveda gemein. Ihre Sprachen waren eng mit dem Sanskrit verwandt. Ihre sozialen Strukturen und spirituellen Praktiken waren ähnlich wie die der arischen Inder. Deshalb müssen auch ihre Heilpraktiken, die wir bis heute nur zum Teil kennen, eine gewisse Ähnlichkeit gehabt haben.

Die klassische griechische Tradition kannte vier Körpersäfte auf der Grundlage der vier Elemente. Erstens gab es den cholerischen Saft, der das Feuerelement repräsentierte, zweitens den sanguinischen, der das Luftelement verkörperte, drittens den phlegmatischen, der dem Wasserelement entsprach, und viertens den melancholischen, der das Erdelement darstellte. Diese Ausdrücke für die Körpersäfte gibt es in unserer Sprache immer noch, ebenso wie die Vorstellung von guten oder schlechten Körpersäften als psychischen Krankheitsfaktoren.

Jeder dieser vier Säfte wurde, wie die drei Säfte des Ayurveda, durch eine bestimmte Substanz im Körper repräsentiert. Das war beim cholerischen Saft die gelbe Galle, beim sanguinischen das Blut, beim phlegmatischen der Schleim und beim melancholischen die schwarze Galle. Jeder Körpersaft besaß eine besondere Eigenschaft des ihm zugeordneten Elementes. Der cholerische war heiß, der sanguinische trocken, der phlegmatische naß und der melancholische kalt.

Wir finden in diesem westlichen System Pitta (Galle) und Kapha (Schleim) eindeutig in den cholerischen und phlegmatischen Typen repräsentiert.

Vata wird am stärksten durch den melancholischen Typ repräsentiert. Vata neigt zu Depressionen, Nierenschwäche und den hauptsächlich entkräftenden und chronischen Krankheiten, die dem melancholischen Typ zugeordnet werden. Ein Überschuß an Vata schafft außerdem Dunkelheit oder dunkle Ausscheidungen (schwarze Galle). Astrologisch wurden beide mit einer ungünstigen Stellung von Saturn und dessen kaltem, trockenem und dunklem Einfluß in Verbindung gebracht.

Der sanguinische Typ erscheint oft als gesunder Zustand, in dem die anderen drei Körpersäfte ausgeglichen sind (obwohl manche ihn auch für Vata halten).

Insofern sind sich die westliche Naturheilkunde und das Ayurveda von ihren grundsätzlichen Prinzipien her ähnlich. Wie gewöhnlich hat jedes System seine charakteristischen Varianten, die sich nicht vollständig in die Begrifflichkeit des anderen Systems übertragen lassen.

Im Mittelalter und in der Renaissance brachte der Gewürzhandel viele ayurvedische Kräuter nach Europa. Die alchemistische Tradition, die damals von Europa bis China populär war, basierte auf dem Ayurveda, das sich bis in die heutige Zeit eine ausgeprägte alchemistische Grundlage bewahrt hat. Deshalb können wir feststellen, daß große Heiler und Heilerinnen ihrer Zeit, wie Hildegard von Bingen (12. Jahrhundert), häufig ayurvedische Heilmittel wie langen Pfeffer (Pippali) oder Galgant benutzten, die später in Vergessenheit gerieten, ebenso wie viele Edelsteine oder mineralische Arzneien, für die das Ayurveda bekannt ist.

Der berühmteste Philosoph der Renaissance und Übersetzer des Plato, Marsilio Ficino, erwähnt zahlreiche ayurvedische Kräuter und entsprechende Rezepturen in seinen medizinischen Werken wie *The Book of Life (Das Buch des Lebens)*. Dazu gehören die Kräuter des Triphala (Chebulan, Emblica oder Triphera genannt und oft in Form von Balsam verabreicht) ebenso wie Aloe, Safran, Zimt und

Nelken, die wie im Ayurveda häufig zu einem Kräutergelee verarbeitet und mit Gold- oder Silberfolie eingenommen wurden (wie man es heute mit Chyavan Prash macht). Die Kräuter und Rezepturen im Europa dieser Zeit haben viel mehr Ähnlichkeit mit heutigen ayurvedischen Rezepturen als mit der allopathischen Medizin oder dem späteren Gebrauch von Kräutern im Westen.

Deshalb entspricht das Studium des Ayurveda nicht so sehr dem Erlernen eines fremden, exotischen Systems, sondern hat mit dem Entdecken der eigenen spirituellen und naturheilkundlichen Tradition vergangener Jahrhunderte zu tun. Die Körpersäfte sind gewissermaßen der Schlüssel zu diesem alten System. Sie können auf vielfältige Weise genutzt werden und sind Teil der Sprache einer konstitutionellen Medizin, deren Zweige sich über die ganze Welt verbreitet haben.

Die sechs Geschmacksrichtungen –
Die Energetik heilender Substanzen

Die ayurvedische Diagnose von Krankheiten basiert auf den drei Doshas; die Behandlung entspricht den sechs Geschmacksrichtungen. Diese beziehen sich nicht nur auf Kräuter, sondern auch auf Nahrungsmittel und Mineralien. Ihre Grundlage ist der tatsächliche Geschmack, den die Substanz hat, wenn man sie in den Mund nimmt, und sie sind Ausdruck einer komplizierten Dynamik der Kräutereigenschaften.

Die sechs Geschmacksrichtungen sind süß, salzig, sauer, scharf, bitter und zusammenziehend. Der süße Geschmack, wie wir ihn in Zucker und Stärke finden, ist aus Erde und Wasser zusammengesetzt; der salzige Geschmack, wie wir ihn in Tafelsalz oder Algen finden, besteht aus Wasser und Feuer; der saure Geschmack von fermentierten Nahrungsmitteln oder sauren Früchten ist aus Erde und Feuer zusammengesetzt; der scharfe Geschmack von Gewürzen wie Cayenne oder Ingwer besteht aus Feuer und Luft; der bittere Geschmack von Kräutern wie kanadische Gelbwurzel oder Enzian ist aus Luft und Äther zusammengesetzt, und der zusammenziehende Geschmack von tanninhaltigen Kräutern wie Alaunwurzel oder Hamamelis besteht aus Erde und Luft.

Eigenschaften der Geschmacksrichtungen
Warm und kalt
Die sechs Geschmacksrichtungen werden in unterschiedlichen Graden als wärmend oder kühlend klassifiziert. Am heißesten ist im allgemeinen der scharfe Geschmack, gefolgt von sauer und salzig. Am kältesten ist der bittere Geschmack, gefolgt von zusammenziehend und süß.

Schwer und leicht

Die Geschmacksrichtungen werden auch im Sinne von schwer und leicht eingeordnet. Am schwersten ist im allgemeinen der süße Geschmack, gefolgt von salzig und zusammenziehend. Am leichtesten ist der bittere Geschmack, gefolgt von scharf und sauer.

Feucht und trocken

Schließlich unterscheidet man bei den Geschmacksrichtungen noch zwischen feucht und trocken. Am feuchtesten ist im allgemeinen der süße Geschmack, gefolgt von salzig und sauer. Am trockensten ist der scharfe Geschmack, gefolgt von bitter und zusammenziehend.

Geschmacksrichtungen und die Körpersäfte

Drei Geschmacksrichtungen erhöhen jeweils die Körpersäfte und drei verringern sie. Neben diesen allgemeinen Richtlinien gibt es viele Kombinationen und Variationen.

Vata wird am stärksten durch den bitteren Geschmack erhöht, der ihm am ähnlichsten ist, gefolgt von zusammenziehend und scharf. Durch den salzigen Geschmack wird es am stärksten verringert, gefolgt von sauer und süß.

Pitta wird am stärksten durch den sauren Geschmack erhöht, gefolgt von scharf und salzig. Es wird am stärksten durch den bitteren Geschmack verringert, gefolgt von zusammenziehend und süß.

Kapha wird durch den süßen Geschmack am stärksten erhöht, dann folgen salzig und sauer. Es wird am stärksten durch den scharfen Geschmack verringert, gefolgt von bitter und zusammenziehend.

Therapeutische Wirkung der Geschmacksrichtungen

Jeder Geschmack hat seine spezifische therapeutische Wirkung. Der süße Geschmack baut alle Körpergewebe auf und stärkt sie. Er harmonisiert den Geist und fördert ein Gefühl der Zufriedenheit. Er wirkt als Demulzens (beruhigt die Schleimhäute), Expektorans (auswurffördernd) und mildes Laxans (Abführmittel). Er ist ein Gegenmittel bei brennenden Empfindungen.

Der salzige Geschmack macht weich, wirkt abführend und beruhigend. In geringen Mengen fördert er die Verdauung, in Maßen verwendet wirkt er purgierend (abführend), und in sehr großen Mengen verursacht er Erbrechen.

Der saure Geschmack ist anregend, wirkt als Karminativum (vertreibt Gase), ist nährend und lindert den Durst. Er erhöht die Gewebebildung im Körper mit Ausnahme der Fortpflanzungsorgane.

Der scharfe Geschmack wirkt als Stimulans, Karminativum und Diaphoretikum (fördert das Schwitzen). Er verbessert den Stoffwechsel und fördert alle Organfunktionen. Er bringt Hitze hervor, verbessert die Verdauung und wirkt Kälteempfindungen entgegen.

Der bittere Geschmack wirkt umstimmend (blutreinigend), reinigend und entgiftend. Er verringert alle Körpergewebe und fördert das Gefühl geistiger Leichtigkeit.

Der zusammenziehende Geschmack stoppt Blutungen und andere übermäßigen Absonderungen (wie extremes Schwitzen oder Durchfall) und fördert die Heilung von Haut und Schleimhäuten.

Bedarf an den Geschmacksrichtungen

Jeder Mensch braucht eine bestimmte Menge aller sechs Geschmacksrichtungen. Das Mengenverhältnis richtet sich nach der individuellen Konstitution und der Verteilung der Körpersäfte. Zu viel oder zu wenig von einer Geschmacksrichtung kann jedoch für jeden Konstitutionstyp schädlich sein.

Süß

Die süße Geschmacksrichtung wird von allen Konstitutionstypen in größeren Mengen benötigt, denn die Nahrungsmittel haben überwiegend einen süßen Geschmack. Pitta benötigt mehr, Vata weniger und Kapha am wenigsten.

Süß benötigen alle drei Konstitutionstypen für das Wachstum der Gewebe und die körperliche Entwicklung.

Salzig

Der salzige Geschmack wird von allen drei Konstitutionstypen in geringen Mengen gebraucht, denn er ist schon in niedriger Konzentration stark wirksam. Vata benötigt mehr, Pitta weniger und Kapha am wenigsten.

Salzig ist für einen ausgewogenen Mineralhaushalt erforderlich und bindet das Wasser im Körper.

Sauer

Sauer wird in Maßen von allen drei Konstitutionstypen benötigt. Vata braucht mehr, Kapha weniger und Pitta am wenigsten.

Sauer reguliert das Säure-Basen-Gleichgewicht und lindert Durst.

Scharf

Der scharfe Geschmack wird in Maßen von allen drei Konstitutionstypen benötigt. Kapha braucht mehr, Vata weniger und Pitta am wenigsten.

Scharf wird benötigt, um den Stoffwechsel aufrechtzuerhalten; verbessert den Appetit und die Verdauung.

Bitter

Der bittere Geschmack wird in geringen Mengen von allen drei Konstitutionstypen gebraucht. Pitta braucht mehr, Kapha weniger und Vata am wenigsten.

Bitter entgiftet den Körper, erschöpft aber auch die Energien.

Zusammenziehend

Zusammenziehend wird in Maßen von jedem Konstitutionstyp als zweiter Geschmack in der Nahrung gebraucht. Pitta benötigt mehr, Kapha weniger und Vata am wenigsten.

Es bewahrt die Festigkeit der Gewebe.

Nährwert und medizinische Bedeutung
der Geschmacksrichtungen

In der Ernährung ist im allgemeinen der süße Geschmack der wichtigste, denn er hat den höchsten Nährwert. Der saure Geschmack ist mäßig nahrhaft, tendiert jedoch dazu, die Säfte des Fortpflanzungssystems zu erschöpfen. Zusammenziehend hat besonders im Hinblick auf die Mineralstoffe einen gewissen Nährwert. So gelten die meisten grünen Gemüse als zusammenziehend. Salz enthält Mineralstoffe und bindet das Wasser im Körper, ist aber an sich nicht sehr nahrhaft. Der scharfe Geschmack hat bei manchen Gemüsearten wie Zwiebeln einen geringfügigen Nährwert, wirkt aber im allgemeinen erschöpfend. Bitter ist am wenigsten nahrhaft oder schmackhaft und zeigt oft an, daß Gemüse zu alt ist, um es noch zu essen.

Im Hinblick auf die medizinischen Eigenschaften werden der bittere und der zusammenziehende Geschmack am häufigsten verwendet. Sie dienen zur Behandlung von schwerem Fieber, Infektionen und Verletzungen, die am ehesten eine direkte Lebensbedrohung darstellen. Scharf ist ebenfalls sehr nützlich, um das Abwehrsystem zu stimulieren oder Stauungen aufzulösen. Diese drei Geschmacksrichtungen kommen in Pflanzen am häufigsten vor, haben die direkteste Wirkung und sind am besten geeignet, um Krankheitserreger zu zerstören. Sauer, salzig und süß hingegen sind von geringerem medizinischem Wert und eignen sich eher für eine längerfristige Tonisierung und langsamere Therapien.

Negative Wirkung der Geschmacksrichtungen
Übermaß

In zu großen Mengen genossen verursacht jeder Geschmack einen gewissen Schaden. Zunächst bezüglich des Körpersaftes, den er beeinträchtigt, und wenn er im Übermaß zugeführt wird, sogar im Hinblick auf den Körpersaft, auf den er sich positiv auswirkt.
Zuviel Salz wird beispielsweise zunächst Kapha ins Ungleichgewicht bringen, indem es mehr Wasser im Gewebe bindet. Ein Übermaß an Salz kann jedoch sogar Vata schaden, auf das es sich in

normalen Mengen günstig auswirkt. Denn es entsteht Durst, die Haut wird faltig, und die Haare fallen aus.

Die Geschmacksrichtungen unterscheiden sich hinsichtlich ihrer negativen Auswirkungen auf die Körpersäfte. Am meisten schadet schon in geringen Mengen der bittere Geschmack wegen seiner sehr erschöpfenden Wirkung; dann folgen salzig, sauer, scharf, zusammenziehend und süß.

In ihrer reinen, stärkeren Form kann jede Geschmacksrichtung die Körpersäfte eher schädigen. Die komplexen Formen wirken nicht so stark, weil sie vom Körper erst assimiliert werden müssen. Ihre Wirkung ist nicht so einseitig, und sie verursachen nicht so leicht eine Autoimmunstörung.

Die reinen Formen der sechs Geschmacksrichtungen sind Zucker (nicht nur weißer Zucker, sondern jeder reine Zucker), Salz, scharfe Gewürze, Alkohol, reine Adstringentien und reine Bitterstoffe. Die ersten beiden werden in unserer Kultur sehr häufig und in großen Mengen verwendet. Sie sind in besonderem Ausmaß für die Schädigung der Körpersäfte verantwortlich, was auch für jene Säfte gilt, auf die sie sich gewöhnlich positiv auswirken.

Reine und komplexe Formen der sechs Geschmacksrichtungen

Geschmack	rein	komplex
süß	Zucker	komplexe Kohlenhydrate
salzig	Tafelsalz	Algen
scharf	scharfer Pfeffer (Cayenne)	milde Gewürze (Kardamom, Fenchel)
sauer	Alkohol	saure Nahrungsmittel (Joghurt, saures Obst)
bitter	reine Bitterstoffe (Aloe-Gel)	milde Bitterstoffe (kanadische Gelbwurzel)
zusammen-ziehend	reine Adstringentien (starke Tannine)	milde Adstringentien (Alfalfa, Himbeeren)

Reine Formen der sechs Geschmacksrichtungen schaden den Körpersäften vor allem, wenn sie regelmäßig aufgenommen werden, entweder als Teil oder zusammen mit der Nahrung. Unter bestimmten Bedingungen können sie jedoch auch starke medizinische Eigenschaften haben. Reine Formen der sechs Geschmacksrichtungen sollten deshalb nur mit Vorsicht verwendet oder therapeutisch eingesetzt werden.

Mangel

Ein Mangel an einer bestimmten Geschmacksrichtung schädigt ebenfalls die Körpersäfte – erst diejenigen, auf die sich die betreffende Geschmacksrichtung positiv auswirkt, dann, wenn der Mangel größer ist, auch diejenigen, auf die sich die betreffende Geschmacksrichtung normalerweise negativ auswirkt. Zuwenig Zukker wird beispielsweise zuerst Vata und Pitta schädigen. Wenn der Mangel jedoch bis zu Fehlernährung geht, kann er sogar einen Menschen mit Kapha-Konstitution schädigen.

In unserer Kultur herrscht oft ein Mangel an der bitteren Geschmacksrichtung, gefolgt von scharf und zusammenziehend. Der Mangel an Bitterstoffen führt dazu, daß wir innerlich Toxine ansammeln. Deshalb müssen wir diese Geschmacksrichtungen in größeren Mengen aufnehmen. Süße und salzige Speisen nehmen wir gewöhnlich im Überfluß zu uns, selbst wenn wir Vata-Typen sind.

Geschmacksrichtungen und Organe

Zuviel süße Nahrung schädigt die Milz (bzw. Bauchspeicheldrüse), zuviel Salz schädigt die Nieren, zuviel scharfe Speisen schädigen die Lungen und trocknen sie aus, zuviel Saures schadet der Leber, zuviel Bitteres schadet dem Herzen und zuviel Zusammenziehendes schadet dem Dickdarm.

Zuviel von einer beliebigen Geschmacksrichtung schädigt also den Körper insgesamt. Süßes bildet Toxine, Salziges schwächt das Gewebe, Saures verursacht eine Übersäuerung des Körpers, Scharfes verursacht Brennen, Bitteres führt zu Kälte, und Zusammenziehendes löst Kontraktionen aus.

Geschmacksrichtungen und Emotionen

Die sechs Geschmacksrichtungen sind gleichzeitig das »Aroma« unserer verschiedenen Emotionen. Diese können dieselben Auswirkungen haben wie Nahrungsmittel oder Kräuter, und sie können die therapeutischen oder negativen Wirkungen der Geschmacksrichtungen, mit denen sie korrespondieren, verstärken.

Geschmack	Emotion
süß	Liebe, Zuneigung
salzig	Gier
sauer	Neid
scharf	Haß
bitter	Trauer
zusammenziehend	Furcht

Im allgemeinen wirken psychische Faktoren stärker als körperliche. Ärger kann die Leber genauso schädigen wie Alkoholismus. Deshalb reichen Kräuter und Ernährungsmaßnahmen zur Heilung nicht aus, wenn sich die »geistige Geschmacksrichtung« nicht ändert.

Beziehungen zwischen den Geschmacksrichtungen

Die sechs Geschmacksrichtungen können kombiniert werden, um verschiedene therapeutische Wirkungen zu erzielen. So lassen sich beispielsweise scharf und bitter gut kombinieren, weil sie austrocknend und reinigend wirken (wie die Kräuterkombination von Cayenne und Gelbwurzel). Scharf, sauer und salzig lassen sich gut kombinieren, weil sie gemeinsam die Verdauung fördern. Bei einer Kombination wirken die Geschmacksrichtungen im allgemeinen synergetisch im Hinblick auf die Eigenschaften, die sie teilen, und verringern den Effekt der Eigenschaften, die sie nicht teilen. Einige Geschmacksrichtungen gleichen sich gegenseitig aus oder ergänzen einander. Der scharfe Geschmack hilft beispielsweise, Süßes zu verdauen, weshalb Süßigkeiten mit Gewürzen zubereitet werden. Süßes lindert das brennende Gefühl des scharfen Geschmacks, wenn beispielsweise Zucker gemeinsam mit Gewürznelken genommen wird. Scharfes fördert das Schwitzen, während Zusammenziehendes den Schweiß unterbindet. Bitter wirkt dem Verlangen nach Süßem entgegen.

Tabletten als Korrektiv

In Indien werden verschiedene Kräuterrezepturen hergestellt, in denen alle sechs Geschmacksrichtungen enthalten sind. Solche Tabletten gibt man vor allem Kindern, um sicherzustellen, daß sie täglich die richtige Menge aller sechs Geschmacksrichtungen erhalten. Sie helfen dabei, ihre Geschmackssinne zu erziehen und deren Funktion zu harmonisieren.

Eine einfache ayurvedische Version der Tabletten mit sechs Geschmacksrichtungen wird aus gleichen Teilen Shatavari (süß), Amalaki (sauer), Steinsalz (salzig), Ingwer (scharf), Sauerdorn (bitter) und Haritaki (zusammenziehend) hergestellt. Man kann diese Rezeptur auch entsprechend der Konstitution modifizieren. Vata kann die doppelte Menge von süßen, sauren und salzigen Kräutern einnehmen, wobei man sich auf die Geschmacksrichtungen konzentriert, die Vata verringern. Kapha kann die doppelte Menge von scharfen, bitteren und zusammenziehenden Kräutern einnehmen und Pitta die doppelte Menge von süßen, bitteren und zusammenziehenden Kräutern.

Eine gute westliche Version besteht aus Süßholzwurzel (süß), Weißdornbeeren (sauer), Meersalz (salzig), Ingwer (scharf), Sauerdorn (bitter) und Himbeeren (zusammenziehend).

Die Dosierung beträgt 1 Gramm oder zwei Tabletten je 500 Milligramm, die jeden Morgen einzunehmen sind.

Während sie bei der Behandlung von Krankheiten nicht besonders erwähnt werden, sind die Tabletten mit sechs Geschmacksrichtungen nützlich, wenn es darum geht, die Verdauung zu stärken und die Aufnahme der Nährstoffe zu verbessern. Sie sind geeignet zur Behandlung von chronischen Verdauungsstörungen und als Korrektiv für die Därme. Besonders gut sind sie für Menschen mit chronischer Appetitlosigkeit und Magersucht.

Untersuchung der Konstitution

Wie man seine individuelle psycho-physische Natur herausfindet

Bei jedem Menschen ist der Körperbau durch alle drei Säfte bestimmt. Kapha formt das Bindegewebe und die Sekrete, das Wasser in unserem Körper. Pitta verleiht uns unser Feuer, unsere Körperwärme und die Fähigkeit, Substanzen in unserem Körper umzuwandeln. Vata beherrscht unsere Energien und Aktivitäten und gibt uns unsere Luft. In uns allen spiegeln sich die großen kosmischen Kräfte wider, und durch sie ist unser Körper Teil des kosmischen Tanzes. Das Verhältnis der Doshas variiert jedoch von einem Menschen zum anderen. Einer der Säfte dominiert gewöhnlich, und seine Natur verleiht unserer Erscheinung und Veranlagung ihre spezielle Eigenart.

Aus ayurvedischer Sicht besteht der erste Schritt der Behandlung darin, die naturgegebene Konstitution eines Menschen festzustellen. Diese wird entsprechend dem vorherrschenden Körpersaft als Vata, Pitta oder Kapha bezeichnet. Der vorherrschende Körpersaft wiederum spiegelt die hauptsächlichen Energien und Eigenschaften eines Individuums.

Die meisten Krankheiten entstehen durch einen Überschuß, hervorgerufen durch den von Geburt an vorherrschenden Körpersaft. Im allgemeinen können alle Krankheiten dadurch behandelt werden, daß man die Konstitution ausgleicht.

Dieser Ansatz ist die Essenz des Ayurveda. Er verleiht dem Ayurveda vielfältige Möglichkeiten, Krankheiten zu verhüten, die Gesundheit zu stärken und das Leben zu verlängern sowie Krankheiten zu behandeln. Wir können uns so einen individuellen Lebensplan erstellen, um unsere Gesundheit zu erhalten und unser menschliches und kreatives Potential zu optimieren. Gleichzeitig haben wir die

Möglichkeit, Ayurveda in einem nicht medizinischen Sinne zur Gesundheitserziehung und Lebensberatung einzusetzen.

Bei einigen Menschen dominiert der eine oder andere Körpersaft besonders stark. Diese könnte man als reine Vata-, reine Pitta- oder reine Kapha-Typen bezeichnen. Ebenso gibt es gemischte Typen, bei denen zwei oder alle drei Säfte etwa gleich stark ausgeprägt sind. Man unterscheidet drei Typen, bei denen jeweils zwei Doshas vorherrschen: Vata-Pitta, Vata-Kapha und Pitta-Kapha. Schließlich gibt es noch den ausgewogenen Vata-Pitta-Kapha-Typ, so daß man insgesamt sieben Konstitutionstypen unterscheidet. Gemischte Typen verfügen nicht unbedingt über eine bessere oder schlechtere Gesundheit. Ihre Behandlung ist jedoch komplizierter.

Wenn man versucht, einen Körpersaft ins Gleichgewicht zu bringen, kann ein anderer dadurch beeinträchtigt werden. Wenn bei jemandem zwei Säfte dominieren, ist es oft sinnvoll, den dritten, unterrepräsentierten Saft zu stärken. Vata-Pitta-Typen sollten versuchen, Kapha zu vermehren; Pitta-Kapha-Typen sollten versuchen, Vata zu vermehren. Vata-Kapha-Typen sollten sich zum Ziel setzen, Pitta zu entwickeln. Auf diese Weise versteht man besser, welche Eigenschaften ausgeglichen werden müssen.

Oft benutzen wir Zahlen, um das Verhältnis der drei Doshas darzustellen. Vata 4, Pitta 2, Kapha 1 würde anzeigen, daß Vata dominiert, während gleichzeitig ein Mangel an Kapha herrscht. Es gibt jedoch keine verbindliche Regel, wie diese Zahlen zu verwenden sind, so daß verschiedene Therapeuten einem bestimmten Typus vielleicht unterschiedliche Werte zuordnen.

Die Körpersäfte können auch auf unterschiedliche Weise beeinträchtigt sein. So gibt es beispielsweise einen erheblichen Unterschied zwischen der Schlaflosigkeit, die durch einen Vata-Überschuß hervorgerufen wird, und den Lähmungserscheinungen, die ebenfalls durch zuviel Vata entstehen können. Außerdem können die Körpersäfte je nach ihren Eigenschaften auf verschiedene Weise aus dem Gleichgewicht geraten. Ein Überschuß an Vata kann sich als extreme Trockenheit äußern, die zu Steifheit oder Bewegungseinschränkungen führt. Er kann aber genauso in Form extremer Beweglichkeit auftreten, die ein Zittern verursacht, so daß die Symptome äußerlich fast das Gegenteil des ersten Krankheitsbildes darstellen. Die Doshas vermitteln uns einen einfachen Hintergrund zum Verständnis bestimmter Symptome, aber oft ist eine genauere Analyse erforderlich, um herauszufinden, welche besondere Eigenschaft aus dem Gleichgewicht geraten ist.

Äußere Gegebenheiten können auch die Körpersäfte beeinträchtigen, die konstitutionell nicht vorherrschend sind. Beispielsweise leben wir in einer Kultur, die stark von Vata geprägt ist, was sich durch ständige Reisen, viele Anregungen und ein hohes Maß an Kommunikation zeigt. Vata-Störungen kommen deshalb bei uns häufiger vor als in anderen Kulturen und betreffen auch Menschen, die konstitutionell keine Vata-Typen sind. Solche Besonderheiten sollte man bei der Untersuchung der individuellen Konstitution berücksichtigen.

Es folgt nun eine detaillierte Auflistung der Konstitutionsmerkmale. Der Körpersaft, den Sie am häufigsten ankreuzen, wird in der Regel bei Ihnen vorherrschend sein. Im allgemeinen kennen wir uns selbst gut genug, um unsere eigene Konstitution herauszufinden. Die Konstitution von Freunden zu ermitteln ist schwieriger. Hier kann es hilfreich sein, einen Ayurveda-Therapeuten zu konsultieren, aber auch sie sind nicht immer einer Meinung. Verschiedene Menschen können in Abhängigkeit von bestimmten Faktoren unterschiedlich sensibel auf den einen oder anderen Körpersaft bei ihrem Gegenüber reagieren.

Körperliche Merkmale

Die natürliche Konstitution zeigt sich am deutlichsten in den unveränderlichen Körpermerkmalen. Dazu gehören der Körperbau, das Gewicht und die Hautfarbe. Lebenslange Angewohnheiten, Neigungen und Krankheitsanfälligkeiten sind ebenfalls wichtig.

Zwar bleibt die Konstitution im allgemeinen während des ganzen Lebens gleich, doch können außergewöhnliche Faktoren wie eine lang anhaltende Krankheit sie ändern.

V steht für Vata (Luft), P für Pitta (Feuer) und K für Kapha (Wasser).

Körperbau

V ungewöhnlich groß oder klein, dünn, schwach entwickelter
   Körper
P mittlere Körpergröße, mäßig entwickelter Körper
K klein, stämmig, untersetzt, gut entwickelter Körper

Gewicht

V geringes Gewicht, hervortretende Knochen
P mittleres Gewicht, muskulöser Körper
K schwer mit einer Tendenz zur Fettleibigkeit

Hautfarbe

V glanzlos, braun, eher dunkel
P rot, rotwangig, leicht errötend
K weiß, blaß

Beschaffenheit und Temperatur der Haut

V dünn, trocken, kalt, rauh, rissig, ausgeprägte Venen
P warm, feucht, rosa, mit Muttermalen, Sommersprossen, Akne
K dick, weiß, feucht, kalt, weich, glatt

Haare

V spärlich, grob, trocken, braun, gewellt
P mäßig, fein, weich, frühzeitig ergraut oder glatzköpfig
K reichlich, ölig, dick, gewellt, glänzend

Kopf

V klein, unstet
P mittelgroß
K groß, ruhig

Stirn

V klein
P faltig
K groß

Augenbrauen
V   klein, dünn, ungleichmäßig
P   mäßig, fein
K   dick, buschig, mit vielen Haaren

Augenwimpern
V   klein, trocken, fest
P   klein, dünn, fein
K   groß, dick, ölig, fest

Augen
V   klein, trocken, schmal, stumpf, unruhig
P   mittelgroß, schmal, rot (leicht entzündet), grün, durchdringend
K   weit, hervorstehend, dick, weiß, attraktiv, Schleimabsonderung

Nase
V   dünn, schmal, trocken, gebogen
P   mittelgroß
K   dick, groß, fest, ölig

Lippen
V   dünn, klein, dunkel, trocken, unstet
P   mitteldick, weich, rot
K   dick, groß, ölig, weich

Zähne und Zahnfleisch
V   dünn, trocken, klein, rauh, gebogen, Zahnfleischschwund
P   mittelgroß, weiches, rosiges und leicht blutendes Zahnfleisch
K   groß, dick, weiches, rosiges und schleimiges Zahnfleisch

Schultern
V   dünn, klein, flach
P   mittelbreit
K   breit, dick, fest, ölig

Brust

V dünn, klein, schmal, schwach entwickelt
P mittelbreit
K breit, groß, gut oder zu stark entwickelt

Arme

V dünn, kurz, schwach entwickelt
P mittlere Stärke
K groß, dick, lang, gut entwickelt

Hände

V klein, dünn, trocken, kalt, rauh, rissig, unstet
P mittelgroß, warm, rosig
K groß, dick, ölig, kühl, fest

Waden

V klein, hart
P locker, weich
K rund, wohlgeformt, fest

Füße

V klein, dünn, trocken, rauh, rissig
P mittelgroß, weich, rosig
K groß, dick, hart, fest

Gelenke

V klein, dünn, trocken, unruhig, knackend
P mittelstark, weich, locker
K groß, dick, gut gebaut

Nägel

V klein, dünn, trocken, rauh, dunkel
P mittelgroß, weich, rosig
K groß, dick, glatt, weiß, fest, ölig

Urin

V spärlich, Schwierigkeiten beim Wasserlassen, farblos
P reichlich, gelb oder rot, brennend
K mäßig, weißlich, milchig

Stuhl

V spärlich, trocken, hart, Schwierigkeiten oder Schmerzen beim Stuhlgang, Blähungen, Tendenz zur Verstopfung
P reichlich, weich, Tendenz zum Durchfall, Brennen beim Stuhlgang
K mäßig, fest, Schleim im Stuhl

Schweiß/Körpergeruch

V spärlich, geruchlos
P reichlich, heiß, starker Geruch
K mäßig, kalt, angenehmer Geruch

Appetit

V unterschiedlich, nicht vorhersehbar
P stark, heftig
K gleichbleibend, gering

Stimme

V leise, schwach, heiser
P hoch, scharf
K angenehm, tief, wohlklingend

Sprechweise

V schnell, zusammenhanglos, sprunghaft, geschwätzig
P mäßig schnell, argumentierend, überzeugend
K langsam, entschieden, nicht geschwätzig

Verstand

V schnell, anpassungsfähig, unentschlossen
P intelligent, durchdringend, kritisch
K langsam, stetig, stumpfsinnig

Gedächtnis
V schlecht, nimmt Dinge leicht auf, vergißt sie aber auch leicht
P scharf, klar
K nimmt Dinge langsam auf, aber vergißt sie nicht

Gefühle
V furchtsam, ängstlich, nervös
P ärgerlich, reizbar, streitsüchtig
K ruhig, zufrieden, anhänglich, sentimental

Glauben
V unberechenbar, veränderlich, rebellisch
P entschlossen, fanatisch, Führerpersönlichkeit
K gleichbleibend, loyal, konservativ

Schlaf
V leicht, Neigung zur Schlaflosigkeit
P mäßig, wacht nachts vielleicht auf, schläft aber wieder ein
K schwer, Schwierigkeiten beim Aufwachen

Träume
V vom Fliegen und von Bewegung, rastlos, Alpträume
P farbig, leidenschaftlich, konfliktbeladen
K romantisch, sentimental, wenige Träume

Lebensgewohnheiten
V bewegt sich, reist und spielt gerne, mag Parks, erzählt Witze
   und Geschichten, ist künstlerisch tätig
P mag Sport, Politik, Malen, Jagd
K hält sich gern am Wasser auf, z. B. zum Segeln, mag Blumen,
   Kosmetik, betreibt Geschäfte

Aktivität
V schnell, unbeständig, nicht vorhersagbar, überaktiv
P mittelmäßig, motiviert, absichtsvoll, zielgerichtet
K langsam, stetig, würdevoll

Körperkraft/Ausdauer
V schwach, geringe Ausdauer, schneller Start und rasches Ende
P mittlere Körperkraft, verträgt keine Hitze
K stark, gute Ausdauer, aber langsam beim Start

Sexualität
V ungleichmäßig, sprunghaft, abweichendes Sexualverhalten, starkes Verlangen, aber geringe Energie, wenige Kinder
P mäßiges Verlangen, leidenschaftlich, streitsüchtig, dominant
K geringes, aber beständiges Verlangen, starke sexuelle Energie, hingebungsvoll, viele Kinder

Empfindlichkeit
V Angst vor Kälte und Wind, empfindlich gegen Trockenheit
P Angst vor Hitze, Abneigung gegen Sonne und Feuer
K Angst vor Kälte und Feuchtigkeit, Vorliebe für Wind und Sonne

Widerstandsfähigkeit gegenüber Krankheiten
V unterschiedlich, meist schlecht, schwaches Immunsystem
P mittelmäßig, anfällig für Infektionen
K gut und verläßlich, starkes Immunsystem

Krankheitsanfälligkeiten
V Krankheiten des Nervensystems, Schmerzen, Arthritis, geistige Störungen
P fieberhafte Erkrankungen, Infektionen, Entzündungen
K Erkrankungen der Atemwege, Schleimbildung, Ödeme

Reaktionen auf Behandlung und Medikamente
V rasch, niedrige Dosis ausreichend, unerwartete Nebenwirkungen oder nervöse Reaktionen
P mittelmäßig, reagiert empfindlich auf Aspirin
K langsam, hohe Dosis erforderlich, Wirkung tritt langsam ein

Puls

V dünn, schnell, unregelmäßig, schwach – wie eine Schlange
P drahtig, springend, mäßig stark – wie ein Frosch
K tief, langsam, regelmäßig, rollend, schlüpfrig – wie ein Schwan

Die geistigen Eigenschaften der Doshas
Die geistige Konstitution ist meist ein Spiegelbild der Körpersäfte.

Die Mentalität von Vata
Menschen, die körperlich Vata-Typen sind, haben gewöhnlich auch psychisch eine Vata-Natur. Emotional neigen sie zu Furcht und Ängstlichkeit. Auf der geistigen Ebene sind sie unstet, erregbar und unentschlossen mit einem ausgeprägten, aber sprunghaften Intellekt. Sie haben eine rasche Auffassungsgabe, vergessen aber auch schnell wieder. Sie binden sich rasch an andere Menschen, lösen sich jedoch auch leicht wieder aus Beziehungen. Sie werden rasch emotional und drücken ihre Gefühle aus, vergessen sie aber auch schnell wieder. Verstand und Sinne reagieren sensibel, aber unbeständig. Sie neigen zur Feigheit. Im allgemeinen sind sie von Natur aus eher zurückgezogen und haben nicht viele Freunde. Es gelingt ihnen jedoch gut, Freundschaften mit Menschen außerhalb ihres eigenen sozialen Bezugsrahmens zu schließen. Sie sind keine guten Anführer, aber auch keine guten Gefolgsleute. Sie sind nicht sehr materialistisch und nicht darauf aus, Besitz oder Geld anzuhäufen. Oft geben sie ihr Geld schnell und unbedacht aus.

Die Mentalität von Pitta
Wer körperlich eine (heiße) Pitta-Natur hat, neigt auch zu feurigen Emotionen wie Reizbarkeit und Wut oder Ärger. Solche Menschen sind logisch, kritisch, aufnahmefähig und intelligent. Sie werden rasch emotional und haben keine Schwierigkeiten, ihren Ärger oder ihre Wut auszudrücken. Sie sind wortgewandt, überzeugend und oft selbstgerecht. Gewöhnlich haben sie einen starken Willen, sind würdevoll und eignen sich gut als Anführer. Während sie gegenüber Freunden und Anhängern sehr hilfsbereit und freundlich

sind, verhalten sie sich gegenüber Gegnern grausam und erbarmungslos. Sie sind unerschrocken, abenteuerlustig, wagemutig und rücksichtslos. Sie sind erfinderisch, einfallsreich und verfügen oft über gute handwerkliche Fertigkeiten. Ihr Gedächtnis ist scharf und unsentimental. Machtzuwachs ist ihnen wichtiger als materieller Gewinn, aber sie erwerben auch materiellen Reichtum, um ans Ziel ihrer Wünsche zu kommen.

Die Mentalität von Kapha

Wer körperlich eine Kapha-Konstitution hat, neigt auch zu Gefühlen, die dem wäßrigen Element zugeordnet werden, wie Liebe und Sehnsucht, Romantik und Sentimentalität. Solche Menschen sind freundlich, rücksichtsvoll und loyal, aber auch langsam, konservativ, schüchtern und gehorsam. Sie haben meist viele Freunde und ein enges Verhältnis zu ihrer Familie, Gemeinde, Kultur, Religion und zu ihrem Land. Außerhalb ihrer gewohnten Umgebung können sie jedoch verschlossen sein. Sie reisen nicht besonders gerne und fühlen sich zu Hause wohler. Sie gehen leicht Bindungen ein, und können sich nur schwer wieder lösen. Während sie ihre Zuneigung gut zeigen können, fällt es ihnen schwer, negative Gefühle und besonders Wut oder Ärger auszudrücken. Geistig sind sie beständig und vorausdenkend, aber sie brauchen ihre Zeit, um zu einer Entscheidung zu kommen.

Körperliche versus geistig-seelische Eigenschaften

Natürlich gibt es Ausnahmen von dieser Übereinstimmung zwischen körperlicher und geistig-seelischer Konstitution. Die Natur gestaltet viele verschiedene Arten menschlicher Wesen, und jede mögliche Variante tritt in Erscheinung. Außerdem befinden sich die energetischen Beziehungen zwischen den inneren und äußeren Aspekten unseres Wesens nicht immer in Übereinstimmung. Ein körperlicher Kapha-Typ (schwer) kann einen Vata-Geist (leicht) haben, beispielsweise ein übergewichtiger, aber sehr gesprächiger Schullehrer. Deshalb dürfen wir die körperliche Konstitution nicht einfach auf die geistig-seelische Ebene übertragen. Es kann durchaus sein, daß der materielle Körper nicht das Spiegelbild des geistigen Wesens ist, sondern einen Ausgleich dazu bilden soll.

Da die geistige Konstitution subtiler ist als die körperliche, sind mehr Variationen möglich. Da das geistige Wesen sich leichter verändert als der Körper, zeigen sich vorübergehende Störungen hier eher als in der körperlichen Konstitution. Geistige Störungen entsprechen deshalb oft weniger der äußeren Konstitution, als dies körperliche Krankheiten tun. Außerdem kann der Krankheitsprozeß als solcher zu mentalen Irritationen führen, die nicht immer der auslösenden Krankheit entsprechen. Im allgemeinen reagieren wir auf Krankheiten mit Angst. Sie bringen unsere grundlegende Angst vor dem Tod an die Oberfläche und haben dadurch die Tendenz, Vata zu beeinträchtigen oder Angst auszulösen.

Wenn es einen Unterschied zwischen der körperlichen und geistigseelischen Konstitution gibt, müssen wir bei der Behandlung vorsichtig sein, damit therapeutische Erfolge in dem einen Bereich nicht zu unerwünschten Nebenwirkungen im anderen führen. Unter Umständen müssen wir zusätzlich spezielle Kräuter verordnen, die den Patienten auf der geistigen Ebene stabilisieren.

Geistige Konstitution und Astrologie

Unterschiede zwischen der körperlichen und der geistigen Konstitution werden oft durch die Astrologie deutlich, die uns ein genaueres Bild von der geistigen Verfassung eines Menschen vermittelt als die einfache ayurvedische Untersuchung. Das Geburtshoroskop selbst ist ein Spiegelbild der Energien des Geistes oder des Astralkörpers. Der materielle Körper kann daraus abgeleitet werden, indem man bestimmte Faktoren isoliert. Deshalb ist es sinnvoll, bei der Behandlung der geistigen Ebene die Astrologie mit zu berücksichtigen. Sie ermöglicht einen einzigartigen Einblick in das Leben, die Persönlichkeit und die Lebensziele der inkarnierten Seele.

Die Eigenschaften der Urnatur (Gunas)

Im vedischen System wird die Geistesnatur nach den »Gunas«, den Eigenschaften der Urnatur, beurteilt und als »Sattva«, »Rajas« und »Tamas« bezeichnet. Diese zeigen die wesensbestimmenden geistigen Eigenschaften an: Sattva, das Bewußtsein oder klare Wissen; Rajas, die Bewegung, Veränderung oder Handlung; Tamas, die ihnen widerstehende Trägheit. Die Körpersäfte sind bei diesem Ansatz von nachgeordneter Bedeutung.

An den Gunas ist der Entwicklungsstand der Seele abzulesen. Sie sind nicht bloß ein Ausdruck intellektueller Neigungen oder eines emotionalen Typs, sondern zeigen die Sensibilität des Geistes, seine Fähigkeit, die Wahrheit zu erkennen und entsprechend zu handeln. Der Geist selbst wird Sattva genannt, die Klarheit, denn ohne die grundlegende Klarheit des Geistes können wir nichts wahrnehmen. Sattva bedeutet wörtlich: das, was dieselbe Natur wie die Wahrheit oder Wirklichkeit (sat) besitzt. Der Geist ist von Natur aus klar und rein, wird jedoch durch negative Gedanken und Gefühle verdunkelt. Wenn er rein ist, bringt er Erleuchtung und Selbstverwirklichung hervor. Sattva ist unsere göttliche Natur. Sie führt den Geist zur Innenschau, lenkt das Bewußtsein nach innen und vereinigt Kopf und Herz.

Rajas ist die Ablenkung oder Bewegung des Geistes, die uns nach außen blicken und Erfüllung in der äußeren Welt suchen läßt. Es ist der Geist, der von Verlangen angetrieben wird. Die wörtliche Bedeutung ist Fleck oder Rauch. Rajas ist die Störung der Gedanken und Vorstellungen. Dazu gehören Eigensinn, Ärger oder Wut, manipulatives Verhalten und das Ego. Eingeschlossen ist die Suche nach Macht, Anregung und Unterhaltung. Im Übermaß schafft Rajas ein dämonisches Wesen.

Tamas ist der Stumpfsinn, die Dunkelheit und die Unfähigkeit, etwas wahrzunehmen. Es ist der von Unwissenheit und Furcht verdunkelte Geist. Es bedeutet Schwere und Lethargie. Tamas erzeugt Faulheit, Schlaf und Unaufmerksamkeit. Dazu gehört ein Mangel an geistiger Aktivität und Sensibilität, und der Geist wird von äußeren oder unterbewußten Kräften beherrscht. Tamas bringt ein unterwürfiges oder animalisches Wesen hervor.

Rajas und Tamas treten gewöhnlich zusammen auf. Tamas verdunkelt das reine Gewahrsein, wodurch Rajas die Möglichkeit bekommt, falsche Vorstellungen oder vom Ego bestimmte Ideen zu projizieren. Auf der anderen Seite erschöpft ein Übermaß an Rajas unsere Energien durch zuviel Aktivität und läßt uns tamasartig, dumpf und lethargisch werden.

In der Natur sind Rajas und Tamas notwendige Kräfte. Rajas schafft Energie, Vitalität und Emotionen; Tamas schafft Stabilität und erlaubt festen Formen, Gestalt anzunehmen, so daß es die Grundlage für unseren materiellen Körper bildet. Auf der Ebene des Geistes und im Wahrnehmungsprozeß sind diese beiden Eigenschaften jedoch fehl am Platz. Um etwas objektiv wahrnehmen zu können, muß der Geist ruhig sein, frei von Ablenkung oder Trägheit. Damit wir sehen können, muß er wie ein Spiegel sein oder wie ein See, auf dessen absolut glatter Oberfläche sich der Mond spiegelt. Ein Teil der geistigen Reinigung besteht darin, Rajas und Tamas den ihnen gebührenden Platz auf den untergeordneten Ebenen unseres Wesens zuzuweisen.

Die drei Gunas und die drei Körpersäfte

Es hat schon eine ganze Reihe von Versuchen gegeben, die drei Körpersäfte, die Doshas, zu diesen drei Eigenschaften der Urnatur, den Gunas, in Beziehung zu setzen. Tatsächlich kann jedoch jeder der drei Körpersäfte mit jedem der drei Gunas korrespondieren. Deshalb stellen wir nachfolgend ein umfassenderes Bild dar.

Krankheitsdispositionen der Gunas

Als hauptsächliche Krankheitsursache gilt im Ayurveda das »Versagen der Intelligenz«, Prajnaparadha. Damit ist nicht einfach ein Mangel an intellektuellen Kenntnissen oder Wortgewandtheit gemeint, sondern ein Versagen der natürlichen Weisheit. Es ist ein Mangel an Verständnis für die natürliche Harmonie des Lebens und dafür, wie man sich in diese Harmonie einfügt: Dem Leben dieser Menschen fehlt die Harmonie mit der Natur, dem Universum und dem Göttlichen. Dieses Versagen unserer natürlichen Intelligenz wird durch äußere Faktoren wie Furcht oder Begierde verursacht. Es verhindert ein schöpferisches Leben und hält uns in Konventionen oder Vorurteilen gefangen. Solche Menschen haben kein Vertrauen in das Leben und in das Göttliche, ihnen fehlt der Respekt vor dem Leben, und sie verhalten sich achtlos.

Vor allem geistige Störungen werden gewöhnlich durch das Versagen der Intelligenz oder eine Schwächung von Sattva hervorgerufen. Ursachen sind meist eine unzulängliche Erziehung (Mangel an moralischen oder ethischen Werten), eine verletzende Haltung anderen gegenüber, ein Übermaß an Stimulation oder Unterhaltung, Ehrlosigkeit oder ein Mangel an Wahrhaftigkeit. Körperliche Faktoren wie eine schlechte Ernährung mit zuviel Zucker oder Fleisch sowie übermäßig viel Schlaf können ebenfalls dazu beitragen.

Gestärkt und vermehrt wird Sattva durch die Pflege der Spiritualität, Yogaübungen, Meditation, Aufenthalte in der Natur, eine entsprechende Diät und eine Lebensführung in Übereinstimmung mit der eigenen Konstitution (vgl. dazu das Kapitel »Geistige Beschwerden«).

Sattva-Typen sind am wenigsten für Krankheiten anfällig. Sie sind von Natur aus harmonisch und anpassungsfähig. Sie streben nach Ausgeglichenheit und verfügen über einen inneren Frieden, der Krankheiten auf der psychischen Ebene die Wurzeln entzieht. Sie nehmen Rücksicht auf andere Menschen und sorgen gut für sich selbst. Sie betrachten das ganze Leben als Lernprozeß und sehen das Positive in allen Dingen, auch in der Krankheit.

Rajas-Typen verfügen oft über eine gute Energie, neigen jedoch dazu, sich selbst durch übermäßige Aktivitäten zu überfordern. Ihre Krankheitssymptome sind häufig akut, und sie erholen sich, wenn sie medizinisch angemessen behandelt werden. Sie sind im Umgang mit ihrer Krankheit ungeduldig und unbeständig und lassen sich weder die Zeit, gesund zu werden, noch wollen sie selbst dafür die Verantwortung übernehmen. Statt dessen geben sie anderen die Schuld an ihrem Zustand.

Tamas-Typen haben eher chronische Krankheiten einschließlich Krebs. Ihre Energie und ihre Emotionen neigen zum Stagnieren. Ihre Krankheiten sind meist tiefgehend, hartnäckig und schwer zu behandeln. Solche Patienten bemühen sich nicht um eine angemessene Therapie, und ihre Hygiene ist in der Regel mangelhaft. Sie nehmen ihre Krankheit als Schicksalsschlag hin und nutzen nicht die Möglichkeiten zur Heilung.

Kombination der Gunas mit den Körpersäften
Eine Methode zum Ausgleich der drei Körpersäfte besteht darin, Tamas und Rajas zu verringern und Sattva (die spirituelle Seite) zu fördern. Es ist in der Regel nicht möglich, die Vorherrschaft eines bestimmten Körpersaftes zu brechen, aber man kann ihn auf eine höhere Funktionsebene bringen. Beispielsweise kann ein Kapha-Typ seine Gier, eine Tamas-Emotion, in Hingabe, eine Sattva-Emotion, verwandeln. Damit wird die Neigung zu chronischen Krankheiten zu einer Kraft, die Gesundheit und Erleuchtung hervorbringen kann. Ohne Sattva könnten wir nicht das geringste wahrnehmen. Wir alle haben verschiedene Grade dieser drei mentalen Eigenschaften in uns, genauso wie wir alle drei Doshas in uns haben.

Wir sollten unsere geistige Konstitution untersuchen, indem wir prüfen, wie das Verhältnis der drei Gunas – Sattva, Rajas und Tamas – in unserem Inneren beschaffen ist. Dadurch bekommen wir eine bessere Vorstellung davon, wie wir durch Yoga und die Pflege des Charakters unseren Geist stärken und unsere Krankheitsanfälligkeiten ausgleichen können.

Wenn wir die drei Eigenschaften der Urnatur und die drei Körpersäfte miteinander kombinieren, entsteht das folgende Bild einer geistigen Entwicklung von Menschen. Jeder Körpersaft wird entsprechend den drei Eigenschaften differenziert. Dabei stellen wir fest, daß kein Dosha im Hinblick auf die geistige Natur besser als die anderen ist, sondern jeder seine eigenen Stärken und Schwächen hat.

Jeder Körpersaft kann sieben verschiedene geistige Typen ausprä-

gen (so wie die sieben verschiedenen physischen Konstitutionstypen). Diese sind: rein Sattva, rein Rajas, rein Tamas, Sattva-Rajas,
Sattva-Tamas, Rajas-Tamas und eine ausgewogene Mischung aus
allen drei Eigenschaften. Das völlig reine Sattva (Shudda Sattva)
führt zur Erleuchtung.

Jeder Mensch sollte diese geistigen Züge prüfen und sehen, welche
seinem eigenen Wesen am meisten entsprechen. Was negativ ist,
wie beispielsweise krankheitsverursachende Gewohnheiten, sollte
durch entsprechende therapeutische Maßnahmen verringert werden. Dazu gehören Meditation, Gebet, Mantras, Puja sowie verschiedene andere Formen der Selbstprüfung oder die Hingabe an
das Göttliche.

Unsere Kultur als Ganzes wird heute stark durch Rajas bestimmt.
Deshalb ist es möglich, daß manche Rajas-Züge nicht Ausdruck
unserer eigenen Disposition sind, sondern eher durch die äußeren
Umstände bestimmt werden.

Die Gunas und Vata

sattvisch (harmonisch)
energiereich, anpassungsfähig, flexibel, rasche Auffassungsgabe,
gute kommunikative Fähigkeiten, starkes Gefühl der menschlichen Einheit, starke Heilenergie, echte Begeisterung, positive Geisteshaltung, Fähigkeit, Dinge in Bewegung zu bringen, gute Voraussetzungen für persönliche Veränderung und Bewegung

rajasisch (gestört)
unentschlossen, unzuverlässig, hyperaktiv, aufgeregt, rastlos, gestört, nervös, ängstlich, geschwätzig, oberflächlich, lärmend, zer-
rüttet, falsche Begeisterung

tamasisch (verdunkelt)
furchtsam, unterwürfig, unehrlich, heimlichtuerisch, depressiv,
selbstzerstörerisch, drogenabhängig, anfällig für sexuelle Perversionen, geistig gestört, selbstmordgefährdet

Die Gunas und Pitta

sattvisch (harmonisch)

intelligent, klar, wahrnehmungsfähig, erleuchtet, unterscheidungsfähig, gutwillig, unabhängig, warm, freundlich, mutig, guter Führer und Anführer

rajasisch (gestört)

mutwillig, impulsiv, ehrgeizig, aggressiv, kontrollierend, kritisch, dominierend, manipulierend, ärgerlich, zornig, rücksichtslos, stolz, eitel

tamasisch (verdunkelt)

voller Haß, niederträchtig, rachsüchtig, zerstörerisch, psychopathisch, kriminiell, Drogenhändler, Unterweltgestalt

Die Gunas und Kapha

sattvisch (harmonisch)

ruhig, friedfertig, zufrieden, beständig, konsequent, loyal, liebevoll, mitfühlend, vergebend, geduldig, hingebungsvoll, aufnahmefähig, fürsorglich, unterstützend, stark im Glauben

rajasisch (gestört)

kontrollierend, anhänglich, gierig, materialistisch, sentimental, sicherheitsbedürftig, auf der Suche nach Komfort und Luxus

tamasisch (verdunkelt)

stumpfsinnig, grob, lethargisch, apathisch, faul, ungehobelt, schwer von Begriff, unsensibel, ein Dieb

Diagnose von Krankheiten –
Die Muster des Ungleichgewichts

Krankheiten und die Körpersäfte

In Krankheiten spiegelt sich der Körpersaft wider, durch dessen Vorherrschen sie verursacht werden. Wir können das Wesen einer Krankheit genauso wie das Wesen der körperlichen Konstitution aus den äußeren Eigenschaften ableiten. Wir behandeln den Patienten dann mit Heilmitteln, die dem betreffenden Körpersaft entsprechen. Einige Krankheiten sind für bestimmte Doshas besonders charakteristisch. Die meisten Krankheiten entsprechen ihrer Natur nach Vata, denn Vata neigt zu Krankheiten (Verfall). In ayurvedischen Büchern findet man mehr Störungen von Vata als von Pitta und Kapha zusammen: 80 Vata, 40 Pitta und 20 Kapha.

Zu den durch Kapha (Wasser oder Schleim) hervorgerufenen Krankheiten gehören die meisten Störungen des Atemtraktes, Erkältungen, Grippe, Asthma, Bronchitis, geschwollene Drüsen, Ödeme und gutartige Tumoren. Die hauptsächlichen Anzeichen für Kapha-Störungen sind Feuchtigkeit, übermäßiges Gewebewachstum und Kälte.

Zu den durch Pitta (Feuer oder Galle) hervorgerufenen Krankheiten gehören die meisten fiebrigen und infektiösen Erkrankungen, Leberstörungen, Magengeschwüre, Übersäuerung, Furunkel und Hautausschläge. Die hauptsächlichen Anzeichen für Pitta-Störungen sind Hitze, Röte und ein öliges oder glitschiges Aussehen.

Zu den durch Vata (Luft oder Wind) hervorgerufenen Krankheiten gehören die meisten Störungen des Nervensystems, Schlaflosigkeit, Zittern, Epilepsie, Lähmungen und Arthritis. Die hauptsächlichen Anzeichen für Vata-Störungen sind Trockenheit, Kälte, beeinträchtigte oder abnorme Bewegungen sowie ein Verlust an Körpergewebe.

Kapha-Krankheiten sind vorwiegend durch Schleim gekennzeichnet; Pitta-Krankheiten drücken sich primär durch Fieber und ein Gefühl des Brennens aus; bei Vata-Krankheiten überwiegt der Schmerz.

In der Regel können alle Krankheiten den Kategorien Vata, Pitta und Kapha zugeordnet werden. Dieselbe Krankheit kann jedoch auch durch einen anderen Körpersaft oder durch eine Kombination von Säften hervorgerufen werden. Die meisten Erkältungen entsprechen Kapha, denn die wesentlichen Symptome sind Verschleimung und Schwellung der Schleimhäute; bei höherem Fieber und einer ernsthaften Halsentzündung kann es sich jedoch auch um eine Pitta-Störung handeln. Obwohl jede Krankheit eine individuelle Ausprägung hat, folgt die Therapie immer dem Grundprinzip, daß der gestörte Körpersaft behandelt werden muß.

Das ist die Methode, die wir in diesem Buch vermitteln. Zunächst wird die allgemeine Natur der Krankheit dargestellt, die durch das Vorherrschen eines Körpersafts gekennzeichnet sein kann. Dann unterscheiden wir die verschiedenen Varianten der Krankheit im Hinblick auf alle Körpersäfte.

Die Körpersäfte als Krankheitsauslöser

Die meisten Krankheiten werden durch ein Ungleichgewicht der drei Doshas ausgelöst. Arthritis beispielsweise kann sowohl durch zuviel Vata als auch durch zuviel Pitta oder Kapha verursacht werden. Gleichwohl wird jede Krankheit durch einen bestimmten Körpersaft stärker als durch die anderen charakterisiert, und so ist Arthritis im wesentlichen eine Vata-Störung.

Um diesen Zusammenhang besser zu verstehen, sollten wir uns klarmachen, daß jeder Körpersaft, wenn er im Übermaß vorhanden ist, den anderen beiden Schaden zufügen kann. Die Doshas sind die Kräfte, die den körperlichen Funktionen zugrunde liegen, und als solche sind sie nicht nur Krankheitsursachen, sondern auch Orte des Krankheitsgeschehens. Sie haben eine Verbindung zu den Geweben, Organen und Systemen, über die sie herrschen, und deshalb ist Vata beispielsweise der Ort, an dem sich Störungen des

Nervensystems abspielen. Krankheiten dieses Systems, das von Vata regiert wird, zeigen sich in der Regel als Vata-Störungen. Dennoch können sie auch eine Pitta- oder Kapha-Natur haben, weil diese beiden Vata schädigen können, wenn sie im Übermaß auftreten.

Gewöhnlich beeinträchtigt ein Körpersaft die Teile des Organismus, die er beherrscht, das heißt, der Körpersaft ist sowohl der Ort als auch die Ursache des Krankheitsprozesses. So tendiert ein Übermaß an Kapha dazu, die Lunge zu schädigen, die ein Kapha-Organ ist. Wenn hingegen ein anderer Körpersaft den Krankheitsort darstellt, weist dies oft auf einen ernsteren Zustand hin, der dadurch gekennzeichnet ist, daß der erste Körpersaft die von ihm beherrschten Teile des Organismus bereits geschädigt hat. Wenn ein Übermaß an Kapha beispielsweise die Lungen geschädigt hat, zieht es anschließend vielleicht das Nervensystem in Mitleidenschaft, indem z. B. Anfälle von Asthma oder Epilepsie auftreten, weil Schleim die feinstofflichen Kanäle blockiert und dadurch Vata beeinträchtigt. Die Körpersäfte fügen sich gegenseitig Schaden zu, und bei schweren Krankheiten wie Krebs kann es durchaus sein, daß alle drei Körpersäfte aus dem Gleichgewicht sind, was die Behandlung extrem kompliziert macht.

In ayurvedischen Schriften ist oft von weiteren Krankheitskategorien die Rede, aber die grundsätzliche Klassifikation richtet sich nach den drei Körpersäften. Wenn eine gesundheitliche Störung durch zwei Körpersäfte gleichzeitig verursacht wird, müssen die entsprechenden Behandlungsmethoden kombiniert werden. Von dieser Methode ausgehend, beschreibe und differenziere ich auch einige moderne Krankheiten, die bisher nicht in Ayurveda-Begriffen dargestellt worden sind. Da es den Rahmen dieses Buches sprengen würde, alle Krankheiten im Detail zu beschreiben, stelle ich in einigen Fällen nur die Grundlagen dar.

Viele Krankheiten wie Verstopfung, Durchfall oder Erbrechen habe ich ausgewählt, weil sie die grundlegenden Zustände spiegeln, in denen die Körpersäfte beeinträchtigt werden, und weil sich an diesen Beispielen die wichtigsten Therapien zu ihrer Behandlung darstellen lassen.

Im Ayurveda ist es nicht erforderlich, die Namen der Krankheiten oder ihre verschiedenen klinischen Ausprägungen zu kennen. Wichtiger ist es zu wissen, welche Eigenschaften die Körpersäfte haben und welche Ungleichgewichte sich hinter den verschiedenen Krankheiten verbergen.

Von diesem Standpunkt aus ist die Behandlung einfacher und ganzheitlicher. Wenn man erst einmal weiß, welcher Körpersaft beeinträchtigt ist und an welcher Stelle sich die Schädigung manifestiert, kann man die Lebensweise umfassend darauf einstellen. Man muß die Energie behandeln, die der Krankheit zugrunde liegt, und nicht nur ihren oberflächlichen Ausdruck, an dem man sie erkennt. Ayurveda sieht alle Krankheiten im Zusammenhang mit den drei Körpersäften. Deshalb findet man in diesem System auch keine neuen Krankheiten, sondern nur Variationen derselben grundlegenden krankheitsverursachenden Faktoren.

Übermaß an Körpersäften

*In ayurvedischen Quellen werden die klassischen Symptome bei einem Übermaß an Körpersäften oder bei deren Schädigung folgendermaßen beschrieben:

»Reaktionen auf eine Schädigung von Vata sind: Kollaps, Spasmen, stechende Schmerzen, Taubheit, Depression, Schmerzen, als ob man etwas gebrochen hätte, als ob einem ein Schlag versetzt würde, oder beißende Schmerzen, Verstopfung, Knacken in den Gelenken, Kontraktionen, mangelhafte Ausscheidung von Abfallstoffen, Erregbarkeit, Durst, Zittern, rauhe Haut, poröses Gewebe, Austrocknung, hastige Bewegungen, Steifheit, zusammenziehender Geschmack im Mund, dunkle oder rötlich-braune Verfärbungen.« Wir sehen darin die austrocknenden und spaltenden Kräfte des Windes.

»Reaktionen auf eine Schädigung von Pitta sind: Gefühle des Brennens, Röte, Gefühle der Hitze, Furunkel, Schweiß, Eiterbildung, Blutungen, Nekrose, Erschöpfung, Ohnmacht, Drogenrausch,

---

*   Zitate aus *Ashtanga Hridaya XII, 49–54*

scharfer und saurer Geschmack im Mund und alle Verfärbungen außer weiß und braun.« Wir sehen hier die brennende und gärende Wirkung des Feuers.

»Reaktionen auf eine Schädigung von Kapha sind: Schleim, Verhärtung des Gewebes, Juckreiz, Kältegefühle der Haut, Schwere, Verstopfung, Übergewicht, Ödeme, Verdauungsstörungen, außergewöhnliches Schlafbedürfnis, weiße Verfärbungen sowie ein süßer und salziger Geschmack im Mund, den man erst nach einiger Zeit wahrnimmt.« Diese Symptome spiegeln die Schwere und Stagnation des Wassers.

Mangel an Körpersäften

*Folgende Symptome zeigen sich bei einem Mangel an Körpersäften:

»Ein Mangel an Vata führt zu einer Schwäche der Extremitäten, Wortkargheit und Mangel an Begeisterung, Wahrnehmungsstörungen sowie zu einer erhöhten Produktion von Schleim und Giftstoffen.« Ein Mangel an Vata zeigt sich in ähnlichen Symptomen wie ein Übermaß an Kapha.

»Ein Mangel an Pitta führt zu einer Schwäche des Verdauungsfeuers, zu Kälte und fehlendem Glanz.« Ein Mangel an Pitta zeigt sich in ähnlichen Symptomen wie ein Übermaß an Vata und Kapha.

»Ein Mangel an Kapha führt zu einem Gefühl der Leere im Magen, zu Herzklopfen und zu einer Lockerung der Gelenke.« Ein Mangel an Kapha zeigt sich in ähnlichen Symptomen wie ein Übermaß an Vata.

Symptome bei Störungen der Körpersäfte

Man geht davon aus, daß Krankheiten vorwiegend durch ein Übermaß oder eine Schädigung der Körpersäfte verursacht werden. Denn einem Mangel an Körpersäften traut man nicht die Kraft zu, die nötig ist, um eine Krankheit zu verursachen.

* Zitate aus *Ashtanga Hridaya XI, 14–16*

In der folgenden Liste sind die Krankheitssymptome umfassend aufgeführt, die typisch sind, wenn einer der drei Körpersäfte geschädigt ist. Diese können zu den Faktoren der konstitutionellen Untersuchung hinzugefügt werden, um mehr Klarheit zu gewinnen. Ebenfalls wichtig ist es, Puls, Zunge und Bauch zu untersuchen sowie den Patienten zu befragen.

V steht für Vata (Luft), P für Pitta (Feuer) und K für Kapha (Wasser).

Farbe (z. B. Teint, Ausscheidungen, Hautveränderungen)
V   schwarz, braun, blau-schwarz, blau, pink, Verblassen oder Fehlen der normalen Farbe
P   rot, purpur, gelb, grün, schwarz, rauchfarbig
K   weiß, blaß

Schmerzen
V   sehr stark, hämmernd, beißend, peitschend, reißend, wechselnd, wandernd, intermittierend (zeitweilig aussetzend)
P   mittelstark, brennend, dampfend heiß
K   eher schwach, schwer, dumpf, konstant

Fieber
V   mittlere Temperatur, wechselhaft oder unregelmäßig, Durst, Ängstlichkeit, Rastlosigkeit
P   sehr hohe Temperatur, brennendes Gefühl, Durst, Schweiß, Reizbarkeit, Delirium
K   geringe Temperaturerhöhung, Dumpfheit, Schwere, ständig leicht erhöhte Temperatur

Ausscheidungen
V   Luft, Geräusche (Ausscheidung von Luft, Knacken der Gelenke etc.)
P   Blutungen, Eiter, Galle
K   Schleim, Speichel

Mund

V zusammenziehender Geschmack, trocken

P bitterer oder scharfer Geschmack, erhöhte Speichelbildung

K süßer oder salziger Geschmack, starke Speichelbildung, schleimige Ausscheidungen

Hals

V trocken, rauh, Schmerzen und Verengung der Speiseröhre

P Halsschmerzen, Entzündung, brennendes Gefühl

K Schwellung, Erweiterung, Ödeme

Magen

V verringerte Sekretion, unregelmäßiger Appetit, häufiges Aufstoßen (Rülpsen, Schluckauf), Gefühl der Verengung

P starker Appetit, saures oder scharfes Aufstoßen, brennendes Gefühl, Geschwüre, Krebs

K langsame Verdauung, süßes oder schleimiges Aufstoßen

Leber und Gallenblase

V trocken, rauh, spärliche Sekretion, unregelmäßige Aktivität

P weich, sehr hohe Galleproduktion, Gallensteine, Entzündung, Abszesse, erhöhte Aktivität

K vergrößert, schwer, fest, spärliche Galleproduktion, verringerte Aktivität

Därme

V trocken, Störungen der Peristaltik (Darmbewegungen), Verspannung, Gasbildung, Verstopfung

P starke Sekretion, schnelle Peristaltik, Entzündungen, Geschwüre, Abszesse, Tumoren, Krebs, Blutungen, Perforation

K schleimbedeckt, langsame Peristaltik, Darmwege verlegt, Verspannung, Ödeme, Tumoren

Stuhlgang

V Verstopfung, schmerzhafte und schwierige Stuhlentleerung, trocken, geringe Menge

P Durchfall, wäßrige Stühle, schnelle oder unkontrollierbare Entleerung, brennendes Gefühl, erhöhte Stuhlfrequenz, mäßige Menge

K fest, geringe Stuhlfrequenz, große Menge, enthält Schleim, mit Juckreiz

Urin

V spärlich, schwierige Harnentleerung, erhöhte Frequenz oder Harnverhaltung, farblos

P reichlich, mit brennendem Gefühl, erhöhte Frequenz, gelb, trüb, braun oder rot gefärbt

K reichlich, verringerte Frequenz, schleimig, weiß oder blaß

Schweiß

V spärlich, unregelmäßig

P reichlich, heiß

K mäßig, ständig

Verstand und Sinne

V Wahnvorstellungen, Furcht, Apathie, Trauer, Verlust des Bewußtseins, Schlaflosigkeit, Verlangen nach heißen und Abneigung gegen kalte Dinge

P Schwäche der Sinne, Vergiftung, Rastlosigkeit, gewalttätige Gefühle, Delirium, Schlaflosigkeit, Benommenheit, Ohnmacht, Verlangen nach kalten Dingen

K langsame Wahrnehmung, Mangel an Verlangen, Lethargie, Stumpfsinn, extremes Schlafbedürfnis, Verlangen nach heißen Dingen

Krankheitsausbruch

V schnell, veränderlich, unregelmäßig

P mittlere Geschwindigkeit, mit Fieber

K langsam, beständig

Tageszeit, zu der eine Verschlechterung des Zustands eintritt
V   Dämmerung (morgens und abends)
P   Mittag, Mitternacht
K   Vormittags, Abend

Jahreszeit, in der eine Verschlechterung des Zustands eintritt
V   Herbst, früher Winter
P   Sommer, später Frühling
K   später Winter, Beginn des Frühlings

Äußere Faktoren, die zu einer Verschlechterung des Zustands führen
V   Wind, Kälte, Trockenheit
P   Hitze, Sonne, Feuer, Feuchtigkeit
K   Feuchtigkeit, Kälte

Der Krankheitsprozeß

»Ojas« – Die essentielle Energie des Immunsystems

Ojas ist die essentielle Energie des Körpers. Es bedeutet wörtlich »Lebenskraft« und ist die feinstoffliche Essenz des Fortpflanzungssystems und der Sekrete aller lebenswichtigen Organe. Die Vorstellung einer Quellflüssigkeit, die unseren körperlichen Fähigkeiten zugrunde liegt, ist spezifisch für das Ayurveda. Ojas ist keine materielle Substanz. Es ist das Mark unserer Lebensenergie und existiert in feinstofflicher Form im Herzchakra. Wenn ein Mensch genügend Ojas hat, ist er gesund. Wenn ihm Ojas fehlt, ist er krank. Die Krankheit manifestiert sich an den Stellen des Organismus, die geschwächt sind. In unserer heutigen Terminologie könnte man sagen, daß Ojas eine Art essentieller Energie des Immunsystems ist. Ojas wird definiert als »die höchste Essenz der Flüssigkeiten des Fortpflanzungssystems und die Hitze der Gewebe. Vom Herzen ausgehend durchdringt es den gesamten Körper, verleiht Stabilität und unterstützt. Es ist feucht, von der Art des Nektars (Soma), durchsichtig, etwas rot und gelb. Seine Zerstörung führt zum Tod. Wenn es bewahrt wird, lebt man weiter. Ojas wird durch Faktoren wie Ärger, Hunger, Sorgen, Trauer und Überarbeitung verringert. Dann wird man furchtsam und kraftlos, ist ständig besorgt und nicht bei klarem Verstand. Man verliert die Farbe, wird geistig schwach und verliert seine körperlichen Kräfte. Eigenschaften wie Geduld und Vertrauen verschwinden.«

Auch übertriebene sexuelle Aktivitäten, Drogen oder Aufputschmittel, Streß, Angst, Nahrungsmittel ohne Nährstoffe, eine unnatürliche Umgebung und ein ungesunder Lebensstil führen dazu, daß Ojas abnimmt.

Man kann Ojas durch den Verzehr bestimmter Lebensmittel wie Milch und Ghee (geklärte Butter) wieder zuführen, ebenso durch spezielle tonisierende Pflanzen wie Ashwagandha (Withania somnifera), Shatavari (Asparagus racemosus) und Guduchi (Tinospora cordifolia). Meditation, Mantras wie Om und sexuelle Mäßigung sind ebenfalls hilfreich, da Ojas im wesentlichen eine sattvaartige (reine) Natur hat.

Bei einem Mangel an Ojas entstehen chronische, degenerative Krankheiten ebenso wie rätselhafte und schwer zu behandelnde Infektionen und Störungen des Nervensystems. Die moderne Krankheit Aids hat alle Symptome einer Erkrankung, die durch Mangel an Ojas entstanden ist. Weniger gravierende chronische Energiemangelzustände kann man ebenfalls oft mit einem Mangel an Ojas in Verbindung bringen; dazu gehören chronische Infektionen mit dem Epstein-Barr-Virus oder chronische Hepatitis. Mit zunehmendem Alter nimmt Ojas ab, und die Alterskrankheiten sind ebenso Ausdruck eines Mangels an Ojas, wie dieser Mangel seinerseits dazu führt, daß man vorzeitig altert.

Die Körpersäfte und der Krankheitsprozeß

Nach den Regeln des Ayurveda läßt sich der Krankheitsprozeß auf einfache Weise zusammenfassen. Die Körpersäfte werden durch schädigende Einflüsse (Ernährung, Klima, Jahreszeiten, Lebensstil, Gefühle etc.) erhöht. Dadurch wird das Verdauungsfeuer geschwächt, was wiederum dazu führt, daß sich unverdaute Nahrungsbestandteile (Ama) im Körper stauen. Zusammen mit dem Übermaß an Körpersäften blockieren sie die Kanäle und lagern sich an irgendeiner Schwachstelle des Körpers ab, wo sich dann die Krankheit manifestiert.

Im Ayurveda unterscheidet man sechs Stadien des Krankheitsprozesses, die der Entwicklung und Bewegung der geschädigten Doshas entsprechen.

Die sechs Stadien der Krankheit

1. Ansammlung (Sancaya)
2. Schädigung (Prakopa)
3. Ausbreitung (Prasara)
4. Ablagerung (Sthanasamsraya)
5. Manifestation (Vyakti)
6. Differenzierung (Bheda)

Die ersten beiden Stadien beziehen sich auf das Ansteigen der Körpersäfte an den Orten ihrer Entstehung im Körper. Die anderen vier Stadien zeigen die Ausbreitung über verschiedene Teile des Körpers.

Ansammlung

Die Körpersäfte nehmen allmählich an den Orten ihrer Entstehung zu. Als Ursachen kommen falsche Ernährung, mangelhafte Anpassung an die Jahreszeit, falscher Lebensstil, psychische Störungen und alle üblichen Faktoren in Frage, die zum Ansteigen eines bestimmten Körpersaftes führen können.

Vata sammelt sich im Dickdarm und verursacht Auftreibung, Gasbildung, Verstopfung, Schlaflosigkeit, Furcht, Müdigkeit, Trockenheit und das Verlangen nach Wärme.

Pitta sammelt sich im Dünndarm und verursacht ein Gefühl des Brennens, Fieber, Übersäuerung, einen bitteren Geschmack im Mund, eine Gelbfärbung von Urin und Stuhl, ein Verlangen nach kalten Dingen und Ärger.

Kapha sammelt sich im Magen und verursacht Mattigkeit, Schwere, Blässe, Aufschwemmung, Verdauungsstörungen und das Verlangen nach leichten Nahrungsmitteln.

Schädigung

Die Körpersäfte steigen an den Orten ihrer Entstehung weiter an, wodurch sich die Symptome an diesen Stellen verstärken, und durch den Druck der Ansammlung bilden sich auch an anderen Körperteilen Symptome.

Vata verursacht ein Gefühl der Leichtigkeit im Kopf, zunehmende Verstopfung, Schmerzen oder Krämpfe im Bauch, eine weitere Ansammlung von Luft mit kollernden Darmgeräuschen und einem aufgetriebenen Oberbauch.

Pitta verursacht eine zunehmende Übersäuerung, das Aufsteigen von saurem Speisebrei in die Mundhöhle, brennende Schmerzen im Bauch, extremen Durst, ein Nachlassen der Kräfte und Schlafstörungen.

Kapha verursacht Appetitmangel, Verdauungsstörungen, Übelkeit und eine erhöhte Speichelbildung, Schweregefühle in Kopf und Herz sowie ein außergewöhnliches Schlafbedürfnis.

Ausbreitung

Die Körpersäfte füllen nun die Orte ihrer Entstehung vollkommen aus und beginnen, sich im Körper auszubreiten. Sie gelangen ins Plasma und Blut und verteilen sich auf diesem Weg über den gesamten Organismus. Die Körpersäfte sind nicht länger auf den Ort ihrer Entstehung beschränkt und können nun die Organe und Gewebe des Körpers durchdringen.

Während sie sich in unterschiedliche Richtungen bewegen, verursachen sie verschiedene Störungen. Welcher Art die Komplikation ist und wo sie stattfindet, hängt davon ab, wohin sich die Körpersäfte bewegen. (Das kann jede beliebige Richtung sein, aufwärts, abwärts, rechts oder links, je nachdem, welcher Weg der einfachste ist.) Sie kommen in engen Kontakt mit den Geweben und den Abfallprodukten des Körpers und vermischen sich mit ihnen. An den entsprechenden Stellen kommt es dann zu einer Verschlimmerung der Symptome.

Vata führt zu trockener Haut, Schmerzen oder Steifheit in den Gelenken, Kreuzschmerzen, Zuckungen, Krämpfen, Kopfschmerzen, einem trockenen Husten, Wechselfieber sowie anhaltenden Bauchschmerzen mit Verstopfung, Schmerzen beim Stuhlgang und allgemeiner Müdigkeit.

Pitta verursacht entzündliche Hauterkrankungen, Bindehautentzündung, Zahnfleischentzündung, Benommenheit, Kopfschmerzen, hohes Fieber, Galleerbrechen sowie Durchfall mit einem Gefühl des Brennens.

Kapha verursacht Husten, Asthma, geschwollene Drüsen, leichtes Fieber, Erbrechen, Schwellungen der Gelenke und Schleim im Stuhl.

Ablagerung

Nun lagern sich die Körpersäfte an anderen Stellen des Organismus ab und beginnen dort, spezifische Krankheiten auszulösen. Gewöhnlich handelt es sich dabei um körperliche Schwachstellen. Bei Arthritis beispielsweise lagern sich die Körpersäfte in den Gelenken ab und sammeln sich dort an. Die Symptome konzentrieren sich jetzt stärker auf bestimmte Stellen, während sie sich im Stadium der Ausbreitung stärker bewegt haben.

Manifestation

An den Stellen der Ablagerung manifestieren die Körpersäfte bestimmte Symptomkomplexe. Jetzt können wir die Krankheit als Asthma, Diabetes, Arthritis oder dergleichen mehr identifizieren.

Differenzierung

An den Stellen der Ablagerung manifestieren sich die Körpersäfte auf ihre spezifische Weise. So kann die Krankheit nach den Eigenschaften der drei Körpersäfte, die sich in den Symptomen zeigen, identifiziert werden.

Eine Arthritis vom Vata-Typ äußert sich beispielsweise in starken

Schmerzen, Kältegefühlen, Steifheit, trockener Haut und Verstopfung. Beim Pitta-Typ bestehen die Symptome in Fieber, Gefühlen des Brennens, Rötung und Schwellung der Gelenke und breiigen Stühlen. Bei Kapha zeigen sich Schwellungen, Ödeme, Schleim und Blutandrang.

Die Behandlung der sechs Krankheitsstadien

Die generelle Regel lautet, daß es immer leichter ist, die Körpersäfte zu behandeln, solange sie sich noch an ihrem Ursprungsort befinden. Die Stadien der Ansammlung und der Schädigung sind deshalb einfach zu behandeln.

In der Phase der Ablagerung zeigen sich die Krankheitssymptome nur andeutungsweise und bei weiterhin starker Vitalität ist die Therapie immer noch einfach. In den letzten beiden Stadien ist die Krankheit ausgereift, und ihre Behandlung kostet viel Zeit und Mühe.

Die drei Pfade der Krankheit

Man unterscheidet den äußeren, den inneren und den mittleren Pfad der Krankheit.

Der innere Pfad der Krankheit (Antar Marga) führt durch das Verdauungssystem. Man nennt ihn den inneren Pfad, weil der Verdauungstrakt einen Kanal durch das Innere des Körpers bildet.

Krankheiten in diesem Bereich sind einfach zu behandeln, weil man sie durch das Verdauungssystem, dem hauptsächlichen Weg der Ausleitung von Giftstoffen, direkt aus dem Körper vertreiben kann. Hierzu gehören vor allem Krankheiten des Verdauungstrakts.

Der äußere Pfad der Krankheit (Bahya Marga) wird durch das Plasma (Haut) und das Blut sowie das Bindegewebe repräsentiert. Solche Krankheiten sind schwieriger zu behandeln, weil sie sich schon im Gewebe festgesetzt haben. Dazu gehören Hautkrankheiten und Vergiftungen des Blutes.

Der mittlere Pfad der Krankheit (Madhyama Marga) wird durch das tiefere Muskelgewebe, Fettzellen, Knochen, Knochenmark, Nervengewebe und Fortpflanzungsgewebe repräsentiert. Man spricht hier vom mittleren Pfad, weil er zwischen dem äußeren Pfad, der Haut, und dem inneren Pfad, dem Verdauungstrakt, liegt. Dabei sind die empfindlichsten Punkte und Organe des Körpers wie beispielsweise Kopf, Herz, Blase und Gelenke betroffen.

In diesem Bereich sitzen die Krankheiten tief und sind am schwierigsten zu behandeln. Sehr ernste, chronische und degenerative Krankheiten, von Arthritis bis Krebs, gehören zu diesem mittleren Pfad.

Der äußere und der mittlere Pfad bilden die sieben Körpergewebe. Die ersten beiden, Haut und Blut, gehören zum äußeren Pfad, die anderen fünf, Muskeln, Fett, Knochen, Knochenmark und Fortpflanzungsflüssigkeiten, gehören zum mittleren Pfad. Deshalb kann man die Krankheiten auch nach den Geweben, in denen sie sitzen, unterscheiden.

Die Körpersäfte und die Pfade der Krankheit

Die Faktoren, die dazu führen, daß sich Krankheiten vom Verdauungstrakt zu den Geweben verlagern, sind »extreme körperliche Belastung, zuviel scharf gewürztes Essen, falsche Lebensführung und der Einfluß von Vata als Transportmittel«.

Die Krankheiten bewegen sich von den inneren Geweben wieder zurück in den Verdauungstrakt, wenn man »die Öffnungen der Kanäle reinigt«, besonders durch Ölbehandlungen und schweißtreibende Therapien, aber auch durch die Kontrolle von Vata (kontrolliertes Atmen, Pranayama) und eine angemessene Lebensführung.

Wir haben also festgestellt, daß alle Krankheiten durch eine Ansammlung der Körpersäfte hervorgerufen werden. Da fast jede Krankheit durch jeden der drei Doshas verursacht werden kann, müssen wir alle äußeren Zeichen und Symptome untersuchen. Der Krankheitsprozeß ist immer der gleiche, er variiert nur nach den beteiligten Körpersäften und somit nach der Richtung, in die sich die Körpersäfte bewegen, und nach den Orten, an denen sie sich ablagern.

Ayurveda vermittelt uns also ein schönes, einfaches und doch umfassendes Verständnis des Krankheitsprozesses, das uns erlaubt, die Krankheit im richtigen Stadium zu behandeln. Indem wir diesen Prozeß verstehen und ein unserer Konstitution angemessenes Leben führen, können wir verhindern, daß sich die Körpersäfte ansammeln, und so den Krankheitsprozeß an der Wurzel ausrotten.

Ayurvedische Lebensführung – Ausgleich der Körpersäfte

*Wissen allein verhilft nicht zur Erkenntnis; es
kommt darauf an, intelligent zu handeln.*
Isha Upanishad 14

Obwohl es viele verschiedene Krankheiten und viele Arten von krankheitsauslösenden Faktoren gibt, sind sie nach ayurvedischem Verständnis doch alle Produkte von Ungleichgewichten der drei Körpersäfte Vata, Pitta und Kapha.

Die Doshas spielen sowohl bei physischen als auch bei psychischen Krankheiten eine Rolle. Sie finden ihre Entsprechung in schlechten Stimmungen, emotionalen Störungen und geistiger Unausgeglichenheit. Die ayurvedische Behandlung hat das Ziel, die Körpersäfte auszugleichen, um den Krankheitsprozeß zu neutralisieren. Anders als in der westlichen Medizin geht es nicht so sehr darum, Krankheiten zu klassifizieren oder krankheitsauslösende Faktoren zu identifizieren – diese sind aus ayurvedischer Sicht von untergeordneter Bedeutung. Wenn man nur die äußeren Krankheitsauslöser, nur die Symptome behandelt, bleibt die eigentliche Krankheitsursache unberücksichtigt. Indem man die Körpersäfte wieder ins Gleichgewicht bringt, entzieht man dem Krankheitsprozeß die Wurzeln.

Mit Ayurveda die Gesundheit selbst bestimmen

Ayurvedische Behandlungen sind nicht zwangsläufig kompliziert, und sie müssen auch nicht immer von einem Therapeuten durchgeführt werden. Zum Ayurveda gehören bestimmte Ernährungsformen, Kräuterbehandlungen, eine gesunde Lebensführung, Yoga und Meditation, und all dies können wir selbst durchführen. Die komplizierteren Heilmittel (langfristige und starke Kräuterthera-pien oder chemische Arzneimittel) und die spezielleren Methoden (wie etwa die Chirurgie) müssen in der Regel erst dann eingesetzt werden, wenn sich der Krankheitsprozeß über längere Zeit unge-stört hat entwickeln können.

Die Grundregel lautet: Was immer wir selbst tun können, um un-sere eigene Gesundheit zu stärken, wirkt besser als das, was andere für uns tun. Wenn unsere Bemühungen nicht erfolgreich waren, brauchen wir einen Arzt, einen Heilpraktiker oder ein Kranken-haus. Aber selbst dann spielen sie nur eine zeitlich begrenzte Rolle, bis wir soweit wiederhergestellt sind, daß wir für uns selbst sorgen können. Manchmal können Kleinigkeiten, die wir für uns selbst tun, wie beispielsweise auf schädliche Nahrungsmittel zu verzich-ten, langfristig mehr für unsere Gesundheit bewirken als viele Me-dikamente und Arztbesuche.

Für unsere eigene angemessene Lebensführung gibt es keinen Er-satz. Sie läßt sich zu keinem Preis kaufen, und niemand anders kann sie uns zur Verfügung stellen. Solange wir nicht in Harmonie mit unserer eigenen Natur und Konstitution leben, können wir nicht erwarten, daß uns irgendeine therapeutische Methode wirk-lich zu heilen vermag. Das Schöne am Ayurveda ist, daß es uns das Wissen und die Mittel zu einem harmonischen Leben zur Verfü-gung stellt. Es versorgt uns mit den passenden Lebensregeln für unsere individuelle Konstitution und schließt dabei alle körperli-chen, seelischen und geistigen Bereiche unseres Wesens ein. Der Erfolg hängt jedoch davon ab, ob wir die nötige Zeit, Mühe und Hingabe dafür aufbringen.

Ein Problem der modernen Kultur besteht darin, daß sie uns nicht genügend Zeit läßt, für uns selbst und für die, die wir lieben, zu sorgen. Wenn uns unser Wohlbefinden jedoch wirklich wichtig ist, werden wir uns auch die Zeit dafür nehmen. Wir selbst sind dafür verantwortlich, und wenn wir uns nicht ausreichend bemühen, können wir niemand anders dafür die Schuld geben.

Den individuellen Rhythmus finden

Deshalb ist es notwendig, daß jeder von uns seine eigenen Lebensregeln findet, die zu seiner individuellen Konstitution passen. Das Wort »Routine« gefällt mir in diesem Zusammenhang nicht, weil es eine strenge Disziplin beinhaltet, der man rein mechanisch folgt, ein bestimmter Trott oder ausgefahrene Gleise, an die wir uns gewöhnt haben. Der Begriff »Disziplin« ist im Hinblick auf diese Lebensweise ebenfalls irreführend, weil er zu verstehen gibt, daß man versucht, seiner widerstrebenden Natur ein äußeres oder ideales Muster aufzuzwingen. Statt dessen geht es mehr darum, durch eine entsprechende Sensibilität für uns selbst und für das Leben die natürliche Bewegung unseres eigenen Seins zu entdekken. Das ist Yoga: das Koordinieren und Ausrichten unserer Kräfte auf eine maximale energetische Wirkung.

Es ist wichtig, daß wir in unserem Leben den richtigen Rhythmus finden. Dadurch können wir eine bestimmte Harmonie und Struktur aufrechterhalten, aber gleichzeitig den Herausforderungen des Augenblicks flexibel begegnen. Der Rhythmus des rechten Handelns im Leben schafft einen bestimmten Impuls, der uns Kraft verleiht und allmählich alle unsere Fähigkeiten stärkt.

Das Entscheidende ist, kreativ zu leben. Kreativität ist jedoch nicht chaotisch. Sie stellt eine Ordnung auf, die zwar absolut ist, uns aber trotzdem frei macht, weil unsere Energien nicht mehr durch falschen oder unzeitgemäßen Einsatz zerstreut werden. Das ist die Ordnung der Intelligenz, die, wie Krishnamurti sagt, »jedem Ding seinen rechten Platz« gibt. Sie spiegelt die grundlegende Schönheit und Ordnung der Natur in uns selbst.

Ayurvedische Regeln halten uns in Harmonie mit dem Universum und den kosmischen Lebenskräften. Sie sind die Rhythmen des kreativen Lebens und so natürlich wie der Atem. Anfangs kostet es Mühe, sich darauf einzulassen, um die Trägheit unseres unausgeglichenen Lebens zu überwinden, aber schon bald entsteht daraus eine eigene Kraft, die sich selbst erhält und erweitert.

Die hier dargestellten Regeln sollen uns helfen, ein Programm für jeden Tag, jeden Monat und jedes Jahr aufzustellen, dem wir folgen können. Wer sich ernsthaft mit Ayurveda beschäftigt, sollte ein solches Programm für sein eigenes Leben aufstellen und es auch schriftlich festhalten. Dabei sollte man die Bedingungen vor Beginn des Programms notieren und im weiteren Verlauf die Entwicklung genau verfolgen. Wenn man sich dauerhaft an solche Regeln hält, gibt es keine Grenze für die Verbesserung unserer eigenen existenziellen Verfassung.

Kontrolle über das eigene Karma gewinnen

Was wir sind, wird durch unser tägliches Handeln bestimmt. Unsere Handlungen legen unsere Bewußtseinsinhalte ebenso fest wie das Energieniveau unseres materiellen Körpers. Der gelegentliche Besuch eines Heilkundigen, ganz gleich wie berühmt oder teuer er sein mag, kann eigene Lebensregeln nicht ersetzen und auch nicht die Auswirkungen unseres täglichen Lebens grundsätzlich verändern. Die Heilmethoden, die wir selbst praktizieren, sind von größter Bedeutung und nicht, was jemand anders für uns tut. Letzteres kann die Beschwerden zwar lindern, aber nur unsere eigene Lebensführung kann uns heilen, denn nur wir selbst können unsere eigene innere Natur ändern.

Unser alltägliches Handeln entscheidet nicht nur darüber, wer wir in diesem Leben sind, sondern auch, wer wir im nächsten Leben sein werden. »Der Mensch handelt nach seinem Willen, und von seinen Handlungen hängt ab, was aus ihm wird«, heißt es in den Upanishaden *(Brihadaranyaka Upanishad V, 4–5)*. Zunächst müssen wir das Richtige wollen oder zur wahren Einsicht gelangen, um in Harmonie zu leben. Im Sanskrit nennt man das »Kratu«, was Intelligenz im Handeln bedeutet. Dadurch können wir die Kontrolle über unser eigenes Karma gewinnen und sind nicht länger Opfer unseres unbewußten Handelns.

Außerdem ist unser tägliches Handeln unsere eigentliche Religion, denn es zeigt, was die wahren Werte unseres Lebens sind. Davon werden die Eindrücke geprägt, die wir mit ins nächste Leben nehmen. Unsere falschen Gewohnheiten sind nicht nur schlecht, weil sie in diesem Leben Gesundheitsprobleme verursachen, sondern auch weil sie uns in zukünftigen Leben für solche Probleme anfällig machen. Auch wenn wir direkte Auswirkungen vermeiden können, werden sie uns am Ende doch einholen.

Ayurvedische Regeln und die Behandlung von Krankheiten

Wir wissen inzwischen, daß im Ayurveda Krankheiten im Hinblick auf die Körpersäfte erklärt und behandelt werden. Menschen mit einer Kapha-Konstitution neigen zu Kapha-Krankheiten. Pitta-Menschen neigen zu Pitta-Krankheiten und Vata-Menschen entsprechend zu Vata-Krankheiten. Insofern vermitteln uns die Lebensregeln sowohl eine Methode zur Krankheitsverhütung als auch zur Therapie von Krankheiten. Es kann jedoch sein, daß man vorübergehend an einer Krankheit leidet, die nicht durch den konstitutionell vorherrschenden Körpersaft verursacht wird. Deshalb sollte das Wesen der Krankheit immer sorgfältig untersucht werden. Krankheiten, die nicht durch den konstitutionsbestimmenden Körpersaft verursacht werden, sind in der Regel leichter zu behandeln.

Eine Krankheit kann durch das zugrundeliegende Ungleichgewicht der Körpersäfte aufgrund der erkennbaren Symptome diagnostiziert werden. Indem wir das Ungleichgewicht der Körpersäfte erkennen, können wir also eine gesundheitliche Störung auch therapieren, wenn wir im technischen Sinne nicht wissen, worum es sich handelt. Wenn jemand beispielsweise unter Husten, Blutandrang, viel weißem Schleim, einer außergewöhnlichen Speichelbildung und ähnlichen Zeichen für ein Übermaß an Kapha leidet, können wir eine Anti-Kapha-Therapie einleiten, auch wenn wir den Zustand nicht als Bronchitis oder eine andere Lungenkrankheit diagnostizieren können.

Die Grenzen naturheilkundlicher Therapien

Die hauptsächliche Schwierigkeit bei dieser oder anderen Formen der Naturheilkunde besteht darin, daß die Therapie Zeit und Mühe kostet. Es kann sein, daß die Kräutertherapie einen Monat oder länger durchgeführt werden muß, bevor sie eine erkennbare Wirkung zeigt, besonders wenn man chronische Beschwerden behandelt. Und wenn man konstitutionell ausgerichteten Lebensregeln folgt, kann es sogar mehrere Monate dauern, bevor man größere Veränderungen erkennt. Wir können auch von den mild wirkenden Heilmitteln der Naturheilkunde wie Kräutern oder Körperarbeit keinen Erfolg erwarten, wenn unser eigenes Leben nicht im Gleichgewicht ist und wenn unsere Ernährung, unsere Arbeit und der Alltagsstreß die Wirkung der therapeutischen Maßnahmen wieder aufheben.

Milde, natürliche Heilmittel wirken auf einer feinstofflichen inneren Ebene, indem sie die Natur der Lebenskraft korrigieren. Das ist so wie das Wachsen von Blumen. Der Naturheilkundige pflanzt die Samen, aber der Rest – das Wasser, der Sonnenschein und die Liebe – muß aus uns selbst kommen, denn wir sind die Erde, in die der Same eingepflanzt wurde. Wenn diese Erde nicht richtig vorbereitet ist, schafft die natürliche Energie es vielleicht nicht, Wurzeln zu schlagen oder zu blühen, auch wenn der Samen gut ist.

Deshalb müssen wir Vertrauen und Geduld haben, wenn wir es ernst mit der Naturheilkunde meinen, und wir müssen an uns selbst arbeiten. Niemand anders kann uns heilen, genauso wie niemand anders unser Leben für uns leben kann. Deshalb sollten wir unserem Leben mit Respekt begegnen und dem göttlichen Geist in uns Ehre erweisen. Seien wir die Meister unseres eigenen Schicksals.

Lebensregeln und andere Arten der Behandlung

Ayurvedische Lebensregeln sind einfach, sie fügen uns keine Schmerzen und Verletzungen zu und lassen sich im allgemeinen auch mit spezielleren Behandlungsformen vereinbaren. Man kann sich auch dann an diese Regeln halten, wenn man sich anderen, auch allopathischen Therapien unterzieht, denn sie verbessern die Wirkung nahezu jeder Behandlung.

Die hier dargestellten Methoden der Gesundheitsvorsorge dienen hauptsächlich der Beruhigung (Shamana) der verschiedenen Körpersäfte. Bei ernsteren Störungen werden sie im Ayurveda durch stärkere Maßnahmen zur Ausleitung (Shodhana) ergänzt.

Gefahr einer übermäßigen Behandlung

Körperliche Krankheiten sind oft das Ergebnis einer übermäßigen Fixierung auf den materiellen Körper und die materielle Welt. Wenn wir zuviel Energie in unseren Körper lenken, kann das den Krankheitsprozeß verschlimmern. Wir müssen unserem Körper den ihm zustehenden Platz und eine angemessene Pflege zugestehen, aber wir dürfen nicht zulassen, daß er die anderen Aspekte unseres Lebens beherrscht. Wir sollten die nötigen Anstrengungen dazu mit Vertrauen und Geduld unternehmen und den größeren Teil unserer Energie den wirklichen spirituellen und kreativen Lebensthemen widmen.

Viele von uns leiden heute unter einem Übermaß an medizinischer Behandlung. Wir haben zu viele Arzneimittel eingenommen und zu viele verschiedene Ärzte oder Heilpraktiker aufgesucht. Unser Körper ist gestört, weil wir zu viel an ihm herumzerren, um ihn gesund zu machen. Deshalb sollten wir bei unserer Selbstheilung geduldig sein und einfache Mittel anwenden. Indem wir viele Medikamente einnehmen, machen wir die Dinge vielleicht nicht besser. Selbst wenn unser Gesundheitszustand schlecht ist, müssen wir in Betracht ziehen, daß wir ihn noch weiter verschlechtern könnten. Außerdem dürfen wir die Therapien nicht so oft wechseln, sondern müssen ihnen Zeit lassen zu wirken. Und schließlich sollten wir nicht mehrere verschiedene Behandlungsformen gleichzeitig anwenden, besonders nicht solche, die eine starke Wirkung haben.

Lebensregeln des Ayurveda

Sattvisches Leben

Alle menschlichen Wesen sollten einem sattvischen oder reinen Lebensstil folgen, der Frieden und geistige Klarheit vermittelt. Die therapeutischen Maßnahmen im Ayurveda sind im allgemeinen von einer sattvischen (harmonischen) Natur.

Zur körperlichen Reinheit gehören eine reine Ernährung mit rohen oder frisch gekochten vegetarischen Nahrungsmitteln, reine Luft und sauberes Wasser, angemessene körperliche Übungen, die beruhigend wirken, sowie körperliche Sauberkeit (vgl. das Kapitel »Sattvische Ernährung«).

Zur Reinheit des Geistes gehören Wahrhaftigkeit, Ehrlichkeit, Demut, Ausgeglichenheit, Gewaltlosigkeit, Freundlichkeit und Mitgefühl mit allen Lebewesen. Emotionale Unreinheiten wie Ärger, Haß, Stolz, Begierde und Furcht werden aufgegeben; auf Klatsch und Sorgen sollte man verzichten. Dies sind die wesentlichen schlechten geistigen Gewohnheiten, die unsere natürliche Geistesklarheit und unser geistiges Gleichgewicht zerstören.

Zu einem reinen Lebensstil gehören ein angemessener Lebensunterhalt (im Sinne einer beruflichen Tätigkeit, die anderen keinen Schaden zufügt), eine angenehme Art zu sprechen, eine harmonische oder angenehme Umgebung und das Vermeiden von Ablenkungen, Lärm und allen gewalttätigen oder entwürdigenden Formen der Unterhaltung.

Zu einem sattvischen Leben gehören die Hingabe an das Göttliche oder die Wahrheit, Mitgefühl, Dienst an den Mitmenschen, das Studium spiritueller Lehren, Ehrfurcht vor spirituellen Lehrern und das Praktizieren von Yoga und Meditation.

Die Reinheit selbst sollte jedoch nicht durch Selbstgerechtigkeit, Übersensibilität oder Fanatismus zu einem Fehler werden. Wir sollten stets gute Laune und Mäßigung bewahren. Was wir brauchen, sind natürliche Harmonie und Anpassungsfähigkeit und nicht die Bürde künstlicher Standards.

Ernährung und Kräuter

Unsere Ernährung ist die wichtigste langfristige Maßnahme zur Behandlung des Körpers. Bis sich die Erfolge zeigen, können ein bis sechs Monate vergehen, doch die Wirkung ist dann anhaltend. Die Ernährung ist ein beständiges Heilmittel, auch wenn sie gelegentlich an die Jahreszeiten, das Alter oder spezifische Krankheiten angepaßt werden muß. Unser materieller Körper setzt sich aus den Nahrungsmitteln zusammen, die wir zu uns nehmen, und wir können nicht erwarten, daß sich unser körperlicher Zustand verändert, wenn wir unsere Ernährung nicht ändern.

Kräuter sind wie feinstoffliche Nahrungsmittel. Man kann sie in kleinen oder größeren Mengen zu sich nehmen. Größere Mengen (mehr als eine Unze – ca. 28 Gramm – pro Tag) sollten in der Regel nicht ohne den Rat eines Arztes oder Heilpraktikers eingenommen werden. In kleinen Dosen sind Kräuter wie starke Nahrungsergänzungsmittel, die fast jeder regelmäßig zu sich nehmen kann und sollte. Sie gehören zu den notwendigen Nahrungsmitteln und bilden einen Teil der feinstofflichen Ernährung. Richtige Ernährung besteht nicht nur aus unserem täglichen Brot, sondern auch aus unseren täglichen Kräutern.

Öle und Massagen

Die meisten von uns brauchen regelmäßige Massagen und eine äußere Anwendung von Ölen. Möglicherweise reicht es schon aus, ein normales Öl wie Sesamöl zweimal pro Woche an den Füßen und am Kopf anzuwenden. Die therapeutische Berührung schafft eine Verbindung zu unserem Körper und durchbricht die Stagnation entlang der Oberfläche. Die Ölmassage nährt das Herz und beruhigt den Geist. Sie verleiht den Muskeln und Gliedmaßen Elastizität und stärkt die Knochen.

Ätherische Öle und Duftstoffe sind ebenfalls ein wichtiger Teil des Lebens. Sie öffnen Geist und Herz und reinigen die Luft und die Aura. Räucherwerk wirkt auf ähnliche Weise. Es unterstützt die Reinigung und schafft eine Atmosphäre der Empfänglichkeit für die göttlichen Kräfte.

Farben und Edelsteine

Der richtige Gebrauch von Farben hat durch die sinnliche Wahrnehmung einen harmonisierenden Effekt auf den Geist und die Emotionen. Unsere Eindrücke nähren den Geist und beeinflussen die Körpersäfte.

Edelsteine helfen, die Aura auszugleichen, und harmonisieren die kosmischen Einflüsse der Sterne auf uns. Sie sind nicht nur

Schmuckstücke, sondern auch eine zusätzliche Möglichkeit, die feinstofflichen Energien des Lebens abzustimmen. Es ist hilfreich, Edelsteine zu tragen oder zu benutzen, die unser körperliches und geistiges Gleichgewicht stärken.

Lebensstil

Unser Lebensstil ist wahrscheinlich der wichtigste allgemeine Faktor unserer körperlichen und geistigen Gesundheit. Richtiger Lebensstil bedeutet nicht, die eigene Natur zu unterdrücken, sondern deren tiefere Kräfte an die Oberfläche zu bringen. Im Ayurveda sollen also unsere natürlichen Bedürfnisse wie Essen, Schlafen, Sex, Stuhlgang, Wasserlassen, Niesen, Weinen, Husten, Gähnen oder Winde lassen nicht unterdrückt werden.

Überlegungen zum individuellen Lebensstil beziehen solche körperlichen Faktoren ebenso ein wie das richtige Maß an Ruhe, Sonne, Hitze oder Kälte, ausreichend körperliche Bewegung sowie eine angenehme und natürliche Umgebung.

Die geistigen Faktoren und ethischen Haltungen des richtigen Lebensstils sind die Prinzipien eines sattvischen Lebens. Diese werden der jeweiligen Konstitution angepaßt.

Yoga und Meditation

Yoga und Meditation beziehen sich auf die spirituellen Aspekte des Lebens. Im Ayurveda heißt es, die Seele sei die Quelle des Lebens und der Gesundheit. Deshalb müssen wir so leben, wie es unsere Seele verlangt, damit wir Frieden finden und uns wohl fühlen. Krankheiten sind oft ein Hinweis darauf, daß wir den Kontakt zu unserer Seele verloren haben.

Jeder von uns sollte tägliche Yogaübungen machen oder meditieren. Dazu können Yogastellungen, Atemübungen, Mantras und Visualisierungen ebenso gehören wie direktere Praktiken der Meditation, die darauf abzielen, den Geist zu beruhigen. Ohne diese Übungen hat unser Leben keinen wirklichen Mittelpunkt, um den die anderen Praktiken der richtigen Lebensführung angeordnet werden können.

Obwohl Ayurveda als Teil der vedischen Wissenschaft all diese verschiedenen Heilmittel beinhaltet, sind sie doch nicht alle spezifisch ayurvedisch. Die Edelsteintherapie ist eher ein Zweig der vedischen Astrologie, und die Yogatherapie ist eine eigenständige Behandlungsform, die den spezielleren Gebrauch von Asanas, Pranayama und Mantras einschließt. Wenn wir genauere Anleitungen für diese anderen Zweige der vedischen Wissenschaft brauchen, sollten wir uns an Experten wenden, die sich darin auskennen, oder wir sollten Zugang zu unserer eigenen direkten Intuition finden.

Spirituelle Methoden variieren im Hinblick auf kulturelle Unterschiede oder entsprechend dem individuellen Temperament stärker als körperliche Heilmittel. Da der Geist eine nicht so genau definierte Einheit wie der Körper ist, erfordert seine Behandlung größere Flexibilität. Hier können Sie also nur generelle Richtlinien bekommen, die mit Intelligenz und Bedacht an die jeweilige Situation angepaßt werden müssen.

Außerdem umfassen die Körpersäfte nicht alle Aspekte unserer Natur, obwohl sie sich auf allen Ebenen auswirken. Es ist nicht nötig, daß man sich auf ein konstitutionelles Stereotyp festlegt, sondern es geht vielmehr darum, die Probleme nicht zu vernachlässigen, die entstehen können, wenn man es versäumt, für einen konstitutionellen Ausgleich zu sorgen. Die Körpersäfte vermitteln Richtlinien zur Einstimmung auf die eigene Natur, aber die Feinabstimmung ist letztlich eine individuelle Angelegenheit.

Klassische Heilmaßnahmen für jeden Konstitutionstyp

In ayurvedischen Quellen heißt es: »Vata wird durch milde Anwendungen von Öl, leichtes Schwitzen und Ausleitungsverfahren behandelt; außerdem durch süße, salzige und warme Nahrungsmittel und durch Ölmassagen. Der Patient sollte das Haus nicht verlassen und benötigt genaue Verhaltensregeln. Man kann seine Augen mit Salbe behandeln und ihm Wein aus Getreide oder Zucker zu trinken geben. Außerdem helfen warme Öleinläufe, milde abführende Einläufe, ein angenehmes Leben, Medikamente, die das

Verdauungsfeuer anregen, alle Arten von Öl, vor allem Einläufe mit Sesamöl sowie Fleisch oder Brühen aus tierischem Fett.

Pitta behandelt man durch die innerliche Anwendung von Ghee (geklärter Butter), die Ausleitung mit süßen und kalten Kräutern, süße, bittere und zusammenziehende Nahrungsmittel und Kräuter, durch die Anwendung von kühlen und angenehm duftenden ätherischen Ölen, durch Edelsteine, die um den Hals getragen werden, durch häufiges Einölen des Kopfes mit Kampfer-, Sandelholz- und Vetiveröl, durch Entspannen im Mondlicht, schöne Lieder, einen kühlen Wind, durch ungehemmtes Vergnügen, Freunde, einen hingebungsvollen Sohn, eine schöne und attraktive Frau, Teiche mit kühlem Wasser, Häuser mit großen Gärten und ganz besonders durch liebevolle Zuwendung sowie durch Milch und geklärte Butter als Abführmittel.

Kapha behandelt man durch starke Mittel, die abführend wirken und Brechreiz auslösen; durch geringe Mengen trockener Nahrungsmittel von scharfem, bitterem und zusammenziehendem Geschmack, durch alten Wein, sexuelle Vergnügungen, durch spätes Zubettgehen, alle Arten von Übungen, geistige Aktivität, trockene oder starke Massagen, durch das Rauchen von Kräutern und generell durch Freude an körperlichen Anstrengungen« *(Ashtanga Hridaya XIII, 1–12)*.

Wir können also feststellen, daß die traditionellen ayurvedischen Methoden zur Harmonisierung der Körpersäfte vielfältig sind. Sie haben nichts mit unserer modernen Art nach dem Motto »Nehmen Sie diese Tablette und kommen Sie in einer Woche wieder« zu tun, sondern berücksichtigen alle Aspekte des Lebens.

Zusätzlich müssen wir bedenken, daß es nicht nur darum geht, *was* wir tun, sondern auch, *wie* wir es tun. Wir nehmen vielleicht die richtigen Medikamente, aber wenn wir sie mit der falschen Haltung nehmen, können wir nicht erwarten, daß sie wirken.

Vata-Menschen neigen dazu, die Dinge hastig, unregelmäßig oder sprunghaft zu tun. Pitta-Menschen sind oft fanatisch, setzen sich und andere unter Druck, und sie handeln vielleicht starr oder autoritär. Kapha-Menschen handeln möglicherweise zu langsam oder zu konservativ. Alles, was wir tun, um unsere Konstitution auszugleichen, sollte mit einer Haltung geschehen, die ebenfalls ausgleichend wirkt.

Im folgenden finden Sie eine Aufstellung der wichtigsten Therapien für jede Konstitution. Diese Therapien werden in anderen Kapiteln noch genauer beschrieben.

Anti-Vata-Therapie

Alle Anti-Vata-Therapien – Therapien zur Reduzierung von überschüssiger Luft – sind nährend, wärmend, befeuchtend, beruhigend und erdend. Sie sollten mit Geduld, in Frieden, konsequent und regelmäßig durchgeführt werden.

Ernährung

Es wird eine nahrhafte, stärkende Diät mit vorwiegend süßen, sauren und salzigen Geschmacksrichtungen benötigt. Das Essen sollte warm, schwer und feucht sein, und der Patient sollte häufig und regelmäßig seine Mahlzeiten zu sich nehmen. Beim Kochen sollte man Gewürze verwenden, die die Verdauung regulieren. Kaltes Wasser oder Eis sind zu meiden, ebenso anregende Getränke wie Kaffee, wogegen eine geringe Menge Wein oder Alkohol zum Essen erlaubt ist.

Kräuter
Verdauung
Folgende Gewürze und Salze sollten verwendet werden: Stinkasant, Steinsalz, Knoblauch, Ingwer, Kreuzkümmel, Fenchel, Koriander, Kardamom, Zimt, Sellerie.

Ausleitung
Es sollten Abführmittel verwendet werden, die den Darm anregen und die Stuhlmenge erhöhen: Flohsamen und Leinsamen, milde Abführmittel wie Triphala, ölige Abführmittel wie Biberöl.

Energie

Spezielle Anti-Vata-Tonika: Knoblauch, Ashwagandha, Myrrhe, Shatavari, Augengras, weißer Spargel, Atmagupta, Amalaki. Weitere nützliche Kräuter sind: Ginseng, Engelwurz, Bocksdornbeeren, Eibisch, Beinwellwurzel, Salomonssiegel, Sägepalme.

Geist

Anti-Vata-Kräuter zur Stärkung der Nerven sind: Kalmus, Ashwagandha, Haritaki, Narde, Baldrian, Muskatnuß, Stinkasant, Basilikum. Weitere nützliche Kräuter sind: Datteln, Thujasamen, Kamille.

Öle und Massagen

Zur Öltherapie bei überschüssigem Vata eignen sich schwere, warme Öle wie Sesamöl oder Mandelöl, die mäßig, aber regelmäßig angewendet werden sollten, am besten an den Füßen, am Scheitel sowie auf dem Rücken und dem Unterbauch.

Die Massage für Vata sollte warm, feucht, sanft, nährend und entspannend sein und keine Schmerzen verursachen.

Als ätherische Öle eignen sich für Vata am besten solche, die beruhigend und reinigend wirken wie Sandelholz, Kampfer, Wintergrün, Zimt oder Moschus. Die meisten davon sind auch gut als Räucherwerk.

Farben und Edelsteine

Für Vata sind die meisten Farben geeignet (die entsprechenden Patienten neigen zur Depression), einschließlich Gelb, Orange und Weiß sowie in geringen Mengen auch Rot. Da Vata jedoch empfindlich ist, sind hellere Töne oder Pastellfarben besser als kräftige oder harte Farbtöne. Dunkle Farben, Grau, Braun und Schwarz sollten vermieden werden. Grün und Blau können in Maßen zusammen mit wärmeren Farben verwendet werden.

Da Edelsteine meist schwer sind und eine erdende Wirkung haben, sind sie oft gut für Vata. Besonders angezeigt sind Steine, die auf das Nervensystem wirken, wozu Smaragd, Jade und Peridot in Goldfassungen gehören, ebenso gelber Saphir, Topas, Citrin und andere goldfarbene Steine in Goldfassungen. Rubin oder Granat können nützlich sein, um den Kreislauf und die Energie zu stärken.

Yoga
Der Patient sollte beruhigende und erdende Asanas praktizieren, beispielsweise sitzende oder liegende Stellungen, ebenso Beugungen nach rückwärts oder Positionen, bei denen er sich umdreht. Ruhige, tiefe Atemübungen sind hilfreich wie beispielsweise die alternierende Nasenatmung des Pranayama oder das So-ham-Pranayama. Beruhigende und angstlösende Mantras wie Ram, Sham, Hum, Hrim oder Shrim sind besonders geeignet.

Meditation
Raja Yoga, der integrierte Yoga ist am besten geeignet, denn er kombiniert Erkenntnis, Hingabe und geistig-körperliche Techniken. Zur rechten Haltung für die Meditation gehört es, daß Sorgen, Furcht und Ängstlichkeit, Negativität und Mangel an Vertrauen aufgegeben werden.

Lebensstil
Am wichtigsten ist es, ausreichend zu schlafen und abends nicht zu lange aufzubleiben. Man sollte mäßige Sonnenbäder nehmen, Wind und Kälte meiden, leichte Körperübungen praktizieren, sich vor Überarbeitung und körperlichen Härten schützen, nicht zu viel reden oder denken, sich sexuell mäßigen, nicht zu viel reisen und ein Übermaß an Stimulation meiden, wozu auch Fernsehen, Filme und Radio gehören.

Pancha Karma
Aus der ayurvedischen Reinigungstherapie Pancha Karma (siehe Seite 147ff.) sind folgende Maßnahmen einzusetzen.
Bei ernsteren Krankheitszuständen sind Einläufe als hauptsächliche Anti-Vata-Behandlung angezeigt. Nährende Kräuter wie Süßholzwurzel, Ashwagandha oder Shatavari oder Öle wie Sesamöl werden für tonisierende Einläufe verwendet. Kräuter, die Vata zer-

streuen, wie Kalmus, Ingwer, Fenchel oder Steinsalz, sind gut für reinigende Einläufe.

Außerdem sind Nasenspülungen angezeigt, bei denen man Kräuter verwendet, die Vata ausleiten wie Kalmus, Ingwer oder Basilikum. Diese Kräuter werden geschnupft oder als Abkochungen, Kräuteröle oder zusammen mit geklärter Butter durch die Nase geleitet.

Anti-Pitta-Therapie

Alle Anti-Pitta-Therapien – Therapien zur Reduzierung von überschüssigem Feuer – sollten kühlend, beruhigend, mäßig reinigend und nährend sein. Sie sollten in einer Haltung des Friedens, der Beherrschung und der Mäßigung angewendet werden.

Ernährung
Angemessen ist eine ausgewogene, stärkende und gewichtsreduzierende Diät mit hauptsächlich süßen, bitteren und zusammenziehenden Geschmacksrichtungen sowie genügend Rohkost und Säften. Die Nahrungsmittel sollten kühl, schwer und trocken sein, sogar im Geschmack, und man sollte auf den übermäßigen Gebrauch von Gewürzen verzichten. Wasser sollte man kalt trinken, Kaffee und Alkohol vermeiden, aber Tee ist erlaubt.

Kräuter
Verdauung
Verdauungsfördernde Bitterstoffe: Aloe, Enzian, Sauerdorn. Kühlende oder milde Gewürze: Kurkuma, Fenchel, Koriander, Kreuzkümmel, Minze.

Ausleitung
Bittere Abführmittel: Aloe, Faulbaum, Rhabarber und Sennesblätter. Oft reichen milde Abführmittel wie Milch, geklärte Butter oder Rose und Abführmittel wie Flohsamen, die die Stuhlmenge erhöhen.

Energie

Beruhigende und kühlende Tonika: Shatavari, Bala, Amalaki, Safran, Aloegel, Süßholzwurzel, Guduchi. Weitere nützliche Kräuter sind Beinwellwurzel, Salomonssiegel, Eibisch, Löwenzahnwurzel, Klette, Knöterich, Braunwurz.

Geist

Kühlende und beruhigende Kräuter: Gotu Kola, Bhringaraj, Sandelholz, Rose, Lotussamen. Weitere nützliche Kräuter sind: Helmkraut, Passionsblume, echte Betonie, Chrysantheme, Hibiskus.

Öle und Massagen

Für die Massage sollte man kühlende Öle wie Kokosöl, Sonnenblumenöl oder geklärte Butter verwenden. Gut sind auch Kräuteröle aus Gotu Kola oder Bhringaraj. Sie können auf dem Scheitel, auf der Stirn und über dem Herzen verwendet werden.

Zu den besonders geeigneten Duftstoffen und Blütenessenzen gehören Sandelholz, Vetiver, Henna, Rose, Lotus, Jasmin, Gardenie, Heckenkirsche und Iris. Sie können auch als Räucherwerk verwendet werden.

Farben und Edelsteine

Die kühlenden Farben Weiß, Blau und Grün sind am besten, aber ganz allgemein sollte man starke oder sehr helle Farben und besonders Rot vermeiden. Grün- und Brauntöne sind in Ordnung, aber ein tiefes Schwarz sollte nicht verwendet werden.

Gut sind kühlende Edelsteine wie Mondstein, Bergkristall, Smaragd, Jade, Peridot, blauer Saphir und Ametyst in Silberfassungen.

Yoga

Am besten sind kühlende und beruhigende Asanas wie sitzende oder liegende Haltungen, Schulterstand, kühlendes Pranayama – Shitali oder Mond-Pranayama – sowie kühlende und beruhigende Mantras: Om, Sham, Som, Shum, Shim.

Meditation

Der Yoga der Erkenntnis oder Selbsterforschung wie Vedanta, Zen oder Vipassana ist im allgemeinen geeignet. Außerdem sollte man Ärger, Feindseligkeit, Auseinandersetzungen und eine überkritische Haltung aufgeben.

Lebensstil

Zuviel Sonne oder Hitze sind zu meiden. Man sollte kühlen Wind, kühles Wasser, Mondlicht, Gärten, Blumen und Seen bevorzugen und sich in Freundlichkeit, Vergebung und Zufriedenheit üben.

Pancha Karma

Zur Reinigung werden starke Abführmittel benötigt – Rhabarber, Sennesblätter und Aloe. Zur Selbstbehandlung kann man mildere Abführmittel verwenden – Aloe-Gel, Triphala oder Flohsamen.

Anti-Kapha-Therapie

Alle Anti-Kapha-Therapien – Therapien zur Reduzierung von überschüssigem Wasser – sind reduzierend, erleichternd, anregend, trocknend und reinigend. Sie sollten mit Stärke und Entschlossenheit wie auch mit Distanz angewendet werden.

Ernährung

Die Diät ist vorzugsweise reduzierend mit überwiegend scharfen, bitteren und zusammenziehenden Geschmacksrichtungen. Die Nahrungsmittel sollten warm, leicht, trocken und scharf gewürzt sein. Es ist gut, gelegentlich zu fasten oder eine Mahlzeit auszulassen. Kaltes oder eisgekühltes Wasser sollte gemieden werden. Kräutertees sind gut, und Schwarztee ist ebenfalls erlaubt.

Kräuter
Verdauung
Scharfe Gewürze sind geeignet: Cayenne, schwarzer Pfeffer, getrockneter Ingwer, langer Pfeffer, Senf, Nelken, Zimt und Knob-

lauch zur Anregung des Stoffwechsels. Bitterstoffe wie Aloe, Kurkuma, Sauerdorn und Enzian sind nützlich, um das Bedürfnis nach Zucker und Fett zu verringern.

Energie
Scharfe oder bittere Tonika: Knoblauch, langer Pfeffer, Zimt, Safran, Ingwer, Alantwurzel, Shilajit, Guggul, Myrrhe und Aloe-Gel.

Geist
Anregende und den Geist klärende Kräuter: Kalmus, Gotu Kola, Basilikum, Guggul und Myrrhe. Andere nützliche Kräuter sind Salbei, Wachsmyrte, Helmkraut und echte Begonie.

Öle und Massagen
Trockene oder rauhe Massagen sind gut, ebenso Massagen mit leichten Ölen wie Senföl oder Leinsamenöl. Gut sind auch Einreibungen mit Alkohol oder warmen Kräuterölen in Alkohol wie Wintergrün, Kampfer, Eukalyptus, Zimt, Senf und Cayenne.
Außerdem sollte man anregende und reinigende Duftstoffe und Räucherwerk wie Moschus, Kampfer, Nelken, Zimt, Zeder, Weihrauch und Myrrhe benutzen.

Farben und Edelsteine
Es sollten warme und helle Farben wie Gelb, Orange, Gold und Rot verwendet werden. Weiß ist ebenso zu meiden wie weißliche oder blasse Blau- und Grüntöne und Pink. Braun, Grau und Schwarz können in Maßen verwendet werden.
Warme Edelsteine haben eine positive Wirkung: Rubin, Granat und Chrysoberyll in Gold gefaßt. Ebenfalls geeignet sind Edelsteine, die Kapha reduzieren, wie blauer Saphir, Amethyst und Lapis in Gold gefaßt, aber sie sollten mit wärmeren Steinen kombiniert werden.

Yoga
Es sollten anstrengende Übungen mit weniger sitzenden Haltungen durchgeführt werden, wenn möglich Kopfstände, Sonnen-Pra-

nayama, Bhastrika (Atem des Feuers) sowie anregende und klärende Mantras wie Aim, Hrim, Hum, Om.

Meditation
Der Yoga der Hingabe (Bhakti Yoga) oder des unbeteiligten Handelns (Karma Yoga) sind im allgemeinen für den Kapha-Menschen
geeignet. Gewöhnlich wird das Göttliche in Gestalt einer einzelnen
Gottheit oder Inkarnation wie Rama, Krishna oder Christus verehrt.
Ein Verzicht auf Gier, Verlangen, Anhaften und Sentimentalität ist
sinnvoll, um den Geist zu reinigen.

Lebensstil
Es sollten anstrengende Körperübungen an der frischen Luft
durchgeführt werden. Man sollte sich in der Sonne und im warmen
Wind aufhalten, Kälte und Feuchtigkeit meiden, eine gewisse Disziplin einhalten, körperliche Anstrengungen auf sich nehmen,
abends lange aufbleiben, tagsüber nicht schlafen, geistige Anregungen suchen, Reisen und Pilgerfahrten unternehmen.

Pancha Karma
Therapeutisches Erbrechen ist notwendig und wird mit entsprechenden Kräutern wie Kalmus, Lobelie, Süßholzwurzel und Salz
herbeigeführt. Für die Selbstbehandlung können diese Kräuter in
geringeren Dosierungen verwendet werden, ebenso Sauerdorn,
Salbei, Alant und Ingwer.

Ausgleich der Körpersäfte in der modernen Welt

Wenn wir diese Vorschläge zur Lebensführung umsetzen wollen,
müssen wir die Aspekte des modernen Lebensstils berücksichtigen,
die zu Ungleichgewichten führen. Es sind die Bestandteile unserer
Kultur, die die Körpersäfte schädigen. Unsere Ernährung besteht
aus zuviel Zucker, Eiscreme, Eiswasser, Limonaden, Kohlenhydraten, Fleisch und gebratenen Nahrungsmitteln, was tendenziell zu

einem Ungleichgewicht von Kapha führt. Unsere wettbewerbs-orientierten gesellschaftlichen und geschäftlichen Umgangsformen, unser Streben nach persönlichen Leistungen und Erfolgen und solche Angewohnheiten wie Rauchen und Trinken schädigen Pitta. Die überwiegende Mehrheit unserer Verhaltensweisen führt jedoch zu einem Überschuß von Vata.

Vata wird durch Lebensgewohnheiten wie häufiges Reisen, vor allem durch Flugreisen, geschädigt. Dadurch verlieren wir den Boden unter den Füßen und gehen im wahren Sinne des Wortes in die Luft. Jede Art der Fortbewegung, bei der wir keinen direkten körperlichen Kontakt mehr zum Boden haben, sogar das Autofahren, erhöht Vata. Je schneller wir fahren, desto stärker wird der Überschuß an Vata, unserer nervösen Energie. Schnelle Sportarten wie beispielsweise Laufen oder Skifahren haben denselben Effekt. Wir müssen an die körperlichen Folgen denken, die solche Praktiken im Laufe der Zeit haben können, besonders für Menschen, die in den entsprechenden Bereichen arbeiten. Zum Ausgleich kann man einfache Therapien anwenden: eine Fußmassage, das Einölen der Füße mit Sesamöl, bestimmte Yogastellungen oder einfach barfuß laufen.

Die Massenmedien haben ebenfalls einen Einfluß, der Vata stark schädigt. Wir sind nicht nur ihren inhaltlichen Botschaften von Wandel und Mobilität ausgesetzt, sondern auch der feinstofflichen Strahlung, die von den Geräten ausgeht. Unser materieller Körper hat eine Hülle aus Energie, die die Basis von Vata – der Lebensenergie – und gleichzeitig die wichtigste Körperenergie ist. Hier kann es durch die Wirkung der Schwingungen, die von Fernsehgeräten, Computern etc. ausgehen, zu Kurzschlüssen kommen. Gleichzeitig gewöhnen wir uns an die ununterbrochene Stimulation. Die im wesentlichen oberflächlichen Informationen halten unseren Geist in einem Zustand der Begierde (Leere, die Vata erhöht) und der permanenten Ablenkung. Auch wenn wir den ganzen Tag am Computer sitzen, kann das zu einer Überstimulierung führen; das gilt erst recht für die Beschäftigung mit Computerspielen.

Rockmusik oder andere laute Geräusche, denen wir häufig ausgesetzt sind, stören unser Nervensystem und schädigen Vata. Klang ist eine Eigenschaft, die mit dem Äther korrespondiert (einem Teil von Vata, das sich aus Luft und Äther zusammensetzt), und deshalb wird Vata durch ein Übermaß an Geräuschen oder durch unharmonische Klänge geschädigt.

Die meisten Drogen und Medikamente schädigen Vata ebenfalls, vor allem weil sie die Nervenfunktionen übermäßig stimulieren oder Nervenverbindungen unterbrechen. Aufputschmittel, Appetitzügler und die meisten Schmerzmittel führen ebenso wie Amphetamine und Kokain in hohem Maße zu einer Unterbrechung von Nervenverbindungen. Marihuana und Tabak sowie Kaffee und koffeinhaltige Limonaden schädigen Vata weniger stark. Bewußtseinsverändernde Drogen wie LSD oder Ecstasy können zu einer schweren Vata-Schädigung führen. Durch diese Drogen wird die Reizbarkeit des Nervensystems auf künstliche Weise vorübergehend erhöht, was entweder zu einer langfristigen Herabsetzung der Reizbarkeit oder zur Überempfindlichkeit führt. Zu den Symptomen solcher Vata-Störungen gehören Schlaflosigkeit, Verstopfung, trockene Haut, Gewichtsverlust, Schwindel oder ein Gefühl der Leichtigkeit im Kopf, Gedächtnisverlust, Störungen der sinnlichen Wahrnehmung oder der Koordination, Zittern, Herzklopfen und Ängstlichkeit.

Eine Ernährung mit minderwertigen Nahrungsmitteln oder mit Mahlzeiten aus der Mikrowelle schädigt Vata, weil diese Nahrung keine Lebensenergie mehr enthält.

Eine Reihe von New-Age-Praktiken erhöhen Vata sehr stark. Channeling, intensive Meditationspraktiken, ein übermäßiger Einsatz der Phantasie oder alles, was die Verbindung der Lebenskraft mit unserem materiellen Körper unterbricht, kann Vata erhöhen.

Übermäßige sexuelle Aktivität schädigt Vata, weil der Körper zum Ausgleich die sehr starke Energie des Wassers (die Fortpflanzungsflüssigkeiten) verliert. Homosexuelle Praktiken schädigen Vata meist mehr als heterosexuelle, weil hier der ausgleichende Einfluß des anderen Geschlechts fehlt, der Vata (die Lebenskraft) im Gleichgewicht halten könnte.

Hier fordert auch unser Lebensstil mit seinen schnellen Scheidungen, häufigen Partnerwechseln und zerbrochenen Familien seinen Preis. Die Familie oder das Heim selbst ist dem Wesen nach Kapha oder Wasser, und dies wird durch die ständigen Veränderungen gestört. Dadurch leidet das Vata oder die Lebenskraft aller Familienmitglieder, besonders aber der Kinder, die leichter beeindruckbar sind und noch keinen eigenen Lebensmittelpunkt haben.

All dies hat nichts mit moralischen Urteilen zu tun, sondern es ist einfach eine Frage der Energien. Andere Kulturen haben genauso ihre charakteristischen Ungleichgewichte. In dem Maße, wie wir in die betreffenden Aktivitäten eingebunden sind, öffnen wir uns für solche Störungen des Gleichgewichts. Die Faktoren, die Vata (und manchmal Pitta) stören, sind vorwiegend rajasisch. Sie verringern auch Sattva, die geistige Harmonie. Unsere vorherrschenden gesellschaftlichen Werte sind materialistisch: Geld, Vergnügen, Ruhm und Macht. Unser vorherrschendes soziales Verhalten besteht aus permanenter Aktivität, Anregung, Unterhaltung, aus ständigem Suchen und der Bewegung von einem Ding zum nächsten. Wir müssen die spirituellen Konsequenzen unseres Lebensstils berücksichtigen. Körperliche Gesundheit und Harmonie sollten die Grundlagen der Bewußtseinsentwicklung bilden. Wenn wir die Art unserer Aktivitäten nicht ändern können oder wollen, dann können wir zumindest möglichst viele der therapeutischen Maßnahmen nutzen, die die Nebenwirkungen unseres Lebensstils ausgleichen.

Die ayurvedische Diät –
Der individuelle Ernährungsplan

> Ich bin Nahrung, ich esse Nahrung, ich esse
> andere Lebewesen, die Nahrung essen. Ich
> nehme das ganze Universum in mich auf.
> Mein Licht ist wie die Sonne.
>
> *Taittiriya Upanishad II, 9,6*

Ernährungstherapie

Wenn die Kräutertherapie wirken soll, muß sie durch eine entsprechende Ernährung unterstützt werden. Die Ernährung kann die Wirkung der Kräuter verstärken oder behindern. Eine unpassende Ernährung neutralisiert oder begrenzt im allgemeinen die Wirkung der richtigen Kräuter.

Für Kräuter und Nahrungsmittel gelten dieselben energetischen Regeln, und man kann sie nach denselben Grundsätzen beurteilen. Beides wird nach Geschmacksrichtungen, Energien, Elementen und Körpersäften eingeordnet. Kräuter sorgen für die feinstoffliche, Nahrungsmittel für die eher grobstoffliche oder materielle Ernährung.

Ernährung als solche kann eine wirksame Form der Behandlung sein. Obwohl der Erfolg erst nach einer gewissen Zeit sichtbar wird, zeigen sich am Ende doch dieselben Ergebnisse wie bei einer Kräuterbehandlung. Ernährungsmaßnahmen sind gewöhnlich die sicherste Form der Therapie, und sie können allein durchgeführt werden, wenn die Kenntnisse über Kräuter nicht für eine korrekte Verordnung ausreichen. Ernährung ist die Essenz einer Gesundheitsvorsorge, die jeder für sich selbst praktizieren kann.

Falsche Ernährung ist die wichtigste körperliche Krankheitsursache. Wenn wir also die Ernährung umstellen, dann verstärken wir nicht nur die Wirkung der Kräuter, sondern schalten auch eine wichtige Krankheitsursache aus. Mit seinem konstitutionellen Ansatz legt das Ayurveda großen Wert auf eine individuell angemessene Ernährung. Sie ist der wichtigste Faktor bei der langfristigen Behandlung des materiellen Körpers und wird im Sanskrit als »Annamaya Kosha«, die Nahrungshülle, bezeichnet.

Das Ayurveda konzentriert sich vorwiegend auf die Energien der Nahrungsmittel, um damit die Körpersäfte ins Gleichgewicht zu bringen. Mineralien, Vitamine und die chemischen Inhaltsstoffe spielen demgegenüber eine untergeordnete Rolle. Aus ayurvedischer Sicht gibt es keine Ernährungsform, die für jeden Menschen richtig ist, und auch keine Mindestanforderungen für Stoffe, die täglich aufgenommen werden sollten. Entscheidend ist vielmehr, ob die Nahrung, die wir zu uns nehmen, und die Art und Weise, wie wir essen, mit unserer Konstitution harmoniert. Insofern entspricht die hauptsächliche Einordnung der Nahrungsmittel den Körpersäften, auf die sie sich auswirken. Dadurch können wir auf einfache und doch umfassende Weise verstehen, was aus welchen Gründen gut für uns ist.

Ernährung und der Geist

In der Philosophie des Vedanta wird der Geist (Manomaya Kosha) als die Essenz der Nahrung betrachtet. Uddalaka Aruni, ein berühmter Weiser des Altertums, erklärte: »Die Nahrung, die wir zu uns nehmen, wird in drei Teile geteilt. Der grobstoffliche Teil wird zu den Exkrementen. Der mittlere Teil wird zum Fleisch. Der feinstoffliche Teil wird zum Geist« *(Chandogya Upanishad VI, 4,1)*. Das entspricht unserer Redensart: »Wir sind, was wir essen.« Was wir essen, wirkt sich auf unsere Gefühle aus und kann dazu führen, daß wir für psychische oder körperliche Störungen anfällig werden. So wie falsche Gefühle unsere Verdauung beeinträchtigen können, kann eine schlechte Verdauung unsere Gefühle stören.

Wir sollten auch an die spirituellen Eigenschaften der Nahrung denken, die wir zu uns nehmen. Fördert sie unsere geistigen Prozesse und unseren geistigen Frieden? Oder wirkt sie störend? Aus diesem Grund ist Fleisch, wie nahrhaft es auch sein mag, kein gutes Nahrungsmittel. Es enthält die Energie des Todes und verkörpert die Kräfte der Gewalt und des Verfalls sowie die negativen Emotionen von Angst und Haß (vgl. auch das Kapitel »Sattvische Ernährung«). Uddalaka Aruni erklärt auch: »Das Wasser, das wir trinken, wird in drei Teile geteilt. Der grobstoffliche Teil wird zum Urin. Der mittlere Teil wird zum Blut. Der feinstoffliche Teil wird zur Lebensenergie (Prana)« *(Chandogya Upanishad VI, 4,2)*. Was wir trinken, nährt also unsere Lebensenergie. Wenn wir abgestandenes Wasser aus der Leitung oder destilliertes Wasser trinken oder Alkohol, Kaffee und andere anregende Getränke zu uns nehmen, stören wir unsere Lebenskraft und dadurch unsere Gefühle und Gedanken.

Ayurvedische Ernährungsprinzipien

Man sollte nicht nur auf die Qualität der Nahrungsmittel achten, sondern auch auf die Bedingungen der Nahrungsaufnahme. Dazu gehören im Ayurveda eine entsprechende Zubereitung der Mahlzeiten, die richtige Kombination der Nahrungsmittel, die Menge und die Häufigkeit der Nahrungsaufnahme sowie die richtige Zeit und der richtige Ort zum Essen. Auch die emotionale und geistige Einstellung ist wichtig: Gutes Essen, das man in schlechter Stimmung zu sich nimmt, kann Krankheiten verursachen. Ebenso wichtig ist, daß die Mahlzeiten mit Sorgfalt und positiven Gefühlen zubereitet werden.

Jahreszeiten

Die Ernährung sollte an Klima und Jahreszeit sowie an das Alter des betreffenden Menschen angepaßt werden. Im Herbst sollte der Schwerpunkt auf einer Anti-Vata-Diät liegen. Im Sommer und späten Frühjahr sollte man einer Anti-Pitta-Diät folgen und im Winter und frühen Frühjahr einer Anti-Kapha-Diät.

Menschen, bei denen konstitutionell zwei Körpersäfte gleich stark sind, sogenannte Doppeltypen, sollten ihre Ernährung je nach Jahreszeit variieren. Vata-Pitta-Typen sollten sich im Herbst und Winter mehr an eine Anti-Vata-Diät und im Frühjahr und Sommer mehr an eine Anti-Pitta-Diät halten. Vata-Kapha-Typen sollten im

Sommer und Herbst eine Anti-Vata-Diät und im Winter und Frühling eine Anti-Kapha-Diät einhalten. Pitta-Kapha-Typen sollten im Sommer und Herbst einer Anti-Pitta-Diät und im Winter und Frühling einer Anti-Kapha-Diät folgen.

Klima

Die Anti-Vata-Diät paßt am besten zu einem kalten, trockenen, windigen Klima, wie es in höher gelegenen Wüsten oder auf Hochebenen herrscht.

Die Anti-Pitta-Diät paßt am besten zu einem heißen Klima, wie man es im Süden der USA und in den niedriger gelegenen Wüstengebieten des Südwestens findet.

Die Anti-Kapha-Diät paßt am besten zu feuchten und kalten Regionen, wie es sie im mittleren Westen, im größten Teil des Ostens und Nordostens und im Nordwesten gibt.

So wie es Doppel-Konstitutionen gibt, haben manche Regionen auch ein Doppel-Klima. Die heiße Wüste hat ein Pitta-Vata-Klima, während im Südosten ein Pitta-Kapha-Klima vorherrscht.

Alter und Geschlecht

Zum höheren Alter paßt am besten eine Anti-Vata-Diät. In den mittleren Jahren ist eine Anti-Pitta-Diät geeigneter, und in der Kindheit sollte man besonders auf eine Anti-Kapha-Diät achten.

Männer sollten sich mehr an eine Anti-Pitta-Diät, Frauen an eine Anti-Kapha-Diät halten.

Solche allgemeinen Faktoren sollen die konstitutionelle Basisdiät jedoch nicht ersetzen, sondern nur ergänzen und verbessern.

Die Eigenschaften der Nahrungsmittel

Nahrungsmittel sind energetisch überwiegend neutral und weder zu heiß noch zu kalt. Deshalb sind ihre wärmenden oder kühlenden Effekte meist gering. Sie treten nur in Erscheinung, wenn man entweder große Mengen ißt oder bestimmte Nahrungsmittel über lange Zeit zu sich nimmt. Durch Kochen oder den Zusatz von Gewürzen kann man Nahrungsmittel energetisch heißer machen;

wenn man sie kalt oder roh verzehrt, wirken sie stärker kühlend. Alles, was sehr heiß ist, wie Pfeffer, oder sehr kalt, wie bittere Kräuter, kann nicht viel Nährwert haben.

Nahrungsmittel sind vorwiegend schwer oder leicht, wobei die meisten eher schwer sind. Sie können leichter gemacht werden, indem man Gewürze benutzt oder weniger ißt. Nahrungsmittel wirken außerdem trocknend oder befeuchtend, wobei die meisten befeuchtend sind. Man kann sie trockener machen, indem man sie eindampft oder trocknet. Feuchter werden sie, wenn man beim Kochen Flüssigkeit oder Öl hinzufügt.

Ernährungsrichtlinien für die drei Konstitutionstypen

Bei den meisten Krankheiten legen die therapeutisch orientierten Ernährungsrichtlinien den Akzent auf die gegenteiligen Eigenschaften des Körpersaftes, der die Krankheit verursacht. Dabei handelt es sich im allgemeinen um dieselbe Diät, die auch im Hinblick auf die Konstitution verordnet wird, denn unsere Krankheiten sind in der Regel konstitutionell bedingt. Wenn man diese Ernährungsrichtlinien anwendet, sollte man an die oben erwähnten Variationen denken und die Diät entsprechend anpassen. Dabei müssen wir nicht nur auf die Art der Nahrung achten, sondern auch auf die Art und Weise, wie wir essen.

Außerdem geht es nicht nur darum, Nahrungsmittel zu meiden, die schlecht für uns sind. Wir müssen auch unsere Verdauung verbessern, indem wir Gewürze, Kräuter und andere Mittel verwenden. Ohne solche Hilfen können wir sogar die richtigen Nahrungsmittel oft nicht verdauen.

Zu beachten ist auch, daß die Qualität der Nahrung von der Frische, der Zubereitung und Kombination sowie von anderen bereits erwähnten Faktoren abhängt. Das hier vorgestellte System ist nur eine allgemeine Leitlinie. Verschiedene Praktiker können durchaus unterschiedliche Meinungen über die Qualität der Nahrung (und mehr noch über die Qualität von Kräutern) vertreten.

Schlüssel für die Nahrungsmittellisten

Ich habe die Nahrungsmittel nach Ja und Nein eingeteilt, je nachdem, was gut oder schlecht für die entsprechende Konstitution ist. In der Ja-Spalte sind die mit * gekennzeichneten Nahrungsmittel gut für die entsprechende Konstitution, die mit ** gekennzeichneten besser und die mit *** gekennzeichneten am besten. In der Nein-Spalte sind die mit * gekennzeichneten Nahrungsmittel schlecht für die entsprechende Konstitution, die mit ** gekennzeichneten schlechter und die mit *** gekennzeichneten am schlechtesten. Folglich sind die besten Nahrungsmittel für jeden Körpersaft immer mit *** in der Ja-Spalte und die schlechtesten immer mit *** in der Nein-Spalte markiert.

Ein Nahrungsmittel, das mit einem * in der Nein-Spalte gekennzeichnet ist, darf beispielsweise gelegentlich gegessen werden, bzw. seine Wirkungen lassen sich leicht ausgleichen. Ausschlaggebend ist die Art, wie wir uns *vorwiegend* ernähren. Innerhalb dieses Rahmens haben wir gewisse Spielräume, solange wir nicht sehr krank sind.

Auf die gleiche Weise sind die Kategorien der Nahrungsmittel mit einer Bewertung versehen. So ist beispielsweise Obst grundsätzlich gut für Vata-Typen und darum mit Ja * bezeichnet. Für Kapha-Typen ist es hingegen schlecht, deshalb wurde dort die Kategorie Obst mit Nein * bezeichnet.

Jeder Nahrungsmitteltyp erhöht oder verringert den betreffenden Körpersaft in einem bestimmten Ausmaß. Wenn sowohl die Kategorie als auch das einzelne Nahrungsmittel einen Körpersaft erhöhen, ist der Effekt stärker. Nahrungsmittel, die nicht aufgeführt sind, lassen sich entsprechend der Kategorie beurteilen oder indem man sie mit verwandten Produkten vergleicht.

Anti-Vata-Diät

Allgemeine Überlegungen

Vata-Typen leiden am häufigsten unter Abmagerung, Fehlernährung oder Auszehrung. Deshalb gehört eine Diät zur Verringerung von Vata, bei der die Qualität und Quantität der Nahrungsmittel verbessert werden, zu den wichtigsten Behandlungen für alle Vata-Störungen. Vata-Typen sollten im allgemeinen versuchen, mehr und häufiger zu essen.

Sie brauchen eine beruhigende, erdende und nährende Diät. Das Essen sollte warm, schwer, befeuchtend und stärkend sein.

Als Geschmacksrichtungen werden süß, sauer und salzig empfohlen. Scharf, bitter und zusammenziehend wirken sich ungünstig aus. Der scharfe Geschmack kann jedoch in Form von Gewürzen – oder besser als Nahrungsmittel – eingesetzt werden, um den Appetit anzuregen, sofern der betreffende Mensch nicht unter einer gravierenden Entkräftung oder Überempfindlichkeit leidet.

Bei Luft-Typen schwankt die Verdauungskraft oft beträchtlich. Deshalb können sie schwere Nahrungsmittel, die eigentlich gut für sie wären, häufig nicht verdauen. Man muß also darauf achten, daß das Verdauungsfeuer für die entsprechenden Nahrungsmittel ausreicht, sonst entstehen durch die unverdaute Nahrung Giftstoffe.

Nahrungsaufnahme

Es sollten häufig und regelmäßig kleine Mahlzeiten eingenommen werden. Die Nahrungsmittel sollten warm oder gekocht sein. Fertiggerichte, stark verarbeitete und minderwertige Nahrungsmittel sind zu meiden. Pro Mahlzeit sollten nicht zu viele verschiedene Nahrungsmittel kombiniert werden. Milde Gewürze und Salz sind erlaubt.

Man sollte nicht essen, wenn man nervös oder ängstlich ist, sich fürchtet, extrem nachdenklich oder besorgt ist. Während der Mahlzeit sollte man sich auf das Essen konzentrieren und auf Fernsehen, Lesen oder andere Formen der Ablenkung verzichten.

Vata-Typen geht es besser, wenn sie nicht alleine essen und wenn jemand anders für sie kocht. Wenn Sie also einen Vata-Freund oder eine Vata-Freundin haben, tun Sie ihm oder ihr den größten Gefallen, wenn Sie ihn oder sie zum Essen einladen. Vata-Menschen sollten allerdings kochen können, um selbst etwas für die Harmonisierung ihrer Konstitution tun zu können.

Oft haben sie extrem unregelmäßige und sprunghafte Eßgewohnheiten und brauchen dringend feste Regeln für ihre Ernährung. Häufig vergessen sie das Essen, haben keine Lust zu kochen oder lassen das Essen anbrennen. Wenn man ihnen eine gute Mahlzeit vorsetzt, essen sie oft zuviel.

Vata-Menschen leiden häufiger als andere unter Nahrungsmittelallergien; bei einigen Nahrungsmitteln, die normalerweise gut für sie wären, müssen sie vorsichtig sein. Dazu gehören vor allem Nachtschattengewächse (Kartoffeln, Tomaten, Auberginen, Pfefferschoten, Chili). Oft sind jedoch für Vata-Menschen nicht die Nahrungsmittel selbst das Problem, sondern ihre eigene Überempfindlichkeit, die dazu führt, daß alles Mögliche für sie unverdaulich ist. Statt den Speiseplan einzuschränken, ist es deshalb gewöhnlich besser, Kräuter zu verwenden und Maßnahmen zu ergreifen, die Vata verringern.

Obst   Ja *

Die meisten Früchte sind für Vata geeignet, weil sie angenehm, harmonisierend und reinigend wirken und die Körperflüssigkeiten erhöhen. Die wichtigste Ausnahme von dieser Regel sind getrocknete Früchte, die extrem gasbildend wirken.

Dennoch ist Obst im allgemeinen zu leicht, um Vata wirklich zu verringern. Es sollte in Maßen gegessen werden, je nach Saison, und man sollte es nicht mit zu vielen anderen Nahrungsmitteln vermischen. Vata-Typen sollten sich nicht ausschließlich oder überwiegend von Obst ernähren, denn es enthält einen hohen Anteil des Elementes Äther. Wenn es zum wichtigsten Teil der Ernährung wird, kann es den Mangel an Bodenhaftung, Konzentration und Willenskraft sowie einige andere ausgeprägte Vata-Züge verstärken.

Ja	Nein
** Zitronen, Limonen, Pampelmusen, Pflaumen (eingeweicht oder roh), Kirschen, Trauben, Erdbeeren, Himbeeren, Ananas, Papaya, Mango, Datteln (roh oder eingeweicht), Feigen (roh oder eingeweicht)	*** getrocknete Früchte
* Orangen, Bananen, Birnen, Äpfel (gekocht), Pfirsiche, Pflaumen, Aprikosen, Granatäpfel, Dattelpflaumen	** Melonen, Preiselbeeren
	* Äpfel (ungekocht)

Gemüse   ***Gekocht: Ja * / Roh: Nein ****

Lufttypen können gewöhnlich nicht ausschließlich von Gemüse leben, weil diese Kost tendenziell zu leicht für sie ist, aber sie vertragen die meisten Gemüsearten, wenn sie gekocht sind. Die Verträglichkeit wird besser, wenn das Gemüse mit Öl und Gewürzen zubereitet und zusammen mit Vollkorngetreide gegessen wird. Rohes Gemüse und Salat sollte je nach Saison nur mäßig und mit reichlich Öl zubereitet verzehrt werden.

Die verschiedenen Kohlarten (Kohl, Broccoli, Blumenkohl, Rosenkohl, Grünkohl, Kohlrabi) führen meist zur Gasbildung. Pilze wirken entwässernd und können deshalb zu stark austrocknen und Vata schädigen. Rohe Zwiebeln führen zu Blähungen, aber gekocht sind sie eins der besten Anti-Vata-Nahrungsmittel. Auch hier sollte man wieder vorsichtig sein im Hinblick auf allergische Reaktionen gegenüber Nachtschattengewächsen.

Viele Gemüsesorten in der Nein-Spalte können durch die Zugabe von Gewürzen, Ölen (Sesamöl oder geklärte Butter), Käse, saurer Sahne oder Salz verträglicher gemacht werden.

Ja	Nein
*** Zwiebeln (gekocht)	** Zwiebeln (roh), Pilze, Kohl, Broccoli, Rosenkohl, Salat
** Chilies, Süßkartoffeln, Karotten, Rote Bete, Korianderblätter, Petersilie, Radieschen, Avocado, Algen	* Blumenkohl, Alfalfasprossen, Sonnenblumensprossen, Gurke, Sellerie, Spargel, Spinat, Mangold, Auberginen
* Kartoffeln, Tomaten, Paprika, Mais (frisch), Grüne Bohnen, Erbsen (frisch), Rüben, Kürbis, Artischocken, Okra, Senfblätter, Wasserkresse	

Getreide   Ja **

Die meisten Vollkorngetreide sind gut für Vata, denn sie sind sowohl nahrhaft als auch schwer. Oft sind sie auch für solche Vata-Typen verdaulich, die andere Nahrungsmittel nicht verdauen können. Viele Vata-Krankheiten können durch eine langfristige Umstellung auf Vollkornnahrung gelindert werden.

Ein Übermaß an Getreide, das austrocknend (entwässernd) wirkt, kann Vata jedoch schädigen. Aber selbst diese Getreidearten sind gut bei manchen Vata-Störungen, bei denen Ama (unverdaute Nahrungsbestandteile) oder Feuchtigkeit eine Rolle spielt (beispielsweise die Verwendung von Gerste zur Behandlung von Arthritis).

Brot kann Vata eher schädigen, weil Hefe meist Gase bildet. Insgesamt sind die vatareduzierenden Eigenschaften von Brot gering (Ja *).

Nahrungsmittel aus getrocknetem Getreide wie Granola und die meisten Chips wie Maischips können tendenziell Vata ebenfalls schädigen.

Ja	Nein
*** Weizen	** Granola und getrocknetes Getreide
** Hafer, brauner Reis, Basmati-Reis, Couscous	* Mais, Buchweizen, Hirse, Roggen, Gerste, Quinoa

Bohnen   Nein **

Die meisten Bohnenarten schädigen Vata stark, weil sie Gase bilden. Außerdem wirken sie gewöhnlich austrocknend (entwässernd) und fördern eine Verstopfung. Sie haben rajasische Eigenschaften und können deshalb übermäßig anregend wirken. Tofu ist eine Bohnenart, die sich besser für Vata eignet, aber auch Tofu ist für sensible Vata-Typen immer noch schwer zu verdauen.

Ja	Nein
** Mungbohnen	*** Sojabohnen, getrocknete halbe Erbsen
* Tofu	** Linsen, Pintobohnen, Erdnüsse
	* Azukibohnen, Limabohnen, Kidneybohnen, Kichererbsen

Nüsse und Samen   Ja **

Die meisten Nüsse und Samen sind gut für Vata, besonders wenn sie roh oder leicht geröstet mit Salz verzehrt werden. Sie sind warm, schwer und feucht, nähren die Lungen, das Fortpflanzungssystem und die Nerven. Gleichzeitig sind sie jedoch schwer verdaulich, und man kann davon keine großen Mengen auf einmal essen. In gerösteter Form bereiten sie noch häufiger Verdauungsbeschwerden (das gilt auch für Erdnüsse).

Ja	Nein
*** Mandeln, Walnüsse, Pecanüsse, Pinienkerne	
** Cashewnüsse, Sesamsamen, Haselnüsse, Paranüsse	
* Kokosnuß, Sonnenblumenkerne, Kürbiskerne	

Milchprodukte   Ja **

Die meisten Milchprodukte sind gut für Vata, denn sie sind schwer, nahrhaft und befeuchtend. Meist sind sie jedoch auch kühlend und schwer verdaulich. Deshalb muß man beim Verzehr von Milchprodukten immer Rücksicht auf das Verdauungsfeuer nehmen. Man sollte sie warm oder mit Gewürzen zu sich nehmen; Milch sollte nicht pur getrunken werden. Fermentierte Milchprodukte sind gewöhnlich besser für Vata, denn sie sind schon vorverdaut.

Ja	Nein
*** Buttermilch, Ghee	** Eiscreme
** Milch, Joghurt, Kefir, Sahne, saure Sahne, Butter, Hüttenkäse	
* Käse	

Tierische Produkte   Ja *

Fleisch und Fisch senken ein zu hohes Vata. In dieser Beziehung können sie sehr wirksame Nahrungsmittel sein. Fleisch kann sehr erdend wirken. Vata-Typen können am ehesten von sich behaupten, daß sie Fleisch in ihrer Ernährung brauchen. Manchmal machen sie die Erfahrung, daß es ihre Gesundheit wieder herstellt, wenn anscheinend nichts anderes wirkt (besonders wenn sie mit Fleisch aufgewachsen sind).
Selbst in solchen Fällen reichen Huhn und Fisch jedoch gewöhn-

lich aus. Rotes Fleisch ist wirklich nur selten erforderlich. Eier sind ebenfalls gut, um Vata zu reduzieren.

Während Fleisch kurzfristig bei einem Vata-Überschuß helfen kann, ist es im allgemeinen meist gar nicht nötig. Es wirkt sehr tamasisch und hat zu viele Nebenwirkungen, es ist schwer verdaulich, erhöht Ama und macht den Geist dumpf. Weil Vata-Typen die sensibelsten sind, können sie außerdem die negative Energie des Tötens über den Fleischverzehr aufnehmen und geistige Störungen entwickeln. Selbst bei einem Vata-Überschuß ist es besser und oft auch wirkungsvoller, statt Fleisch spezielle tonisierende Kräuter einzusetzen.

Ja	Nein
** Fisch, Schalentiere, Eier	** Schwein
* Huhn, Truthahn	* Rind, Lamm

Öle   Ja **

Die meisten Öle sind gut für Vata. Öl, das feucht und warm ist, ist die wichtigste Substanz, wenn es darum geht, einen Vata-Überschuß zu verringern, denn es besitzt Anti-Vata-Eigenschaften. Aber auch hier gilt wieder, daß Öle schwer verdaulich sein können. Es ist vielleicht besser, sie nur äußerlich anzuwenden, denn durch die Haut können sie leichter aufgenommen werden. Die meisten Pflanzenöle sind tendenziell leicht und reduzieren Vata nicht so wirksam wie Ghee und Sesamöl.

Ja	Nein
*** Sesamöl, Ghee (geklärte Butter)	* Distelöl, Maiskeimöl, Sojaöl, Margarine
** Mandelöl, Olivenöl, Avocadoöl, Butter	
* Kokosöl, Senföl, Erdnußöl	

Süßstoffe   Ja *

Die meisten Süßstoffe oder süßen Nahrungsmittel sind gut für Vata. Lufttypen brauchen mehr Zucker als andere, um die Kraft ihrer Gewebe und Körperflüssigkeiten zu erhalten. Es sollten aber nur natürliche Süßstoffe verwendet werden; raffinierter Zucker ist ein künstliches Nahrungsmittel, das die Lebenskraft erschöpft. Reiner Zucker läßt sich jedoch schwer mit anderen Nahrungsmitteln kombinieren. Da die meisten Vata-Typen unter Blähungen leiden, müssen sie besonders darauf achten, wie sie Zucker mit anderen Nahrungsmitteln zusammen verwenden. Komplexe Kohlenhydrate sind meist sicherer und wirken beruhigender. Obwohl der süße Geschmack gut für Vata ist, sollte das nicht als Entschuldigung dafür dienen, daß man in Süßigkeiten, Kuchen und Bonbons schwelgt.

Ja	Nein
*** Jagrézucker	** weißer Zucker
** Ahornsirup, Melasse, Rohzucker	
* Honig, Fruchtzucker	

Gewürze   Ja **

Die meisten Gewürze sind gut für Vata, um den Appetit anzuregen und die Blähungen zu vertreiben. Sie sind besonders nützlich in Verbindung mit schweren oder süßen Nahrungsmitteln, damit Vata-Typen diese angemessen verdauen können. Wirklich scharfe Gewürze wie Pfeffer oder Senf können übermäßig austrocknend oder anregend wirken und unter bestimmten Bedingungen ein Übermaß an Vata verschlimmern. Andererseits empfinden Vata-Menschen solche Gewürze besonders im Winter als hilfreich.

Vata-Typen brauchen am meisten Salz, besonders um ihre Verdauung anzuregen. Zu diesem Zweck ist Steinsalz am besten geeignet. Man sollte jedoch nicht zuviel davon zu sich nehmen, weil Salz alle drei Körpersäfte schädigen kann.

Ja	Nein
*** Knoblauch, Karda-mom, Stinkasant, Fenchel, Muskatnuß	
** Ingwer, Nelken, Korian-der, Kreuzkümmel, Zimt, Basilikum, Bockshornklee, Steinsalz	
* Kurkuma, Minze, schwar-zer Pfeffer, Cayenne, Senf, Meerrettich, Meersalz	

Getränke

Vata-Typen müssen ausreichend Flüssigkeit zu sich nehmen. Was-ser als solches ist jedoch möglicherweise nicht nahrhaft genug. Besser sind Milchprodukte oder Tees aus Gewürzen oder tonisie-renden Kräutern, die zusammen mit Milch und einem natürlichen Süßstoff getrunken werden können. Gut sind auch saure Fruchtsäf-te oder Wasser mit Zitronen- oder Limonensaft.

Alkohol, besonders Wein oder ayurvedische Kräuterweine wie Draksha sind gut, wenn sie in geringen Mengen von 55 bis 110 Milliliter vor den Mahlzeiten oder zum Essen getrunken werden.

Vitamine und Mineralien

Fettlösliche Vitamine wie A, D oder E bekommen Lufttypen gut. Saure Vitamine wie Vitamin C sind ebenfalls hervorragend für Vata geeignet. Auch Mineralien sind gut, besonders Zink und Kalzium, aber sie können schwer und schlecht verdaulich sein und werden am besten zusammen mit Kräutern eingenommen.

Anti-Pitta-Diät

Allgemeine Überlegungen

Pitta-Typen brauchen zur Verringerung von Pitta eine Ernährung, die kühl, leicht, trocken und ein wenig schwer ist. Sie haben gewöhnlich den besten Appetit und die stärkste Verdauung und verkraften es auch, wenn sie zuviel essen oder wenn die Nahrungsmittel schlecht zusammengestellt sind. Die Auswirkungen einer falschen Ernährung zeigen sich weniger in einfachen Verdauungsstörungen, sondern mehr dadurch, daß das Blut irgendwann mit Giftstoffen überladen ist und Infektionskrankheiten auftreten. Deshalb ist die Verbindung zwischen einer falschen Ernährung und Krankheiten in diesem Fall nicht so leicht herzustellen.

Geschmacksrichtungen, die Pitta verringern, sind süß, bitter und zusammenziehend. Erhöht wird es durch sauer, salzig und scharf. Alles was scharf oder streng schmeckt, erhöht Pitta, alles was mild oder ohne Geschmack ist, senkt es. Deshalb sollten Pitta-Typen Nahrungsmittel mit einem intensiven Geschmack meiden.

Ernährungsrichtlinien

Die Nahrungsmittel für Pitta sollten kühl, roh, nicht stark gewürzt und mit wenig Öl gekocht sein. Man sollte gebratene und übermäßig gekochte Speisen meiden und darauf achten, daß die Lebertätigkeit nicht durch eine zu üppige Ernährung behindert wird.

Man sollte nicht essen, wenn man ärgerlich, reizbar oder aufgeregt ist. In bezug auf ihre Ernährung sollten Pitta-Typen größeren Wert auf Klarheit als auf eine kritische Natur legen. Sie sollten ihre Mahlzeiten in emotionaler Ruhe und Dankbarkeit zu sich nehmen. Drei regelmäßige Mahlzeiten am Tag reichen gewöhnlich aus. Spät am Abend sollte man möglichst nichts mehr essen.

Obst   *Ja* **

Die meisten Obstsorten sind gut für Pitta, weil sie in der Regel kühlend, beruhigend, harmonisierend und durststillend wirken. Je nach Saison können sogar saure Früchte gegessen werden. Bananen sind im allgemeinen gut, wenn nicht gerade akute Beschwerden wie Magengeschwüre oder Harnwegsinfektionen vorliegen. Fruchtsäfte sind ebenfalls gut.

Ja	*Nein*
*** Äpfel, Granatäpfel	** Pampelmusen
** Birnen, Ananas, Preiselbeeren, Dattelpflaumen, Melonen, Backpflaumen, Datteln, Trauben, Feigen	* Zitronen, Limonen, Bananen, Kirschen, Pfirsiche, Aprikosen, Erdbeeren, Papayas
* Orangen, Himbeeren, Mangos, Pflaumen	

Gemüse   *Ja* **

Die meisten Gemüsearten sind gut für Pitta, besonders wenn sie roh gegessen werden. Allerdings ist es bei Schwäche oder Energiemangel sowie im Winter auch für Pitta-Typen besser, gekochtes Gemüse zu essen. Es ist auch gut, das Gemüse zu dämpfen oder mit geklärter Butter zuzubereiten, aber es sollte nicht gebraten oder fritiert werden. Nachtschattengewächse, vor allem Tomaten, aber manchmal auch Pfefferschoten, Auberginen und Kartoffeln können durch die Säure, die sie enthalten, Pitta schädigen. Dasselbe gilt für Mangold und Spinat.

Ja	Nein
*** Blumenkohl, Koriander-blätter, Alfalfasprossen, Sonnenblumensprossen, Sellerie	*** Chilies, Zwiebeln (roh)
** Broccoli, Kohl, Rosenkohl, Pilze, Spargel, Salat, grüne Bohnen, Erbsen (frisch), Gurken, Okra	** Tomaten, Avocados
* Kartoffeln, Petersilie, Paprika, Mais (frisch), Kürbis	* Zwiebeln (gekocht), Karotten, Rote Bete, Spinat, Mangold, Süßkartoffeln, Auberginen, Radieschen, Rüben, Wasserkresse, Algen

Getreide   Ja **

Die meisten Vollkorngetreide sind gut für Pitta, weil sie stärkend und harmonisierend wirken, aber nicht zu viel Hitze erzeugen. Selbst Getreidearten, die Pitta erhöhen, tun das nur geringfügig; sie sollten allerdings nicht als Hauptnahrungsmittel oder bei akuten Beschwerden gegessen werden. Die meisten Arten von Vollkornbrot sind ebenfalls gut, genauso wie Nudeln.

Ja	Nein
*** Weizen	* Brauner Reis (Rundkorn), Mais, Roggen, Buchweizen
** Basmati-Reis, Hafer, Gerste, Granola, Quinoa, Couscous	
* Brauner Reis (Langkorn), Hirse	

Bohnen   Ja *

Durch ihr gutes Verdauungsfeuer vertragen Pitta-Typen Bohnen oft ziemlich gut. Sie sollten allerdings mit Gewürzen wie Kreuzkümmel zubereitet sein, damit sie keine Verdauungsstörungen verursachen. Die meisten Bohnenarten sind für Pitta ziemlich neutral. Allerdings dürfen sie nicht mit Schweineschmalz zubereitet werden, denn dann schädigen sie Pitta.

Ja	Nein
*** Mungbohnen, Azukibohnen	* Erdnüsse, Linsen
** Tofu, Limabohnen	
* Kidneybohnen, Soja, getrocknete halbe Erbsen, Kichererbsen	

Nüsse und Samen   Nein *

Nüsse sind im allgemeinen ölig und warm und erhöhen deshalb Pitta, erst recht, wenn sie geröstet und gesalzen sind. Besonders frische Nüsse erhöhen Pitta jedoch meist weniger als Fleisch oder Fisch, weshalb man ihnen den Vorzug geben sollte, wenn eine besonders nahrhafte Proteinquelle benötigt wird.

Ja	Nein
** Kokosnüsse, Sonnenblumenkerne	*** Paranüsse
	** Mandeln, Cashewnüsse, Walnüsse, Haselnüsse, Pecanüsse
	* Sesamsamen, Pinienkerne, Kürbiskerne

Öle   Nein **

Öle sind ihrer Natur nach heiß, und deshalb sollten Pitta-Typen sie im allgemeinen meiden. Tierische Fette sind am heißesten, gefolgt von Ölen, die aus Nüssen und Samen gewonnen werden. Pflanzenöle sind von Natur aus am wenigsten warm. Ghee und Butter sind am besten für Pitta, weil sie kühlend wirken.

Ja	Nein
*** Ghee (geklärte Butter)	*** Senföl
** Kokosöl, Butter	** Sesamöl, Mandelöl, Erdnußöl
* Sonnenblumenöl, Sojaöl, Maiskeimöl	* Olivenöl, Distelöl, Margarine

Milchprodukte   Ja **

Pitta-Typen sind gewöhnlich am besten in der Lage, Milchprodukte und besonders Milch zu verdauen. Oft gelingt es ihnen durch eine Fastenkur mit Milch gut, Körper und Geist zu harmonisieren. Sauermilchprodukte erhöhen Pitta jedoch tendenziell, weil sie Enzyme enthalten, die ihnen eine warme Energie geben. Pitta-Menschen können Eiscreme besser als andere Typen verdauen.

Ja	Nein
*** Milch, Sahne	** Buttermilch, Joghurt, saure Sahne, Eiscreme
** Käse (ungesalzen), Hüttenkäse	* Kefir, Käse (gesalzen)

Tierische Produkte   Nein **

Fleisch erhöht Pitta von Natur aus und ruft Ärger und Aggressionen hervor. Rotes Fleisch ist in dieser Hinsicht am schlimmsten. Pitta-Typen mögen Fleisch, weil sie sich dadurch stark und mächtig fühlen, aber es bringt oft ihre übelste Seite ans Licht. Gewöhnlich brauchen sie kein Fleisch und können als Lactovegetarier leben.

Ja	Nein
* Huhn oder Truthahn (weißes Fleisch), Eiweiß	*** Rind, Schalentiere, Lamm
	** Schwein, Salzwasserfische, Eier
	* Süßwasserfische

Süßstoffe   Ja**

Pitta-Typen vertragen Zucker am besten. Oft brauchen sie etwas Süßes, das sie kühlt und beruhigt und ihre Emotionen harmonisiert, aber aus ebendiesem Grund übertreiben sie es manchmal. Frischer Honig ist gut für sie, aber er wird heiß oder erhöht Pitta, wenn er älter als sechs Monate ist.

Ja	Nein
** Rohzucker, Ahornsirup, Fruchtzucker, frischer Honig	** weißer Zucker
	* alter Honig, Melasse, Jagré-zucker

Gewürze   Nein **

Gewürzte Speisen gehören zu den hauptsächlichen Ursachen für ein erhöhtes Pitta. Gleichwohl können Pitta-Typen einige Gewürze mit neutraler oder kühler Energie vertragen, besonders wenn sie zusammen mit schweren Nahrungsmitteln gegessen werden.

Salz ist im allgemeinen zu meiden, aber wenn es im Sommer heiß ist, kann Salz (zusammen mit sauren Fruchtsäften) verhindern, daß der Körper austrocknet.

Ja	Nein
*** Koriander	*** Cayenne, Knoblauch, schwarzer Pfeffer, Senf, Meerrettich
** Fenchel, Korianderblätter	** Ingwer, Stinkasant, Bockshornklee, Salz
* Kardamom, Kurkuma, Minze, Kreuzkümmel, Zimt, Petersilie	* Nelken, Basilikum, Muskat, Steinsalz

Getränke

Pitta braucht eine angemessene Flüssigkeitsmenge. Kühles Quellwasser ist gut. Tee (schwarz oder grün) ist erlaubt, aber kein Kaffee. Kräutertees mit zusammenziehender Wirkung wie Alfalfa, Himbeerblätter, Hibiskus, Löwenzahn und Beinwell sind gut, aber nicht zu viele Gewürztees. Ebenfalls gut sind Milchprodukte, besonders Milch selbst; außerdem Fruchtsäfte aus Granatäpfeln, Ananas oder Preiselbeeren und Gemüsesäfte aus Sellerie oder anderem grünen Gemüse. Alkohol, Bier und Wein sind zu meiden.

Vitamine und Mineralien

Pitta reagiert positiv auf B-Vitamine. Mit Vitamin K lassen sich Blutungen stillen. Wichtig sind außerdem Mineralien wie Kalzium und Eisen. Pitta-Typen können in der Regel rohes Gemüse gut verdauen und nehmen daraus die meisten Stoffe auf, die sie brauchen. Sie können auch große Mengen mineralischer Nahrungsergänzungsmittel zu sich nehmen, ohne das Verdauungsfeuer zu schwächen, was bei den anderen Konstitutionstypen meist passiert.

Anti-Kapha-Diät

Allgemeine Überlegungen

Kapha-Typen, die Kapha verringern müssen, geht es am besten mit einer Ernährung, die warm, leicht und trocken ist. Speisen, die kalt, schwer und ölig sind, sollten gemieden werden. Wenn sich Schleim im Organismus sammelt, ist das ein Zeichen dafür, daß zu viele Nahrungsmittel gegessen werden, die Kapha erhöhen.

Geschmacksrichtungen, die Kapha steigern, sind süß, salzig und sauer. Verringert wird Kapha durch einen scharfen, bitteren und zusammenziehenden Geschmack. Da die meisten Nahrungsmittel einen süßen Geschmack haben, sollten Kapha-Typen insgesamt weniger essen. Ihre hauptsächliche Ernährungstherapie besteht darin, weniger zu essen und mehr Kräuter zu nehmen.

Ernährungsrichtlinien

Kapha-Menschen müssen seltener essen und dabei geringere Mengen verzehren. Sie sollten drei Mahlzeiten am Tag einnehmen und die Hauptmahlzeit mittags essen. Die anderen beiden Mahlzeiten sollten leicht sein. Außerdem sollten sie weniger Zeit mit Essen oder der Zubereitung von Mahlzeiten verbringen. Die Energie, die sie bisher darauf verwendet haben, sollten sie lieber einsetzen, um für andere zu kochen (beispielsweise für ihre Vata-Freunde).

Es ist besser, wenn Kapha-Menschen abends nichts mehr essen, vor allem keine schweren Speisen. Sie sollten einmal pro Jahreszeit oder einen Tag pro Woche fasten. Oft ist es gut für sie, nicht zu frühstücken. Generell sollten sie ihre Mahlzeiten zwischen zehn Uhr morgens und sechs Uhr abends einnehmen und nach dem Essen nicht schlafen.

Schließlich sollten sie sich davor hüten, Essen als Ersatzbefriedigung für Liebe und Zuneigung zu betrachten oder eßsüchtig zu werden.

Obst   Nein *

Obst vermehrt das Wasser im Organismus und kann zu erhöhter Schleimbildung führen. Deshalb ist es für Kapha-Typen im allgemeinen nicht vorteilhaft, besonders wenn es mit anderen Nahrungsmitteln kombiniert wird. Da es aber auch von Natur aus leicht ist, erhöht es Kapha, das schwer ist, nicht besonders stark. Einige saure Obstsorten wie Zitronen oder Pampelmusen können dazu beitragen, das Fett zu verringern und den Schleim aufzulösen, aber nicht, wenn sie zusammen mit Zucker gegessen werden, während Honig erlaubt ist. Süßes Obst unterdrückt das Verdauungsfeuer, das ist seine negativste Wirkung bei Kapha-Typen.

Ja	Nein
** getrocknete Früchte (allgemein), Preiselbeeren, Äpfel	*** Bananen, Datteln
* Granatäpfel, Birnen	** Dattelpflaumen, Orangen, Mango, Ananas, Melonen, Kirschen, Pflaumen, Feigen, Trauben, Erdbeeren, Himbeeren
	* Backpflaumen, Papaya, Zitronen, Limonen, Pampelmusen

Gemüse   Ja **

Die meisten Gemüsesorten sind für Kapha gut verträglich, weil sie überwiegend trocken und leicht sind. Viele wirken entwässernd, wie Karotten und Sellerie. Sie sollten jedoch warm gegessen werden, vorzugsweise gedämpft und gewürzt, um ihrer allgemein kalten Natur entgegenzuwirken. Bei warmem Wetter dürfen sie aber auch roh verzehrt werden. Bei der Zubereitung sollte man nur wenig Öl verwenden.

Ja	Nein
*** Chilies, Broccoli, Kohl, Sellerie	** Süßkartoffeln, Gurken
** Karotten, grüne Bohnen, Erbsen (frisch), Pilze, Rote Bete, Spargel, Salat, Korianderblätter, Radieschen, Rüben, Wasserkresse, Senfblätter, Alfalfasprossen, Sonnenblumensprossen, Mangold	* Tomaten, Kürbis, Mais (frisch), Okra, Algen
* Kartoffeln, Paprika, Blumenkohl, Petersilie, Spinat, Artischocken, Auberginen	

Getreide   Ja *

Viele Getreidesorten sind nicht gut für Kapha, weil sie tendenziell schwer sind und das Gewicht erhöhen. Gute Getreidearten für Kapha sind nährend und wirken entwässernd und auswurffördernd (austrocknend). Kapha-Typen bekommt eine Diät aus Vollkorngetreide und gedämpftem Gemüse. Brot hingegen erhöht Kapha, weil es klebriger und schleimbildend ist.

Ja	Nein
** Gerste, Quinoa, getrocknetes oder gepufftes Getreide allgemein	*** Weizen, weißer Reis
* Mais, Hirse, Buchweizen, Roggen	** brauner Reis, Hafer, Couscous
	* Basmati-Reis

Bohnen   **Ja ***

Die meisten Bohnenarten sind gut für Kapha, weil sie austrocknend wirken und die Luft erhöhen. Tofu steigert Kapha leicht, ist aber immer noch wesentlich besser als Milchprodukte, Fleisch oder Nüsse und gehört so zu den sicheren Proteinquellen für Kapha.

Ja	Nein
*** Azukibohnen	* Kichererbsen
** Sojabohnen, Limabohnen, Linsen	
* Tofu, Mungbohnen, Kidneybohnen, getrocknete halbe Erbsen	

Nüsse und Samen   **Nein ****

Die meisten Nüsse und Samen sind nicht gut für Kapha, weil sie schwer sind und schleimbildend wirken. Tendenziell verstärken sie die Verstopfung. Auch hier gilt jedoch wieder, daß sie eine bessere Proteinquelle als Milch oder Fleisch sind und man nicht völlig darauf verzichten muß.

Ja	Nein
* Sonnenblumenkerne, Kürbiskerne, Erdnüsse	*** Paranüsse
	** Mandeln, Cashewnüsse, Walnüsse, Pecanüsse, Haselnüsse, Pinienkerne
	* Sesamsamen, Kokosnüsse

Öle   Nein **

Die meisten Öle sind nicht gut für Kapha, denn sie sind feucht und schwer (haben also dieselbe Natur wie Kapha). Man sollte sie nur in geringen Mengen verwenden. Tierische Fette wie Schweineschmalz sind streng zu meiden, da sie wesentlich schwerer als Pflanzenöle sind. Leichte Öle, besonders Senföl, sind am besten.

Ja	Nein
** Senföl, Sonnenblumenöl, Distelöl, Canola	*** Butter
* Maiskeimöl, Sojaöl	** Sesamöl, Mandelöl, Olivenöl, Avocadoöl
	* Ghee, Margarine, Erdnußöl

Milchprodukte   Nein ***

Abgesehen von Buttermilch oder Ziegenmilch sollten Kapha-Typen Milchprodukte generell meiden. Sie sind besonders schleimbildend und fördern die Verstopfung. Für Kapha-Typen sind Milchprodukte schwerer zu verdauen als Fleisch, und sie können Nahrungsmittelallergien auslösen. Sojamilch kann als Ersatz verwendet werden.

Ja	Nein
** Buttermilch, Sojamilch	*** Eiscreme, Käse, Sahne, Butter
* Ziegenmilch	** Milch, Joghurt, saure Sahne, Hüttenkäse
	* Kefir, Ghee

Tierische Produkte   Nein ***

Kapha-Typen brauchen im allgemeinen keine tierischen Produkte, weil sie tendenziell weniger unter Gewebeproblemen leiden. Von allen Fleischsorten beeinträchtigt Geflügel Kapha am wenigsten. Huhn ist für Kapha besser als Käse, aber jede Art von Fleisch führt langfristig zu einer Erhöhung von Kapha. Weißes oder mageres Fleisch ist für die betreffenden Menschen besser; Fett sollte überhaupt nicht gegessen werden.

Ja	Nein
* Huhn, Truthahn	*** Schwein, Rind, Lamm
	** Fisch, Schalentiere, Eier

Süßstoffe   Nein ***

Der süße Geschmack ist für Kapha-Typen in höchstem Maße schädlich. Zuviel Süßes ist ihr hauptsächlicher Ernährungsfehler und verursacht die meisten ihrer Krankheiten. Die einzige Ausnahme ist Honig, der den Auswurf fördert und langfristig austrocknend wirkt.

Ja	Nein
* Honig	*** weißer Zucker, brauner Zucker, Ahornsirup
	** Melasse, Fruchtzucker
	* Jagrézucker

Gewürze   Ja ***

Alle Gewürze einschließlich der scharfen sind gut für Kapha. Der würzige Geschmack hat Eigenschaften, die das genaue Gegenteil von Kapha sind, denn er ist heiß und trocken. Gewürze fördern den Stoffwechsel und verhindern die Ansammlung von Fett und Wasser im Gewebe. Salz sollte jedoch gemieden werden, abgesehen von geringen Mengen im Sommer oder wenn man viel schwitzt.

Ja	Nein
*** Cayennepfeffer, schwarzer Pfeffer, Senf, Meerrettich, Knoblauch, Ingwer, Kurkuma, Nelken, Kardamom	*** Meersalz
** Zimt, Koriander, Kreuzkümmel, Basilikum, Korianderblätter, Petersilie, Stinkasant, Bockshornklee	** Steinsalz
* Muskatnuß, Fenchel, Minze	

Getränke

Kapha-Typen brauchen weniger Wasser und sollten eisgekühltes und kaltes Wasser meiden. Sie können normalen Tee, Kräutertee, Tee aus Gewürzen wie Ingwer und Zimt oder Pflanzen mit zusammenziehendem Geschmack wie Alfalfa, Löwenzahn oder Chicoréewurzel trinken. Sie können den Tee mit Honig süßen, sollten jedoch nur selten Zucker und Milch dazu nehmen. Kaffee dürfen sie gelegentlich trinken.

Vitamine und Mineralien

Kapha-Typen brauchen weniger Vitamine und Mineralien, dafür aber mehr Gewürze und Enzyme als andere Typen. B-Vitamine sind in der Regel gut für sie, aber fettlösliche Vitamine (A, D und E) sollten sie nicht im Übermaß zu sich nehmen. Nahrungsergänzungen, die viele Mineralien enthalten, können aufgrund ihrer schweren Natur die Verdauungskraft weiter schwächen.

Sattvische Ernährung

»Sattva bringt Weisheit hervor, Rajas Gier und Tamas Verwirrung, Wahnvorstellungen und Unwissenheit« *(Bhagavad Gita XIV, 17)*.

Als ein Zweig des Yoga ist Ayurveda primär eine sattvische (friedliche) Form der Heilung. Sattvische Heilmethoden sind natürlich, sanft, gewaltlos, sie verletzen nicht und dringen nicht in den Körper ein, und sie werden vom Heiler mit Klarheit, Liebe und Aufmerksamkeit praktiziert. Sattvische Methoden erfordern ein harmonisches Verhältnis zwischen dem Therapeuten und dem Patienten. Dazu gehören solche Heilverfahren wie Kräutertherapie, natürliche Ernährungstherapie, Aromatherapie, Physiotherapie, die keine Verletzungen zufügt, sowie die Yoga-Therapie.

Rajasische Methoden sind gewalttätig, rauh, invasiv und verletzend. Oft wird die Motivation des Therapeuten durch das Verlangen nach Geld oder persönlichen Vorteilen bestimmt. Die Chirurgie ist die typischste rajasische Therapie, ebenso wie einige sehr heftige Formen der Physiotherapie.

Tamasische Methoden sind schwer, abstumpfend, unsensibel und unorganisch. Medikamente, auch wenn sie von ihrer ursprünglichen Wirkung her rajasisch sind, haben langfristig tamasische Effekte. Krankenhäuser mit ihrer sterilen Atmosphäre sind tamasisch; die Patienten müssen längere Zeit im Bett bleiben, ohne frische Luft oder körperliche Bewegung, oft bei einer Ernährung, die viele energetisch tote oder konservierte Nahrungsmittel enthält, überwacht von Menschen, die ihnen gegenüber keine wirkliche Fürsorge empfinden.

Sattvische oder yogische Ernährung

Die sattvische Ernährung war ursprünglich für Menschen gedacht, die Yoga praktizieren und ihr Bewußtsein erweitern wollen. Sie ist gut für diejenigen, die ihren Verstand stark nutzen, denn sie verbessert die geistigen Fähigkeiten und die geistige Energie. Außerdem ist sie wichtig bei der Behandlung geistiger Störungen, denn sie hilft, die Harmonie und das Gleichgewicht wiederherzustellen.

Ebenso sollte man sie während der Rekonvaleszenz oder nach einer Giftausleitung in Erwägung ziehen. Die sattvische Ernährung trägt dazu bei, das Körpergewebe zu verbessern und zu erneuern, und sie eignet sich besonders für Menschen, die ihr Bewußtsein erweitern wollen. Oft wird sie mit Verjüngungstherapien (»Rasayana«) kombiniert, und zwar speziell mit solchen zur Verjüngung des Geistes (»Brahma Rasayana«) oder des Nervensystems.

Die sattvische Ernährung besteht ausschließlich aus reinen Speisen, die von Natur aus leicht sind, eine etwas kühlende Energie haben und den Geist nicht stören. Es dürfen nur Nahrungsmittel gegessen werden, die reich an Lebensenergie oder Prana sind. Dazu gehören frisches Obst und Gemüse aus biologischem Anbau. Alle Nahrungsmittel, die dadurch gewonnen werden, daß man lebenden Wesen Schaden zufügt, wie Fleisch oder Fisch, sind zu meiden. Dasselbe gilt für Nahrungsmittel, die auf vergifteten Böden gewachsen oder mit zuviel Kunstdünger oder Pflanzengiften behandelt worden sind.

Die sattvische Ernährung ist eine im allgemeinen gesunde und ausgleichende Diät für alle drei Körpersäfte, auch wenn sie den jeweils spezifischen Diäten für jeden Konstitutionstyp angepaßt werden kann. Da die sattvische Ernährung jedoch vor allem den Geist stärken soll, ist sie möglicherweise für Menschen, die körperlich arbeiten, nicht nahrhaft genug. Sie macht den Geist empfindsamer und stärkt das Verständnis und das Mitgefühl. Das mag für Menschen, die übersensibel sind und Lärm und Streß leicht als störend empfinden, eher ungünstig sein. Ebenso ist diese Form der Ernährung bei einem Übermaß an Vata vielleicht nicht erdend genug.

Die folgende Zusammenstellung der Nahrungsmittel entspricht den drei Gunas oder Eigenschaften der Urnatur, die schon im Kapitel über die geistige Konstitution erläutert worden sind: Sattva ist rein, leicht, klar, beruhigend, harmonisierend, öffnet den Geist und fördert die Wachheit. Rajas ist unklar, aufgewühlt, turbulent, energetisierend und stört die Emotionen. Tamas ist dunkel, schwer, abstumpfend, fördert die Lethargie und verschließt den Geist.

Sattvische Ernährung und die sechs Geschmacksrichtungen

Von den sechs Geschmacksrichtungen gilt nur die süße als generell sattvisch, denn sie ist angenehm, harmonisierend und nährend und reflektiert die Energie der Liebe. Scharf, sauer und salzig sind rajasisch, denn sie wirken anregend. Bitter und zusammenziehend sind tamasisch, weil sie langfristig zur Starrheit führen.

Der scharfe Geschmack reizt die Nerven durch seine zerstreuende Eigenschaft. Sauer und salzig schädigen die Emotionen, weil sie das Blut erhitzen. Bitter und zusammenziehend wirken beide adstringierend.

Zuviel Süßes wirkt tamasisch oder abstumpfend. Das gilt vor allem für alte oder künstlich zubereitete Süßigkeiten. Einige bittere Kräuter wie Gotu Kola sind sattvisch, weil der bittere Geschmack helfen kann, den Geist zu öffnen. Einige Gewürze, z. B. Ingwer, haben einen süßen Duft und sind darum sattvisch.

Übermäßig viel und schwer zu essen ist tamasisch, leicht zu essen ist sattvisch. Die sattvische Ernährung ist ausgewogen und gleichmäßig im Geschmack ohne irgendwelche Extreme.

Obst

Obst ist von Natur aus sattvisch. Es ist süß, leicht und fördert die Zufriedenheit. Es enthält große Mengen des Elementes Äther, das die anderen Elemente kontrolliert und ausgleicht. Alle Obstsorten sind im allgemeinen gut für eine yogische Ernährung oder um den Geist zu stärken. Sie harmonisieren den Magen, wirken durststillend, beruhigen das Herz und verbessern die Wahrnehmung. Sie reinigen und nähren die Körperflüssigkeiten. Obst sollte vorzugsweise frisch und der Jahreszeit entsprechend gegessen werden.

Einige Yogis meiden jedoch schwere, süße Früchte wie Bananen, weil sie Schleim bilden und die Kanäle verstopfen können.

Gemüse

Die meisten Gemüsesorten sind gut für eine sattvische Ernährung, wenn auch nicht im selben Maße wie Obst. Pilze gelten als tamasisch, weil sie etwas mit Verfall zu tun haben. (In diesem Zusammenhang ist jedoch bemerkenswert, daß die chinesischen Buddhisten viele Pilzsorten für gut halten, um die Meditation zu fördern.) Scharfes Gemüse – Knoblauch, Zwiebeln, Radieschen und Chilies – sind rajasisch und tamasisch und stimulieren tendenziell die Nerven der Geschlechtsorgane zu stark. Kohlgemüse – Wirsing, Broccoli, Rosenkohl, Schwarzkohl, in geringem Ausmaß auch Blumenkohl – sind im Übermaß rajasisch oder gasbildend. Zu viele Kartoffeln und Süßkartoffeln können etwas schwer oder schleimbildend sein.

Ansonsten ist frisches oder gedämpftes Gemüse oder Gemüsesaft im allgemeinen gut. Sellerie wirkt sich besonders günstig auf das Gehirn aus.

Getreide

Ähnlich wie Obst hat Getreide generell eine sattvische Natur, besonders Reis (Basmati oder brauner Langkornreis). Weizen und Hafer sind ebenfalls gut. Getreide ist gewöhnlich das Hauptnahrungsmittel einer sattvischen Ernährung, wobei es besser im Winter gegessen wird oder wenn man mehr körperliche Kraft benötigt. Vollkorngetreide ist vorzuziehen, aber Brot ist ebenfalls sattvisch.

Bohnen

Bohnen sind von Natur aus gewöhnlich rajasisch. Sie sind reizend, gasbildend und schwer. Deshalb werden sie im allgemeinen nicht für eine yogische Ernährung empfohlen. Ausgenommen davon sind Mungbohnen, Azukibohnen und Tofu. Eine Mischung zu gleichen Teilen aus gespaltenen Mungbohnen und Basmati-Reis ist das Hauptnahrungsmittel der yogischen Ernährung und das wichtigste einfache Essen zur Reinigung und während der Rekonvaleszenz im Ayurveda.

Nüsse

Samen und Nüsse sind von Natur aus sattvisch. Man sollte sie frisch oder leicht geröstet verzehren, nicht stark geröstet und gesalzen, denn dadurch werden sie tamasisch. Mandeln, Pinienkerne und

Walnüsse sind besonders gut. Wie alle Nüsse sind sie jedoch ein wenig schwer, und man sollte nicht zu viel davon auf einmal essen. Nüsse und Samen werden außerdem leicht ranzig und dann tamasisch.

Milchprodukte

Milchprodukte sind von Natur aus sattvisch; pasteurisiert oder anderweitig verarbeitet können sie jedoch tamasisch werden. Milch wird durch die Liebe der Kuh zu ihrem Kalb gebildet. Milchfasten oder Buttermilchfasten ist ein wichtiger Teil einer yogischen Ernährung. Milchprodukte sind gut während der Rekonvaleszenz, besonders wenn man sich von Blutungen, Blutverlusten oder auszehrenden Krankheiten erholt. Joghurt ist ebenfalls gut, aber ein wenig schwer und sollte nicht im Übermaß genossen werden, weil er die Kanäle verstopfen kann. Die meisten Käsesorten sind sehr schwer und werden deshalb nicht zum regelmäßigen Verzehr empfohlen.

Öle

Die meisten Öle sind schwer und sollten nicht in großen Mengen verwendet werden. Ghee, geklärte Butter, ist sattvisch, fördert die Intelligenz und Wahrnehmung und kann unbegrenzt gegessen werden. Man kann Reis oder Gemüse damit anreichern. Sesamöl ist sattvisch, ebenso Kokosnußöl. Auch Olivenöl ist gut, aber nicht in Verbindung mit Knoblauch, weil es dadurch tamasisch wird.

Süßstoffe

In Maßen ist der süße Geschmack sattvisch, aber raffinierter Zucker ist tamasisch. In der yogischen Ernährung verwendet man kleine Mengen natürlicher Süßstoffe einschließlich Honig (der nicht erhitzt werden darf) und Rohzucker, insbesondere Jagrézucker. Honig wird durch Erhitzen angeblich giftig, also tamasisch. Es heißt, daß der süße Geschmack die Wahrnehmungskraft (Shakti) fördert.

Gewürze

Die meisten Gewürze sind rajasisch, aber es gibt eine Reihe von Ausnahmen. Zu den sattvischen Gewürzen gehören Ingwer, Zimt, Kardamom, Fenchel und Koriander sowie Kurkuma. Sie helfen, die Auswirkungen von zuviel Obst, Milchprodukten oder anderen feuchtigkeitsbildenden Nahrungsmitteln auszugleichen.

Einige Yogis verwenden auch schwarzen Pfeffer oder langen Pfeffer, um Schleim auszutrocknen und die Kanäle offenzuhalten. Hier wird Rajas benutzt, um Tamas entgegenzuwirken, was indirekt Sattva hervorbringt. Solche strategischen Varianten sollte man mit berücksichtigen.

Salz ist zu meiden, außer im Sommer oder in einem heißen Klima. Dann wird es am besten mit Limonen kombiniert.

Getränke

Man kann reines Quellwasser, sattvische Kräutertees oder Milch trinken. Kaffee und andere anregende Getränke sollte man meiden. Gelegentlich wird jedoch grüner oder schwarzer Tee getrunken, der die geistigen Funktionen stärken soll.

Ernährungsregeln

Die Mahlzeiten sollten einfach sein, und man sollte nicht zu häufig essen. Die Hauptmahlzeit wird gewöhnlich um die Mittagszeit eingenommen, während man nach Sonnenuntergang nur noch etwas Leichtes zu sich nehmen sollte. Bei einer sattvischen Ernährung muß das Essen mit Liebe und Aufmerksamkeit zubereitet werden. Das steigert die sattvischen (spirituellen) und lebensfördernden Eigenschaften aller Speisen.

Kräuter

Hier sind viele Kräuter nützlich, die positiv auf das Gehirn wirken. Gotu Kola verleiht dem Geist Klarheit, Ruhe und Kühle. Kalmus ist besonders gut, um die Kanäle zu reinigen, die Wahrnehmung zu fördern und die Sprache zu verbessern. Andere nützliche Kräuter sind die Triphala-Rezeptur, insbesondere Amalaki, Aloe-Gel, Narde, Ashwagandha, Shatavari, Safran, Rose, Lotus und Bhringaraj. Gute westliche und chinesische Kräuter für den Geist sind u. a. Helmkraut, Salbei, Minze, Datteln und die Samen des Lebensbaums.

Die meisten tonisierenden Kräuter wie Ashwagandha, Shatavari, Ginseng, Tragant und Beinwellwurzel sind sattvisch und können im Rahmen einer sattvischen Ernährung gute Energielieferanten sein. Chyavan Prash, Brahma Rasayan und ähnliche ayurvedische Zubereitungen sind sehr sattvisch.

Ätherische Öle und Räucherwerk

Die meisten ätherischen Öle sind von Natur aus sattvisch, ebenso das meiste Räucherwerk. Am besten sind Sandelholz, Safran, Kampfer, Vetiver, Weihrauch, Lotus und Rose.

Rajasische und tamasische Ernährungsformen

Rajasische und tamasische Nahrungsmittel werden im allgemeinen nicht empfohlen, weil sie den Geist stören oder Krankheiten hervorrufen. Wir sollten sie kennen, um sie zu meiden.

Rajasische Nahrungsmittel schädigen Vata und Pitta, tamasische Speisen erhöhen Kapha und Ama. Rajasische Nahrungsmittel führen zu Überaktivität, Rastlosigkeit, Reizbarkeit und Schlaflosigkeit, sie erhöhen die Giftstoffe im Blut, verursachen Blutungen und fördern einen zu hohen Blutdruck.

Tamasische Nahrungsmittel führen zu einem Mangel an Aktivität, Lethargie, Apathie, übermäßigem Schlafbedürfnis sowie einer Ansammlung von Schleim und Abfallprodukten im Körper.

Zu den rajasischen Nahrungsmitteln gehören die meisten Speisen, die einen starken Geschmack haben. Sie sind übermäßig würzig, salzig und sauer: Chilies, Knoblauch, Zwiebeln, Wein, Gewürzgurken, ein Übermaß an Salz, Mayonnaise, saure Sahne und Essig. Fleisch ist ebenfalls rajasisch, besonders rotes Fleisch, obwohl dieses auch tamasische Eigenschaften hat.

Was zu heiß gegessen wird, wirkt auch rajasisch, außerdem die meisten gebratenen, gerösteten und gesalzenen Speisen. Zu rajasischen Nahrungsmitteln trinkt man gewöhnlich anregende (rajasische) Getränke wie Kaffee oder Alkohol.

Tamasisch wirken Speisen, die abgestanden, alt, aufgewärmt, ranzig, künstlich, fettig oder schwer sind. Dazu gehören alle »toten« Nahrungsmittel wie Fleisch und Fisch, besonders Schweinefleisch und tierische Innereien. Ebenso gehören die meisten konservierten Nahrungsmittel hierher. Pasteurisierte Milch oder pasteurisierte Milchprodukte werden tamasisch (weil Pasteurisation eine Art Kochen ist, so daß pasteurisierte Milch als aufgewärmtes Nahrungsmittel gilt). Die übermäßige Aufnahme von Fett, Ölen, Zucker und Gebäck ist tamasisch. Weißer Zucker und weißes Mehl wirken langfristig tamasisch (obwohl weißer Zucker kurzfristig rajasisch wirkt). Zu kalte Nahrungsmittel sind ebenfalls tamasisch.

Sattvische Ernährung im Hinblick auf die Körpersäfte
Wenn die sattvische Ernährung an die Körpersäfte angepaßt wird, bedeutet dies in der Regel eine Einschränkung der empfohlenen Speisen. Da eine sattvische – spirituelle – Diät zuweilen wenig nahrhaft ist, sollte sie mit Bedacht eingesetzt werden.

Sattvische Vata-Diät
Menschen mit einer Vata-Konstitution neigen zu Rajas. Deshalb sollte ihre Ernährung Bestandteile enthalten, die sattvisch oder tamasisch sind. Bei der spirituellen Anit-Luft-Diät sollte man auf die tamasischen Bestandteile verzichten: Knoblauch und Zwiebeln, Eier, Fleisch und Fisch. Rajasische Gewürze wie Cayenne, schwarzer Pfeffer, Senf und Stinkasant, die manchmal in der Vata-Diät verwendet werden, sollte man ebenfalls nur zurückhaltend benutzen. Dasselbe gilt für Salz.

Tamasische Kräuter wie Muskatnuß und Baldrian, die beruhigend wirken, sollten nicht regelmäßig eingenommen werden. Zwar können bei Krankheiten rajasische oder tamasische Kräuter verwendet werden, aber keine Heilmittel, die aus tierischen Produkten gewonnen werden, es sei denn, die Krankheit ist lebensbedrohlich.

Sattvische Pitta-Diät

Pitta-Typen neigen ebenfalls zu Rajas, aber nicht so stark wie Vata-Menschen. Sie können sich leichter an eine sattvische Diät halten. Die gewöhnliche Anti-Pitta-Diät ist ohnehin vorwiegend sattvisch. In der spirituellen Anti-Feuer-Diät hingegen sollte man Bohnen (abgesehen von Mungbohnen, Azukibohnen und Tofu), Rüben, Radieschen und tierische Produkte vermeiden. Ein Übermaß an Zucker und eine generelle Überernährung widersprechen ebenfalls der sattvischen Diät.

Rajasische und tamasische Kräuter, die scharf, bitter oder stark zusammenziehend sind, sollten zurückhaltend verwendet werden.

Sattvische Kapha-Diät

Kapha-Typen neigen zu Tamas, weil sie oft schwer und träge sind sowie häufig unter Verstopfung und Stauungen leiden. Im allgemeinen werden für sie viele rajasische Nahrungsmittel und Gewürze empfohlen. Demgegenüber ist die spirituelle Anti-Wasser-Diät stärker einschränkend.

Zusätzlich zur gewöhnlichen Kapha-Diät verlangt sie, daß man weniger scharfe Gewürze zu sich nimmt sowie auf Bohnen (außer Mungbohnen, Azukibohnen und Tofu), auf Fleisch und alle tierischen Produkte verzichtet. Man kann sattvische Kräuter verwenden und zur Stärkung Vollkorngetreide essen.

Ayurvedische Therapien – Die Methoden zur Wiederherstellung des Gleichgewichts

Tonisierung und Reduktion

Im Ayurveda werden viele verschiedene Therapien angewendet. Sie können in zwei Gruppen eingeteilt werden: Tonisierung und Reduktion, auch als Ergänzung und Ausleitung bezeichnet. Reduktion, »Langhana«, bedeutet wörtlich »leichter machen«; Ergänzung, »Brimhana«, bedeutet »schwerer machen«.

Reduktionstherapien verringern Überschüssiges im Körper und sind bei Übergewicht, Giftansammlungen und einem Ungleichgewicht der Körpersäfte angezeigt. Sie zielen darauf ab, die krankheitsverursachenden Faktoren aus dem Körper auszuleiten. Tonisierende Methoden nähren den Körper bei Mangelzuständen und sind bei Untergewicht, Kraftlosigkeit oder Gewebeschwächen angezeigt. Sie wirken aufbauend, wenn im Körper ein Mangel an Energie oder Substanz herrscht, der zu Krankheiten führen kann.

Reduktionstherapien sollten im akuten Krankheitsstadium durchgeführt werden, wenn es sich um einen heftigen Anfall handelt. Außerdem werden Reduktionsmethoden im Ayurveda auch benutzt, um im Rahmen einer inneren Reinigung tiefsitzende Giftstoffe auszuleiten, als ein Teil der Gesundheitsvorsorge.

Tonisierende Therapien sollten bei chronischen Krankheiten, in der Rekonvaleszenz oder nach Reduktionstherapien durchgeführt werden. Die allgemeine Regel lautet, daß man zunächst reduziert und dann tonisiert. Wenn wir zuerst tonisieren, kann es sein, daß wir die Giftstoffe oder einen Überschuß an Körpersäften vermehren, so daß sich der Zustand des Patienten verschlechtert. In dieser Hinsicht profitiert fast jeder von einer Reduktionstherapie, und sei es nur, um unseren Organismus zu reinigen, bevor wir tonisierende Maßnahmen anwenden. Diese Regel gilt jedoch nicht, wenn der Patient zu schwach für Reduktionstherapien ist und zuerst tonisiert werden muß. Beide Methoden können bis zu einem gewissen Grad kombiniert werden, besonders für sanftere und langfristige Therapien.

Vergleich der chinesischen und ayurvedischen Ansichten

Diese Zweiteilung der Therapiemethoden ist ähnlich wie in der chinesischen Medizin. Dort wird die Reduktion im Hinblick auf äußere pathogene Faktoren wie beispielsweise Hitze, Kälte, Wind, Feuchtigkeit oder Trockenheit durchgeführt. Therapeutische Methoden wie das Fördern von Schwitzen sowie die Ausleitung über Darm und Nieren werden eingesetzt, um diese Faktoren und die von ihnen verursachten Krankheiten zu beseitigen. Im Ayurveda gilt die Reduktionstherapie sowohl den Giftstoffen (Ama), die sich durch eine Verdauungsschwäche im Körper sammeln, als auch einem Überschuß an Körpersäften. Die Methoden, die dabei angewendet werden, sind ähnlich, aber im Ayurveda betrachtet man Krankheit im wesentlichen als ein Ergebnis innerer Faktoren.

In der chinesischen Medizin werden Yin, Yang, Qi oder Blut tonisiert, die hauptsächlichen Bestandteile des Körpers. Im Ayurveda tonisiert man die durch die Krankheit geschädigten Gewebe und die dafür ursächlichen Körpersäfte, was derselbe Grundgedanke ist.

Einstellungen im Hinblick auf Reduktion und Tonisierung

Die Reduktionstherapie bezeichnet man als »Unzufriedenheit bringende« (Asantarpana) Therapie, weil sie beinhaltet, daß man sich diszipliniert, ein hartes Leben führt und auf manches verzichtet. Sie verstärkt unsere Selbstzweifel und konfrontiert uns mit den Fragen, wer wir sind und was wir im Leben tun.

Tonisierung wird als die »Zufriedenheit bringende« (Santarpana) Therapie bezeichnet, denn sie beinhaltet Methoden, die uns besser nähren sowie Fürsorge, Entspannung, Gelassenheit und Freude in unser Leben bringen. Die tonisierende Therapie soll dazu führen, daß wir uns im Leben wohler fühlen. Sie fördert Vertrauen, Liebe und eine positive Einstellung.

Indikationen

Kapha, das Wasser, braucht vorzugsweise eine Reduktionstherapie, Vata, die Luft, dagegen eine Tonisierung. Das hängt mit den hauptsächlichen Eigenschaften dieser Körpersäfte zusammen: Schwere bei Kapha und Leichtigkeit bei Vata. Pitta, das Feuer, braucht gewöhnlich eine gemischte Therapie, teilweise Reduktion und teilweise Tonisierung. Aspekte der Reduktionstherapie sind bereits bei den Lebens- und Ernährungsregeln zur Reduktion von Kapha behandelt worden, Aspekte der Tonisierung bei den entsprechenden Regeln zur Reduzierung von Vata. Hier werden sie nun genauer dargestellt.

Die Reduktionsmethoden für Kapha sind demnach heftig: Die Patienten müssen fasten oder erbrechen. Für Vata gibt es sanfte Methoden: Diese Patienten bekommen Einläufe oder eine nährende Diät. Bei Pitta geht man gemäßigt vor und verordnet Abführmittel. Auf der anderen Seite sind die tonisierenden Methoden für Vata heftig mit stark tonisierenden Kräutern wie Ashwagandha oder Ginseng. Bei Kapha ist die Tonisierung sanft mit Kräutern wie Alant oder langem Pfeffer, die Mangelzustände beseitigen, aber nicht zu schwer sind. Pitta wird mäßig tonisiert mit kühlenden Kräutern wie Shatavari oder Aloe-Gel.

Reduktionstherapie

Die Reduktionstherapie hat im Ayurveda zwei Teile, die als Linderung und Reinigung bezeichnet werden. Linderung, Shamana, bedeutet wörtlich »Beruhigung«. Ihr hauptsächliches Ziel ist die Reduktion von Ama, den unverdauten Nahrungsbestandteilen, und die Beruhigung der Körpersäfte, so daß sie durch die Reinigungstherapien ausgeleitet werden können. Der Körpersaft kann mit angesammelten Giftstoffen vermischt sein, die reizend wirken und die Symptome komplexer machen. Diese Giftstoffe müssen zuerst vom Körpersaft getrennt werden, damit man an diesem direkt arbeiten kann.

Linderungstherapie

Von der Linderung heißt es, sie bestehe aus sieben Teilen: »Kräuter, um die Giftstoffe zu verbrennen, Kräuter, um die Verdauung anzuregen, Fasten ohne Nahrung, Fasten ohne Wasser, Körperübungen, Sonnenbäder und Wind« *(Ashtanga Hridaya VIV, 7)*. Diese Methoden haben alle das Ziel, das Verdauungsfeuer, Agni, zu stärken und die Giftstoffe zu zerstören. Sie reinigen den Verdauungstrakt, in den anschließend die Giftstoffe aus den tieferen Geweben gespült und ebenfalls ausgeschieden werden können.

Mehr zur Linderungstherapie finden Sie im Kapitel »Entgiftungstherapien und Ernährung«.

Reinigungstherapie

Reinigung, Shodhana, ist eine spezielle Form der Therapie zur Ausleitung der krankheitsverursachenden Körpersäfte. Damit ist nicht die Anwendung von Reduktionsmethoden gemeint, und die Therapie kann auch nicht ohne eine angemessene Vorbereitung (durch die Linderungstherapie) durchgeführt werden. Die Schönheit und Stärke der ayurvedischen Ausleitungstherapie liegt in ihrer Systematik, mit der sie die Giftstoffe in die verschiedenen Organe leitet, über die sie ausgeschieden werden sollen. Denn es hat wenig Zweck, nur die Organe durchzuspülen, ohne daß die Giftstoffe vorher dorthin geleitet worden sind.

Die Reinigungstherapie sollte angewendet werden, wenn die überschüssigen Körpersäfte durch die Linderungsmethoden ihren Weg zu den Ausleitungsorganen gefunden haben. Solange sie in den Geweben abgelagert oder mit den Geweben vermischt sind, können körperliche Abfallstoffe wie Ama, die unverdauten Nahrungsmengen, nicht direkt ausgeschieden werden.

Pancha Karma, die ayurvedische Reinigungstherapie

Es heißt, daß die Reinigungstherapie fünf Bestandteile hat: »Reinigende Einläufe, reinigende Nasenspülungen, Abführen, Erbrechen und der Aderlaß« *(Ashtanga Hridaya XIV, 5)*. Diese Maßnahmen werden in der Umgangssprache als »Pancha Karma« bezeichnet, die fünffache Reinigungstherapie – arzneiliche Einläufe, arzneiliche Nasenspülungen, therapeutisches Abführen, therapeutisches Erbrechen und der therapeutische Aderlaß, um vergiftetes Blut aus dem Körper zu entfernen. Dies gilt als der radikalste Weg, um den Organismus zu reinigen und dabei ein für allemal die krankheitsverursachenden Körpersäfte zu beseitigen.

Diese Methoden können entweder bei akuten Krankheiten angewendet werden, indem man beispielsweise Asthmaanfälle durch therapeutisches Erbrechen behandelt, oder sie können dem Patienten nach einer entsprechenden Vorbereitung zur inneren Reinigung verordnet werden, etwa das therapeutische Erbrechen, um bei Fettleibigkeit ein Übermaß an Kapha auszuleiten. Der Patient darf für eine Pancha-Karma-Behandlung nicht zu schwach sein, weil diese Maßnahmen stark reduzierend wirken.

Einige der Methoden können auch als Bestandteile anderer Therapien eingesetzt werden. So sind beispielsweise Einläufe mit tonisierenden Kräutern ein Teil der Tonisierungstherapie.

Dieses Buch verfolgt nicht den Zweck, die Praxis des Pancha Karma in allen Einzelheiten zu erklären. Viele der Maßnahmen müssen in einem Krankenhaus durchgeführt werden und sind ohne entsprechende Einrichtungen und Ausrüstung nur begrenzt praktikabel. Ayurvedische Krankenschwestern lernen in ihrer Ausbildung, eine solche Therapie zu begleiten, wozu auch gehört, die Ausscheidungen zu messen. Dennoch will ich zumindest die Ansätze dieser wichtigen Behandlungsform umreißen.

Es geht dabei um ein Konzept, das im Westen noch nicht richtig verstanden und mit einigen Vorurteilen betrachtet wird. Zunächst einmal müssen wir uns klarmachen, daß es sich um ein System verschiedener Therapien handelt, die auf unterschiedliche Weise angewendet werden können. Die Maßnahmen werden individuell angepaßt, je nach Krankheit, Jahreszeit, Kultur und so weiter. Viele Bestandteile der Behandlung können auch in allgemeinerer Form als Teil der persönlichen Gesundheitsvorsorge durchgeführt werden.

Vorbereitende Verfahren des Pancha Karma

Die Linderungstherapie, bestehend aus einer vorbereitenden Entgiftung und Reduktion von Ama, sollte in der Regel einige Zeit vor der Pancha-Karma-Behandlung durchgeführt werden. Eine Woche wäre dafür eine relativ kurze Zeit, ein Monat durchschnittlich, sechs Monate eine lange Zeit. Bei akuten Krankheiten kann man die Linderungstherapie jedoch auch verkürzen.

Ölbehandlungen und Schwitzkuren

Die Anwendung von Ölen, »Snehana« oder auch »Öltherapie« genannt, ist eine wichtige therapeutische Methode im Ayurveda, wobei die Öle sowohl innerlich als auch äußerlich eingesetzt werden. Die Dampftherapie oder das therapeutische Schwitzen (»Svedana«) ist eine andere wichtige Methode. Beide sind wesentliche Bestandteile von Pancha Karma, aber darüber hinaus auch nützlich, um verschiedene Krankheiten zu behandeln oder die Gesundheit zu erhalten. Mit diesen Maßnahmen wird auf Pancha Karma vorbereitet.

Nach einer angemessenen Entgiftung muß für eine gewisse Zeit täglich die Öl- und Schwitztherapie durchgeführt werden, wobei der Zeitraum bei der Gesundheitsvorsorge mindestens eine Woche und bei der Behandlung schwerer Krankheiten etwa drei Wochen beträgt. Warmes Sesamöl wird in großen Mengen über den ganzen Körper verteilt. Spezielle arzneiliche Öle (wie Narayan- oder Mahanarayanöl) können in geringeren Mengen auf die Stellen des Körpers aufgetragen werden, die Beschwerden machen. Dabei geht es nicht um die Anwendung bestimmter Massagetechniken. Die Physiotherapie ist eine eigene wichtige Behandlungsform, doch die Öltherapie hat nichts mit Massage, sondern nur mit der Anwendung von Öl zu tun. Das Öl wird gleichzeitig innerlich verabreicht, meist in Form von Ghee (geklärter Butter).

Kurz danach muß man schwitzen, entweder im Schwitzkasten oder im Dampf schweißtreibender Kräuter (Kampfer, Eukalyptus, Minze, Wachsmyrte). Wenn die Patienten dafür zu schwach sind, verwendet man tonisierende Kräuter (Dasmula und Bala). Die

Kräuter können in einem Dampftopf gekocht werden, an dessen Deckel ein Schlauch angeschlossen ist (Nadi Sveda). Der medizinische Dampf wird an spezifische Körperstellen geleitet, so beispielsweise bei Arthritis an die geschwollenen Gelenke.

Manche Leute meinen, die Öl- und Schwitztherapien, Snehana und Svedana, seien Pancha Karma, aber dies sind zwar wichtige, aber lediglich die vorbereitenden Maßnahmen. Ein großer Teil der Pancha-Karma-Therapie besteht darin, die Ausscheidung der Giftstoffe vorzubereiten, vor allem durch solche Öl- und Schwitztherapien. Wenn diese Vorbereitung erst einmal erfolgt ist, können die eigentlichen Ausleitungsverfahren schnell durchgeführt werden. Hört man jedoch nach den Vorbereitungen auf, hat man im Grunde kein Pancha Karma durchgeführt.

Die Ölanwendungen und die Schwitztherapie haben den Zweck, die überschüssigen Körpersäfte in den Verdauungstrakt zu befördern, damit sie von dort ausgeschieden werden können. Durch das Öl werden sie aufgeweicht und verflüssigt, um dann über die äußeren Tansportkanäle, die Lymph- und Blutbahnen, in die inneren Organe, d. h. den Verdauungstrakt zu gelangen. Wenn man hier mit der Behandlung aufhört, hat man die überschüssigen Körpersäfte lediglich an ihren Ursprungsort zurückbefördert, was den Organismus belastet und zu Krankheiten führen kann. Wenn sie nicht ausgeschieden werden, wandern sie von neuem in das Gewebe zurück, wo sie schon vorher abgelagert waren.

Wenn Vata auf diese Weise aus dem Gewebe gelöst, aber nicht durch die primären therapeutischen Verfahren des Pancha Karma wie beispielsweise Einläufe aus dem Körper ausgeschieden wird, löst es Appetitstörungen, Blähungen und andere Verdauungsstörungen, Verstopfung und Schlaflosigkeit aus. Wenn Pitta aus dem Gewebe gelöst, aber nicht ausgeschieden wird, führt das zu Reizbarkeit, Fieber und Übersäuerung. Geschieht dasselbe mit Kapha, so entstehen dadurch Appetitverlust, Müdigkeit und Blutandrang. Außerdem unterdrücken starke Ölanwendungen das Verdauungsfeuer und verursachen auf diese Weise Verdauungsstörungen wie Appetitlosigkeit und Verstopfung. Deshalb sollte man die Ölbehandlungen nicht übertreiben oder ihre Wirkung dadurch ausgleichen, daß man Ingwer und andere scharfe Gewürze zu sich nimmt, um das Verdauungsfeuer zu stärken.

Führt man statt der intensiven ein- bis dreiwöchigen Behandlung sanfte Ölbehandlungen über einen längeren Zeitraum durch, kann man vergleichbare Wirkungen erzielen. Saunagänge, warme Bäder oder Duschen und schweißtreibende Tees wie beispielsweise Zimt- oder Ingwertee können für die Schwitztherapie benutzt werden. Ebenso sollte man gelegentlich die fünf hauptsächlichen Reinigungsverfahren wie Einläufe oder Abführen praktizieren, um sicherzustellen, daß sich die Körpersäfte nicht übermäßig ansammeln. Wenn man sehr fett gegessen hat, sollte man Kräuter und Gewürze zu sich nehmen, um das Verdauungsfeuer zu schützen.

Die eigentlichen Verfahren des Pancha Karma
Therapeutisches Erbrechen

Das künstlich herbeigeführte therapeutische Erbrechen (Vamana) sollte man nur vorsichtig einsetzen. Wenn wir uns anstrengen müssen, um zu erbrechen, können wir unsere Nervenreflexe schädigen; deshalb darf diese Form der Therapie bei einer Vata-Konstitution gewöhnlich nicht durchgeführt werden. Aber mit ein wenig Geduld und Übung können wir lernen, uns selbst auf diese Weise zu behandeln. Man kann das sogar regelmäßig machen, um den Magen zu reinigen, und manchmal ist das Erbrechen auch Teil der Linderungstherapie.

Man verwendet dazu starke Tees aus Süßholzwurzel, Salz, Kalmus, Kamille oder Lobelie. Zuvor sollte man etwas mehr als einen halben Liter eines milden, blähungstreibenden Tees wie Minze oder Fenchel trinken. Anschließend steckt man sich den Finger in den Hals. Wenn der Brechreflex einsetzt, sollte man ihm uneingeschränkt nachgeben. Es ist einfacher, den Magen durch ein oder zwei starke Reflexe zu leeren, als durch eine größere Zahl von schwachen. Auf diese Weise entstehen meist auch weniger Nebenwirkungen. Wichtig ist dabei, daß man den Magen vollständig leert.

Erbrechen darf nicht angewendet werden bei schwachen, ausgemergelten, untergewichtigen, jungen oder alten Patienten sowie bei Rekonvaleszenten oder Menschen, die unter einem trockenen Husten leiden. Es ist hauptsächlich geeignet für Patienten, bei denen sich Schleim in der Lunge und im Magen angesammelt hat. Dies sind in der Regel Menschen mit einer Kapha-Konstitution. Die beste Jahreszeit für eine solche Therapie ist der Frühling, vorzugsweise das späte Frühjahr, wenn es schon wärmer geworden ist. Die Behandlung sollte nicht bei Sturm oder Regen durchgeführt werden. Bei Vollmond sind die Ergebnisse besser. Die beste Zeit zum Erbrechen ist morgens nach Sonnenaufgang.

Einen großen Teil der Wirkungen, die ein kurzfristiges therapeutisches Erbrechen hat, kann man auch erzielen, indem man über lange Zeit auswurffördernde Kräuter wie Ingwer oder Kalmus oder Rezepturen wie Trikatu anwendet bzw. indem man eine Anti-Kapha-Diät einhält.

Abführen

Abführen (Virechana) ist die einfachste der Pancha-Karma-Methoden, und die Auswirkungen sind leicht zu erkennen. Es wird ein starkes Abführmittel eingenommen – Rhabarberwurzel, Sennesblätter, Aloe oder Rizinusöl. Vier Teile Rhabarberwurzel können mit jeweils einem Teil Fenchel, Ingwer und Süßholzwurzel gemischt werden; davon nimmt man vor dem Zubettgehen zwei bis fünf Gramm mit Honig oder warmem Wasser. Alternativ kann man zwei Teelöffel Rizinusöl in warmer Milch mit Ingwer nehmen. Triphala, ein mildes ayurvedisches Abführmittel, wirkt nur stark genug, wenn man es in großen Dosen nimmt, gewöhnlich zehn bis dreißig Gramm.

Durch das Abführen soll ein Übermaß an Pitta vom Ort seiner Entstehung im Dünndarm ausgeleitet werden. Denken Sie daran, daß Abführen nicht so sehr zur Behandlung des Dickdarms geeignet ist, weil durch Abführmittel sowohl der Dünndarm als auch der Dickdarm gereinigt werden. Diese Reinigung des Dünndarms kann das Verdauungsfeuer schwächen, so daß sie für Vata-Typen nicht immer ratsam ist.

Therapeutisch abführen können wir immer dann, wenn die Därme gereinigt werden müssen. Auf diese Weise kann man Verstopfung, lange bestehendes Fieber, akute Durchfälle, Magen- und Darmverstimmung, Nahrungsmittelvergiftungen und jede andere Krankheit behandeln, die mit einem Übermaß an Galle und Giftstoffen im Blut zu tun hat.

Die abführenden Kräuter werden gewöhnlich abends eingenommen, so daß am nächsten Tag fünf bis acht Darmentleerungen erfolgen, bei denen die Därme durchgespült werden. Die besten Jahreszeiten dafür sind das späte Frühjahr oder der Sommer.

Bei sehr jungen oder sehr alten Menschen, bei schwachen, entkräfteten und abgemagerten Patienten, bei Schwangeren oder Menschen, die an chronischem Durchfall leiden, darf das therapeutische Abführen nicht angewendet werden.

Reinigende Einläufe

Einläufe (Basti) sind eine sanfte Therapie, die in zahlreichen Situationen angewendet werden kann. Es gibt viele verschiedene Arten von Einläufen, von denen einige tonisierend und andere reduzierend wirken. Reinigende Einläufe (Niruha Basti) benutzt man im Pancha Karma, um einen Überschuß an Vata aus dem Dickdarm auszuleiten. Sie werden aus Abkochungen von Anti-Vata-Kräutern gewonnen. Tonisierende oder aufbauende Einläufe sind strenggenommen kein Pancha Karma, aber sie werden oft nach den reinigenden Einläufen als Teil der Anschlußbehandlung und der verjüngenden Maßnahmen verabreicht.

Einen typischen reinigenden Einlauf kann man aus Kräutern wie Kalmus, Fenchel und Ingwer herstellen; man fügt ein bis zwei Teelöffel Steinsalz und bis zu einer halben Tasse Sesamöl zu etwa einem Liter normaler Abkochung hinzu. Ohne die Zugabe von Öl oder die Schleimhäute schützenden Kräutern wie Süßholzwurzel können reinigende Einläufe zu stark austrocknend und erschöpfend wirken.

Kräuter für die Reinigung der Nasenwege

Im Ayurveda kennt man eine große Zahl von Kräuterzubereitungen, wie Abkochungen, Öle, Ghees und Kräuterzigaretten, die direkt auf die Nasenwege wirken. Diese Form der Nasenreinigung wird im Sanskrit als »Nasya« bezeichnet. Wörtlich heißt das: »was mit der Nase zu tun hat«. Für die Reinigungsverfahren des Pancha Karma werden die betreffenden Kräuter durch die Nase geleitet, entweder indem man sie schnupft oder indem man die Nase mit den jeweiligen Abkochungen oder Ölen spült. Zu den dafür geeigneten Kräutern gehören Kalmus, Wachsmyrte, Salbei, Basilikum und Gotu Kola.

Pulver von Kalmus, Wachsmyrte, Salbei oder Ingwer kann auch geschnupft werden, um die Nebenhöhlen zu reinigen. Kalmus oder Gotu Kola können in Form von Kräuterölen oder -Ghee in die Nase getropft werden, um das Gehirn zu reinigen oder zu nähren. Außerdem kann man Nelken, Kalmus und Wachsmyrte rauchen, um die Nasenwege zu reinigen.

Nasya ist bei einer Vielzahl von Vata- und Kapha-Störungen nützlich. Es ermöglicht eine direkte Beeinflussung der Lebensenergie und des Gehirns. Es hat eine stark entstauende Wirkung und ermöglicht eine spezifischere Anwendung von Kräutern, die den Auswurf fördern. Auch bei manchen Pitta-Störungen ist es hilfreich, ebenso bei allen Störungen im Bereich des Kopfes und der Nasenwege.

Ölmassagen am Kopf und im Gesicht in Verbindung mit einer Dampfinhalation sind nützlich, um die Giftstoffe aus dem Gewebe zu lösen und die Nasenbehandlung effektiver zu machen. Dies ist eine mehr lokal begrenzte Form der Öl- und Dampftherapie, die eine vorbereitende Behandlung für Nasya darstellt.

Therapeutischer Aderlaß

Bei richtiger Anwendung des therapeutischen Aderlasses wird das mit Giftstoffen angereicherte Blut an verschiedenen Stellen des Körpers, gewöhnlich entlang des Rückens, ausgeleitet. Das Blut sollte von dunkler Farbe sein. Sobald es rot wird, ist die Behandlung zu beenden. Die Menge des entnommenen Blutes variiert im allgemeinen zwischen 50 und 250 Milliliter.

Manche Leute empfehlen statt dessen die Blutspende. Damit wird zwar ebenfalls die Blutbildung gefördert, aber man kann nicht sicher sein, daß wirklich das toxische Blut ausgeleitet wird.

Der therapeutische Aderlaß wird heute im Pancha Karma nicht mehr so häufig wie früher genutzt, aber er ist in allen östlichen Medizinsystemen immer noch verbreitet.

Folgebehandlungen des Pancha Karma

Der Pancha-Karma-Behandlung folgen verschiedene andere Maßnahmen. Sie ist keine isolierte Therapie, die man einmal durchführen und dann vergessen kann, sondern sie muß in bestimmte Lebensregeln integriert werden. Erstens kann es nötig sein, den gesamten Prozeß von Pancha Karma zu wiederholen. Es kann mehr als ein Durchgang erforderlich sein, um die tiefsitzenden Giftstoffe auszuleiten, besonders wenn man abgekürzte Formen von Pancha Karma (eine Woche oder weniger) durchführt. Dann kann nach ein bis drei Monaten eine Wiederholung nötig sein. Oft ist es auch zweckmäßig, die Behandlung jedes Jahr durchzuführen.

Zweitens sollte man nach Pancha Karma seine Ernährung und seinen Lebensstil wieder an die individuelle Konstitution anpassen oder damit beginnen, wenn das vorher nicht der Fall war. Pancha Karma soll dazu beitragen, daß wir unsere Lebensregeln effektiver praktizieren können; es soll nicht etwa ein Ersatz dafür sein. Wenn wir nach einer Pancha-Karma-Therapie wieder zu unseren schlechten Angewohnheiten zurückkehren, können wir unseren Gesundheitszustand dadurch verschlechtern, daß wir die gerade entwickelten Selbstheilungskräfte des Körpers unterdrücken.

Das wichtigste ist jedoch: Wenn die Behandlung erfolgreich war, sollten wir für eine höhere Form der tonisierenden Therapie bereit sein. Nachdem der krankheitsverursachende Überschuß an Körpersäften beseitigt worden ist, können wir unser geschädigtes Gewebe erneuern und einen höheren Grad an Reinheit und Stärke erlangen.

Verjüngungskur

Die Verjüngungskur, »Rasayana«, ist eine spezielle Form der tonisierenden Therapie. Korrekt durchgeführt folgt sie auf eine tiefe Reinigung wie Pancha Karma und die Ausleitung der überschüssigen Körpersäfte, weil wirkliche Erneuerung nur möglich ist, nachdem die Elemente des Verfalls beseitigt worden sind. Deshalb ist Rasayana, auch wenn viele Methoden die gleichen sind, nicht dasselbe wie eine allgemeine tonisierende Therapie, die bei jedem beliebigen Schwächezustand durchgeführt werden kann, sogar vor Pancha Karma oder völlig unabhängig davon.

Die Ernährung bei der Verjüngungskur entspricht einer tonisierenden Diät. Die Kräuterbehandlungen sind ebenfalls weitgehend die gleichen.

Im Mittelpunkt des Verfahrens stehen Substanzen, die Ojas (ursprüngliche Energie) erhöhen und Sattva (geistige Klarheit) verbessern. Deshalb werden einige der schwereren Nahrungsmittel wie Fleisch, die Bestandteil der tonisierenden Therapie sind, in diesem Fall nicht gegessen.

Wenn eine Verjüngung des Geistes (Brahma Rasayan) das Ziel ist, muß man sattvische und tonisierende Ernährungsformen kombinieren. Außerdem muß man spezielle Kräuter wie Gotu Kola, Kalmus und Ghee (oder das Brahma-Rasayan-Kräutergelee) benutzen, die auf den Geist wirken, sowie Yogaübungen in Form von Asanas, Pranayama und Mantras praktizieren, am besten indem man sich für mindestens einen Monat in die Abgeschiedenheit zurückzieht.

Entgiftungstherapien und Ernährung

Ebenen der Entgiftung

Im Ayurveda unterscheidet man zwei Ebenen der Entgiftung. Die erste könnte man als »vorbereitende Entgiftung« bezeichnen, wozu die Normalisierung der Verdauung (und damit der Ausscheidung) gehört, wie es schon im Zusammenhang mit der »Linderungstherapie« beschrieben wurde. Die zweite und tiefere Ebene besteht darin, die überschüssigen Körpersäfte auszuleiten, wie es im Kapitel »Reinigungstherapie« erläutert wurde.

Die Linderungstherapie läßt sich leichter durchführen und erfordert keine Vorbereitung durch Pancha Karma oder stärkere Reinigungsverfahren. Man kann sie als Teil einer milden Entgiftungsbehandlung bei Patienten durchführen, die nicht in der Lage sind, sich tiefergehenden Reinigungstherapien zu unterziehen. Wenn sie wiederholt oder über längere Zeit praktiziert werden, können diese Verfahren genauso wirksam sein.

Die westliche und die chinesische Medizin unterscheiden nicht zwischen diesen beiden Ebenen der Reinigung. Sie kombinieren vielleicht eine Methode der tiefergehenden Reinigung wie Abführmittel mit vorbereitenden Entgiftungsverfahren wie der Verwendung von Gewürzen, die die Verdauung verbessern. In der Regel entspricht ihr Ansatz jedoch mehr der ersten Ebene der ayurvedischen Reinigung. Sie machen keinen Unterschied zwischen den Körpersäften und anderen, mehr oberflächlichen Giftstoffen, die ausgeleitet werden müssen. Ayurveda bringt durch diese Unterscheidung Klarheit in die Entgiftungsmaßnahmen und sorgt dafür, daß keine Nebenwirkungen entstehen, wie sie bei allzu starken oder falsch angewendeten Entgiftungstherapien auftreten können.

Vorbereitende Entgiftung

Zum ersten Stadium der meisten Heilungsprozesse gehört in der Regel eine vorbereitende Entgiftung. Die meisten Menschen leiden unter einer Ansammlung von Giftstoffen, unverdauten Nahrungsbestandteilen oder Abfallstoffen (Ama). Diese können nicht nur Krankheiten verursachen, sondern blockieren auch die Aufnahme von Nährstoffen. Ohne eine vorbereitende Ausleitung dieser Substanzen kann der Organismus die richtigen Kräuter und Nahrungsmittel nicht angemessen aufnehmen. Die meisten Gesundheitsprobleme einschließlich chronischer Krankheiten wie Allergien, Arthritis und Krebs werden durch Ama verursacht oder haben damit zu tun.

Die vorbereitende Entgiftung wird wie die tiefergehenden Reinigungstherapien des Pancha Karma am besten in den warmen Monaten durchgeführt, im späten Frühjahr und im Sommer. Es gibt in dieser Hinsicht jedoch einen größeren Spielraum, weil die Verfahren relativ sanft sind. Der Monat Mai ist in den meisten Gegenden die beste Zeit für eine Entgiftung.

Fast jeder Mensch profitiert im Frühjahr von einer sanften Entgiftungstherapie, wenn beispielsweise frisches grünes Gemüse und Rohkost gegessen und kühlende Kräuter genommen werden, um das Blut zu reinigen. Wenn es wärmer wird und draußen alles wächst, kommen die Giftstoffe, die sich während des Winters im Körperinneren angesammelt haben, an die Oberfläche. Es ist wichtig, sie zu diesem Zeitpunkt auszuleiten, damit sie im Sommer keine Krankheiten verursachen können.

Ama-Zustände

Ama-Zustände, die Ansammlung unverdauter Nahrungsbestandteile oder Abfallstoffe, unterscheiden sich entsprechend der individuellen Konstitution. Generell werden sie als »Sama« bezeichnet (»sa« bedeutet im Sanskrit »mit«, »Sama« heißt also »mit Ama«). Bezogen auf eine Kapha-Konstitution spricht man dann von »Sama Kapha« (vergiftetes Wasser), weil sich die Giftstoffe hier vorzugsweise mit dem Körpersaft Kapha verbinden. Genauso gibt es »Sama Pitta« (vergiftetes Feuer) und »Sama Vata« (vergiftete Luft).

Sama Kapha äußert sich durch eine Magenverstimmung und Verstopfung, während die Patienten gleichzeitig unter dickem Schleim leiden, der schwer abzuhusten ist.

Sama Pitta äußert sich durch Magenverstimmung, Übersäuerung und Durchfälle in Verbindung mit Fieber und Beschwerden durch Giftstoffe im Blut.

Sama Vata zeigt sich in Form von Magenverstimmung mit Bauchkrämpfen, Blähungen und Verstopfung.

Eine Anti-Ama-Therapie kann bei jedem Konstitutionstyp durchgeführt oder mit jeder beliebigen individuell abgestimmten Behandlung verbunden werden.

Ama-Symptome zeigen sich in Form von Zungenbelägen, Mundgeruch und einem fauligen Körpergeruch, verbunden mit einer schlechten Verdauung sowie einem Gefühl der Schwere und Dumpfheit. Anti-Ama-Therapien sollten durchgeführt werden, bis dieser Zustand behoben ist. Wenn die Giftstoffe im Verlauf der Behandlung ausgeleitet werden, können Kopfschmerzen oder andere Nebenwirkungen auftreten.

Kräuter zur Entgiftung

Von den sechs Geschmacksrichtungen erhöhen süß, salzig und sauer Ama. Sie vermehren nicht nur das Körpergewebe, sondern nähren auch die Giftstoffe. Der zusammenziehende Geschmack ist neutral. Obwohl er helfen kann, Ama auszutrocknen, kann er durch seine zusammenziehende Wirkung auch dazu beitragen, daß die Giftstoffe im Körper festgehalten werden. Scharf und bitter sind die Geschmacksrichtungen, die Ama entgegenwirken. Bitter reduziert Ama, und der scharfe Geschmack zerstört es.

Die hauptsächliche Kräuterbehandlung für Ama besteht darin, es mit Kräutern zu verbrennen, die das Verdauungsfeuer verstärken. Ama hat Eigenschaften, die dem Verdauungsfeuer, Agni, genau entgegengesetzt sind, und es blockiert dessen Funktion. Deshalb benutzt man Kräuter, die das Verdauungsfeuer anregen oder von Natur aus feurig sind.

Am besten geeignet sind die scharfen Gewürze: Cayenne, schwarzer Pfeffer, getrockneter Ingwer, langer Pfeffer, Stinkasant und Senf. Andere nützliche warme Gewürze sind: Kardamom, Kurkuma, Koriander, Basilikum und Fenchel.

Die besten Rezepturen sind Trikatu und Stinkasant 8. Wenn diese nicht zur Verfügung stehen, kann man selbst eine Mischung herstellen, die zu gleichen Teilen aus Cayenne, schwarzem Pfeffer und getrocknetem Ingwer besteht und in einer Dosierung von 0,5 bis 1 Gramm der pulverisierten Kräuter in Kapseln oder mit Honig zwei- bis dreimal täglich eingenommen wird.

Diese Kräuter wirken im allgemeinen zuverlässig bei Sama Kapha und Sama Vata. Bei Sama Pitta helfen sie zwar, aber man muß darauf achten, daß sie Pitta nicht aufgrund ihrer heißen Natur erhöhen. In diesem Fall sollten sie mit bitteren Kräutern kombiniert werden.

Bittere Kräuter helfen, Ama aus dem Gewebe zu lösen und Fieber oder Infektionen zu lindern, die durch Ama verursacht werden. Sie wirken gut gegen Beschwerden durch Gärung, Hitze oder Entzündung, und sie sind besonders effektiv, wenn es darum geht, das Blut von Ama zu reinigen. Am besten wirken sie bei Sama Pitta und Sama Kapha, aber manchmal sind sie in geringen Mengen auch nützlich, wenn ein Sama-Vata-Zustand schon seit langer Zeit besteht. Geeignet sind sie außerdem immer dann, wenn Ama dadurch entstanden ist, daß man zuviel oder ein Übermaß an süßen oder fettigen Speisen gegessen hat.

Am besten sind reine Bitterstoffe wie kanadische Gelbwurzel, Enzian, Sauerdorn und Kassia. Rein bittere chinesische Kräuter sind Goldfaden, Helmkraut, Gelbbaum, Enzian und Gardenie. Zu den rein bitteren ayurvedischen Kräutern gehören Katuka, Neem und Aloe. Gut ist auch die Rezeptur »Schwedenbitter«.

Zu den geeigneten ayurvedischen Rezepturen gehören Tikta und Mahasudarshan-Pulver. Wenn diese nicht zur Verfügung stehen, kann man Enzian, Sauerdorn und Kreuzkümmel zu gleichen Teilen mischen. Davon nimmt man 0,5 bis 1 Gramm als Pulver in Kapseln oder mit Honig zwei- oder dreimal am Tag.

Fasten

Fasten ist ein wichtiger Teil der Entgiftungsverfahren, erfordert jedoch von seiten des Patienten eine gewisse Disziplin, vor allem, wenn es sich nicht nur über einige Tage erstreckt. Oft besteht ein guter Schritt darin, mit einer Entgiftungsdiät zu beginnen: drei bis fünf Tage für Vata, fünf bis sieben Tage für Pitta und ein bis zwei Wochen für Kapha.

Man kann mit Gemüsesaft fasten, Fruchtsaft ist nicht ratsam, weil der süße Geschmack Ama erhöhen kann. Zitronensaft ist jedoch gut, vor allem, wenn er mit Ingwersaft gemischt wird.

Fasten wird oft mit der Einnahme von Kräutern kombiniert, um das Verdauungsfeuer zu stärken: Scharfe Kräuter wie die oben erwähnten, z. B. Trikatu, oder Tees aus Gewürzen wie Ingwer, Zimt, Kardamom und Fenchel oder bittere Kräuter wie die oben erwähnten, beispielsweise Aloe-Gel, können dafür nützlich sein.

Fasten ist bei vielen Krankheiten eine wichtige Anfangsmaßnahme, weil es die Giftstoffe zerstreut und das Verdauungsfeuer entfacht. Wenn der Appetit zurückkehrt, sollte man jedoch wieder etwas essen, weil ein langfristiges Fasten das Verdauungsfeuer unterdrücken kann. Zu den Anzeichen für ein korrektes Fasten gehören eine saubere Zunge, ein angenehmer Körpergeruch, die Normalisierung des Appetits und der Verdauung, Gefühle der Klarheit und Leichtigkeit sowie das Gefühl, nicht müde zu sein.

Abführmittel, Darmspülungen und Einläufe

Die Reinigung der Därme ist eine andere Möglichkeit zur Entgiftung, die mit Fasten oder einer entgiftenden Diät verbunden werden kann. Wie schon erläutert sind Abführmittel und Einläufe im Ayurveda hauptsächlich Teil der tiefergehenden Reinigungsverfahren (Pancha Karma), und sie haben als Bestandteil dieser Maßnahmen eine stärkere Wirkung. Manchmal werden sie jedoch auch auf einfachere Weise benutzt, oder man setzt sie zusätzlich ein, um den Organismus von Ama zu reinigen.

Wenn man unter Verstopfung oder unregelmäßigem Stuhlgang leidet, können Abführmittel nützlich sein. Wenn sich der Stuhl nicht kontinuierlich durch die Därme bewegt, ist das ein Zeichen für Ama. Abführmittel sind besonders nützlich, wenn sich größere Mengen unverdauter Nahrung im Dickdarm gesammelt haben und dort tastbar sind. Die betreffenden Stellen fühlen sich hart an, sind unregelmäßig über den Dickdarm verteilt und gewöhnlich nicht druckempfindlich. Abführmittel sind ebenfalls nützlich bei einer Nahrungsmittelvergiftung oder bei sonstigen Vergiftungserscheinungen im Verdauungstrakt. Sie sollten jedoch nicht bei Patienten angewendet werden, die unter einem chronisch weichen Stuhl, Durchfall, Schwäche oder Auszehrung leiden, selbst wenn der Zungenbelag oder andere Symptome auf Ama hinweisen.

Da Dickdarmspülungen der stärkste und direkteste Weg zur Reinigung des Dickdarms sind, können sie bei der Entgiftung zweckmäßig sein. In dieser Beziehung verträgt Kapha gewöhnlich die stärkste Behandlung, bei Pitta sollten die Spülungen in Maßen und bei Vata nur behutsam vorgenommen werden.

Darmspülungen sind nicht ratsam bei schwachen, ausgezehrten, kraftlosen, abgemagerten und müden Patienten oder bei Menschen, die unter Störungen des Nervensystems, Furcht oder Angst leiden. Ein oder zwei reinigende Darmspülungen können sich jedoch bei den meisten Leuten positiv auswirken.

Nach einer Darmspülung sollte man Kräuter verabreichen, um die Verdauung zu fördern, weil das Verdauungsfeuer durch die Spülung stark beeinträchtigt wird.

Obwohl Darmspülungen oft bei der Ausleitung tiefsitzender alter Ablagerungen aus dem Dickdarm zweckmäßig sein können, bevorzugt man im Ayurveda das therapeutische Erbrechen, Abführmittel und Einläufe als den direkteren und wirksameren Weg zur Reinigung der Körpersäfte.

Abführende Kräuter haben dieselben Effekte wie Darmspülungen. Sie reinigen Dünndarm und Dickdarm, auch wenn sie nicht ganz so gründlich wirken wie die Darmspülungen. Oft ist es sinnvoll, die Abführmittel am ersten Fastentag zu nehmen. Im weiteren Verlauf kann man sie in Abständen von drei Tagen bis zu einer Woche während des Fastens nehmen, besonders wenn starke Ama-Symptome vorherrschen. Abführmittel, die die Schleimhäute schützen und die Stuhlmenge erhöhen, wie Flohsamen oder Leinsamen, sind in den meisten Fällen bei einer Entgiftung nicht ratsam, weil sie den Verdauungstrakt zusätzlich verstopfen können. Bittere Abführmittel wie Rhabarber und Aloe sind zusammen mit scharfen Gewürzen wie Ingwer zweckmäßig, um das Verdauungsfeuer zu schützen und die Verbrennung von Ama zu fördern.

Einläufe können den Dickdarm ebenfalls reinigen. Sie sind oft besser (besonders für Vata) als Darmspülungen, weil sie nicht so drastisch wirken. Die reinigenden Einläufe des Pancha Karma sind hier ebenfalls nützlich.

Triphala

Triphala, eine Kombination aus drei tropischen Myrobalanfrüchten, ist eines der besten indischen Medikamente. Von den abführenden Kräutern ist es das sicherste und am meisten stärkende. Dieselben Ergebnisse wie mit den stärkeren Methoden können erzielt werden, wenn man die Triphala-Rezeptur in mäßigen Dosen über lange Zeit nimmt und dabei gleichzeitig eine allgemeine Anti-Ama-Diät einhält. Eine ausreichende Menge Triphala, gewöhnlich drei bis zehn Gramm, sollte vor dem Zubettgehen eingenommen werden, um eine normale Darmentleerung sicherzustellen. Man nimmt es in Form von Tabletten oder in warmem Wasser mit etwas Honig aufgelöst (es schmeckt scheußlich, und dieser Geschmack ist schwer zu überdecken). Die Dosierung kann entsprechend der persönlichen Erfahrung angepaßt und im Laufe der Zeit langsam reduziert werden.

Triphala reinigt nicht nur allmählich die Därme von allen Giftstoffen, sondern verbessert auch das Verdauungsfeuer. Insofern hat es nicht die Nebenwirkungen der anderen Abführmittel. Zusätzlich stärkt und nährt es die tieferliegenden Gewebe.

Oft ist es gut, Triphala zusammen mit einer verdauungsfördernden Kräutermischung wie Trikatu zu nehmen. Das gewährleistet einen ausgewogenen Ansatz zur Reinigung des Magens und des Dickdarms und reguliert den Stoffwechsel. Es ist nicht nur zur Ausleitung von Ama nützlich, sondern auch als Bestandteil einer regelmäßigen Diät, die die Bildung von Ama verhindert.

Aloe-Gel

Wenn Triphala nicht zur Verfügung steht, kann man Aloe-Gel benutzen. (Vergewissern Sie sich, daß es sich um unverdünntes Gel handelt; häufig wird es mit Wasser verdünnt als Saft angeboten.) Aloe-Gel ist gut für Sama Pitta (vergiftetes Feuer) und Sama Kapha (vergiftetes Wasser). Langfristig angewandt kann es ebenfalls den Darm reinigen, ohne das Verdauungsfeuer übermäßig zu unterdrücken. Nehmen sie zwei bis drei Teelöffel zwei- oder dreimal täglich, vorzugsweise mit ein wenig Gewürzkräutern – Ingwer, schwarzem Pfeffer oder Kurkuma. Zusammen mit der Anti-Ama-Diät oder mit einer normalen Diät zur Reduzierung der Körpersäfte ist die Einnahme von Aloe-Gel eine effektive Methode zur langfristigen Reinigung der Gewebe und des Verdauungstraktes ohne schwächende Nebenwirkungen.

Nahrungsmittel, die Ama bilden

Im Ayurveda geht man davon aus, daß bestimmte schwer verdauliche Nahrungsmittel dazu führen können, daß sich im Organismus Gifte und Abfallstoffe ansammeln. Zu den betreffenden Nahrungsmitteln, die schwer, fettig, abgestanden oder alt sind, gehören: Käse, Schweinefleisch, Schweineschmalz, weißer Zucker und Weißmehlprodukte. Auch Joghurt wird oft dazugerechnet, weil er die Kanäle verstopfen kann.

Nahrungsmittel, die Ama bilden, sind von Natur aus hauptsächlich Kapha (wäßrig), so daß eine Anti-Ama-Diät ähnlich aussieht wie eine Anti-Kapha-Diät. Sie gleicht der üblichen westlichen gesunden Naturkost mit unverarbeiteten und rohen Nahrungsmitteln, die nicht schleimbildend sind. Eine solche Diät wird auch im Ayurveda eingesetzt, aber sie wird nicht jedem verordnet, sondern ist nur Teil einer vorbereitenden Reinigungsbehandlung.

Entgiftende Diät oder Anti-Ama-Diät
Obst

Während der Entgiftung sollten die meisten Obstsorten nur in geringen Mengen verzehrt werden. Süßes Obst und süße Säfte sind zu meiden, vor allem Bananen, Birnen, Dattelpflaumen, Trauben oder Kirschsaft. Empfehlenswert sind dagegen einige saure Fruchtsäfte wie Zitrone, Limone oder Pampelmuse und zusammenziehende Früchte wie Preiselbeeren oder Granatäpfel.

Gemüse

Die meisten Gemüsesorten sind gute Entgifter. Man ißt sie am besten roh, aber sie können auch gedämpft werden. Sprossen – Alfalfa, Sonnenblumen, Buchweizen, Weizen, Reis und Gerste – sind erste Wahl, da sie spezielle Enzyme enthalten, die bei der Verdauung von Ama helfen. Gemüsesäfte aus Sellerie, Petersilie, Korianderblättern und Spinat sind gut, während Karotten, besonders alleine, oft zu süß sind. Die schwereren Wurzelgemüse wie Kartoffeln und Süßkartoffeln sollten zurückhaltender verwendet werden. Bei Pilzen sollte man vorsichtig sein.

Getreide
Die meisten Vollkorngetreide sind gut, aber Brot und Teigwaren sollte man meiden, vor allem, wenn sie aus Weißmehl hergestellt sind. Süße und schwere Getreidesorten wie Weizen und Hafer sollten nur sparsam verwendet werden. Weizen kann bei Menschen mit hohem Ama Allergien auslösen. Kichadi – bestehend aus gleichen Teilen Langkornreis und gespaltenen Mungbohnen – ist ein ausgezeichnetes Nahrungsmittel zur Entgiftung. Gerste ist ebenfalls gut.

Bohnen
Die meisten Bohnensorten sollte man meiden, weil sie Gase bilden, aus denen Ama entstehen kann. Mungbohnen sind jedoch in vielen Fällen gut gegen Ama, besonders gegen Sama Pitta (vergiftetes Feuer).

Nüsse und Samen
Die meisten Nüsse, besonders wenn sie geröstet oder gesalzen wurden, sind schwer und schleimbildend. Sie sollten im allgemeinen bei Ama vermieden werden. Sonnenblumenkerne, Kürbiskerne, Sesamsamen oder andere Samen sind besser, sollten aber auch nicht in zu großen Mengen verzehrt werden.

Milchprodukte
Milchprodukte sind in hohem Maße amagen (erhöhen Ama), besonders wenn sie aus pasteurisierter Milch hergestellt sind. Milch ist stark schleimbildend, ebenso wie Joghurt, Käse und vor allem Butter. Milchprodukte sollten generell gemieden werden, aber

Buttermilch (ungesalzen) ist erlaubt. Es ist besser, Milchsäurebakterien in Tablettenform zu nehmen, als Joghurt zu essen.

Tierische Produkte

Tierische Produkte bilden besonders viele Gifte. Vor allem sollte man tierisches Fett, Schweineschmalz und rohes Fleisch meiden. Schweinefleisch ist am schlimmsten. Fisch und Schalentiere können ebenfalls die Schleimbildung erhöhen, besonders wenn sie nicht frisch sind. Huhn und Truthahn sind die sichersten Fleischsorten, speziell wenn man sich an das weiße Fleisch hält. Es ist jedoch besser, alle tierischen Produkte einschließlich der Eier zu meiden.

Öle

Öle sind als Schleimbildner zu meiden. Ghee – geklärte Butter – darf in geringen Mengen verwendet werden. Trockene Öle wie Senföl oder Leinsamenöl sind erlaubt.

Süßstoffe

Süßstoffe sind zu meiden. Honig ist am sichersten, sollte aber nicht erhitzt oder beim Kochen verwendet werden. Weißer Zucker ist von allen Nahrungsmitteln am stärksten amagen (Ama erhöhend), und brauner Zucker ist nicht viel besser.

Gewürze

Alle Gewürze einschließlich der scharfen Kräuter sind in der Regel gut bei Ama. Salz erhöht Ama und sollte sparsam benutzt werden. Steinsalz, das leichter verdaulich ist als Meersalz, ist zu bevorzugen.

Getränke

Kalte und vor allem eisgekühlte Getränke sind zu meiden. Kühles Quellwasser oder destilliertes Wasser ist gut. Kräutertees sind hervorragend, aber am besten sind Tees aus scharfen Gewürzen wie Ingwer, Zimt und Kardamom. Kaffee sollte man meiden, aber schwarzer Tee ist in kleinen Mengen erlaubt.

Ernährungsregeln

Die Anti-Ama-Diät ist restriktiver als alle anderen. Man sollte die Mahlzeiten einfach halten und jeweils nur wenige Nahrungsmittel kombinieren. Während des Essens darf man nicht zuviel trinken. Die Speisen sollten roh oder frisch gekocht verzehrt werden. Aufgewärmte, konservierte oder abgestandene Nahrungsmittel sollte man nicht essen. Gewöhnlich werden drei Mahlzeiten pro Tag im Abstand von jeweils mehreren Stunden eingenommen. Vor zehn Uhr morgens und nach Sonnenuntergang sollte man nichts mehr essen. Die Hauptmahlzeit sollte um die Mittagszeit eingenommen werden. Man sollte nur leicht verdauliche Speisen zu sich nehmen und auf keinen Fall zuviel essen.

Warnung

Da die Anti-Ama-Diät eine stark reduzierende Diät ist, sollte man vorsichtig damit umgehen. Vata-Typen sollten sie nicht länger als zwei Wochen einhalten; Pitta-Typen maximal einen Monat. Kapha kann sich längere Zeit auf diese Form der Ernährung beschränken. Die Diät kann im Hinblick auf die individuelle Konstitution modifiziert werden, besonders wenn man sie über einen längeren Zeitraum einhält.

Diese Form der Ernährung ist nicht für Menschen geeignet, die sehr schwach, ausgezehrt oder energielos sind, nicht für sehr alte oder sehr junge Menschen, und sie sollte nicht fortgesetzt werden, wenn sie den Patienten schwächt. Anzeichen für eine zu starke Wirkung der Entgiftungsdiät sind u. a.: Schlaflosigkeit, Herzklopfen, Energiemangel, Ohnmachten, das Aussetzen der Menstruation und anhaltende Appetitlosigkeit. Die westliche Rohkosternährung, die der Entgiftungsdiät ähnlich ist, führt in Extremfällen ebenfalls zu solchen Nebenwirkungen. Obwohl sie ein zweckmäßiges Verfahren ist, hat sie doch ihre Grenzen.

Tonisierende Therapie

Die tonisierende oder ergänzende Therapie eignet sich besonders für ältere Menschen, Schwangere und Wöchnerinnen, Kinder und Patienten, die geschwächt oder entkräftet sind, sowie bei Anämie, Fehlernährung und nervöser Erschöpfung. Dies ist die wichtigste Therapie für Vata-Typen und gesundheitliche Probleme, die durch einen Überschuß an Vata bedingt sind.

Die beste Jahreszeit für eine tonisierende Therapie ist der Herbst, wenn die Trockenheit und Leichtigkeit von Vata vorherrschen. Die Behandlung kann jedoch auch zu jeder anderen Zeit durchgeführt werden, wenn der Patient stark geschwächt ist. Die meisten von uns brauchen im Spätherbst ein gewisses Maß an Tonisierung oder Ölbehandlungen. Die Therapie trägt dazu bei, daß wir das Gewicht und die Kraft erlangen, um die Wechselfälle des Winters zu überstehen. Besonders nützlich ist die Behandlung, wenn man in kaltem Klima lebt, im Freien arbeitet oder Körperübungen in der Kälte macht.

Die tonisierende Therapie darf nicht durchgeführt werden, wenn jemand unter Ama leidet, übergewichtig ist, eine Erkältung oder Grippe, Blutstauungen, Fieber oder infektiöse Krankheiten hat. Allergiker sollten die Behandlung nur mit Vorsicht anwenden. Da tonisierende Nahrungsmittel und Kräuter schwer verdaulich sind, muß man in jedem Fall Rücksicht auf den Zustand des Verdauungsfeuers nehmen.

Maßnahmen zur Tonisierung

Tonisierung wird beschrieben als ein Nähren des Körpers mit »Fleisch, Milch, Rohzucker, Ghee und Honig, mit Einläufen aus Öl, durch unbegrenzten Schlaf und Ruhe, Ölmassagen, Bäder und einen angenehmen Lebensstil« *(Ashtanga Hridaya XIV, 9–10)*. In der Hauptsache geht es um die Ernährung: reichhaltige, nahrhafte Speisen zusammen mit starken, tonisierenden Kräutern, sanften Massagen, Ruhe und Entspannung. Zur Öltherapie gehört sowohl die innere als auch die äußere Anwendung von Ölen.

Jede Form von körperlicher oder geistiger Arbeit sollte soweit wie möglich reduziert werden. Man sollte früh zu Bett gehen, beliebig viel schlafen und die sexuellen Aktivitäten reduzieren. In den Yoga Sutras, der klassischen Abhandlung über Yoga, heißt es, sexuelle Abstinenz sei der beste Weg, Energie zu gewinnen. Atemkontrolle und Atemübungen wie Pranayama oder chinesisches Qi Gong sind ebenfalls ein wichtiger Weg zum Energieaufbau. Auf die anregende Unterhaltung, die die meisten unserer Massenmedien bieten, sollte man weitgehend verzichten.

Vorzuziehen ist statt dessen ein Urlaub in der freien Natur, beispielsweise in einer Berghütte, oder zumindest der vorübergehende Aufenthalt in einer angenehmen, friedlichen Umgebung. Alles zusammen ist für die meisten von uns nicht realisierbar, aber die tonisierende Therapie kann auch dann noch wirksam sein, wenn wir über einen gewissen Zeitraum die wichtigsten tonisierenden Maßnahmen durchführen.

Die Tonisierung ist einfacher als eine Ausleitungstherapie. Zur Ausleitung gibt es viele verschiedene Methoden wie Abführen, Erbrechen oder Schwitzen. Die Tonisierung beschränkt sich dagegen auf eine hauptsächliche Maßnahme: die verbesserte Ernährung. Dabei geht es aber nicht nur darum, mehr zu essen. Im Ayurveda nutzt man auch die Möglichkeiten, den Organismus zusätzlich über die Haut, die Nase und den Dickdarm zu nähren. Das ermöglicht eine breitere Wirkung der Tonisierung und zeigt, wie umfassend der ayurvedische Ansatz ist.

Äußerliche Ölanwendungen

Im Pancha Karma werden Öle äußerlich angewendet, um mit ihrer Hilfe die Giftstoffe zu verflüssigen, so daß sie leichter ausgeschieden werden können. Bei der Tonisierung wird mit Ölen der Körper durch die Haut genährt. Die Wirkungen solcher Nährstoffe erstrecken sich bis auf die Knochen und das Nervengewebe; sie dringen also direkt in die tieferen Gewebe vor.

Weil bei der äußerlichen Ölanwendung der Verdauungstrakt umgangen wird, kann man auch viele der schwer verdaulichen Öle benutzen. Gute Öle sind: Sesamöl, Mandelöl, Olivenöl, Kokosöl, Avocadoöl sowie einige arzneilich zubereitete Formen von Sesamöl. Wie schon erwähnt muß man vorsichtig sein, weil die äußerliche Ölanwendung das Verdauungsfeuer und die anderen Feuer des Körpers (wie Bhrajaka Pitta, das unserer Haut Glanz verleiht) unterdrücken kann.

Innerliche Ölanwendung
Auch innerlich sind Öle die hauptsächlichen Substanzen zur Tonisierung. Wir können Ghee, Butter, Sesamöl oder verschiedene tierische Fette und Fleischbrühen zusätzlich in unseren Speiseplan aufnehmen.

Tonisierende Einläufe
Öle können innerlich auch in Form von Einläufen verwendet werden. Vata-Typen können als Bestandteil der tonisierenden Therapie im allgemeinen ohne Risiko abends eine halbe Tasse warmes Sesamöl in den Enddarm einführen (und nach Möglichkeit bis zum nächsten Morgen dort halten).
Auch tonisierende Kräuter können dem Körper auf diese Weise zugeführt werden. Abkochungen aus Ashwagandha, Shatavari oder Süßholzwurzel können dem Organismus ebenso über den Enddarm zugeführt werden wie abgekochte Milch oder Suppen aus Fleisch und Knochen.

Tonisierende Nasenspülungen
Tonisierende Substanzen können auch durch die Nase aufgenommen werden. Am besten geeignet sind Ghee, Sesamöl oder Kräuter, die das Gehirn nähren, wie Gotu Kola, Kalmus oder Süßholzwurzel.

Tonisierende Nahrungsmittel
Die tonisierende Diät gleicht der Anti-Vata-Diät; sie kann der individuellen Konstitution angepaßt werden. Diese Diät kann man verwenden, wenn man nach einem Ersatz für Fleisch sucht, und auch

Menschen, die ansonsten gesund sind, können sich daran halten, um mehr Kraft für harte Arbeit zu gewinnen.

Milchprodukte

Milchprodukte sind die beste Art tierischer Nahrung, weil sie gewonnen werden können, ohne daß man die Tiere töten muß. Sie sind ein guter Fleischersatz und ein gutes Nahrungsmittel für Menschen, die unter Schwäche leiden oder sich von einer Krankheit erholen. Milchfasten oder Buttermilchfasten sind oft zweckmäßig, um eine Behandlung einzuleiten.

Unter den Milchprodukten ist die Milch selbst das beste Nahrungsmittel, um wieder zu Kraft und Energie zu kommen. Sie stärkt die Lungen, den Magen und das Fortpflanzungssystem und erhöht Ojas. Ghee ist das beste Nahrungsmittel, um die Vitalität wiederherzustellen, die Nerven zu nähren und Ojas zu verbessern. Es stärkt auch das Verdauungsfeuer.

Obwohl Buttermilch nicht zu den am stärksten aufbauenden Nahrungsmitteln gehört, ist sie am einfachsten zu verdauen, und sie verbessert die Aufnahmefähigkeit des Körpers. Deshalb beginnt man die Diät oft mit Buttermilch.

Gute Milchprodukte für die Ölbehandlung sind in der Reihenfolge ihrer Wertigkeit: Ghee, Butter, Sahne, Milch, Buttermilch, Joghurt, saure Sahne, Hüttenkäse, Frischkäse, Käse.

Öle

Öle sind die Essenz der tonisierenden Ölbehandlung. Gleichzeitig sind sie ein wichtiger Fleischersatz. Zu den geeigneten Ölen gehören in der Reihenfolge ihrer Wertigkeit: Ghee, Butter, Sesamöl, Mandelöl, Olivenöl und Avocadoöl.

Nüsse und Samen

Nüsse und Samen stärken die Nerven und das Fortpflanzungssystem und verbessern die Vitalität. Sie sind ein hervorragender Fleischersatz. Nußöle sind ebenfalls gute Nahrungsmittel. Zu den für die Öltherapie geeigneten Nüssen gehören: Mandeln, Walnüsse, Pinienkerne, Cashewnüsse, Kokosnüsse, schwarze Sesamsamen, Lotussamen.

Getreide
Vollkorngetreide haben gute, stärkende Eigenschaften. Sie sind mild und in der Rekonvaleszenz leicht zu verdauen, wirken jedoch nicht so direkt stärkend wie Milchprodukte oder Nüsse. Am besten stärken Weizen, Hafer und brauner Reis. Vollkornbrot kann ebenfalls ein zweckmäßiges Nahrungsmittel sein. Weizengluten ist auch für sich genommen sehr gut. Kichadi – eine Mischung aus gleichen Teilen Basmati-Reis und gespaltenen Mungbohnen – ist eines der besten Grundnahrungsmittel zur Tonisierung oder im Rahmen der Reduktionstherapie. Es kann oft noch verdaut werden, wenn alles andere für den Organismus zu schwer ist.

Bohnen
Bohnen sind eine gute Proteinquelle und insofern auch ein Fleischersatz. Da sie Vata erhöhen, sind sie als Fleischersatz für Kapha und Pitta besser geeignet. Einige in der Rekonvaleszenz oder zur Verbesserung der Vitalität besonders gute Nahrungsmittel sind: schwarze Kicherlinge, Kichererbsen, Mungbohnen und Tofu.

Stärkende Obst- und Gemüsesorten
Die meisten Obst- und Gemüsesorten sind zu leicht oder mild, um stärkende Eigenschaften zu haben. Es gibt jedoch einige Ausnahmen: Fruchtzucker wirkt stärkend, verbessert die Energie und hilft beim Wiederaufbau aller Gewebe. Einige Pilzarten gelten bei den chinesischen Buddhisten als guter Fleischersatz und ganz allgemein als tonisierend für das Qi oder die Energie.
Zu den stärkenden Obstsorten gehören Dattelpflaumen, Rosinen, Feigen und Datteln sowie Granatäpfel und blauer Traubensaft.
Zu den stärkenden Gemüsearten, die vorwiegend stärkehaltig sind, gehören Okra, Kartoffeln, Süßkartoffeln, Yams und Jerusalem-Artischocken. Zwiebeln, besonders wenn sie in Ghee gekocht werden, sind eins der am besten stärkenden Nahrungsmittel.

Stärkende Gewürze
Curries
Gewürze können den sehr yangartigen, wärmenden und stärkenden Effekt von Fleisch haben, besonders wenn sie mit Ghee kombiniert werden. Die Kombination von Gewürzen und Ölen ist die Grundlage der indischen Küche, in der normalerweise kein Fleisch verwendet wird. Obwohl die meisten Gewürze nicht tonisierend wirken, sind sie doch wichtig, um das Verdauungsfeuer in Gang zu halten.

Die besten stärkenden Gewürze, die Energie geben, sind: Knoblauch, Ingwer, Zimt und langer Pfeffer.

Schwarzer Pfeffer, Kardamom, Nelken, Fenchel, Kreuzkümmel, Cayenne und Stinkasant sind ebenfalls äußerst nützlich, besonders in Verbindung mit Ghee und anderen tonisierenden Nahrungsmitteln.

Rohzucker
Rohzucker verleiht Kraft und hilft beim Aufbau aller Körpergewebe, aber man sollte ihn nur vorsichtig mit anderen Speisen kombinieren. Im Ayurveda gilt unverarbeiteter Zucker als der beste, weil er die meisten Mineralien enthält und am leichtesten zu verdauen ist. Andere zweckmäßige Zuckerarten sind: Honig, Rohrzucker, Ahornsirup, Kandis, Melasse, Malzzucker, Milchzucker und Fruchtzucker.

Salz
Eine ausreichende Zufuhr von Salz, insbesondere Steinsalz, ist Bestandteil der tonisierenden Diät.

Tonisierende und verjüngende Kräuter
Im Ayurveda und in der chinesischen Medizin gibt es eine ganze Reihe von tonisierenden Kräutern, und genauso gibt es verschiedene westliche Kräuter mit ähnlichen Eigenschaften. Kräuter sind die wichtigsten tonisierenden und verjüngenden Substanzen.

Die entsprechenden ayurvedischen Kräuter sind: Ashwagandha,

Shatavari, Aloe-Gel, Amalaki, Bala, Kapikacchu, Shilajit, Augengras, weißer Spargel, Vidari Khanda und Vamsha Rocana.

Zu den Rezepturen gehören Chyavan Prash, die Ashwagandha-Mischung, die Shatavari-Mischung, Dhatupaushtic-Pulver und Triphala.

Die entsprechenden chinesischen Kräuter sind: Ginseng, Tragant, Knöterich, Braunwurz, Bocksdorn, Limonenbaumfrucht, Yamswurzel, Engelwurz und Feldseidensamen.

Zu den chinesischen Rezepturen gehören das Vier-Herren-Dekokt, das Dekokt aus vier Bestandteilen, das Dekokt der acht Juwelen, die tonisierende Rezeptur aus zehn Bestandteilen, die Tabletten aus sechs Bestandteilen mit Braunwurz und die Tabletten aus acht Bestandteilen mit Braunwurz.

Tonisierende westliche Kräuter sind: Süßholzwurzel, Beinwellwurzel, Eibisch, Rotulme, Sägepalme, Spikenarde und Salomonssiegel.

Zubereitung tonisierender Kräuter
Milch-Abkochungen

Man kann starke tonisierende Getränke herstellen, indem man die pulverisierten Kräuter wie Ashwagandha, Shatavari, Beinwellwurzel oder Ginseng in roher Milch kocht. Bevor man die Mischung trinkt, kann man zur Verstärkung des tonisierenden Effektes ein oder zwei Teelöffel Ghee oder ein wenig Rohzucker hinzufügen (Honig und Ghee sollten nicht zu gleichen Teilen verwendet werden, weil man diese Mischung für giftig hält). Gewürze wie Ingwer können ebenfalls in kleinen Mengen hinzugefügt werden.

Kräutergelees

Im Ayurveda gibt es eine ganze Reihe arzneilicher Gelees, die tonisierende Kräuter, Ghee, Honig, Rohzucker und verschiedene Gewürze enthalten. Sie wirken am besten als Bestandteil einer tonisierenden Therapie.

• Chyavan Prash ist der berühmteste ayurvedische Gelee. Sein hauptsächlicher Bestandteil ist die tropische Frucht Amla oder

Amalaki. Amla ist die größte natürliche Quelle von Vitamin C. Es ist in der Frucht gespeichert, weil es dort mit Tanninen verbunden ist. Amla ist ein mächtiges Tonikum; es wirkt blutbildend, fördert die Bildung der Fortpflanzungsflüssigkeiten und nährt Herz, Lungen und Nieren.

- Brahma Rasayan wird mit Gotu Kola zubereitet. Er eignet sich hervorragend, um den Geist und die Nerven zu tonisieren und Prana (Lebenskraft) aufzubauen.

Kräuterweine

Ayurvedische Kräuterweine haben wärmende und tonisierende Eigenschaften, die sie zu einem stärkenden Nahrungsmittel machen. Sie helfen, Gewebe aufzubauen, und verbessern auch das Verdauungsfeuer. Einige von ihnen werden mit tonisierenden Kräutern wie Ashwagandha zubereitet, deren Eigenschaften sie verbessern.

- Draksha ist der wichtigste Kräuterwein, der mit Rosinen und Gewürzen zubereitet wird. Er ist nicht nur gut, um die Kraft zu bewahren und das Verdauungsfeuer zu nähren, sondern hilft auch dabei, die Vitalität wiederherzustellen.
- Andere gute Kräuterweine sind: Ashwagandha-Wein, Aloe-Wein und Bala-Wein.

Arzneiliche Öle

Die meisten medizinischen Öle werden äußerlich angewendet. Sie sind wichtig für den äußerlichen Teil der tonisierenden Therapie. Viele werden mit tonisierenden Kräutern wie Ashwagandha, Shatavari und Bala zubereitet, und wenn sie über die Haut aufgenommen werden, können sie zur Verjüngung des Körpers beitragen.

Arzneiliche Ghees

Wenn tonisierende Kräuter mit Ghee zubereitet werden, erhöht das ihre stärkenden Eigenschaften. Ghee baut Ojas, die sexuelle Vitalität auf, stärkt die Nerven und den Geist und trägt dazu bei, das Fettgewebe und die Muskeln im Körper zu vermehren, ohne daß man dadurch zu schwer wird. Am einfachsten herzustellen ist Süßholzwurzel-Ghee. Für den Geist ist Kalmus-Ghee am besten. Ashwagandha-Ghee ist ebenfalls sehr gut. Fast alle tonisierenden Kräuter können zu arzneilichen Ghees verarbeitet werden.

Genauere Informationen über die Zubereitung finden Sie im Kapitel »Klassische ayurvedische Rezepturen«.

Ausgleich der Energien

Der materielle Körper ist eine Manifestation unserer Lebenskraft, und Ungleichgewichte führen zu Krankheiten. Die Körpersäfte sind dabei lediglich verschiedene Zustände oder Ausrichtungen der Lebenskraft. Die Grundlage für einen Ausgleich der Energien besteht deshalb darin, daß wir unsere Lebensqualität verbessern, indem wir uns an bestimmte Regeln halten.

Energiemangel
Hinter den meisten Krankheiten – besonders wenn sie chronisch, degenerativ oder schwer zu behandeln sind – steckt ein Mangel an Energie.
Die meisten modernen Therapiemethoden wie Antibiotika reduzieren die Vitalität noch weiter. Der moderne Lebensstil im allgemeinen unterbricht unsere Verbindung mit unserer natürlichen Lebenskraft und unserer Seele und macht uns anfällig für den Energiemangel.
Die Energie wird aus verschiedenen Quellen gespeist. Da ist erstens unsere ererbte Vitalität. Sie hängt von karmischen Faktoren ab und ist uns angeboren. Deshalb läßt sich daran wenig ändern.
Zweitens ist da die Energie, die wir aus äußeren Quellen gewinnen, im wesentlichen durch die Nahrung und den Atem. Durch falsche Ernährung sinkt die Energie, die wir tatsächlich durch die Nahrung aufnehmen, und das ist eine wichtige Ursache bei den meisten Krankheiten. Deshalb ist die Ernährungstherapie von allgemeiner Bedeutung. Die falsche Atemtechnik, vor allem ein zu oberflächliches oder zu schnelles Atmen, ist ein weiterer wichtiger Faktor; deshalb kommt dem Pranayama oder der Atemkontrolle ebenfalls eine große Bedeutung zu.
Drittens gibt es die Faktoren, die auf geistigem Wege Energie bilden. Meditation, Stille oder geistiger Frieden erhöhen die Energie.

Ablenkungen, vor allem Klatsch, Sorgen und zu viele Gedanken zerstreuen die geistige Energie.

Ein tiefer Schlaf ist ebenfalls wichtig für die geistige Erneuerung. Dies ist unsere natürliche oder gottgegebene Form der Meditation. Wenn wir dazu nicht fähig sind, kann unsere Energie sich nicht erneuern. Dieselben Faktoren, die die geistige Energie zerstreuen (Sattva schwächen), stören auch unseren tiefen Schlaf.

Alles, was wir im Leben tun, ist ein Empfangen oder Umwandeln von Energie. Dazu gehören nicht nur Essen, Atmen und Denken, sondern auch alle Aktivitäten unserer Sinne, mit denen wir Eindrücke sammeln, die den Geist nähren. Wenn diese gesund sind, wie etwa Eindrücke aus der Natur, vermitteln sie dem Geist positive Energien und Kreativität. Sind sie jedoch ungesund wie künstliche Sinnesreize oder unnatürliche Lebensbedingungen, dann entwickelt der Geist negative Energien und wird zerstörerisch.

Ein anderer wichtiger Weg, um Energie zu gewinnen, ist sexuelle Abstinenz, besonders in Verbindung mit Meditation. Dadurch kommt unsere ererbte Energie auf den höchsten Stand, und im Laufe der Zeit können wir deren ursprüngliche Grenzen vielleicht sogar überschreiten. Auf der anderen Seite sind sexuelle Exzesse vielleicht die wichtigste Ursache für einen Energiemangel, weil sich dadurch unser zentraler Energiespeicher (Ojas) noch weiter entleert.

Ist unsere ursprüngliche Energie oder Ojas erst einmal unterhalb eines bestimmten Grenzwerts, dann wird es schwierig, den Speicher wieder aufzufüllen. Deshalb sollten wir nicht zulassen, daß unsere Energie unter diese kritische Schwelle absinkt. Abgesehen von sexueller Zerstreuung sind auch Drogen und negatives Handeln, beispielsweise anderen Schaden zuzufügen, Faktoren, die die Energie verringern.

Die Kraft der Seele

Unsere wichtigste Energiequelle ist unsere eigene Seele (Jivatman). Sie ist die Quelle von Prana, der Lebensenergie, und von Ojas, der ursprünglichen Energie. Wenn wir keine Verbindung zu dieser inneren Energiequelle haben, sind wir vollständig auf die äußeren Quellen angewiesen, die immer begrenzt sind und immer eine gewisse Tendenz zum Verfall haben. Indem wir uns mit unserer inneren Quelle der Inspiration verbinden, unsere spirituellen Lebensziele entdecken und unserem wahren Dharma oder unserer wirklichen Berufung folgen, können wir uns auf die eigene Seele einstimmen.

Erhöhung der Energie

Die Energie zu erhöhen bedeutet in erster Linie, die Faktoren auszuschalten, die die Energie verringern. Dazu gehören alle Bereiche negativer Lebensenergie einschließlich negativer Einstellungen und Gefühle sowie alle Orte oder Situationen, die die Energie oder Lebenskraft erschöpfen. Wir müssen uns angemessen ernähren, richtig atmen, ausreichend erholsamen Schlaf (Tiefschlaf) finden und maßvoll mit unserer sexuellen Energie umgehen. Wichtig ist außerdem, daß wir auf die rechte Weise denken und keine Zerstreuung unserer geistigen Energien zulassen, die davon abhängig sind, welche Eindrücke wir aus unserer Umgebung aufnehmen.

Ein chronischer Energiemangel kommt entweder dadurch zustande, daß wir unsere Energien zerstreuen oder daß wir sie nicht angemessen erneuern. Der Energiemangel hat wirklich nichts Geheimnisvolles, auch wenn er oft auf eine Kombination subtiler Faktoren zurückzuführen ist, die nicht nach einem einfachen Schema oder rein mechanisch behandelt werden können.

Zur Erneuerung der Energie ist eine tonisierende oder ergänzende Therapie wichtig. Substanzen, die Ojas erhöhen – Milch, Ghee, Ashwagandha, Bala –, spielen dabei eine große Rolle. Nützlich sind auch Chyavan Prash, die Ashwagandha-Mischung oder das Energietonikum (Nr. 2). Zur Stärkung der geistigen Energie sind entsprechende Mantras wie Om, Ram und Hum einzusetzen. Edelsteine, die für die Behandlung eines chronischen Energiemangels in Frage kommen, sind: Rubin, Granat, Koralle und andere wärmende Steine, die belebend wirken und den Energiekreislauf anregen, jeweils in Gold gefaßt. Ebenfalls nützlich sind blauer Saphir oder Amethyst, um negative Energien abzuwehren, sowie Diamant, Zirkonia, gelber Saphir oder gelber Topas, um die innere Energie zu erhöhen.

Blockierte Energie

Es gibt zwei Varianten des Energiemangels, die oft miteinander verbunden sind. Im ersten Fall ist einfach zu wenig Energie vorhanden, während sie im zweiten Fall blockiert ist. Energieblockaden haben den Anschein eines Energiemangels, aber das eigentliche Problem besteht darin, daß die Energien nicht ungehindert fließen können. Das kommt häufiger bei jungen Menschen vor, deren angeborene Energien noch nicht durch die Jahre erschöpft sind. Zu den Symptomen von Energieblockaden gehören unterdrückte, angespannte oder aufgestaute Gefühle mit gelegentlichen Ausbrüchen. Energieblockaden führen langfristig zu einem Energiemangel. Es gibt viele komplizierte Fälle, bei denen Energieblockaden mit einem Energiemangel kombiniert sind, was die Behandlung außerordentlich erschwert.

Reine Energieblockaden werden anders behandelt als ein Energiemangel. Bei den Blockaden muß die Energie wieder in Bewegung gebracht werden, beispielsweise durch eine Reinigungstherapie, zu der auch Pancha Karma gehört. Bei der Ernährung helfen Gewürze, die Verdauung und das Verdauungsfeuer anzuregen. Zweckmäßig sind auch Kräuter wie Kalmus oder Kurkuma, die die Energie in Bewegung bringen oder die Kanäle reinigen (generell alle Gewürzkräuter, die die Verdauung, den Kreislauf und das Nervensystem stimulieren). Viele ätherische Öle wie Kampfer oder Myrrhe wirken ebenfalls reinigend auf die Energiekanäle. Außerdem sind Körperübungen und kreative geistige Aktivitäten erforderlich. Oft brauchen wir eine Veränderung, um die erstarrten Strukturen in unserer Lebensführung aufzubrechen. Das kann bedeuten, den Arbeitsplatz oder den Wohnort zu wechseln, unsere Beziehungen zu verändern oder auf irgendeine andere Weise das Muster unserer Trägheit zu durchbrechen.

Energieüberschuß

Andere Krankheiten entstehen durch überschüssige Energien. Dabei handelt es sich um ein Übermaß an minderwertiger oder negativer Energie, die aus äußeren Quellen wie zuviel Fleisch, Alkohol oder Gewürzen kommt. Sie kann auch auf der psychischen Ebene dadurch hervorgerufen werden, daß man andere zu sehr kontrolliert, beherrscht oder beeinflußt. Die meisten Infektionen, Stauungen oder akuten Krankheiten entstehen aus einem solchen Energieüberschuß. Dabei handelt es sich um einen Zustand, in dem das Ego zu stark ist. Ein Energieüberschuß wird durch reduzierende Therapien einschließlich der stärkeren Formen des Pancha Karma behandelt.

Überaktivität

Überaktivität ist gewöhnlich ein Zeichen für Zerstreuung. Sie führt zu einem Energiemangel und ist oft ein Hinweis darauf, daß das Energieniveau absinkt. Wenn dabei ein bestimmter Grenzwert überschritten wird, kann der Organismus nicht mehr aus eigener Kraft zu einem Gleichgewicht finden. Daraus entsteht die Überaktivität, die ihrerseits in Erschöpfung mündet. Die Behandlung erfordert eine Kombination sanfter tonisierender und beruhigender (reduzierender) Therapien.

Bei einigen Menschen ist die Überaktivität karmisch oder erblich bedingt. Solange sie jung sind, kommen sie vielleicht damit zurecht, aber wenn sie älter werden, sinkt oft die Vitalität oder es entstehen chronische Krankheiten.

Die Aura

Bei den meisten Krankheiten entstehen Risse im Energiekörper oder der Aura. In der Aura zeigt sich jedes möglicherweise vorhandene Energieungleichgewicht. Sie ist das Feld unserer positiven Vitalität, das Licht unserer ursprünglichen Lebenskraft (Ojas). Die Aura wehrt Krankheiten ab und bewahrt nicht nur die körperliche, sondern auch die geistige Unversehrtheit.

Der Zustand der Aura zeigt sich im Teint, im Glanz der Augen und bis zu einem gewissen Grad auch in den Pulsen. Man erkennt ihn in der Energie und Integrität des Charakters und im Maß der Kreativität eines Menschen. Durch die Kraft des Yoga oder die Kraft der Konzentration kann man die Aura wahrnehmen. Die Astrologie gibt uns einen Schlüssel dazu, denn die Aura setzt sich aus den Farben der kosmischen Strahlung zusammen.

Pranayama, Edelsteine, Mantras und Meditation haben die meiste Kraft, um unsere Aura zu stärken. Da sie gleichzeitig die Summe unserer täglichen Gedanken und Handlungen ist, kann man sie auch durch eine entsprechende Lebensführung allgemein verbessern.

Dunkle Edelsteine wie blauer Saphir oder Amethyst versiegeln oder schützen die Aura; warme Edelsteine wie Rubin, Granat oder rote Koralle erhöhen ihr Energieniveau; nährende Edelsteine wie Perlen, Diamanten oder gelbe Saphire nähren auch die Aura.

Mantras wie Om erweitern die Aura, andere wie Ram schützen sie und wieder andere wie Hum wehren negative Energien ab, die die Aura beschädigen könnten. Frieden und geistige Ruhe erhöhen ihre Energie und sichern ihren Bestand.

Um unsere Aura zu erneuern, müssen wir unseren eigenen heiligen Raum schaffen. Das kann ein Meditationsraum sein oder ein Altar oder jeder beliebige andere Raum spiritueller Praxis oder Rituale, die wir täglich durchführen, um eine Verbindung zur kosmischen Energie oder unserem inneren Selbst herzustellen. Diese spirituelle Praxis darf nichts mit unserem alltäglichen Streben nach persönlichem Gewinn zu tun haben.

Die meisten allopathischen Therapien mit ihren chemisch hergestellten Medikamenten, Maschinen oder Krankenhausaufenthalten schwächen die Aura. Ein Übermaß an Stimulation oder Zerstreuung jeder Art schädigt sie. Dazu gehören Überaktivität, zuviel Sex, zu viele Sinnesreize, aber auch solche Faktoren wie Strahlung, Umweltverschmutzung oder eine übermäßige Beeinflussung durch die Massenmedien.

Wann immer wir unseren Geist einem äußeren Einfluß unterwerfen, wird die Aura geschwächt, denn auf einer inneren Ebene ist sie eine Funktion unserer Bewußtseinskraft. Äußere Einflüsse können sowohl astraler oder psychischer Art als auch rein materieller Natur sein. Wenn wir unseren Geist der Macht einer anderen Persönlichkeit unterwerfen, schwächen wir unsere Aura. Viele Formen des Channeling oder mediale Zustände, bei denen wir anderen Wesenheiten erlauben, Besitz von uns zu ergreifen oder durch uns zu wirken, können ebenfalls diesen Effekt haben.

Energetischer Ausgleich und spirituelle Entwicklung

Durch unsere eigenen menschlichen und egoistischen Bemühungen können wir nicht herausfinden, was die Wahrheit oder die Ewigkeit ist, denn all unsere Bemühungen sind ein Produkt der Zeit und der Zersplitterung, eine Bewegung des Verlangens. Doch im Innersten unseres Wesens (Prakriti) liegt die Macht der spirituellen Entwicklung (Shakti) verborgen, einer Energie von göttlicher Gnade. Wenn wir unsere Prakriti, unsere wesenhafte Natur als Einheit von Leib und Seele, von Geist und Körper, harmonisieren, erlaubt das der verborgenen Kraft oder Shakti, an die Oberfläche zu kommen. Sie unterliegt zwar nicht unserem Willen, aber wenn unser Wesen erst einmal ausgeglichen ist, zeigt sich Shakti spontan als Manifestation der göttlichen Gnade. Dann wird sie uns den Weg weisen und uns Energie und die Fähigkeit zu spirituellem Wachstum und Wandel verleihen. Die Natur ist ein Medium, ein Gefäß für die Yoga-Shakti oder die Kraft zur Entwicklung des Bewußtseins. Die Shakti kann jedoch nicht funktionieren, wenn das Gefäß zerbrochen, das Medium nicht im Gleichgewicht ist.

Ayurvedische und yogische Lebensregeln haben das Ziel, unserer inneren Natur zur Harmonie zum verhelfen, damit sich die göttliche Gnade darin entfalten kann. Zwar beschäftigen sie sich mit den äußeren Aspekten unserer Natur wie unserer Körperhaltung und Ernährung, aber wenn diese nicht in Ordnung sind, können wir nicht erwarten, daß unsere innere Tiefe an die Oberfläche kommt. Deshalb sollten wir diese Lebensregeln bei unseren tiefergehenden kreativen oder meditativen Aktivitäten nicht vernachlässigen.

Teil II

Die Behandlung von Krankheiten

In den folgenden Kapiteln sind die Krankheiten entsprechend ihren körperlichen Symptomen aufgeführt. Alle Krankheiten aller Organsysteme können im allgemeinen nach denselben Prinzipien behandelt werden, die für den gesamten Organismus gelten. So können beispielsweise die meisten Krankheiten des Nervensystems wie Epilepsie oder Lähmungen mit den Rezepturen therapiert werden, die für die Behandlung der Nerven geeignet sind. Da Krankheiten desselben Organsystems oft miteinander zusammenhängen, können viele der Hinweise, die für die Behandlung eines Organs gelten, auf die anderen Teile des Systems übertragen werden.

Die hier aufgeführten Krankheiten sind weit verbreitet und typisch. Einige werden genauer analysiert, aber die jeweiligen Ansätze sind nicht auf diese Beispiele beschränkt. Es ist einfach nicht möglich, alle Krankheiten aufzuführen oder alle Hinweise zur Behandlung eines bestimmten Organsystems im Hinblick auf alle möglichen Störungen dieses Systems ständig zu wiederholen.

Bei der Untersuchung einer bestimmten Krankheit sind die Informationen zu berücksichtigen, die für das jeweilige Organsystem gelten. Diese Behandlungsvorschläge sollten mit den Vorschlägen zur Lebensführung aus Teil I kombiniert werden.

Genauere Informationen über die Rezepturen und Therapien finden sich zusammen mit zusätzlichen Rezepturen in Teil III.

Diese Darstellung soll eine umfassende und gleichzeitig einfache Therapiemethode anbieten. Ihre Basis ist das Verständnis der Körpersäfte und ihrer krankheitsverursachenden Ungleichgewichte.

Störungen des Verdauungssystems

Ein Wesen von der Größe eines Daumens
weilt in unserer Mitte wie eine Flamme ohne
Rauch. Es ist der Herrscher dessen, was war
und was sein wird. Es ist Vergangenheit, und
es ist Zukunft.   *Katha Upanishad, 2, 12–13*

Das Verdauungsfeuer

In uns existiert ein Gott, das heißt eine kosmische Kraft, die über
unsere Körperfunktionen herrscht. Wenn wir mit dieser Kraft nicht
im Einklang leben, werden wir zwangsläufig krank. Der Gott ist
unser eigenes Verdauungsfeuer, das im Ayurveda Agni genannt
wird. Agni bedeutet wörtlich »die transformierende Kraft«, die auf
einer höheren Ebene auch als Erkenntnisfähigkeit existiert. Im Hinblick auf diese Kraft ist es nicht nur wichtig, was wir essen und wie
wir unseren Körper ernähren; wir müssen auch dem Verdauungsfeuer Nahrung geben und Fürsorge widmen, damit es genügend
Kraft hat, die lebenswichtigen Substanzen aus der Nahrung her-
auszuziehen.

Die meisten Krankheiten entstehen dadurch, daß das Verdauungssystem schlecht oder falsch funktioniert. Das Verdauungsfeuer, Agni, ist für unsere Gesundheit von zentraler Bedeutung. Es ist nicht
nur dafür verantwortlich, daß wir die Nährstoffe aufnehmen können, sondern es zerstört auch alle Krankheitserreger in der Nahrung und wandelt die Speisen so um, daß unser Oganismus die
Inhaltsstoffe aufnehmen kann. Unverdaute Nahrungsbestandteile
machen uns krank, lassen Giftstoffe entstehen und bringen das
körpereigene Immunsystem aus dem Gleichgewicht.

Bei einem normalen Agni ist die Verdauung gut, Kreislauf und
Haut sind in Ordnung, unser Mundgeruch und Körpergeruch sind
angenehm, wir verfügen über ausreichend Energie und ein starkes
Immunsystem. Bei einem gestörten Agni sind Verdauung, Kreislauf

und Haut in einem schlechten Zustand, der Körper riecht unangenehm, wir leiden unter Blähungen und Verstopfung, haben wenig
Energie und ein schwaches Immunsystem. Eine Behandlung des
Verdauungssystems – die Regulation von Agni – gilt deshalb als
fundamentale Therapie für die meisten Krankheiten.

Zustände des Verdauungsfeuers

Im Ayurveda kennt man vier Zustände des Verdauungsfeuers:
stark, schwach, veränderlich und ausgeglichen. Bei Pitta-Typen
(Feuer-Typen) ist Agni in der Regel stark, verbunden mit einem
außergewöhnlichen Appetit. Der Kreislauf funktioniert gut, aber
Giftstoffe im Blut und Blutungen sind relativ verbreitet. Der Stuhl
ist eher weich mit gelegentlichen Durchfällen. Die Widerstandsfähigkeit gegenüber Krankheiten ist gewöhnlich gut, aber wenn sie
auftreten, kommen sie meist plötzlich und sind relativ ernst (wie
fiebrige Erkrankungen oder Herzanfälle).

Bei Kapha-Typen (Wasser-Typen) ist Agni häufig schwach, verbunden mit einem schlechten Appetit, trägem Stoffwechsel und einer
Tendenz zum Übergewicht, selbst wenn man nicht übermäßig viel
ißt. Die Patienten sind verschleimt und verstopft. Die Durchblutung ist schlecht, häufig treten Erkältungen und grippale Infekte
auf, aber die Krankheiten sind meist nicht gravierend.

Bei Vata-Typen (Luft-Typen) ist Agni veränderlich; Perioden mit
starkem Appetit oder sogar extremem Hunger wechseln mit Zeiten
des Appetitmangels, in denen die Patienten das Essen sogar vergessen. Blähungen, Bauchkrämpfe und Verstopfung sind gewöhnlich Anzeichen für ein veränderliches Agni. Die Durchblutung ist
ebenfalls veränderlich und auch die Widerstandsfähigkeit gegen
Krankheiten. Die Patienten leiden eher unter entkräftenden
Krankheiten und chronischen Störungen des Nervensystems.

Zeichen eines ausgeglichenen Agni sind ein stets normaler und
regelmäßiger Appetit, der leicht mit wenig gewürzten, naturbelas-
senen Nahrungsmitteln zu stillen ist. Der Stuhlgang ist regelmäßig,
und Blähungen treten nur selten auf. Die Sinnesorgane und der
Geist befinden sich in einem guten Zustand.

Kräuter für das Verdauungsfeuer

Agni wird durch scharfe, saure und salzige Geschmacksrichtungen angeregt, während süß, zusammenziehend und bitter unterdrückkend wirken, obwohl geringe Mengen von Bitterstoffen vor dem Essen Agni auch anregen können. Gewürze eignen sich in der Regel am besten, um Agni zu stärken. Das Verdauungsfeuer entspricht seinem Wesen nach dem scharfen Geschmack. Es ist heiß, trocken, leicht und duftend. Deshalb kann eine angemessene Aufnahme von Gewürzen bei der Behandlung der meisten Krankheiten eine große Hilfe sein.

Bei einem starken Agni sollten Gewürze generell vermieden werden, aber verdauungsfördernde Bitterstoffe – Aloe, Sauerdorn und Enzian – sind erlaubt (im Ayurveda verordnet man typischerweise Rezepturen wie Tikta oder Mahasudarshan Churna). Sie reduzieren das Verdauungsfeuer, ohne daß zusätzliche Giftstoffe gebildet werden.

Wenn Agni schwach ist, kann man scharfe Gewürze verwenden – Cayenne, Ingwer, schwarzen Pfeffer (typischerweise die Trikatu-Rezeptur) –, aber im Grunde sind alle Gewürze gut.

Bei einem veränderlichen Agni sollte man Gewürze und Salz zu sich nehmen – Stinkasant, Ingwer, Kreuzkümmel, Steinsalz (typischerweise die Stinkasant-8-Rezeptur).

Bei einem normalen Agni können milde, sattvische (harmonisierende) Gewürze – Kardamom, Kurkuma, Koriander und Fenchel – genommen werden, um das Gleichgewicht zu erhalten.

Eine allgemeine Rezeptur zur Pflege des Verdauungsfeuers, besonders bei schwachem Agni, ist die ayurvedische Rezeptur Nr. 1, das Verdauungstonikum (eine verbesserte Variante von Trikatu). Man nimmt davon zwei bis drei Tabletten eine halbe Stunde vor den Mahlzeiten. Vata-Typen können sie mit warmem Wasser einnehmen, Kapha-Typen mit Honig und Pitta-Typen mit kühlem Wasser oder Aloe-Gel.

Agni kann auch durch körperliche Übungen angeregt werden, einschließlich bestimmter Yoga-Stellungen (Asanas), außerdem durch tiefe Atmung (Pranayama), Meditation, Fasten oder leichte Nahrung und durch Schlafentzug. Hilfreich ist auch, starr auf eine Ghee-Lampe zu blicken.

Reduziert wird Agni durch die meisten feuchten, schweren, öligen und süßen Nahrungsmittel mit Ausnahme von Ghee (geklärte Butter), das in geringen Mengen das Verdauungsfeuer anregt. Eine überwiegend sitzende Lebensweise, zuviel Schlaf oder zuviel Sex sind ebenfalls Faktoren, die das Verdauungsfeuer schwächen.

Stadien der Verdauung

Das Ayurveda teilt die Verdauung in drei Stadien ein. Das erste Stadium in Mund und Magen wird von Kapha (Wasser) beherrscht. Dazu gehören der Speichel und die alkalischen Sekrete der Magenschleimhaut. Hier werden der Nahrung die Wasser- und Erdelemente entzogen. Kapha-Typen haben zu viel von diesen Sekreten, was zu Erbrechen, Schleimabsonderungen, einer starken Speichelbildung und schlechtem Appetit führt. Ein übermäßiger Verzehr süßer und salziger Nahrungsmittel erhöht ebenfalls diese Sekrete und verursacht die entsprechenden Symptome.

Das zweite Stadium wird von Pitta (Feuer) durch die Abgabe von sauren Körpersekreten in den Dünndarm beherrscht. Hier wird der Nahrung das Feuerelement entzogen. Pitta-Typen leiden unter Übersäuerung und brennenden Gefühlen im Magen. Wenn man zu viel süße und scharfe Speisen ißt, werden noch mehr saure Sekrete gebildet.

Das dritte Stadium beherrscht Vata (Luft) im Dickdarm mit der Bildung des Stuhls. Hier wird den Nahrungsmitteln die Luft und das Äther-Element entzogen. Vata-Typen leiden unter Blähungen und Verstopfung. Diese Symptome werden verstärkt, wenn man zu viel leichte, trockene, bittere, zusammenziehende oder scharfe Speisen zu sich nimmt.

Die sechs Geschmacksrichtungen und der Verdauungsprozeß

Die sechs Geschmacksrichtungen entsprechen den Stadien des Verdauungsprozesses in dieser Reihenfolge: süß, sauer, salzig, scharf, bitter und zusammenziehend. Der süße Geschmack wird als erster verdaut, insbesondere wenn er von Zucker stammt. Deshalb sollte Süßes zuerst gegessen werden. Wenn man es nach anderen Speisen ißt, stoppt es den Verdauungsprozeß, was dazu führt, daß sich unverdaute Nahrung ansammelt und zersetzt. Der salzige Geschmack wird an zweiter Stelle verdaut und verwandelt sich im Magen in süßen Geschmack.

Der saure Geschmack wird verdaut, wenn die Nahrung in den Dünndarm gelangt. Der scharfe Geschmack wird verdaut, wenn die Nahrung in den Dickdarm gelangt. Deshalb ist es gut, mitten während der Mahlzeit einige saure oder scharfe Gewürze, Chutneys oder Joghurt zu sich zu nehmen.

Der bittere und der zusammenziehende Geschmack werden zuletzt verdaut. Sie dienen dazu, den Verdauungsprozeß abzuschließen, und unterstützen die Bildung des Stuhls. Deshalb ist es empfehlenswert, nach der Mahlzeit zusammenziehende Tees wie beispielsweise normalen schwarzen Tee oder Tee aus Kräutern wie Himbeer- oder Erdbeerblättern oder aus Alfalfa zu trinken. Wenn bittere oder zusammenziehende Nahrungsmittel zuerst verzehrt werden (abgesehen von geringen Mengen bitterer Kräuter vor der Mahlzeit), dann verringern sie den Appetit und schwächen den Verdauungsprozeß, was die Aufnahme der Nährstoffe stört.

Aufgrund dieser Logik ist es besser, Salate am Ende der Mahlzeit zu essen; süße Desserts dagegen (wenn sie nicht zu schwer sind oder in zu großen Mengen verzehrt werden, was selbstverständlich den Verdauungsprozeß immer und unter allen Bedingungen stört) ißt man besser zu Beginn der Mahlzeit. Die Reihenfolge der Nahrungsaufnahme ist ein wichtiger Faktor bei der Ernährung. Die richtige Reihenfolge macht es möglich, Speisen und Menüs zu verdauen, die wir ansonsten nicht vertragen würden.

Verdauungsstörungen

Verdauungsstörungen führen zu einer Ansammlung unverdauter Nahrungsbestandteile (Ama). Hinweise darauf sind nicht ausreichend geformte Stühle, ein unangenehmer Mundgeruch, Appetitstörungen und eine belegte Zunge. Die unverdauten Nahrungsbestandteile stagnieren und gären; schließlich treten sie ins Blut über und gelangen an die verschiedensten Stellen des Körpers, wo sie Krankheiten verursachen.

Bei Kapha-Typen sammelt sich die unverdaute Nahrung mit Schleim im Magen und gelangt von dort in die Lunge und den Rest des Körpers, wo sie Kapha-Störungen verursacht.

Bei Pitta sammelt sie sich mit Säure im Dünndarm; von hier aus gelangt sie in die Leber und ins Blut und verursacht an verschiedenen Stellen des Körpers Pitta-Störungen.

Bei Vata sammelt sich die unverdaute Nahrung mit Luft im Dickdarm, gelangt von dort ins Blut und in das Nervengewebe und verursacht verschiedene Vata-Störungen.

Behandlung von Ama
Die meisten verdauungsfördernden Kräuter sowie alles, was das Verdauungsfeuer anregt, wirken Ama entgegen. Kräuter sind am besten geeignet, um Ama zu zerstören oder zu verhindern, daß sich Ama bildet, insbesondere sehr scharfe Kräuter wie Cayenne.

Bitterstoffe sind zweckmäßig, um Ama im Gewebe zu reduzieren, und sie können bei seiner Zerstörung helfen, insbesondere reine Bitterstoffe wie kanadische Gelbwurzel. Die austrocknende und entgiftende Wirkung von Kräutern, die zugleich scharf und bitter sind, hilft oft, tiefsitzende Giftstoffe auszuscheiden.

Der zusammenziehende Geschmack verhindert die Neubildung von Ama, kann alte Abfallstoffe jedoch im Körper zurückhalten. Salzig und sauer können weitere Gärungsprozesse auslösen (vgl. das Kapitel »Entgiftungstherapien und Ernährung«).

Regelmäßige Untersuchungen des Verdauungstraktes
Auch gesunde Menschen sollten den Zustand ihres Verdauungssystems einschließlich Zunge, Atem, Appetit und Ausscheidungen regelmäßig überprüfen, um sicherzustellen, daß sich keine Giftstoffe bilden. Es ist am einfachsten, einen Krankheitsprozeß dort zu stoppen, wo er im Verdauungssystem seinen Ursprung hat. Wenn sich die Krankheit erst einmal im Gewebe festgesetzt hat, wird die Be-

handlung schwieriger. Deshalb müssen wir dem Verdauungssystem bei der Therapie und Prävention die höchste Priorität einräumen.

Das Verdauungssystem und die medikamentöse Behandlung
Bei der Verordnung von Kräutern müssen wir immer den Zustand des Verdauungssystems berücksichtigen. Auch Kräuter, die nicht angemessen verdaut werden, können sich wie unverdaute Nahrung in Gift verwandeln. Dasselbe gilt für Mineralstoffe und Vitamine. Aus diesem Grund sind viele Rezepturen zur Behandlung des Verdauungssystems gute Begleittherapien, um sicherzustellen, daß der Organismus jede Art von Kräutermischungen angemessen aufnehmen kann.

Krankheiten des Dickdarms

Unsere Ausscheidungsgewohnheiten sind ein Hinweis auf das letzte Stadium der Verdauung. Der Dickdarm ist der letzte und wichtigste Teil des Verdauungstraktes, wo die Nährstoffe für Knochen, Gehirn und Nervensystem aufgenommen werden. Die korrekte Behandlung des Dickdarms ist die Grundlage aller Therapien des Verdauungssystems. Aus diesem Grund stehen Erkrankungen des Dickdarms im Ayurveda oft an erster Stelle der Krankheiten des Verdauungstraktes.
Durchfall ist ein Hinweis darauf, daß die Nährstoffe nicht angemessen aufgenommen werden können. Verstopfung zeigt an, daß Abfallstoffe im Körper zurückgehalten werden. Dies sind die beiden hauptsächlichen Störungen des Dickdarms, und indem man sie behandelt, können auch andere Dickdarmkrankheiten wie Kolitis und Divertikulitis therapiert werden. Aber auch sonstige Erkrankungen haben hier ihren Ursprung und können über den Dickdarm behandelt werden. Dazu gehören die meisten Vata- und viele Pitta-Störungen. Sowohl Verstopfung als auch Durchfälle werden durch ein Übermaß oder eine Ansammlung von Apana Vayu,

der sich abwärts bewegenden Luft, verursacht. Bei Verstopfung überwiegt deren trockene Eigenschaft, bei Durchfall ist ein Übermaß an Beweglichkeit die Ursache.

Ein schlecht geformter Stuhl, der einen starken, unangenehmen Geruch hat oder rasch im Wasser nach unten sinkt, ist ein Hinweis auf Verdauungsstörungen und die Bildung von Ama. Es ist genauso wichtig, auf unsere Ausscheidungsgewohnheiten und -produkte zu achten wie auf unseren Appetit.

Dickdarmstörungen hängen mit dem ersten oder Wurzelchakra zusammen. Sie haben oft mit Angst zu tun, mit dem Bedürfnis nach Sicherheit und Unterstützung, mit mangelhafter Erdung oder anderen emotionalen Ungleichgewichten des ersten Chakras. Bei der Behandlung müssen wir also auch unsere emotionalen Wurzeln im Leben berücksichtigen.

Viele Gewürze sind gut, um die Aufnahmefähigkeit des Dickdarms zu stärken. Dazu gehören: Ingwer, Cayenne, schwarzer Pfeffer und besonders Stinkasant, Basilikum und Muskatnuß. Bei den Gewürzen für das Verdauungsfeuer sollten wir auch mit an den Dickdarm denken. Eine der wichtigsten ayurvedischen Rezepturen für die Dickdarmverdauung ist Stinkasant 8.

Durchfall und Ruhr

Bei Durchfall haben wir häufige dünnflüssige oder wäßrige Darmentleerungen. In schweren Fällen kann es zur Austrocknung mit einem Zusammenbruch der Energie kommen, wobei der Patient möglicherweise in Lebensgefahr gerät.

Durchfall kann durch äußere Faktoren wie zu üppige Mahlzeiten oder schwer verdauliche Speisen hervorgerufen werden. Dazu gehören Nahrungsmittel, die zu ölig, zu wäßrig, zu trocken, zu hart, zu heiß oder zu kalt sind. Eine falsche Kombination von Nahrungsmitteln wie beispielsweise Milch mit Fleisch oder Fisch, zu schnell aufeinanderfolgende Mahlzeiten, unregelmäßige Eßgewohnheiten oder ungewohnte Nahrungsmittel können ebenfalls eine Rolle spielen. Auch unsaubere Speisen und unsauberes Wasser, Nahrungsmittelvergiftungen, Parasiten, ein Wechsel der Jahreszeiten, eine Magen- und Darmgrippe oder emotionale Faktoren wie Panik oder Trauer kommen als Ursache in Frage.

Differenzierung

Durchfall ist in den meisten Fällen ein Pitta-Zustand, weil Pitta tendenziell Feuchtigkeit anzieht und am wenigsten mit dem Dickdarm harmoniert. Es kann sich jedoch auch um einen Überschuß an Vata, Kapha, Ama oder um psychische Einflüsse handeln.

Der Pitta-Durchfall ist gewöhnlich gelb, riecht faulig und kann mit Eiter oder Blut vermischt sein. Er ist tendenziell heiß und kann ein brennendes Gefühl am After verursachen. Begleiterscheinungen können Durst, Trockenheit oder Fieber sein. Das sind die üblichen Symptome bei einer akuten bakteriellen Ruhr.

Vata-Durchfälle sind mit Schmerzen, Krämpfen, Blähungen und häufigem Stuhldrang verbunden, wobei die Stuhlmengen meist gering sind. Durchfall und Verstopfung können abwechselnd auftreten, oder dem Durchfall geht eine Phase der Verstopfung voraus.

Der Kapha-Durchfall hat eine weißliche Farbe, er ist zäh und enthält Schleim. Er geht mit Gefühlen der Schwere, Trägheit und Mattigkeit einher. Der Stuhldrang tritt nicht häufig auf, aber die Mengen sind relativ groß.

In der chinesischen Medizin wird Durchfall entweder als Überschuß oder als Mangel klassifiziert. Der Überschuß kommt gewöhnlich durch eine Ansammlung von Nässe-Hitze im Magen und Dickdarm zustande. Dieser Zustand gleicht dem Pitta-Durchfall im Ayurveda und ist oft akut. Der Mangel kann sich entweder auf Qi oder Yang beziehen. Die Behandlung hat gewisse Ähnlichkeiten mit Vata und Kapha, aber es gibt keine direkte Übereinstimmung.

Allgemeine Behandlung

Zu Beginn sollten keine Adstringentien (stuhlbindende Kräuter wie Alaunwurzel, Eichenrinde oder Himbeerblätter) verwendet werden, denn sie können dazu führen, daß die Giftstoffe nicht ausgeschieden werden. Die Patienten sollten fasten und Kräuter einnehmen, die die Giftstoffe verbrennen (Gewürze und bittere Kräuter). Zunächst sollte ein Abführmittel genommen werden – Rizinusöl oder Rhabarber –, um die Giftstoffe aus dem Dickdarm zu spülen. Hilfreich sind auch viele Kräuter, die gegen Parasiten wirken – bitterer Beifuß, Beifuß, Granatapfel, Vidanga.

Als erstes sollte man Speisen zu sich nehmen, die die Aufnahmefähigkeit des Dünndarms verbessern: Gut ist Buttermilch zusammen mit einer einfachen Vollkorndiät, Haferschleim mit Mungbohnen oder Kichadi. Am besten sind Nahrungsmittel, die die Entgiftung unterstützen. Zu den geeigneten Gewürzen gehören Ingwer, langer Pfeffer, Safran, Koriander und Kardamom. Das bekannteste Gewürz zur Behandlung von Durchfall ist Muskatnuß.

Die ayurvedische Rezeptur Nr. 9, Kräuter zur Verbesserung der Aufnahmefähigkeit, ist ausgezeichnet, ebenso die Muskatnuß-Mischung.

Eine gute westliche Kräuterrezeptur besteht aus gleichen Teilen Muskatnuß, Himbeerblättern, Königskerze und Eibisch.

Sofern schwere oder wäßrige Durchfälle länger als einige Tage dauern, braucht der Patient Adstringentien, die den Stuhl binden. Begleitend dazu sollten tonisierende Kräuter – Ashwagandha oder Ginseng – eingenommen werden, um die zusammengebrochene Lebensenergie wieder aufzubauen.

Pitta-Durchfall

Hier erfordert die Behandlung eine Anti-Pitta-Diät. Man sollte scharfe Gewürze, besonders Chilies und sogar Knoblauch meiden, ebenso jede Form von Alkohol. Ölige, fettige und gebratene Speisen verschlimmern den Zustand. Der Patient sollte auch keine Ölmassagen bekommen, und er sollte seinen Bauch kühl halten.

Zur Kräutertherapie gehört die Verwendung bitterer und an zweiter Stelle zusammenziehender Kräuter. Typische bittere Kräuter wie Sauerdorn und kanadische Gelbwurzel sind gut. Zu Beginn ist ein bitteres Abführmittel empfehlenswert – Rhabarberwurzel oder Sennesblätter.

Zu den geeigneten ayurvedischen Kräutern gehören Kutaj, Katuka,

Enzian, Chiretta, Cyperus, Aloe und Sauerdorn. Entsprechende Rezepturen sind: Bilva-Mischung, Cyperus-Wein und Kutaj-Wein. Chinesische bittere Kräuter zur Behandlung von Durchfall sind: Goldfaden, Helmkraut und Gelbbaum. Weitere Kräuter, die speziell gegen Ruhr wirken, sind Portulak und Anemone. Zu den geeigneten Rezepturen gehören die Goldfaden- und die Helmkraut-Mischung.

Nützlich sind auch westliche bittere Kräuter: kanadische Gelbwurzel, Sauerdorn, Enzian und Beifuß – und zusammenziehende Kräuter: Himbeerblätter, Alaunwurzel und Blutwurz. Wenn der Stuhl Blut enthält, helfen zusammenziehende und schleimhautschützende Kräuter wie Himbeerblätter, Königskerze und Eibisch. Die allgemeine Rezeptur gegen Durchfall (siehe oben) kann zusammmen mit Sauerdorn oder kanadischer Gelbwurzel gegeben werden, um zusätzlich Pitta auszuleiten.

Vata-Durchfall

Hier sollte man sich an die Anti-Vata-Diät halten und verdauungsfördernde Gewürze hinzufügen: Ingwer, Kardamom, Fenchel, Stinkasant. Buttermilch wirkt in diesem Fall ausgesprochen gut, vor allem in Verbindung mit Muskatnuß. Zuvor kann man Rizinusöl nehmen, um den Dickdarm zu reinigen.

Andere wichtige ayurvedische Kräuter sind Haritaki (in kleinen Mengen), Kutaj und Granatapfelschale. Passende ayurvedische Rezepturen sind: Muskatnuß-Mischung, Stinkasant 8 und Kardamom-Mischung. Ebenfalls nützlich ist die Kräuterrezeptur zur Verbesserung der Nährstoffaufnahme durch den Darm oder auch die allgemeine Anti-Durchfall-Rezeptur, der man frischen Ingwer hinzufügen kann.

Kapha-Durchfall

Bei einem Kapha-Durchfall findet man Schleim im Stuhl. In diesem Fall wird die Anti-Kapha-Diät zur Behandlung eingesetzt: Milchprodukte, Fette, Öle, Süßigkeiten, Teigwaren und Brot sind zu meiden. Gut wirken scharfe Gewürze wie Cayenne, getrockneter

Ingwer und schwarzer Pfeffer sowie die meisten Kräuter, die das Verdauungsfeuer anregen.

Zu den nützlichen Kräutern gehören außerdem solche, die den Auswurf fördern und die Verdauung anregen wie Kalmus, Sauerdorn, Basilikum und Salbei. Man kann auch die ayurvedische Trikatu-Rezeptur oder die Nelken-Mischung nehmen.

Amöbenruhr

Mit Amöbenruhr infiziert man sich häufig auf Reisen, besonders in Ländern der Dritten Welt, wo die sanitären Einrichtungen schlecht sind. Die spezifische ayurvedische Mischung für diesen Fall ist die Vatsaka-Mischung. Kutaj und die daraus hergestellten Rezepturen sind die wichtigsten Kräutermittel zur Behandlung von Amöbenruhr.

Zur Vorbeugung kann man Knoblauch essen. Auch bitterer Beifuß ist sehr gut (knapp 30 Gramm mit etwa einem halben Liter kochendem Wasser übergießen und den Tee drei bis sieben Tage lang täglich trinken). Portulak, ein im Sommer weit verbreitetes Unkraut, wirkt ebenfalls gut, besonders wenn es frisch gegessen oder mit kochendem Wasser übergossen als Tee getrunken wird. Man nimmt davon knapp 30 Gramm drei- bis viermal täglich.

Amöbenruhr kann leicht chronisch werden und führt dann möglicherweise zur Auszehrung oder Abmagerung. In solchen Fällen sind Tonika wie Ashwagandha oder Ginseng erforderlich.

Bakterielle Ruhr

Die Behandlung der Bakterienruhr gleicht der eines Pitta-Durchfalls. Die Beschwerden werden durch eine Infektion ausgelöst, und vieles, was in diesem Zusammenhang schon erwähnt wurde, gilt auch hier. Die passende ayurvedische Mischung ist in diesem Fall Kutaj-Wein oder -Gelee. Auch Kutaj-Tabletten sind gut. Außerdem wirken viele bittere Kräuter wie Chiretta, Katuka, Sauerdorn, Neem, kanadische Gelbwurzel, bitterer Beifuß, Rhabarber und Goldfaden im Verdauungstrakt antibakteriell und entzündungshemmend und werden entsprechend eingesetzt. Knapp 30 Gramm

Kräuter übergießt man dazu mit etwa einem halben Liter Wasser und trinkt den Tee täglich.

Wenn die Bakterienruhr chronisch wird, braucht man außerdem Gewürzkräuter – Ingwer und Knoblauch – oder aufbauende Tonika wie Ashwagandha oder Ginseng.

Durchfälle bei Säuglingen

Durchfälle und Darmkoliken bei Säuglingen werden in der Regel dadurch verursacht, daß sie die Muttermilch oder die Kuhmilch nicht verdauen können. Hier handelt es sich im wesentlichen um einen Kapha- oder Ama-Zustand. Gewürzkräuter wie Fenchel, Dill, Kardamom und Kalmus können dazu beitragen, daß die Milch besser verdaut wird. Sie können der Mutter oder notfalls auch in sehr kleinen Dosen dem Baby gegeben werden. Sehr gut geeignet ist Dillwasser, das auf den meisten indischen Märkten verkauft wird. Auch Muskatnuß kann Abhilfe schaffen, besonders wenn sie zusammen mit Banane gefüttert wird. Man muß mit Durchfällen bei Säuglingen äußerst vorsichtig sein, weil Babys leicht austrocknen.

Verstopfung

Fast jeder von uns leidet unter einer Ansammlung von Giftstoffen im Dickdarm, was man an einem Belag auf dem hinteren Teil der Zunge erkennt. Im Ayurveda geht man davon aus, daß die Zunge bei einer normalen und gesunden Dickdarmfunktion sauber ist (abgesehen von einem normalen dünnen weißen Belag). Als erstes sollte man morgens ohne Probleme seinen Darm entleeren können. Der Stuhl sollte auf dem Wasser schwimmen (wenn er nach unten sinkt, ist das ein Zeichen für Ama, eine schlechte Verdauung und die Ansammlung von Giftstoffen).

Giftstoffe im Dickdarm und Verstopfung kann man jedoch nicht in jedem Fall einfach mit Abführmitteln oder Darmspülungen behandeln, denn daraus kann sich eine Darmträgheit und eine Abhängigkeit von Abführmitteln entwickeln. Die Wirkung solcher Mittel auf den Organismus ist stark und oft traumatisch; andere Organfunktionen können dadurch aus dem Gleichgewicht geraten, und vor allem kann Vata dadurch geschädigt werden. Ein übermäßiger Einsatz von Darmspülungen oder Abführmitteln führt zu Symptomen wie Appetitmangel, massiven Gewichtsverlusten, Schlaflosigkeit, Durchfall oder Andauern der Verstopfung, Herzklopfen, Ängstlichkeit, Schwindel oder Ohnmachtsanfälle.

Auf der körperlichen Ebene sind Ernährungsfehler die hauptsächliche Ursache von Verstopfung – wir essen Nahrungsmittel, die schwer verdaulich sind. Verstopfung kann zudem als Komplikation bei Fieber oder Infektionskrankheiten entstehen. Andere Faktoren sind zu langer Schlaf am Morgen oder die Angewohnheit, dem Stuhldrang nicht zu folgen. Unser Lebensstil in den westlichen Industrienationen, der beinhaltet, daß wir morgens rasch aufstehen und zur Arbeit hetzen, führt oft dazu, daß wir den natürlichen Stuhldrang unterdrücken. Sex am Morgen hat zur Folge, daß Apana, die sich abwärts bewegende Luft, geschwächt wird, was die Situation verschlimmern kann. Kaffee oder Tee am Morgen können ebenfalls die Verstopfung fördern, weil sie tendenziell entwässernd (austrocknend) wirken.

Zu den geistigen Faktoren, die eine Verstopfung fördern, gehören Schlaflosigkeit, Nervosität, Streß, Sorgen, Kummer und Furcht sowie eine übermäßige Stimulation des Nervensystems (zuviel Fernsehen o. ä.). Medizinische Faktoren wie Bettlägerigkeit oder zu viele Medikamente (vor allem entwässernde) spielen ebenfalls eine Rolle.

Allgemeine Behandlung

Aus ayurvedischer Sicht muß die Verdauung durch den richtigen Gebrauch von Gewürzen verbessert werden; wir müssen das Verdauungsfeuer normalisieren. Sanft wirkende Abführmittel, die den Dickdarm anregen oder in seiner Funktion stärken, sind sicherer als die rasch wirkenden starken Abführmittel und werden diesen in der Behandlung meist vorgezogen.

Stark abführende Kräuter wie Sennesblätter oder Rhabarber eignen sich besser für akute Fälle. Rizinusöl wirkt bei einer schweren

Verstopfung ebenfalls gut und trocknet den Dickdarm nicht so stark aus wie die bitteren Kräuter. Symptome einer akuten Verstopfung sind Fieber, eine dick belegte Zunge sowie starke Blähungen oder Bauchschmerzen. Dieser Zustand ist gewöhnlich ein Hinweis auf Ama, also Giftstoffe im Körper oder irgendeine Art von Nahrungsmittelvergiftung (die auch durch eine falsche Kombination von Nahrungsmitteln verursacht werden kann). Deshalb sollte man in solchen Fällen fasten oder nur leicht verdauliche Speisen zu sich nehmen. Vorsicht ist jedoch bei Schmerzen im rechten Unterbauch geboten. Sie können Symptome einer Blinddarmentzündung sein, und in diesem Fall sind Abführmittel, auch wenn sie gelegentlich helfen, möglicherweise gefährlich.

Bei chronischer Verstopfung sollte man als erstes die Ernährung ändern und ausreichende Mengen an Nahrungsmitteln zu sich nehmen, die ölig sind oder Ballaststoffe enthalten. Dazu gehören Milchprodukte, Nüsse, Vollkorngetreide, Schrot, rohes Obst und rohes Gemüse. Auch viele Fruchtsäfte sind gut – Pflaumen-, Trauben- oder Kirschsaft –, während Apfelsaft oder Preiselbeersaft nicht so geeignet sind, weil sie selbst eine Verstopfung verursachen können. Möglicherweise muß die Ernährung auch öl- oder fettreicher sein. Sesamöl und Olivenöl sind in diesem Fall hervorragend geeignet.

Triphala

Speziell zur Behandlung von chronischer Verstopfung oder von Giftstoffen im Dickdarm gibt es die berühmte ayurvedische Mischung Triphala oder »Drei Früchte«. Sie besteht aus den Früchten dreier tropischer Bäume, die man »Myrobalan-Pflaumen« nennt: Haritaki, Amalaki und Bibhitaki. Diese Mischung eignet sich bei jedem Konstitutionstyp zur Behandlung von Verstopfung, auch wenn sie im akuten Fall nicht immer effektiv ist. Sie ist ein ausgezeichnetes Mittel zur allgemeinen Darmreinigung und wirkt gleichzeitig tonisierend und verjüngend auf den Dickdarm. Außerdem nährt sie das Nervensystem und hilft, den Appetit zu verbessern. Sie reguliert den Stoffwechsel und reduziert dadurch bei Übergewicht das Fettgewebe, während sie bei Untergewicht Blut,

Muskeln und Nerven aufbaut. Die Dosierung beträgt fünf bis fünfzehn Gramm, die einmal täglich in warmem Wasser vor dem Schlafengehen einzunehmen sind.

Aloe-Gel, ein bis zwei Teelöffel dreimal täglich, ist ebenfalls ein gutes Mittel zur Behandlung der meisten Arten von Verstopfung. Es wirkt sowohl reinigend als auch befeuchtend, obwohl es den Dickdarm nicht so stark tonisiert wie Triphala.

Das Dickdarm-Tonikum (Nr. 5) ist eine verbesserte Triphala-Rezeptur mit einem höheren Anteil des hauptsächlich abführend wirkenden Mittels Haritaki. Es hat ein breites Anwendungsspektrum und sollte von Kapha-Typen mit Honig, von Pitta-Typen mit kühlem Wasser oder Ghee und von Vata-Typen mit warmem Wasser eingenommen werden.

Im Hinblick auf die Lebensführung ist es wichtig, daß man bei Sonnenaufgang (Vata-Zeit und Dickdarm-Zeit) aufsteht und den Darm entleert. Oft hilft ein Glas warmes Wasser oder Kräutertee, die Darmbewegungen anzuregen. Auch Yogastellungen oder eine leichte Massage des Unterbauchs sind hilfreich.

Statt auf der Toilette zu sitzen, sollte man eher hocken, denn das ist eine natürlichere Position für die Darmentleerung. Sie hilft, Blockaden oder Krämpfe in den Därmen zu lösen, die einen normalen Stuhlgang verhindern können.

Ein gutes Frühstück, besonders wenn es aus öligen oder abführenden Nahrungsmitteln wie Hafergrütze mit Milch oder Ghee besteht, kann den Darm in Bewegung bringen, wenn der Stuhlgang bis zu diesem Zeitpunkt noch nicht stattgefunden hat. Ein Glas Pflaumensaft oder Traubensaft hat vielleicht eine ähnliche Wirkung. Kalte Speisen wie Cornflakes mit kalter Milch können den normalen Stuhlgang behindern.

Arten der Verstopfung

Im Ayurveda kennt man drei Arten von Verstopfung: leicht, mittel und schwer. Sie entsprechen den Konstitutionstypen Pitta, Kapha oder Vata.

Menschen, die nur eine leichte Verstopfung bekommen, neigen zu einem weichen oder öligen Stuhl. Wenn sie einmal verstopft sind, reicht ein mildes Abführmittel wie warme Milch in der Regel aus. Selten wird die Verstopfung chronisch. Dieser Zustand ist charakteristisch für die Pitta-Konstitution, denn Pitta ist tendenziell ölig.

Die mittelstarke Verstopfung ist charakteristisch für Kapha. Hier braucht man vielleicht stärkere Abführmittel, die über längere Zeit eingenommen werden müssen.

Die schwere Verstopfung ist charakteristisch für Vata. Kurzfristig können starke Abführmitel nötig sein, und die Verstopfung ist oft chronisch und dann schwer zu behandeln.

So gesehen ist Verstopfung gewöhnlich eine Vata-Störung, besonders in ihrer chronischen Form oder bei älteren Menschen. Sie kann auch durch ein zu hohes Pitta (Hitze, die den Stuhl austrocknet) oder zu hohes Kapha (Schleimstauungen, die den Dickdarm verstopfen) verursacht werden. Relativ häufig handelt es sich um einen Ama-Zustand. Ama, unverdaute Nahrung, sammelt sich im Dünndarm und wird im Dickdarm durch die Blockierung der sich abwärts bewegenden Luft (Apana) zurückgehalten.

Chinesische Sichtweise

In der chinesischen Medizin geht man davon aus, daß Verstopfung durch Fieber und starke Hitze verursacht wird. Dies gleicht der Pitta-Verstopfung im Ayurveda und wird auch auf ähnliche Weise mit bitteren Abführmitteln behandelt.

Als Ursache der chronischen Verstopfung gilt hauptsächlich ein Mangel an Körperflüssigkeiten, was zunehmende Trockenheit im Dickdarm verursacht. Dies entspricht der Vata-Verstopfung, und zur Behandlung werden hauptsächlich Abführmittel wie Hanfsamen eingesetzt, die die Stuhlmenge erhöhen und den Darm befeuchten.

Vata-Verstopfung

Da Vata seinen Hauptsitz im Dickdarm hat, ist Trockenheit im Dickdarm, verbunden mit Gasbildung, einem aufgetriebenen Bauch und Verstopfung charakteristisch für ein Übermaß an Vata. Auf dem hinteren Teil der Zunge findet man dabei meist einen bräunlichen pelzigen Belag. Hinzu kommen manchmal schlechter Mundgeruch oder Blähungen, verbunden mit Bauchschmerzen, Krämpfen und Ängstlichkeit. Auch Kopfschmerzen können vorkommen. Die Ursache dafür ist eine falsche Ernährung mit zu viel trockenen oder leichten Nahrungsmitteln, die Einnahme von Medikamenten oder Drogen (von denen die meisten entwässernd oder austrocknend wirken und dadurch Vata schädigen), Rauchen, Grübeleien, Sorgen, Furcht und Angst, eine Überreizung des Nervensystems und ein fortgeschrittenes Alter. Verstopfung kann an vielen Vata-Störungen beteiligt sein oder sie verursachen; dazu gehören beispielsweise Arthritis, Neurosen, Epilepsie und Lähmungen. Deshalb kann eine Behandlung der Verstopfung die Grundtherapie für viele Störungen des Nervensystems darstellen.

Behandlung

Man sollte eine Anti-Vata-Diät mit den entsprechenden verdauungsregulierenden Gewürzen einhalten und ölige Nahrungsmittel wie Milchprodukte oder Nüsse zu sich nehmen. Dazu gehören auch geeignete Öle – Sesamöl, Olivenöl oder Ghee –, die den Dickdarm befeuchten. Außerdem sollten genügend Ballaststoffe wie Vollkorngetreide (Hafer ist am besten) oder Hafergrütze verzehrt werden. Bei leichten Beschwerden kann man vor dem Schlafengehen warme Milch mit einem Teelöffel Ghee trinken. Bohnen, trockenes Getreide, Kohlgemüse, Pilze oder andere leichte oder austrocknende Speisen sind zu meiden.

Beim Kochen sollten verdauungsregulierende Gewürze – Stinkasant, Ingwer, Kardamom oder Fenchel – verwendet werden, um die Gasbildung zu verringern und dafür zu sorgen, daß sich Vata abwärts bewegen kann (Apana).

Sesamöl oder andere Anti-Vata-Öle können äußerlich verwendet werden, aber nicht bei einem stark aufgeblähten oder angespannten Bauch (gewöhnlich ein Ama-Zustand), weil sie diese Beschwerden verschlimmern können. Sesamöl befeuchtet die Lungen über die Haut und den Dickdarm über die Lungen.

Zu den typischen ayurvedischen Rezepturen gehört Triphala, wovon man vor dem Zubettgehen fünf bis fünfzehn Gramm in warmem Wasser nehmen kann. Um die abführende Wirkung zu verstärken, kann die Menge von Haritaki verdoppelt werden, oder man kann Triphala vor der Einnahme in Rizinusöl braten. Bei einer hartnäckigeren Verstopfung, besonders wenn sie mit einer Störung des Nervensystems einhergeht, kann man vor dem Zubettgehen ein bis drei Teelöffel Rizinusöl nehmen.

Auch abführende Salze (Glaubersalz) können nützlich sein. Lavanbhaskar-Pulver ist eine gute ayurvedische Rezeptur aus verschiedenen Salzen, denn sie regt das Verdauungsfeuer an und fördert die Ausscheidung. Stinkasant 8 hilft bei der allgemeinen Regulierung der Peristaltik und hat eine leicht abführende Wirkung. Viele Abführmittel, die die Stuhlmenge erhöhen, wie Flohsamen (die Hülsen sind vorzuziehen) und Leinsamen, die sowohl in der westlichen Kräutermedizin als auch im Ayurveda benutzt werden, kann man bei leichteren Formen der Vata-Verstopfung anwenden. Ein bis zwei Teelöffel pulverisierte Flohsamenhülsen in warmem Wasser vor dem Zubettgehen eingenommen sind am besten und verursachen selten Bauchschmerzen.

Aloe-Gel ist als befeuchtendes Abführmittel bei einer Vata-Verstopfung ebenfalls gut. Da es für manche Vata-Typen etwas zu kalt sein kann, sollte man eine geringe Mengen Ingwersaft oder -pulver hinzufügen. Abführende Öle, die die Stuhlmenge erhöhen, sind schwer und sollten durch Gewürze (Stinkasant oder Ingwer) ausgeglichen werden, damit sie keine Stauungen verursachen.

Bei einer schweren Vata-Verstopfung sind tonisierende oder befeuchtende Abführmittel jedoch möglicherweise nicht stark genug. Wirksamere Abführmittel wie Rhabarber oder Sennesblätter können dann vorübergehend erforderlich sein. Diese bitteren Kräuter schädigen Vata jedoch langfristig durch ihre kalten und austrocknenden Eigenschaften. Sie sollten mit blähungstreibenden Gewürzen (Ingwer oder Fenchel) kombiniert werden, um Bauchschmerzen zu vermeiden. Besser ist in diesem Fall ein starkes öliges Abführmittel, beispielsweise zwei bis drei Teelöffel Rizinusöl vor dem Zubettgehen.

Typische chinesische Rezepturen sind die Hanfsamen-Kombination, die die Stuhlmenge erhöht, oder bei stärkerer Verstopfung die vorübergehende Einnahme der großen oder kleinen Rhabarber-Rezeptur.

Die westlichen Kräuter zum Abführen wurden schon erwähnt – Rhabarber, Glaubersalz, Flohsamen und Rizinusöl.

Therapeutische Einläufe*

Therapeutische Einläufe (Basti) sind sowohl bei akuter als auch bei chronischer Verstopfung nützlich. Zunächst wird ein reinigender Einlauf gegeben, vor allem wenn faulig riechende Blähungen abgehen. Dazu verwendet man Kräuter, die Vata reduzieren – Triphala, Fenchel, Kardamom oder Kalmus –, zusammen mit einer kleineren Menge eines schleimhautschützenden Mittels – Süßholzwurzel oder Sesamöl.

Danach sollten Öleinläufe mit einer halben Tasse Sesamöl auf eine halbe Tasse warmes Wasser verabreicht und mindestens 20 Minuten gehalten werden.

Tonisierende Kräuter wie Ashwagandha, Bala und Spargelwurzel können ebenfalls in Form nährender Einläufe verwendet werden, besonders wenn die Verstopfung von allgemeiner oder altersbedingter Schwäche begleitet ist. Man kann sie in Sesamöl oder als Milchabkochung verabreichen.

Warnung

Der Stuhl im Dickdarm bewahrt das Erdelement im Körper, das benötigt wird, um ein übermäßiges Ansteigen des Luftelementes zu verhindern. Zu starkes Abführen kann deshalb Ängstlichkeit, Schlaflosigkeit, Herzklopfen, Ohnmachtsanfälle, Herzschmerzen oder andere Symptome eines Vata-Überschusses verursachen. Auch hier sollten wir also mit Vata vorsichtig umgehen.

---

*   Vgl. auch den Abschnitt über Einläufe im Kapitel »Entgiftungstherapien und Ernährung«

Pitta-Verstopfung

Eine Pitta-Verstopfung tritt oft im Verlauf oder am Ende einer fiebrigen Erkrankung auf. Im Ayurveda sind starke Abführmittel in der Anfangsphase einer friebrigen Erkrankung zwar kontraindiziert, werden aber bei länger bestehendem Fieber durchaus verordnet. Oft wird auch abgeführt, nachdem das Fieber überwunden ist, um die restliche Hitze und die Giftstoffe aus dem Körper zu entfernen. Die chinesische Medizin verordnet bei hohem Fieber oft starke Abführmittel als eine zusätzliche Maßnahme zur Fiebersenkung, achtet aber sehr darauf, daß das Fieber »reif« ist. Anzeichen für ein »reifes« oder »festes« Fieber sind Verstopfung, ein aufgeblähter, angespannter Bauch und starke Bauchschmerzen.

Zur Verstopfung bei Pitta-Typen gehören Reizbarkeit, Ärger, Durst, Schweiß mit Körpergeruch und ein Gefühl des Brennens. Charakteristisch ist eine rote Zunge mit gelbem Belag. Der Atem riecht unangenehm und das Gesicht kann gerötet sein. Außerdem können Kopfschmerzen und Schlaflosigkeit mit gewalttätigen Träumen auftreten.

Ursächlich dafür kann alles sein, was Pitta erhöht. Dazu gehören zu viele scharfe Gewürze, saure oder salzige Speisen und zuviel Fleisch oder fettige Nahrungsmittel. Bei Verstopfung wird die heiße Eigenschaft von Pitta erhöht. Deshalb können scharfe Gewürze, zuviel Sonne oder Hitze, eine unzureichende Flüssigkeitsaufnahme etc. die Situation erheblich verschlimmern.

Die Pitta-Verstopfung ist oft mit einer Leberfehlfunktion und -stauung oder mit einer Gallestauung verbunden. Sie ist nicht, wie gewöhnlich bei Vata, ein reines Dickdarmproblem. Deshalb ist häufig eine Leberentgiftung erforderlich (vgl. das Kapitel »Krankheiten der Leber und der Gallenblase«).

Behandlung

Man sollte eine Anti-Pitta-Diät einhalten und zuviel Öl, Fett oder Süßigkeiten meiden, denn sie können die Leber zu stark belasten. Wenn die Verstopfung auf emotionale Ursachen zurückzuführen ist, muß man sich vielleicht von Ärger und Streß befreien. Oft reichen warme Milch und Ghee oder ein Süßholzwurzeltee aus, um den Darm wieder in Bewegung zu bringen. In Indien wird zu diesem Zweck ein Rosenkonfekt verwendet. Schwerwiegend ist die Verstopfung bei Pitta-Typen nur dann, wenn dabei hohes Fieber und Durst auftreten.

Im Akutfall sind die meisten bitteren Abführmittel eine sichere Wahl. Sie helfen auch bei der Leberreinigung. Ansonsten genügen häufig Substanzen, die die Stuhlmenge erhöhen. Aloe-Gel vereint beide Eigenschaften, und man kann davon ein bis zwei Eßlöffel vor dem Zubettgehen nehmen. Regelmäßig eingenommen sorgen ein bis zwei Teelöffel zwei- bis dreimal täglich dafür, daß bei Pitta-Typen keine Verstopfung entsteht. In schweren Fällen kann man Aloepulver nehmen, ein bis zwei Gramm vor dem Zubettgehen, wobei man ein wenig Koriander oder Fenchel hinzufügen sollte, um Bauchschmerzen zu vermeiden.

Zu den geeigneten ayurvedischen Kräutern gehören Aloe, Amalaki, Rose und Flohsamen. Die wichtigsten Rezepturen sind Triphala (zusammen mit Ghee oder Aloesaft genommen) und Aloe-Kräuterwein.

Zu den entsprechenden chinesischen Rezepturen gehören die große und kleine Rhabarber-Abkochung, je nachdem, wie gravierend der Zustand ist.

Typische westliche Kräuter sind: Rhabarber, Sennesblätter (starke Wirkung) und Sauerdorn, krauser Ampfer und Faulbaumrinde (milde Wirkung).

Bei den meisten chronischen oder leichten Verstopfungen reicht es aus, vor dem Zubettgehen ein bis zwei Teelöffel pulverisierte Flohsamenhülsen in warmem Wasser zu nehmen.

Therapeutisches Abführen*

Therapeutisches Abführen (Virechana) ist die hauptsächliche Behandlung bei hohem Pitta, denn es beseitigt Hitze aus Dünndarm und Leber wie auch aus dem Dickdarm. Zu diesem Zweck muß Pitta jedoch zunächst durch eine entsprechende Ernährung, Kräu-

---

* Vgl. auch den Abschnitt über therapeutisches Abführen im Kapitel »Entgiftungstherapien und Ernährung«

ter, Ölmassagen und die Schwitztherapie in den Verdauungstrakt befördert werden. Wird das versäumt, ist das therapeutische Abführen möglicherweise nicht wirksam.

Abführen ist eine wichtige Maßnahme, um Hitze und Giftstoffe aus dem Körper zu entfernen. Dabei wird das Blut genauso gereinigt wie der Verdauungstrakt, und das überschüssige Feuer, das bei vielen infektiösen Krankheiten des Kopfes oder des Gehirns sowie im Zustand des Deliriums nach oben steigt, wird nach unten ausgeleitet.

Kapha-Verstopfung

Die Kapha-Verstopfung kommt gewöhnlich dadurch zustande, daß sich übermäßig viel Schleim im Organismus angesammelt hat. Auf diese Weise entstehen Schwere, Lethargie, Müdigkeit und andere Symptome eines Kapha-Überschusses. Die Stühle sind reichlich, weißlich oder schleimig. Die Zunge ist blaß und fett mit einem weißen oder schleimigen Belag. Der Bauch kann aufgebläht sein, verbunden mit dumpfen Schmerzen und Ödemen.

Die hauptsächliche Ursache ist eine Trägheit oder Verstopfung des Dickdarms. Zu den auslösenden Faktoren gehören zu schwere oder schleimbildende Nahrungsmittel, zu viel Schlaf und Schlaf während des Tages, eine sitzende Lebensweise und andere Faktoren, die Kapha erhöhen.

Die Verstopfung kann auch als Komplikation einer Kapha-Störung im Oberkörper auftreten, wobei Magen- oder Atemwegsbeschwerden mit einem Überschuß an Schleim nach unten in das Verdauungssystem wandern. Deshalb sollte man bei der Behandlung von Verstopfung oder bei anderen Therapien, die in erster Linie einen Kapha-Überschuß beseitigen sollen, auch an Mittel denken, die den Auswurf fördern, oder an das therapeutische Erbrechen.

Behandlung

Man sollte sich an eine Anti-Kapha-Diät halten und vor allem schwere Nahrungsmittel meiden, die eine Verstopfung fördern. Dazu gehören Zucker, Käse, Joghurt, Brot, Teigwaren, Kartoffeln und Schweinefleisch. Oft ist es auch gut, ein bis drei Tage zu fasten. Die Patienten brauchen außerdem mehr körperliche und geistige Aktivitäten, Bewegung an der frischen Luft und weniger Schlaf.

Zweckmäßig sind leichte Abführmittel und bittere Kräuter wie Aloe, Rhabarber und Sennesblätter. Sie helfen auch dabei, Fett abzubauen und das Gewicht zu reduzieren. Außerdem werden scharfe Gewürze wie Ingwer, Cayenne und schwarzer Pfeffer benötigt. In schwereren Fällen kann man drei Gramm pulverisierte Rhabarberwurzel zusammen mit zwei Gramm getrocknetem Ingwer in einer Tasse warmem Wasser vor dem Zubettgehen einnehmen.

Abführmittel, die die Stuhlmenge erhöhen, und abführende Öle sollten nicht verwendet werden, weil sie Kapha erhöhen und die Stagnation verschlimmern.

Reinigende Einläufe mit Gewürzkräutern oder Kräutern, die den Auswurf fördern, wie Ingwer, Kalmus und Sauerdorn sind ebenfalls hilfreich.

Geeignete ayurvedische Rezepturen sind: zwei bis sechs Gramm Triphala zusammen mit ein bis drei Gramm Trikatu in Aloesaft oder warmem Wasser vor dem Zubettgehen oder die verdauungsfördernde Mischung (Nr. 1) mit dem Dickdarmtonikum (Nr. 5).

Blähungen und Koliken

Blähungen oder Darmkoliken sind ein Hinweis auf eine schlechte Verdauung und Ama. Der Zustand ist charakteristisch für einen Vata-Überschuß, kann aber auch bei jedem anderen Konstitutionstyp durch Verdauungsstörungen hervorgerufen werden. Gewöhnlich hat man dabei einen aufgeblähten oder angespannten, druckempfindlichen Bauch oder wandernde Bauchschmerzen. Die meisten Bauchschmerzen sind eine Folge von Blähungen oder Verdauungsstörungen.

Die Ursachen sind meist Ernährungsfehler, obwohl auch Nervosität oder emotionale Erregung Auslöser sein können. Die Probleme treten oft auf, nachdem man schwerverdauliche Speisen gegessen hat: Bohnen, Kohlgemüse und rohe Zwiebeln sind zu trocken und bilden Darmgase; Süßigkeiten, Eiscreme und ölige Speisen sind zu schwer. Auch eine falsche Zusammenstellung der Nahrungsmittel kann zu Verdauungsstörungen führen, beispielsweise wenn man Süßigkeiten oder Säfte mit stärkehaltigen, salzigen oder proteinreichen Mahlzeiten kombiniert, Milchprodukte zusammen mit saurem Obst oder Brot, Fleisch oder Fisch zu sich nimmt oder wenn man einfach zuviel ißt. Unsere westliche Angewohnheit, nach einer Mahlzeit süße Desserts zu essen, führt zu Gärungsprozessen und Blähungen. Als psychologische Faktoren spielen hauptsächlich Sorgen, Belastungen und Streß eine Rolle.

Blähungen und Bauchschmerzen treten oft vor oder nach einer Verstopfung oder Durchfällen auf. Die sich nach unten bewegende Luft (Apana) wird auf ihrem Weg behindert. Gewöhnlich weist das auch auf ein schlecht funktionierendes Verdauungsfeuer hin.

Allgemeine Behandlung

Die Mahlzeiten sollten einfach und bescheiden sein. Man sollte weder zu viel noch zu häufig essen, und auch nicht zu viele verschiedene Nahrungsmittel bei einer Mahlzeit kombinieren. Süßes sollte gemieden oder nur in Maßen und ohne irgendwelche Zugaben verzehrt werden.

Außerdem sollte man verdauungsfördernde (blähungstreibende) Gewürzkräuter einnehmen. Dazu gehören Kardamom, Fenchel, Ingwer, Pfefferminze, Orangenschalen, Lorbeerblätter und die meisten Küchenkräuter.

Ajwan, indische wilde Selleriesamen, sind sehr gut, wenn man sie zusammen mit etwas Steinsalz nimmt. Kardamom und Fenchel zu gleichen Teilen eignen sich hervorragend zur Behandlung von Verdauungsstörungen, Blähungen und Bauchschmerzen. Dazu übergießt man einen halben Teelöffel der pulverisierten Kräuter mit kochendem Wasser und trinkt den Tee vor dem Essen. Stinkasant, Baldrian, Muskatnuß und Kamille helfen bei Bauchschmerzen. Außerdem kann man in diesem Fall den Bauch mit Rizinusöl und etwas Cayenne oder Stinkasant einreiben. Die meisten verdauungsfördernden Rezepturen wie Trisugandhi, Trikatu und die verdauungsanregende Mischung (Nr. 1) sind gut wirksam.

Vata-Blähungen

Die Patienten haben einen aufgetriebenen, angespannten Bauch, Appetitschwankungen und leiden unter Verstopfung, Schlaflosigkeit, Herzklopfen und Nervosität. Möglicherweise haben sie starke, wandernde Bauchschmerzen. Die hauptsächliche Ursache ist ein Übermaß an zu leichten oder trockenen Nahrungsmitteln – Bohnen, Kohl, rohe Zwiebeln, Kartoffel- oder Maischips, Erdnüsse oder zu viel Salat; dazu kommen vielleicht Sorgen, Furcht, Ängstlichkeit oder andere psychologische Faktoren, die zu einem Übermaß an Luft führen.

Die Behandlung besteht in einer Anti-Vata- und Anti-Ama-Diät, wobei man auf die richtige Nahrungszusammenstellung achten und nicht zu viel Süßes wie Plätzchen, Kuchen, Gebäck und Eiscreme essen sollte. Trockenes Gebäck, Plätzchen und Trockenobst schädigen Vata durch ihre austrocknenden Eigenschaften. Zur Behandlung eignen sich würzige, verdauungsfördernde Kräuter – Stinkasant, Ajwan, Ingwer, Fenchel, Kreuzkümmel, Kardamom und Kalmus.

Typische ayurvedische Rezepturen sind Stinkasant 8, Lavanbhaskar-Pulver oder Trisugandhi-Pulver, ein bis drei Gramm vor den Mahlzeiten mit warmem Wasser. Diese Kräuter können ebenso nach den Mahlzeiten genommen werden, wenn man zuviel gegessen hat.

Auch die chinesische Medizin verordnet in diesem Fall verdauungsfördernde Kräuter – Melissenblätter, Magnolienrinde, Ingwer und Zitronenschale. Eine typische chinesische Rezeptur ist die Magnolien-und-Ingwer-Mischung.

Viele bekannte westliche Küchenkräuter eigenen sich ebenfalls gut zur Behandlung von Blähungen. Außer den schon erwähnten gehören dazu Kamille, Oregano und Thymian.

Pitta-Blähungen

Wenn die Blähungen zusammen mit Übersäuerung, Sodbrennen, Durchfall und Reizbarkeit auftreten, weist das auf ein Übermaß an Pitta hin. Auch hier beginnt die Behandlung mit einer Anti-Pitta-Diät.

Blähungstreibende Kräuter und Rezepturen sollten mit bitteren Kräutern kombiniert werden. Bei den verdauungsfördernden Kräutern sollte man sich an die kühleren halten – Fenchel, Koriander, Kreuzkümmel, Minze und Safran. Gute Bitterkräuter sind Enzian, Sauerdorn, kanadische Gelbwurzel und Katuka. Kardamom und Fenchel können zusammen mit Sauerdorn eingenommen werden.

Die typische ayurvedische Rezeptur ist Avipattikar-Pulver, aber die meisten bitteren Kräuter sind gut, besonders wenn man sie mit ein wenig getrocknetem Ingwer mischt. Die säurebindende Rezeptur (Nr. 12) kann ebenfalls hilfreich sein. Eine weitere gute Rezeptur besteht zu gleichen Teilen aus Koriander, Fenchel und Kreuzkümmel.

Kapha-Blähungen

Symptome wie Schleim, Stauungen, Übelkeit oder Erbrechen sind Anzeichen für einen Kapha-Überschuß. In diesem Fall kann man die Kräuter und Rezepturen verwenden, die auch bei Vata angezeigt sind, wobei man sich auf die schärferen Kräuter konzentrieren sollte – Cayenne, getrockneter Ingwer, Ajwan, Kalmus und Nelken. Empfehlenswert ist auch die Trikatu-Rezeptur, die in diesem Fall mit warmem Wasser (sonst mit Honig) genommen wird.

Hämorrhoiden

Hämorrhoiden sind Krampfadern am After. Anfangs sind sie vielleicht nur schmerzhaft oder erschweren den Stuhlgang. In ernsteren Fällen kann es jedoch auch zu einem Darmvorfall und Blutungen kommen. Solche Probleme können bei jedem der drei Konstitutionstypen auftreten, sind jedoch häufiger bei Vata und Pitta zu beobachten. Auch hier muß wieder Agni oder das Verdauungsfeuer durch die Verwendung der richtigen Gewürzkräuter angeregt werden. Kurkuma ist besonders wirksam, um die Schwellungen und Entzündungen des Muskelgewebes zu reduzieren, und kann lokal als Paste oder in Form der verschiedenen ayurvedischen Kurkuma-Cremes aufgetragen werden.

Verursacht werden Hämorrhoiden durch falsche Ernährung, Verstopfung, Durchfall, Haltungsfehler, eine sitzende Lebensweise, Streß, Reizbarkeit sowie ein Übermaß an Arbeit oder an sexuellen Aktivitäten.

Allgemeine Behandlung

Zusammenziehende Kräuter – Haritaki, Alaunwurzel, Granatapfel, Himbeeren und Königskerze – helfen, das Gewebe zu straffen. Haritaki-Kräuterwein ist in diesem Fall das ayurvedische Mittel der Wahl. Man kann diese Kräuter für Waschungen, als Paste oder als Zäpfchen verwenden.

Abführmittel können den Stuhlgang erleichtern, wenn eine Verstopfung die Ursache des Problems ist. Hier kann es auch zweckmäßig sein, auf der Toilette zu hocken, statt zu sitzen und den After nach dem Stuhlgang mit kaltem Wasser zu reinigen.

Die chinesische Medizin geht davon aus, daß die meisten chronischen Darmvorfälle durch ein Absinken des zentralen Qi (ursprüngliche Energie) verursacht werden. Hier wird mit Kräutern behandelt, die tonisieren – Ginseng und Tragant – und das Yang stärken – Hasenohr und Traubensilberkerze. Die am häufigsten verwendete Rezeptur ist eine Mischung aus Ginseng und Tragant. Es gibt zwar keine Beziehung zwischen diesem Qi-Syndrom und den drei ayurvedischen Konstitutionstypen, aber die Rezepturen eigenen sich zur Behandlung chronischer Hämorrhoiden bei allen Typen.

Vata-Hämorrhoiden

Vata-Hämorrhoiden verursachen nicht nur im Rektum Schmerzen, sondern auch im Kreuz, im Rücken, im Unterbauch und in der Blase. Die Patienten leiden unter Appetitlosigkeit. Die Hämorrhoiden sind trocken, rauh und unregelmäßig. Blutungen oder Gewebeschwellungen kommen selten vor.

Die Ursachen für Vata-Hämorrhoiden sind Verstopfung, trockene Stühle und Druck bei der Darmentleerung. Dieser Zustand findet sich häufiger bei älteren oder bettlägerigen Menschen. Mitverursachend können kalte, rohe, trockene, leichte oder zusammenziehende Nahrungsmittel sein, aber auch eine sitzende Lebensweise und ein Mangel an Bewegung. Dazu kommen emotionale Faktoren wie Sorgen, Ängstlichkeit und Furcht.

Die Behandlung besteht aus einer Anti-Vata-Diät ähnlich der gegen Verstopfung, wobei warme, feuchte und ölige Speisen im Mittelpunkt stehen. Buttermilch mit ein wenig Kreuzkümmel und Steinsalz ist ebenfalls gut. Wichtig ist, daß der Dickdarm ausreichend befeuchtet wird. Man kann den Darmausgang auch mit warmem Sesamöl behandeln oder einen Einlauf mit Sesamöl machen (eine halbe Tasse am Abend).

Wenn die Verdauung zu schwach ist und sich ein ausgeprägter Zungenbelag zeigt, sollten Gewürzkräuter verordnet werden, die sowohl die Verdauung als auch die Durchblutung des Dickdarms verbessern. Dazu gehören Basilikum, getrockneter Ingwer, schwarzer Pfeffer, Cayenne und Gelbwurz.

Geeignete ayurvedische Kräuter und Rezepturen sind: Haritaki, Amalaki, Ashwagandha, Shatavari, Triphala, Draksha oder Stinkasant 8. Zweckmäßig sind außerdem Abführmittel wie Flohsamen, die die Stuhlmenge erhöhen.

Pitta-Hämorrhoiden

Pitta-Hämorrhoiden sind rot und geschwollen, bluten oft oder sondern Eiter ab. Sie können auch ein Gefühl des Brennens im Rektum oder beim Stuhlgang verursachen. Der Stuhl ist gewöhnlich weich und sieht gelb oder grünlich aus. Nach häufigen oder heißen Durchfällen kann ein Darmvorfall auftreten. Die Patienten sind durstig, hungrig, reizbar und ärgerlich.

Verursacht wird dieser Zustand durch zuviel stark gewürzte, saure oder salzige Speisen, Alkohol und ein Übermaß an Sonne oder Hitze. Emotionale Faktoren wie Reizbarkeit, Ärger und Aggressionen spielen ebenfalls eine Rolle.

Die Behandlung gleicht der des Pitta-Durchfalls. Erforderlich ist eine Anti-Pitta-Diät, die hauptsächlich aus Salat und grünem Gemüse bestehen sollte. Nachtschattengewächse wie Tomaten, Kartoffeln, Auberginen und Pfefferschoten sollte man meiden, vor allem wenn rektale Blutungen auftreten. Granatapfelsaft ist gut, und man verordnet dem Patienten Nahrungsmittel, die bitter und zusammenziehend schmecken.

Gute Kräuter sind Aloe-Gel, Kurkuma, Cyperus, Sauerdorn, Katuka und Neem. Ebenfalls sehr wirksam kann eine Mischung zu gleichen Teilen aus Kreuzkümmel, Cyperus und Sauerdorn sein. Geeignete Rezepturen sind Triphala mit Ghee sowie die Anti-Durchfall-Rezepturen.

Gute schleimhautschützende und zusammenziehende Kräuter zur Behandlung blutender Hämorrhoiden sind Königskerze, Himbeerblätter und Eibisch oder das ayurvedische Kraut Ashok. Man sollte kein Aloepulver als Abführmittel benutzen, weil das die Blutungen verschlimmert.

Kapha-Hämorrhoiden

Kapha-Hämorrhoiden sind groß, weißlich oder blaß, und sie fühlen sich schleimig an. Sie sind im wesentlichen eine Ansammlung von Schleim oder Fett, und man kann sie mit Polypen oder geschwollenen Drüsen in anderen Teilen des Körpers vergleichen. Der Stuhl ist mit einem ebenfalls blaß aussehenden Schleim durchsetzt. Der Urin kann milchig aussehen. Der Patient leidet häufig unter Erkältungen, Husten, einer laufenden Nase, übermäßiger Speichelbildung oder einem süßen Geschmack im Mund.

Die Behandlung ist ähnlich wie bei einer Kapha-Verstopfung. Man sollte fasten oder eine leichte Kapha-Diät einhalten und auf alle schleimbildenden Nahrungsmittel verzichten.

Außerdem kann man starke reinigende und anregende Gewürzkräuter wie Cayenne, schwarzen Pfeffer, getrockneten Ingwer, Sauerdorn und Kalmus verwenden. Gute Rezepturen sind Trikatu und Triphala mit Honig.

Krankheiten des Magens

Im Magen findet das erste Stadium der Verdauung statt. Die meisten Verdauungsstörungen beginnen hier oder werden hier zuerst festgestellt. Der Magen ist ein Kapha-Organ und Kapha-Krankheiten haben hier am häufigsten ihren Ursprung. Er ist ein empfindliches Organ, das leicht durch eine falsche Ernährung, aber auch durch emotionale Störungen und Sorgen aus dem Gleichgewicht geraten kann. Der Zustand des Magens ist oft ein Hinweis auf den Zustand von Kapha im Körper, auf das Maß der Zufriedenheit, der Sättigung und eines Gefühls der Fülle im Leben; in diesem Sinne ist der Magen wie eine Mutter für den restlichen Organismus.

Übelkeit und Erbrechen

Erbrechen ist eine extreme Reaktion der sich nach oben bewegenden Luft (Udana). Übelkeit ist eine mildere Variante desselben Zustands. Sie kann durch Ansammlungen der drei Körpersäfte hervorgerufen werden, durch Giftstoffe oder psychologische Faktoren wie Furcht oder heftige Abneigung. Weitere Ursachen können verdorbene Speisen oder verdorbenes Wasser sein, eine falsche Zusammenstellung von Nahrungsmitteln, übermäßiges Essen oder andere Ernährungsfehler. Erbrechen kann zusammen mit anderen Störungen des Verdauungs- oder des Atemtraktes auftreten, so daß man sorgfältig nach der Ursache suchen muß. Es kann durch Husten oder Asthma bedingt sein, tritt oft in Verbindung damit auf und kann dann mit denselben Kräutern und Rezepturen behandelt werden.

Ein übertriebenes therapeutisches Erbrechen oder ein zur falschen Zeit ausgelöster Brechreiz (z. B. zur Gewichtsreduktion) kommen ebenfalls als Ursache in Frage, genauso wie eine Unterdrückung des Verdauungsfeuers.

Übelkeit und Erbrechen kommen bei Kapha-Typen häufiger vor. Kapha sammelt Schleim im Magen an, wo er die Peristaltik blockiert und dazu führt, daß Udana aufsteigt. Es kommt zum Erbrechen, um Udana zu beseitigen. Jede übermäßige Aufnahme von

Nahrungsmitteln, die Kapha erzeugen, von Süßigkeiten, Ölen, Milchprodukten oder Fleisch, aber auch einfach übermäßiges Essen können zu Übelkeit und Erbrechen führen.

Differenzierung

Vata-Erbrechen ist trocken, mit Durst, Schmerzen in der Brust und in den Seiten, Herzklopfen, Ängstlichkeit und einem zusammenziehenden Geschmack im Mund. Es ist oft eine nervöse Reaktion.

Pitta-Erbrechen ist gallig mit saurer Flüssigkeit, einem bitteren Geschmack im Mund, einem Gefühl des Brennens, Durst und einem roten Gesicht.

Kapha-Erbrechen ist wäßrig oder schleimig mit einem süßen Geschmack im Mund, stark erhöhter Speichelbildung, einem Gefühl der Schwere und Atemproblemen.

Erbrechen kann auch im Zusammenhang mit einer Magengrippe oder verdorbener Nahrung auftreten. Außerdem kommt es in der Schwangerschaft häufig vor (morgendliche Übelkeit).

Die chinesische Medizin geht davon aus, daß Erbrechen ebenso wie Husten oft durch ein rebellierendes oder nach oben steigendes Qi verursacht wird. Es wird mit Kräutern wie Kardamom oder frischem Ingwer behandelt, um das Qi zu regulieren. Diese Art von Erbrechen und seine Behandlung ähneln dem Vata-Erbrechen im Ayurveda.

In der chinesischen Medizin werden aber auch noch andere Faktoren angeführt, die zum Erbrechen führen können: Feuchtigkeit und innere Kälte. Dieser Zustand gleicht eher Kapha. Zur Behandlung werden hauptsächlich scharfe Gewürze eingesetzt.

Ein weiterer Faktor, der nach den Vorstellungen der chinesischen Medizin Erbrechen verursachen kann, ist Hitze im Magen; dieser Zustand erinnert an Pitta und wird mit bitteren Kräutern behandelt.

Allgemeine Behandlung

Dem Patienten werden Kräuter verabreicht, die das Erbrechen beenden. Es handelt sich um sogenannte Anti-Emetika (Anti-Brechmittel). Vor allem einige Gewürzkräuter haben diese Eigenschaft. Da Erbrechen oft akut auftritt, ist die Behandlung in vielen Fällen symptomatisch.

Gleichwohl sollte man den Patienten zunächst eingehend untersuchen, um festzustellen, ob nicht Giftstoffe oder verdorbene Nahrungsmittel die Ursache des Problems sind. In diesem Fall sollte man das Erbrechen fördern, indem man entsprechende Kräuter wie Kalmus, Süßholzwurzel und Salz (die beiden letzteren in großen Mengen) verabreicht. Oft reicht es aus, nach alter Sitte den »Finger in den Hals« zu stecken, nachdem man vorher bis zu einem halben Liter Pfefferminztee oder warmes Wasser getrunken hat, um das Erbrechen zu erleichtern.

Das bevorzugte westliche Brechmittel ist Lobelie (mit einem Hauch von Cayenne). Die Chinesen verwenden lieber die Kelchblätter der Dattelpflaume.

Vor der Erfindung von Magenpumpen waren solche Formen des therapeutischen Erbrechens eine häufiger eingesetzte Methode, um bei Vergiftungen den Magen zu reinigen.

Bei einem gravierenden Kapha-Zustand kann es ebenfalls sinnvoll sein, das Erbrechen zu fördern. Andernfalls bleibt der Schleim vielleicht in Magen und Lunge und stört weiterhin deren Funktion.

Viele bekannte Gewürzkräuter sind gute Mittel, um das Erbrechen zu verhindern. Zu den besten gehören frischer Ingwer, Fenchel, Basilikum, Muskatnuß, Kardamom und Nelken. Eine einfache Mischung besteht aus gleichen Teilen Kardamom und Fenchel. Ein Eßlöffel davon mit einer Tasse heißem Wasser übergossen und etwas Honig beendet fast jede Art von Erbrechen. Zitronensaft mit etwas Honig oder Zucker wirkt ebenfalls gut.

Die typische ayurvedische Rezeptur ist die Kardamom-Mischung. Sie ist besonders gut bei Kapha- und Vata-Zuständen.

Eine typische chinesische Rezeptur ist das kleine Dekokt mit Pinellia und Kiefernschwamm, das bei fast jeder Art von Erbrechen hilft. Diese weitverbreiteten Gewürzkräuter gehören auch in der westlichen Kräutermedizin zu den besten Mitteln.

Spezifische Behandlungsformen

Vata-Typen müssen sich an die entsprechenden Lebensregeln halten. Schlaf, Entspannung, Ruhe und Meditation sind wichtig, weil die Ursachen des Erbrechens meist psychischer Natur sind (Überempfindlichkeit des Geistes und des Nervensystems). Die Kardamom-Mischung kann mit warmer Milch eingenommen werden oder man kann Kardamom und Fenchel (je einen halben Teelöffel Pulver) mit Honig oder warmer Milch nehmen.

Auch Pitta sollte den für diesen Konstitutionstyp passenden Lebensregeln folgen. Leicht bittere Kräuter wie Sauerdorn oder Aloe-Gel können mit Kräutern gemischt werden, die gegen Erbrechen wirken: Koriander, Kardamom und Fenchel. Stark bittere Kräuer – Aloepulver oder Rhabarberwurzel – verschlimmern eher Übelkeit und Erbrechen. Die wichtigste ayurvedische Rezeptur ist Avipattikar-Pulver.

Das Kapha-Erbrechen ist eine Folge von zuviel Schleim, von dem der Organismus durch Kräuter, die das Abhusten erleichtern, befreit werden sollte. Außerdem müssen die Patienten den Anti-Kapha-Lebensregeln folgen. Trikatu ist hier die beste der bekannteren Rezepturen, oder man verordnet die Nelkenmischung, die in diesem Fall mit Honig genommen wird.

Übersäuerung

Ein saurer Geschmack im Mund weist auf eine Pitta-Störung hin, wobei es sich in der Regel um einen Pitta-Überschuß im Dünndarm handelt. Die Patienten leiden unter Sodbrennen, dem Aufstoßen saurer Flüssigkeit und möglicherweise auch unter Übelkeit und Erbrechen.

Verursacht wird dieser Zustand meist durch Ernährungsfehler: zuviel stark gewürzte oder saure Nahrungsmittel, zuviel Fett und Alkohol oder generell übermäßiges Essen. Wenn man zu viele Süßigkeiten einschließlich Gebäck, Kuchen und Torten ißt, kann das ebenfalls zu einer Übersäuerung führen. Zucker führt zu Gärungsprozessen und zur Säureproduktion im Magen, vor allem, wenn er auf falsche Weise mit anderen Nahrungsmitteln kombiniert wird.

Behandlung

Man verordnet dem Patienten eine Anti-Pitta-Diät mit basischen Nahrungsmitteln wie Milch oder Ghee, wobei vor allem unverarbeitetes Vollkorngetreide und Basmati-Reis gegessen werden sollten. Auf Bananen verzichtet man besser, weil sie nach der Verdauung säuernd wirken. Alles, was sauer schmeckt, wie eingelegte Gurken, Joghurt, Wein etc., sollte gemieden werden.

Gute Kräuter sind Aloe-Gel, Shatavari, Amalaki, Süßholzwurzel, Eibisch, Enzian, Sauerdorn sowie die Schalen von Weichtieren – alles, was sowohl die Schleimhäute beruhigt als auch einen bitteren Geschmack hat. Zu den basischen Rezepturen gehört die Weichtierschalenmischung (Shankha Bhasma), die mit kühlem Wasser oder Aloe-Gel eingenommen wird. Die basische Rezeptur (Nr. 12) ist speziell zur Behandlung von Übersäuerung geeignet. Ein gutes chinesisches Mittel ist Austernschale, die ebenfalls basisch wirkt.

Übersäuerung kann auch mit einer Verdauungsschwäche zusammenhängen. Die Nahrung gärt im Magen und ruft dadurch ein Gefühl des Brennens hervor. Das kommt bei Vata- und Kapha-Typen häufiger vor. Hier sollten typische Rezepturen zur Anregung des Verdauungsfeuers wie Stinkasant 8 und Trikatu verordnet werden. Mineralische Stoffe wie Austernschale oder andere Schalen von Weichtieren (und die meisten basischen Mittel wie Backpulver) schwächen tendenziell das Verdauungsfeuer und sollten nur mit Vorsicht verwendet oder mit Kräutern kombiniert werden, die die Verdauung stärken.

Magengeschwüre

Magengeschwüre sind entzündliche Prozesse in der Schleimhaut des Magens. Sie sind schmerzhaft, verursachen ein Gefühl des Brennens und können in ernsteren Fällen auch zu Blutungen führen. Wenn ein Magengeschwür durchbricht, kann es lebensbedrohlich sein. Die Ursachen sind gewöhnlich psychologische Faktoren wie Streß, Sorgen oder Überarbeitung, aber häufig spielen auch Ernährungsfehler eine Rolle, beispielsweise zu viele scharf gewürzte und saure Speisen.

Pitta-Typen leiden am häufigsten unter Magengeschwüren. Der Säureüberschuß aus dem Dünndarm sammelt sich im Magen, verbrennt die Schleimhaut und verursacht dadurch Entzündungen. Aber nicht immer ist ein Übermaß an Magensäure die Ursache der Geschwüre. Manche werden auch durch zuviel Vata und das dafür charakteristische Grübeln und die nervöse Erregbarkeit hervorgerufen. Möglicherweise herrscht im Magen auch ein Mangel an Schleimabsonderungen (Kapha). Dann kann schon eine normale oder geringe Säuremenge die Schleimhäute verbrennen. Geschwüre können sogar durch einen Mangel an Magensäure entstehen: Die Nahrung bleibt dann zu lange im Magen und brennt sich allmählich durch die vielleicht nur dünne Schleimhaut.

Allgemeine Behandlung

Die Patienten brauchen eine einfache Diät mit Vollkorngetreide und leicht verdaulichen Speisen. Milchfasten kann zweckmäßig sein, während Alkohol und Zigaretten zu meiden sind. Auf Gewürze, sauer Eingelegtes, Essig oder andere intensiv schmeckenden Speisen sollte man verzichten, bis sich der Zustand gebessert hat. Mit Bananen und Nachtschattengewächsen sollte man vorsichtig sein. Die meisten Therapien sind ähnlich wie bei der Übersäuerung, aber man muß sich strenger daran halten.

Zweckmäßig sind schleimhautschützende Kräuter, die die Magenschleimhaut beruhigen – Aloe-Gel, Shatavari, Süßholzwurzel, Eibisch, Beinwellwurzel und Rotulme. Aloe-Gel ist wahrscheinlich das einfachste und wirksamste Hausmittel. Die basische Rezeptur (Nr. 12) ist im allgemeinen gut, weil sie die Magensäure reguliert und die Schleimhäute schützt.

Pitta-Geschwüre

Die allgemeine Behandlung hat Vorrang. Man sollte sich auf eine einfache Pitta-Diät beschränken. Gut sind bittere Kräuter wie Aloe, Sauerdorn, Enzian, Chiretta und Katuka. Geeignete Rezepturen sind Sudarshan-Pulver und Mahasudarshan-Pulver sowie die Shatavari-Mischung.

Gute chinesische Kräuter sind Goldfaden, Helmkraut, Enzian und Gardenie. Eine geeignete Rezeptur ist die Mischung aus Goldfaden und Sumpfhelmkraut.

Gute westliche Kräuter sind kanadische Gelbwurzel, Enzian und Sauerdorn. Eine ausgezeichnete einfache Rezeptur besteht aus gleichen Teilen Enzian, Sauerdorn und Süßholzwurzel, wobei ein Teelöffel der pulverisierten Kräuter auf eine Tasse heißes Wasser vor den Mahlzeiten zu nehmen ist.

Vata-Geschwüre

Zu viele trockene, leichte oder stark gewürzte Speisen können Magengeschwüre verschlimmern. Dasselbe gilt für zu viele kalte oder rohe Speisen, weil sie das Verdauungsfeuer stören können. Eine unregelmäßige oder unzureichende Nahrungsaufnahme kann dazu führen, daß die Säureproduktion schwankt und dabei machmal zu hoch und manchmal zu gering ist.

Vata-Geschwüre sind schmerzhafter, aber sie brennen weniger. Die Patienten frieren oft, haben ein Gefühl der Leichtigkeit im Kopf oder sind ängstlich. Wärme wirkt sich positiv auf den Magen aus (wenn nicht, handelt es sich wahrscheinlich um einen Pitta-Zustand). Andere Vata-Symptome – Herzklopfen, Schlaflosigkeit sowie ein angespannter und aufgeblähter Bauch oder Verstopfung – können vorherrschen.

Die Behandlung erfordert als erstes eine einfache Diät, bei der Gewürze jedoch erlaubt sind. Typische Anti-Vata-Verdauungs-Rezepturen können hilfreich sein, beispielsweise Stinkasant 8, Lavanbhaskar-Pulver oder Trikatu. Sie sollten jedoch mit Vorsicht verwendet werden, wenn die Zunge trocken, rissig oder rot ist. Die Kräuter sollten mit warmer Milch oder Ghee eingenommen werden.

Kapha-Geschwüre

Kapha-Typen bekommen fast nie Magengeschwüre, weil sie sich selten Sorgen machen. Wenn jedoch Geschwüre auftreten, sind sie charakteristischerweise mit Schleim und Übelkeit, Appetitmangel, dumpfen Schmerzen und einem Gefühl der Schwere verbunden. Sie können durch Trauer, Gier oder Anhaften verursacht werden. Die Behandlung erfordert stark verdauungsfördernde Kräuter wie Cayenne, getrockneten Ingwer, schwarzen Pfeffer, Nelken oder Rezepturen wie Trikatu. Erweichende Kräuter können den Zustand verschlimmern.

Ein Warnhinweis: Wenn man sich nicht sicher ist, ob Pitta eine Rolle spielt, oder wenn ein Gefühl des Brennens festgestellt wird, sollte man keine scharfen Gewürze verwenden, sondern sich statt dessen an die allgemeinen Therapieregeln oder an die Anti-Pitta-Therapie halten.

Krankheiten der Leber und der Gallenblase

Die Leber ist ein Pitta-Organ und Ursprungsort vieler Pitta-Störungen (Infektionen und Entzündungen). Die meisten Leberkrankheiten wie Gelbsucht und Hepatitis sind typischerweise Ausdruck einer Pitta-Schädigung. Pitta-Störungen wie Magengeschwüre und Übersäuerung kommen dadurch zustande, daß Leber und Gallenblase nicht richtig funktionieren. Wörtlich übersetzt bedeutet Pitta »Galle«, und so weisen eine übermäßige Galleproduktion oder Stauungen des Galleflusses in der Regel auf einen Pitta-Überschuß hin. Im Ayurveda ist die Leber der Sitz des Feuers und erhitzt sich leicht, was zu verschiedenen Entzündungen führen kann. Die feinstofflichen Enzyme, die »Bhuta Agnis«, haben ihren Sitz ebenfalls in der Leber. Sie wandeln die verdauten Nährstoffe in die fünf Elemente um, die der Körper zum Aufbau der Gewebe in den fünf Sinnesorganen braucht.

Außerdem ist die Leber der Sitz der meisten (feurigen) Pitta-Emotionen. Negative Pitta-Emotionen sind Reizbarkeit, Ärger, Eifersucht und Ehrgeiz; positive sind Mut, Selbstvertrauen, Begeisterung und Willenskraft. Wenn diese Gefühle aus dem Gleichgewicht geraten, kann das zu Leberstörungen führen. Diese Zusammenhänge haben viel mit dem Solarplexus und dem Nabelchakra zu tun. Pitta-Typen und Menschen, die zu Leberbeschwerden neigen, müssen dafür sorgen, daß ihr Nabelchakra weder blockiert noch überaktiv ist. Das erfordert, daß man sein persönliches Ego dem übergeordneten kreativen und spirituellen Selbst unterordnet.

Allgemeine Regeln für eine gesunde Leber

Es gibt viele gute, im allgemeinen bittere Kräuter, die den Gallefluß fördern, das Blut reinigen, die Leber entgiften und dadurch Pitta senken. Dazu gehören auch bekannte westliche Kräuter – Enzian, Sauerdorn, Löwenzahn und kanadische Gelbwurzel. Europäer benutzen gewöhnlich verdauungsfördernde Bitterkräuter, um die Leberfunktion zu verbessern, wenn sie entweder eine Pitta-Konstitution haben oder durch ihre Pitta-Ernährung (Alkohol, rotes Fleisch oder generell zu viel scharfe, fette, ölige, schwere oder übermäßig süße Speisen) die Leber zu stark belasten.

Das chinesische Heilkraut Hasenohr ist ein besonders gutes Lebermittel. In der chinesischen Medizin gibt es viele Rezepturen zur Harmonisierung der Leber, die dieses Kraut enthalten. Dazu gehören auch das große und kleine Hasenohr-Dekokt.

Aloe-Gel ist ein ausgezeichnetes Lebertonikum, wenn man davon zwei bis drei Teelöffel zwei- bis dreimal täglich nimmt. Es wirkt sowohl reinigend als auch aufbauend. Auch das Lebertonikum (Rezeptur Nr. 8) ist ausgezeichnet.

Das am stärksten leberspezifische ayurvedische Heilkraut ist Bhumyamalaki. Moderne klinische Studien, die in Indien und im Westen durchgeführt wurden, zeigen, daß es als einzelnes Kraut bei den meisten Leberstörungen wirksam ist. Bis jetzt scheint es die einzige Substanz zu sein, mit der man Hepatitis-B-Infizierte erfolgreich behandeln kann, um auf diese Weise die Weiterverbreitung der Krankheit zu verhindern.

Milde Kräuter wie Koriander, Fenchel, Kreuzkümmel, Kurkuma, Cyperus, Minze, Zitrone und Limone stärken die Leberenergie und den Appetit, wenn die Leber träge oder gestaut ist. Man kann sie als Küchengewürze verwenden oder als Tee vor oder nach dem Essen trinken.

Viele grüne Kräuter – Löwenzahn, Brennessel, Vogelmiere, Beinwellblätter – sind gut zur Reinigung der Leber; Chlorophyll ist dafür generell gut geeignet.

Kräuter, die die Nerven kühlen, wie Gotu Kola, Helmkraut, Passionsblume, Sandelholz und Bhringaraj sind am besten, um die leberschädigenden feurigen Emotionen zu beruhigen.

Im Hinblick auf die Ernährung reinigt man die Leber am besten durch eine Anti-Pitta-Diät, die überwiegend aus rohem Gemüse und grünen Gemüsesäften besteht. Zucker, Fett und Öle sind, abgesehen von Ghee, zu meiden. Ghee ist für die Leber am leichtesten zu verdauen und hilft, ihre enzymatische Funktion wiederherzustellen. Es ist auch ein guter Träger für die leberreinigenden bitteren Kräuter.

Eine Leberreinigung ist besonders im Frühjahr zweckmäßig als Bestandteil einer allgemeinen Entgiftung und Blutreinigung. Zu diesem Zeitpunkt sind die meisten wild wachsenden grünen Kräuter und Gemüsesorten mit Anti-Pitta-Eigenschaften leicht zu bekommen.

Hepatitis und Gelbsucht

Hepatitis ist eigentlich eine Infektionskrankheit, aber eine falsche Ernährung und andere Faktoren, die zu viel Pitta erzeugen, können das Infektionsrisiko erhöhen. Die Virushepatitis ist die gefährlichste Form, die sich auch am schnellsten verbreitet. Die bakterielle Hepatitis wird nicht so leicht übertragen und äußert sich auch nicht so schnell durch Krankheitssymptome, aber sie kann den Patienten für lange Zeit schwächen. Diese Form der Hepatitis wird überwiegend durch verdorbene Nahrungsmittel, unsauberes Wasser und einen Mangel an Hygiene übertragen. In schweren Fällen entsteht eine Gelbsucht mit einer Gelbfärbung von Haut, Augen, Urin, Stuhl und Schleim.

Die Symptome der Hepatitis sind Fieber, Appetitverlust, Übelkeit und Erbrechen, Schmerzen und Empfindlichkeit in der Lebergegend, eine Gelbfärbung von Haut, Augen, Nägeln, Stuhl und Urin sowie Müdigkeit und Durchfall.

Zu den auslösenden Faktoren gehört ein Übermaß an öligen, fettigen Speisen, zuviel Fleisch (vor allem rotes Fleisch) und zu viele Süßigkeiten. Da die Leber für den Zucker- und Fettstoffwechsel verantwortlich ist, können diese Nahrungsmittel zu einer übermäßigen Belastung führen. Rauchen, Alkohol und Drogen wie Marihuana und Amphetamine schädigen die Leber ebenfalls. Vorangegangene Herpesinfektionen oder Mononukleose können die Anfälligkeit erhöhen. Auf der psychischen Ebene spielen Faktoren wie Wut, Ärger, Depression und unterdrückte Gefühle eine wichtige Rolle.

Heilkräuter können sowohl bei akuter als auch besonders bei chronischer Hepatitis helfen. Die westliche Medizin hat solchen Patienten außer Bettruhe wenig anzubieten; diese wird allerdings auch begleitend zur Kräutertherapie manchmal für eine Dauer von mehreren Wochen empfohlen.

Behandlung

Bei akuter Hepatitis ist eine strenge Anti-Pitta-Behandlung erforderlich. Man sollte die Anti-Pitta-Diät einhalten und alle scharfen, gewürzten, sauren und salzigen Speisen ebenso meiden wie Fleisch, Fisch, Käse, Öl, Gebratenes sowie alle Süßstoffe in reiner Form und konzentrierte Süßigkeiten. Sogar auf Milch und Ghee sollte man im akuten Stadium verzichten. Man kann grünes Gemüse und Sprossen essen, um das Blut zu reinigen. Mungbohnen sind das beste Grundnahrungsmittel, um die Leberfunktion zu stärken; deshalb sollte man ein oder zwei Wochen lang nichts anderes essen, um die Leber zu regenerieren. Anschließend kann Basmati-Reis hinzugefügt werden, um Kichadi herzustellen. Diese Mischung kann man mit Kurkuma, Koriander und anderen leberreinigenden Kräutern würzen. Die Patienten brauchen absolute Ruhe und sollten auf körperliche Anstrengungen, Reisen und Sex verzichten.

Die Kräutertherapie besteht aus vorwiegend bitteren Kräutern, die die Gallenflüssigkeit klären, das Blut reinigen und leicht abführend wirken. Aloe-Gel eignet sich für die Basistherapie am besten, zusammen mit geringen Mengen Gelbwurz und Koriander. Die Behandlung sollte mindestens drei Monate lang durchgeführt werden, um zu verhindern, daß die Erkrankung chronisch wird.

Geeignete ayurvedische Kräuter sind: Bhumyamalaki, Katuka, Aloe, Sauerdorn, Nishot, Guduchi, Gotu Kola, Bhringaraj und Chiretta. Weitere Rezepturen sind: Tikta, ein Teelöffel zweimal täglich; Guduchi-Extrakt, ein bis zwei Teelöffel zweimal täglich; Sudarshan-Pulver, ein bis vier Gramm zweimal täglich oder das Lebertonikum (Nr. 8). Bhumyamalaki, allein genommen, wirkt ausgezeichnet. Zum Abführen kann man Triphala verwenden. Die Rezepturen sollten mit Aloe-Gel oder -Saft genommen werden.

Geeignete chinesische Kräuter sind Goldfaden, Enzian, Rhabarberwurzel und Hasenohr. Geeignete Rezepturen sind die Enzian-Mischung (bei kräftigen Patienten), die Capillaris-Mischung (bei akuter Gelbsucht) und die Tabletten aus 6 Bestandteilen mit Braunwurz (bei schwachen Patienten).

Geeignete westliche Kräuter sind: kanadische Gelbwurzel, Sauerdorn, Rhabarberwurzel, Faulbaumrinde, krauser Ampfer und Löwenzahn. Im akuten Stadium eignen sich Löwenzahnblätter besser zur Entgiftung; bei chronischer Hepatitis ist die Wurzel zweckmäßiger.

Isatis ist ein wichtiges ayurvedisches und chinesisches Heilkraut, das bei infektiöser Hepatitis nachweislich eine antibiotische Wirkung hat. Die Dosierung beträgt ca. 28 Gramm (eine Unze) Wurzeln oder Blätter täglich, vorzugsweise zusammen mit anderen leberreinigenden Kräutern.

Bei chronischer Hepatitis werden Tonika wie Aloe-Gel, Guduchi-Extrakt, Amalaki, Shatavari und Rezepturen wie Chyavan Prash und die Shatavari-Mischung verordnet. Öle zur Regeneration der Leber (wenn sie wieder Öle verdauen kann) sind: Sesamöl, Olivenöl und Avocadoöl. Chronische Hepatitis wird oft von Anämie begleitet und entwickelt sich zu einer auszehrenden Krankheit; deshalb sind Eisentabletten oder ayurvedische Eisenzubereitungen ebenfalls nützlich. Bei Leberzirrhose ist Bhringaraj das beste ayurvedische Heilkraut. Auch hier wirkt Bhumyamalaki wieder ausgezeichnet, besonders bei Virusträgern (wenn eine Infektion ohne erkennbare Symptome vorliegt).

Chinesische Tonika zur Regeneration der Leber sind: Engelwurz, Braunwurz, Bocksdorn und Knöterich.

Gallensteine und Gallenblasenentzündung

Gallensteine entstehen hauptsächlich durch einen Gallestau und Behinderungen des Gallenflusses. Oft treten sie zusammen mit einer Entzündung der Gallenblase auf. Damit gehen häufig akute Schmerzen im Leber-Galle-Bereich sowie Schwellungen und Empfindlichkeit einher.

Ein solcher Zustand ist, vor allem bei einer stärkeren Entzündung, hauptsächlich ein Pitta-Problem.

Pitta-Gallensteine sind gelb, grün oder rot und haben scharfe Kanten. Vata-Gallensteine sind schwarz oder braun und dabei trocken oder rauh. Die Schmerzen können heftig sein, aber Entzündung und Fieber sind nicht ausgeprägt. Kapha-Gallensteine sind rund, weich, weißlich, wie Schleim und selten mit starken Schmerzen verbunden.

Behandlung

In akuten Fällen ist es zweckmäßig, zunächst mit leberreinigenden Kräutern abzuführen – Aloe, Rhabarberwurzel, Sennesblätter und Faulbaumrinde sind gut. Je akuter die Schmerzen und je höher das Fieber, desto stärkere Abführmittel können gewöhnlich verwendet werden. Die Therapie findet in solchen akuten Fällen jedoch besser in einer Klinik statt.

Nach den Abführmitteln sollte man Kräuter verordnen, die die Leber reinigen (vgl. das Kapitel »Krankheiten der Leber und der Gallenblase«). In chronischen Fällen ist dieselbe Behandlung wie bei chronischer Hepatitis erforderlich, und es sollten keine starken Abführmittel verwendet werden.

Es gibt auch spezielle Kräuter, die Gallensteine auflösen können. Im Ayurveda sind dies: Pashana Bheda, Gokshura und Katuka. Die chinesische Medizin verwendet zu diesem Zweck Desmodian und goldenen Seesand, und die westliche Kräutermedizin setzt seidige Maiskolbenhülse, Bärentraube und Wasserdost ein. In leichteren Fällen hilft oft ein Tee aus seidiger Maiskolbenhülse, knapp 30 Gramm auf etwa einen halben Liter Wasser zusammen mit einem Eßlöffel Koriander, der täglich getrunken werden muß. Die meisten Kräuter, die bei Nieren- und Blasensteinen wirksam sind, helfen auch bei der Auflösung von Gallensteinen, wenn sie zusammen mit einem Heilkraut genommen werden, das die Lebertätigkeit anregt (Koriander oder Kurkuma).

Leberharmonisierende Rezepturen wie das Lebertonikum (Nr. 8) können zusammen mit starken steinauflösenden Tees eingenommen werden. Eine gute Basisrezeptur kann man aus gleichen Teilen Kurkuma, Sauerdorn, Wasserdost, seidige Maiskolbenhülse und Koriander mischen.

Die Ernährung sollte sich nach der Konstitution des Patienten richten, aber in akuten Fällen ist es empfehlenswert, auf alle Nahrungsmittel zu verzichten, die für die Leber schwer zu verdauen sind (Süßigkeiten, Öle und Fette).

Erkrankungen des Dünndarms

Im Ayurveda kennt man eine ganze Reihe von Krankheiten des Dünndarms, die das einzigartige ayurvedische Gesundheitsverständnis widerspiegeln. Danach ist der Dünndarm der Sitz des Agni, des Verdauungsfeuers. Die wichtigste Form der Behandlung besteht folglich darin, das Agni durch verdauungsfördernde Gewürzkräuter zu stimulieren, die im Abschnitt über das Verdauungssystem schon erwähnt worden sind.

Das Verdauungsfeuer hat zwei Funktionen: Es nimmt die Essenz der Nährstoffe auf, und es tötet alle Bakterien oder Krankheitserreger in der Nahrung. Wenn es nicht richtig funktioniert, wird nicht nur die Verdauung behindert, sondern es können dann auch Giftstoffe in den Körper eindringen, die die Widerstandsfähigkeit und das Immunsystem schwächen.

Der Dünndarm wird im Sanskrit »Grahani« genannt, was wörtlich »das, was die Dinge aufnimmt« bedeutet. Wenn der Dünndarm nicht richtig funktioniert, kann der Organismus die Nahrung nicht richtig aufnehmen. Daraus entwickeln sich chronische Verdauungsstörungen und Ausscheidungsstörungen, wobei es kaum eine Rolle spielt, was man ißt oder tut. Die betroffenen Menschen leiden immer wieder unter Verdauungsstörungen wie Verstopfung, Durchfall, Blähungen, Appetitmangel oder übermäßigem Appetit, Müdigkeit, Energiemangel und Immunschwäche. Man kann vielleicht lernen, mit solchen Funktionsstörungen zu leben, weil sie oft nicht zu schweren Krankheiten führen, aber man fühlt sich dabei selten wirklich gut und gesund.

Im Westen werden viele dieser Störungen mit anderen Krankheiten in Verbindung gebracht, beispielsweise Unterzuckerung, Pilzbefall, Nahrungsmittelallergien, chronischem Durchfall oder Ruhr, chronischen Entzündungen der Schleimhäute des Magens oder Dünndarms etc. Dies sind jedoch oft nur sekundäre Komplikationen einer schlechten Dünndarmfunktion. Wenn keine organischen Ursachen zu finden sind, halten Ärzte solche Störungen gelegentlich auch für psychisch bedingt.

Die ayurvedische Sichtweise faßt all diese Probleme als Dünndarmstörungen zusammen, und dadurch wird verständlich, was ansonsten schwer zu diagnostizieren wäre, weil die Symptome oft so widersprüchlich sind. Aus diesem Grund stellen wir hier das betreffende Krankheitsverständnis dar. Die erwähnten Beschwerden sind in den westlichen Industrienationen weit verbreitet, aber bisher hat sie noch niemand auf diese Weise und mit dieser Klarheit eingeordnet.

Mangelhafte Aufnahme von Nährstoffen

Die Dünndarmschwäche führt zu einem Zustand, den man als »Malabsorptions-Syndrom« bezeichnen könnte, also eine mangelhafte Aufnahme von Nährstoffen aus dem Darm. Man hat ihn auch schon mit dem »Sprue-Syndrom« verglichen, einer Art chronischer Verdauungsschwäche, die gewöhnlich in tropischen Gegenden auftritt, wenn der Körper nicht fähig ist, mit den stärkeren bakteriellen Belastungen fertig zu werden. Dasselbe Krankheitsbild tritt jedoch auch als Folge der zunehmenden Umweltzerstörung in der westlichen Welt auf. Unsere Umwelt wird immer stärker durch Gifte belastet, und neue Bakterien- und Virenstämme schwächen unseren Organismus. Wahrscheinlich leidet mindestens jeder zweite von uns hin und wieder unter der einen oder anderen Art von Malabsorption. Das wird als chronischer Zustand hingenommen, und oft können die Ärzte auch nichts dagegen tun. Die Behandlung ist schwierig, weil die ursprüngliche Quelle der Verdauung aus dem Gleichgewicht geraten ist.

Unter Ernährungsaspekten kann jede Art von extremer Diät zur Malabsorption führen. Ursachen sind meist eine zu große Vielfalt beim Essen oder zu unregelmäßige Mahlzeiten: Wir essen Speisen, die zu heiß oder zu kalt sind, zuviel Rohkost oder zuviel, was übermäßig lange gekocht wurde, zu viele Süßigkeiten, oder wir essen überhaupt zuviel oder zuwenig. Auch wenn wir zuviel konservierte oder zu stark verarbeitete Nahrungsmittel zu uns nehmen, kann das den Dünndarm schädigen. All diese Ernährungssünden bringen das Verdauungsfeuer aus dem Gleichgewicht, besonders wenn wir schnell von einem Extrem ins andere fallen. Deshalb haben Ernährungsextremisten am Ende oft diese Art von Beschwerden.

Malabsorption ist aber häufig auch das Ergebnis anderer chronischer Verdauungsstörungen wie Durchfall, Ruhr und Verstopfung. Sie kann durch ein Übermaß an Abführmitteln oder Darmspülungen ebenso hervorgerufen werden wie durch zu viele Medikamente oder Drogen, Anregungsmittel oder Antibiotika. Wer übermäßig gestreßt oder übersensibel ist, gehört ebenfalls zu den Risikopersonen.

Symptome sind: Appetitschwankungen, eine unberechenbare Verdauung, weiche Stühle, die unverdaute Nahrungsbestandteile enthalten und faulig riechen, ein Wechsel zwischen Verstopfung und Durchfall sowie Bauchschmerzen in der Nabelregion. Weit verbreitet sind Flecken oder Rillen in den Fingernägeln oder eine schlechte

Nagelbildung. Die mangelhafte Nährstoffaufnahme zeigt sich als Abmagerung, oft unabhängig davon, wieviel der betreffende Mensch ißt. Muskeln und Knochen sind schwach, und es besteht eine Neigung zu erhöhter Temperatur oder leichten Infektionen. Anders als bei Durchfall oder Ruhr kommt es nicht zur Austrocknung.

Darmspülungen, Abführmittel und Einläufe machen die Situation meist noch schlimmer.

Malabsorption kann zwar bei jedem der drei Konstitutionstypen auftreten, ist aber bei Vata aufgrund der unregelmäßigen Ernährungs- und Lebensgewohnheiten häufiger zu beobachten.

Viele dieser Krankheitsbilder werden in der chinesischen Medizin als Qi-Störungen (Störungen der primären Energie) interpretiert, wobei sich manchmal Komplikationen durch eine Qi-Stagnation ergeben. Zu den Symptomen gehören Schwäche, Müdigkeit, Kraftlosigkeit, Kurzatmigkeit, Appetitmangel, schlechte Nährstoffaufnahme, chronischer Durchfall und Abwehrschwäche.

Differenzierung

Die Vata-Malabsorption ist charakterisiert durch einen angespannten, aufgeblähten Bauch mit wandernden Schmerzen, trockene Haut, eine rissige Zunge, kleine Risse im After, Hämorrhoiden, ein eher chronisches Untergewicht und eine Neigung zur Arthritis. Der Stuhl ist wäßrig, schaumig und geht zusammen mit Blähungen ab, kann aber zeitweise auch hart und trocken sein. Die Patienten leiden unter Herzklopfen, Ängstlichkeit und Schlaflosigkeit sowie Gefühlen von drohender Ohnmacht, einem Mangel an Erdung und Depressionen.

Pitta-Malabsorption zeigt sich in Form von Entzündungen, Geschwüren oder brennenden Schmerzen in den Därmen. Gelb gefärbte Durchfälle sind relativ verbreitet; ebenso eine Neigung zur Anämie mit emotionalen Symptomen wie Ärger und Reizbarkeit.

Zu den Kapha-Symptomen gehören Schleim im Stuhl, dumpfe Bauchschmerzen, ein Gefühl der Schwere, Stauungen in den Lungen, geringe Gewichtsverluste sowie die Neigung zu Ödemen und Diabetes.

Allgemeine Behandlung

Die Ernährung sollte einfach sein, wobei die oben erwähnten Extreme zu meiden sind. Außerdem sollte man auf schwere und schwer verdauliche Speisen verzichten. Das beste Nahrungsmittel ist im allgemeinen Buttermilch. Da die im Laden gekaufte meist übermäßig gesalzen ist, stellt man sich am besten seine eigene Buttermilch her: Machen Sie zu diesem Zweck frischen Joghurt, der nicht zu sauer sein sollte, fügen Sie die gleiche Menge Wasser hinzu und geben sie beides für einige Minuten in den Mixer. So erhalten sie die Art von Buttermilch, die im Ayurveda verordnet wird. Die Molke oder der flüssige Anteil der Dickmilch ist ebenfalls gut. Nach einigen Tagen des Buttermilchfastens kann man Kichadi oder anderes Vollkorngetreide in den Speiseplan aufnehmen, anschließend allmählich weitere Nahrungsmittel – auf diese Weise läßt sich das gesamte Verdauungssystem rechtzeitig umerziehen. Im Frühstadium sind einige einfache Formen von Stärke gut; dazu gehören Kutzu (Pueraria-Stärke), Basmati-Reis sowie Mehl aus Lotussamen und Kartoffeln.

Außerdem benötigt man spezielle Kräuter, die die Aufnahme der Nährstoffe verbessern, wobei gewöhnlich scharfe und zusammenziehende Geschmacksrichtungen kombiniert werden. Geeignet sind Muskatnuß, Kardamom, langer Pfeffer, frischer Ingwer, Zimt, Fenchel, Kreuzkümmel, Sauerdorn, Cyperus, Haritaki und Chitrak. Hervorragend sind auch Kräuterweine wie Draksha oder der Wein aus der Cyperus-Mischung.

Die Kräuterrezeptur (Nr. 9) zur Verbesserung der Nährstoffaufnahme wird zu diesem Zweck empfohlen und mit Buttermilch eingenommen. Pitta-Typen, die unter Malabsorption und Übersäuerung leiden, können sie mit Aloe-Gel nehmen.

Konstitutionsbezogene Behandlung

Vata-Typen sollten sich an eine Anti-Vata-Diät mit den oben erwähnten Gewürzkräutern halten. Vollkorngetreide und Kichadi sind gut, aber bei kalten oder rohen Nahrungsmitteln und rohen Fruchtsäften sollte man sich zurückhalten. Buttermilch kann mit frischem Ingwer oder Muskatnuß getrunken werden. Zu den Mahlzeiten darf man Draksha oder ein bißchen Wein trinken. Geeignete Rezepturen sind die Muskatnuß-Mischung, die Kardamom-Mischung oder die Knoblauch-Mischung sowie die Verdauungsrezeptur Stinkasant 8, die für Vata eine Standardbehandlung darstellt. Die Kräuter können mit Buttermilch eingenommen werden.

Pitta-Typen sollten sich an eine Anti-Pitta-Diät halten und alle gebratenen und fettigen Speisen meiden. Man kann Buttermilch mit Fenchel oder Koriander, bitteren Kräutern oder Rezepturen wie Tikta oder Avipattikar-Pulver trinken.

Kapha-Typen sollten sich an eine Anti-Kapha-Diät halten und so typische Speisen wie kaltes Wasser, Eiscreme, Käse und Backwaren meiden. Sie sollten Buttermilch mit getrocknetem Ingwer oder Rezepturen wie Trikatu oder der Nelken-Mischung trinken.

Bei mehr chronischen Beschwerden und geschwächten Patienten kann man Tonika wie Ashwagandha, Bala, Ginseng und Tragant benutzen. Die chinesischen Rezepturen zur Tonisierung des Qi wie beispielsweise bei leichteren Beschwerden das Vier-Herren-Dekokt oder in schwereren Fällen die Kostwurzel- oder Kardamom-Mischung können hilfreich sein.

Verschiedene Störungen des Verdauungssystems

Nahrungsmittel-Allergien

Allergene sind feinstoffliche Teilchen von hoher Energie, die unser Nervensystem reizen können. Nahrungsmittel-Allergien können ursprünglich dadurch entstehen, daß man diesen Allergenen übermäßig stark ausgesetzt ist. Langfristig jedoch sind allergische Reaktionen die Folgen einer Überempfindlichkeit des Nervensystems selbst und der Hinweis auf eine innere Schwäche. Die Ursachen sind oft emotionaler Art wie Streß, Ängstlichkeit und Sorgen. Allergien werden auch durch die Vergiftung unserer Umwelt, durch zu stark verarbeitete Nahrungsmittel, schlechte Luft, Lärm und andere Formen der Umweltverschmutzung hervorgerufen.

Allergien treten auf, wenn das Immunsystem geschwächt ist. Ursachen dafür können Drogen, Antibiotika und andere Medikamente oder Chemikalien sein. Auch eine schlechte Ernährung während der Kindheit kann zu einer Immunschwäche führen. Die Immunzellen werden mit der Muttermilch aufgenommen, besonders mit der ersten Milch direkt nach der Geburt. Wenn das Baby also gleich nach der Geburt von der Mutter getrennt wird, was in den Krankenhäusern noch häufig geschieht, dann nehmen Immunschwächen und Allergien in der Bevölkerung zu. Wenn die Kinder überhaupt nicht gestillt werden, erhöht sich das Risiko zusätzlich.

Nahrungsmittelallergien sind bei Menschen mit einer Vata-Konstitution stärker verbreitet, denn sie haben das empfindlichste Nervensystem. Allergien zeigen, daß der Organismus auf einer bestimmten Ebene die Nahrung zurückweist und sich im Leben nicht angemessen genährt fühlt. Nahrungsmittelallergien treten häufiger auf, wenn die Vitalität gering ist; die Energie reicht nicht aus, um den äußeren Kräften genügend Widerstand entgegenzusetzen. Nahrungsmittelallergien sind auch bei Kapha-Typen mit ihrem schwachen Verdauungsfeuer nicht ungewöhnlich.

Zu den Symptomen einer Nahrungsmittelallergie gehören Blähungen, Verdauungsstörungen, Durchfall oder Verstopfung, Blutstauungen, Kopfschmerzen und Hautausschläge. Diese treten gewöhnlich auf, wenn man verschiedene »provozierende« Speisen gegessen hat – Milch, Weizen, Soja, Mais, Nachtschattengewächse (Tomaten), Pfirsiche, Erdbeeren etc. Diese Nahrungsmittel sind entweder generell schwer zu verdauen (Milch und Weizen), oder sie enthalten verschiedene schwerverdauliche Inhaltsstoffe wie die Alkaloide in den Nachtschattengewächsen.

Vata-Typen reagieren meist allergisch auf Nahrungsmittel, die Vata schädigen – Bohnen, Soja und Mais. Pitta-Typen reagieren häufiger allergisch auf Tomaten und andere Nachtschattengewächse sowie auf saures Obst wie Pfirsiche und Erdbeeren.

Kapha-Typen haben am häufigsten Allergien gegen Nahrungsmittel, die Kapha erhöhen – Milch und Weizen.

Allgemeine Behandlung

Man sollte die Allergene meiden, aber das Immunsystem und das Verdauungssystem gleichzeitig stärken, um die Toleranz zu erhöhen. Denn nicht immer gelingt es, die Nahrungsmittel zu identifizieren, die die Allergie auslösen. Und selbst wenn man sie kennt, kann man sie nicht immer meiden. Außerdem sind manche Menschen so empfindlich, daß sie auf fast alles allergisch reagieren.

Zu Anfang der Behandlung sollte man eine strenge, konstitutionsspezifische Diät einhalten und zusätzlich alle bekannten Allergene soweit wie möglich meiden. Man muß sich jedoch davor hüten, im Hinblick auf diese Allergene paranoid zu werden oder den Selbstschutz zu übertreiben, denn langfristig sind unsere Emotionen oft schädlicher für das Immunsystem als bestimmte Nahrungsmittel. Deshalb sollte man eher wachsam als furchtsam sein. Eine positive Lebenseinstellung ist für solche Patienten oft die beste Behandlung.

Zweckmäßig ist die Verordnung von Kräutern und Rezepturen, die das Verdauungsfeuer stärken und die Verdauungsfunktion regulieren. Das sind dieselben, die bei den jeweiligen Konstitutionstypen generell die Verdauung verbessern: Stinkasant 8 für Vata, Avipattikar oder die Basische Rezeptur (Nr. 12) für Pitta und Trikatu für Kapha.

Die weitere Behandlung ist ganz ähnlich wie im Fall der Malabsorption. Gut sind also Gewürzkräuter wie Muskatnuß, Kardamom, Lorbeerblätter, Fenchel, Kreuzkümmel und Ingwer sowie die Absorptions-Rezeptur (Nr. 9). Bei Pitta wirken bittere Kräuter oder ayurvedische Kräuter wie Guduchi hervorragend. Nahrungsmittelallergien sind ein Hinweis darauf, daß unser Organismus die Nährstoffe dieser spezifischen Speisen nicht aufnehmen kann, und insofern handelt es sich im weitesten Sinne um eine Art von Malabsorption.

Wenn die allergischen Reaktionen nachgelassen haben, besteht die langfristige Behandlung in einer Tonisierung oder Nahrungsergänzung durch Kräuter wie Ginseng, Ashwagandha und Shatavari.

Wenn man die Allergene zu meiden versucht, sollte man vorsichtig sein, daß man keiner allzu stark reduzierenden Diät folgt, denn die langfristige Behandlung ist alles andere als reduzierend.

Candida

Candida ist ein Befall des Organismus mit dem Hefepilz Candida albicans. Die Infektion beginnt gewöhnlich im Verdauungstrakt, kann aber auch ins Blut übergehen und verschiedene andere Organe betreffen. Die Behandlung ist ähnlich wie beim Parasitenbefall (siehe dort). Zu den Symptomen gehören chronischer Energiemangel, leichtes Fieber, eine veränderliche Verdauung, Immunschwäche und Nahrungsmittelallergien. Viele Beschwerden, die hier als Candida-Symptome aufgeführt sind, treten auch bei Patienten auf, die unter Verdauungsschwäche oder Autoimmunstörungen leiden. Deshalb ist es hilfreich, ein medizinisches Testverfahren zu haben, mit dem sich der Pilz nachweisen läßt.

Candida wird gewöhnlich durch eine Schwäche des Verdauungsfeuers verursacht. Meist handelt es sich um Ama oder einen Vergiftungszustand, der durch eine Ansammlung unverdauter Nahrungsreste in den Därmen entsteht. Das Problem kann bei jedem der drei Konstitutionstypen auftreten, kommt jedoch am häufigsten bei Vata oder Kapha vor, weil diese eher zu einem schwachen Agni neigen.

Zu den Ursachen gehören ein übermäßiger Zuckerkonsum, Drogenmißbrauch, häufige Einnahme von Antibiotika, Immunschwäche, häufige Erkältungen, grippale Infekte oder Infektionen mit Hefepilzen, eine Überempfindlichkeit des Nervensystems, emotionale Faktoren wie Sorgen und Ängste sowie die Umweltverschmutzung.

Allgemeine Behandlung

Im Ayurveda geht man davon aus, daß Pilzinfektionen wie Candida symptomatisch für eine innere Schwäche oder Disharmonie sind. Das Behandlungsprinzip besteht nicht nur darin, den Krankheitserreger (in diesem Fall den Hefepilz) zu töten, sondern auch die innere Energie zu stärken. Dazu gehören eine Normalisierung der Verdauung und eine anschließende Tonisierung mit Kräutern, die das Immunsystem stärken, beispielsweise Ashwagandha, Bala und Kapikacchu im Ayurveda oder Ginseng, Tragant oder Limonenbaumfrucht in der chinesischen Medizin.

Zu Beginn der Behandlung ist es zwar wichtig, alle Nahrungsmittel zu meiden, die Hefe enthalten oder das Hefewachstum fördern, und Kräuter einzunehmen, die den Pilzbefall reduzieren, aber diese Form der Behandlung ändert nichts an der inneren Schwäche, und sie kann langfristig ähnliche Nebenwirkungen haben wie Antibiotika. Außerdem kann sie das Immunsystem noch weiter schwächen. Besonders gefährlich ist das für Vata, weil solche reduzierenden Diäten Vata schädigen. Derartige Behandlungsmethoden basieren immer noch auf der Ansicht, der Ursprung des Problems liege außerhalb des betroffenen Organs. Obwohl die Methoden naturheilkundlich sind, ist die Denkweise nach wie vor allopathisch.

Man sollte sich an eine Anti-Ama- oder Entgiftungsdiät halten, wobei hauptsächlich schwere, feuchte und schleimbildende Nahrungsmittel einschließlich Zucker, Milchprodukte, Brot und Obst zu meiden sind. Auf kaltes Wasser, Eis und kalte oder rohe Nahrungsmittel sollte man ebenfalls verzichten.

Nützlich sind scharfe Gewürze, die gegen Parasiten wirken, wie Cayenne, Stinkasant und Gelbholz. Auch Knoblauch pur, drei bis fünf Zehen am Tag, kann nützlich sein. Knoblauch hilft nicht nur, den Pilz abzutöten, sondern schützt und fördert auch die Verdauungskraft. Gewürze wie Kardamom, Lorbeerblätter und Kalmus, die bei der Verdauung süßer und schleimbildender Nahrungsmittel helfen, sind ebenfalls wichtig. Dasselbe gilt für die Rezeptur Trisugandhi-Pulver.

Außerdem kann man spezielle Kräuter einnehmen, die gegen Pilze und Parasiten wirksam sind: Baldrian, bitteren Beifuß, Beifuß, Kostwurzel, Vidanga oder das südamerikanische Anti-Candida-Kraut Pao d'Arco.

Vata-Candida

Symptome sind Schlaflosigkeit, Kreuzschmerzen, trockene Haut, Nervosität, Rastlosigkeit, das Gefühl, abgehoben oder entrückt zu sein, Ohrgeräusche und Depressionen. Die Patienten leiden unter chronischen Blähungen, einem aufgetriebenen Bauch und Verstopfung sowie starken Schwankungen des Energiehaushalts.

Zu Beginn sollte man sich für etwa zwei Wochen an eine entgiftende Anti-Ama-Diät halten. Langfristig ist jedoch vorwiegend eine Anti-Vata-Diät erforderlich, wobei vor allem komplexe Kohlenhydrate wie Vollkorngetreide einschließlich Kichadi gegessen werden sollten. Zucker, süße Fruchtsäfte und Nahrungsmittel, die Hefe enthalten, sind zu meiden. Das Essen sollte mit Gewürzen gekocht oder als Curry zubereitet werden. Außer Buttermilch und Ghee sind Milchprodukte zu meiden. Auch auf Salate und Rohkost sollte man verzichten. Auf gar keinen Fall darf man Bohnen, Kohlgemüse und Pilze essen. Die besten Kräuter sind Stinkasant, Knoblauch, Basilikum, Ajwan und Cayenne.

Zu den geeigneten Rezepturen gehören Stinkasant 8 und die Tabletten der Knoblauch-Mischung.

Pitta-Candida

Hinweise auf eine Pilzinfektion sind Fieber, Durst, ein Gefühl des Brennens, Übersäuerung und akute Infektionen. Zur Behandlung ist eine Anti-Pitta-Diät erforderlich, wobei auch alle Formen von Zucker zu meiden sind. Besonders gut ist der Verzehr von Rohkost und grünem Gemüse oder Chlorophyllsaft. Außerdem sollte man bittere, entgiftende Kräuter einnehmen – Aloe, Katuka, Chiretta, Neem und Sauerdorn. Nützlich sind auch bittere chinesische Kräuter – Goldfaden, Helmkraut, Gelbbaum und Gardenie – und bittere westliche Kräuter wie kanadische Gelbwurzel, Sauerdorn, Enzian, bitterer Beifuß und Pao d'Arco.

Zu den geeigneten Rezepturen gehören Tikta, Sudarshan-Pulver und Mahasudarshan-Pulver. Da die Leber oft mit betroffen ist, sind das Lebertonikum (Nr. 8) und andere leberregulierende Kräuter gut.

Kapha-Candida

In diesem Fall findet man eine Ansammlung von Schleim, häufige Erkältungen und grippale Infekte, geschwollene Drüsen, Ödeme, ein Gefühl der Schwere, Dumpfheit und ein übermäßiges Schlafbedürfnis.

Die Behandlung besteht aus einer Anti-Kapha-Diät, bei der alle schweren, öligen oder fettigen Speisen wie Fleisch, Fisch und Milchprodukte ebenso zu meiden sind wie alle Süßigkeiten. Vollkorngetreide – Mais, Hirse oder Roggen – sind gut; dasselbe gilt für Mungbohnen.

Auch alle oben aufgeführten scharfen Gewürze sind empfehlenswert. Geeignete Rezepturen sind Trikatu und die Nelkenmischung, die mit warmem Wasser (nicht mit Honig) einzunehmen sind. Ebenfalls gut ist die Trisugandhi-Rezeptur oder eine Mischung aus gleichen Teilen Kardamom, Lorbeerblättern und getrocknetem Ingwer.

Parasiten

Darmparasiten kommen häufiger vor, als man denkt, obwohl sie angesichts der verbesserten Hygiene in westlichen Ländern kein größeres Problem mehr darstellen. Die hauptsächlichen Ursachen sind unsaubere Nahrung und verseuchtes Wasser, Reisen in Gegenden mit mangelhafter Hygiene und ein schwaches Verdauungssystem.

Parasiten findet man häufiger bei Kapha- und Vata-Typen, und sie haben gewöhnlich mit Ama (unverdauten Nahrungsbestandteilen) zu tun. Langanhaltender Parasitenbefall verursacht eine Auszehrung der Gewebe und schädigt Vata.

Pitta-Typen leiden seltener unter Parasiten, weil sie in der Regel ein sehr aktives Verdauungsfeuer haben. Selbst wenn sie mit ihnen in Berührung kommen, werden die Parasiten im Rahmen des Verdauungsprozesses mitverbrannt. Im Ayurveda teilt man Parasiten danach ein, wo sie sich ansiedeln. Von Vata verursachte Parasiten siedeln im Stuhl, von Kapha verursachte im Schleim oder in den Schleimhäuten, und Pitta-Parasiten finden sich im Blut.

Allgemeine Behandlung

Zu Beginn verordnet man eine Fastenkur oder eine (entgiftende) Anti-Ama-Diät. Vor allem Süßigkeiten, Fleisch und Milchprodukte sind zu meiden. Gewöhnlich wird ein starkes Abführmittel gegeben, und dann folgt für die Dauer von drei bis fünf Tagen eine Kur mit Kräutern, die gegen Parasiten wirken. Danach wird erneut abgeführt, und man untersucht den Stuhl, um festzustellen, ob noch Parasiten vorhanden sind. Diese Methode ist für akute Fälle geeignet.

In chronischen Fällen muß man tonisierende und nährende Kräuter geben, um der durch die Parasiten verursachten Entkräftung entgegenzuwirken.

Die Ausbreitung der Parasiten wird oft durch ein schwaches Agni begünstigt, und die Parasiten schwächen ihrerseits das Agni noch weiter. Die Verwendung verdauungsfördernder scharfer Gewürze – Cayenne, schwarzer Pfeffer und Stinkasant – ist ein wichtiger Bestandteil der Behandlung.

Außerdem ist es zweckmäßig, den bitteren Geschmack in die Behandlung einzubeziehen, weil er reinigende und reduzierende Eigenschaften hat. Gute bittere Kräuter gegen Wurmbefall sind beispielsweise bitterer Beifuß, Rainfarn, kanadische Gelbwurzel und Aloepulver. Die letzten beiden wirken gleichzeitig wurmtreibend.

Es gibt aber auch andere Kräuter, die durch eine besondere Eigenschaft (Phrabhava) gegen Parasiten wirken und dabei nicht einmal unangenehm schmecken. Ein Beispiel dafür sind Kürbiskerne, die häufig während der Fastenkur gegessen werden können, um die Würmer auszuleiten. Einige Kräuter, die stark gegen Parasiten wirken, können giftig sein, wie Nelkenwurz und Wurmfarn, und müssen deshalb vorsichtig dosiert werden (obwohl sie weniger giftig sind als viele westliche Medikamente, die zu demselben Zweck eingesetzt werden).

Das wichtigste ayurvedische Heilkraut gegen Parasiten ist Vidanga, das sogar gegen Bandwürmer hilft. Die Wurzelrinde des Granatapfels ist gut gegen Band-, Rund- oder Spulwürmer. Andere geeignete Kräuter sind Basilikum, Katuka, Betelnüsse und Cyperus.

Von den westlichen Kräutern sind zusätzlich Zitwersamen (bei allen Arten von Würmern), Wurmkraut (Rund-, Haken- oder Bandwürmer) und Weinraute zu nennen.

Konstitutionsspezifische Behandlung

Vata-Symptome sind Blähungen, Verstopfung, Bauchschmerzen und ein aufgetriebener Bauch, Schlaflosigkeit, Ängstlichkeit und andere Vata-Symptome.

Hier sollte man sich zusätzlich zur allgemeinen Behandlung an eine Anti-Vata-Diät halten und den Konsum kalorienreicher Nahrungsmittel einschränken. Außerdem kann man Knoblauch und scharfe Gewürze einsetzen.

Geeignete Rezepturen sind die Vidanga-Mischung, die Knoblauch-Mischung und Stinkasant 8. Rizinusöl kann als Abführmittel gegeben werden. Bei Mangelernährung sollten Kräuter wie Ashwagandha, Bala und Ginseng eingesetzt werden.

Pitta-Symptome sind Fieber, ein Gefühl des Brennens, Durchfall oder weiche Stühle und andere Anzeichen für ein Übermaß an Pitta. Schmerzen in der Leber-Galle-Gegend kommen häufig vor.

Als zusätzliche Behandlung sollte man sich an eine Anti-Pitta-Diät mit viel Rohkost, Gemüsesäften und grünem Gemüse halten. Gewürze sind zu meiden, und man sollte bittere, verdauungsfördernde Kräuter einsetzen. Auch im Rahmen der allgemeinen Therapie sollte man sich an die bitteren Kräuter halten.

Eine gute Rezeptur ist die Vidanga-Mischung, die mit Aloe-Gel oder -Saft eingenommen wird. Außerdem sind starke, rein bittere Kräuter zweckmäßig – Goldfaden, Chiretta, Katuka, Enzian und kanadische Gelbwurzel.

Kapha-Symptome sind Schleim, Übelkeit, Müdigkeit, Gefühle von Dumpfheit und Schwere, Appetitmangel und eine schlechte Verdauung.

Zusätzlich zur allgemeinen Behandlung ist eine Anti-Kapha-Diät erforderlich, wobei reichlich scharfe Kräuter verwendet werden sollten, beispielsweise Cayenne und Knoblauch in größeren Mengen. Alle Süßstoffe und Milchprodukte sind zu meiden.

Geeignete Rezepturen sind die Vidanga-Mischung, Trikatu oder Stinkasant 8. Aloepulver oder Rhabarberwurzel können als Abführmittel verordnet werden.

Stoffwechselstörungen

Diese allgemeineren Störungen des Verdauungssystems sind durch langdauernde Gewichtsprobleme charakterisiert. Dies kann Fettleibigkeit sein, aber auch Untergewicht oder Magersucht.

Fettleibigkeit

Fettleibigkeit bedeutet ein erhebliches Übergewicht, gewöhnlich in Form von Fettablagerungen. Wo man die Grenze zur Fettleibigkeit zieht, ist zum einen kulturabhängig. Das Ideal der modernen westlichen Kultur ist Schlankheit (ein Vata-Körperbau), in vielen östlichen und traditionellen Kulturen schätzt man hingegen fülligere Figuren (einen Kapha-Körperbau), weil das ein Zeichen von Überfluß und reichlicher Nahrung ist. Insofern ist »Übergewicht« oft keine Krankheit, sondern ein Zustand, in dem man mehr wiegt, als die kulturelle Norm für angemessen hält. Man sollte bedenken, daß Versuche, künstlich dünn zu bleiben, möglicherweise ungesund sind und Vata schädigen können.

Übergewicht wird erst dann wirklich zur Krankheit, wenn es sehr hoch ist und zu gesundheitlichen Problemen führt (Bluthochdruck, Diabetes oder Arthritis).

Gleichwohl geht man im Ayurveda davon aus, daß es besser ist, zu dünn als zu dick zu sein. Es ist einfacher, zusätzliches Gewicht aufzubauen, als überflüssiges zu reduzieren. Ein schwerer Körper ist eine gute Brutstätte für Giftstoffe (Ama) und kann die Lebenserwartung verringern.

Übergewicht kann verschiedene Ursachen haben: übermäßiges Essen, zu viele schwere oder kalte Speisen, zu häufige Mahlzeiten, zu viel Schlaf und Bewegungsmangel. Auch hormonelle Ungleichgewichte können eine Rolle spielen. Zu den emotionalen Faktoren gehören Abhängigkeit, Sentimentalität und Anhänglichkeit. Der Mangel an Selbstwertgefühl kann eine wichtige Rolle spielen. Manchmal dient das Übergewicht als eine Art Panzer, von dem man sich mehr Schutz vor der Welt erhofft. Im allgemeinen ist das Verdauungsfeuer schwach bei Menschen, die unter einem langsamen Stoffwechsel leiden. Im Ayurveda gilt dies gewöhnlich als Kapha-Krankheit.

Allgemeine Behandlung

Übergewicht erfordert eine Behandlung, die erleichtert (Langhana) oder reduziert. Dazu gehört eine leichte Diät, Fasten, verdauungsfördernde Gewürze und milde Abführmittel, um den Darm rein zu halten. Manchmal können tonisierende Kräuter uns diese tiefgreifendere Form des Nährens vermitteln, nach der wir eigentlich suchen, wenn wir zuviel essen. Guggul und Myrrhe sind hier ebenso wie Shilajit gute Basiskräuter. Ein Gramm Guggul oder ein halbes Gramm Shilajit zwei- oder dreimal täglich mit Ingwer und Honig genommen können im Laufe einiger Monate die meisten Formen von Fettleibigkeit erfolgreich abbauen. Aloe-Gel mit Ingwer oder Kurkuma ergibt eine andere gute Kombination. Nervenwirksame Kräuter können die Neigung zum übermäßigen Essen beruhigen. Am besten eignet sich dafür Gotu Kola.

Die reduzierende Kräuterrezeptur (Nr. 13) mit Honig genommen ist in diesem Fall besonders gut.

Stark reduzierende Therapien sollten nicht im Winter begonnen werden, weil sie die Körperwärme und die Widerstandsfähigkeit verringern können. In der Regel sind langfristig angelegte leicht reduzierende Therapien erfolgreicher als kurzfristige Hauruck-Methoden.

Kapha-Fettleibigkeit

Übergewicht kommt bei Kapha-Typen häufiger vor. Ihr Stoffwechsel ist langsam, und sie nehmen leicht zu. Ihr Appetit ist gleichmäßig, und sie essen oft, um Streß oder Spannung abzubauen. Sie können vom Vergnügen des Kochens und Essens abhängig werden. Außerdem leiden sie möglicherweise unter einem Mangel an Schilddrüsenhormonen oder anderen Hormonstörungen, die dazu führen, daß sie nicht abnehmen.

Die überflüssigen Pfunde bestehen weitgehend aus Wasser und Fett. Das hängt meist mit einer Schwäche der Bauchspeicheldrüse und der Nieren zusammen, wobei der Puls oft schwach und das Energieniveau niedrig ist. Der betreffende Mensch ist im allgemeinen oft schlaff und blaß mit einer feuchten Haut. Schleim oder Speichel werden im Übermaß produziert. Fettablagerungen im Unterhautgewebe können sich zusammen mit gutartigen Tumoren entwickeln.

Die Behandlung erfolgt vorzugsweise über die Ernährung, wobei sich die Patienten für längere Zeit an eine Anti-Kapha-Diät halten müssen. Zucker und Süßigkeiten sollten soweit wie möglich gemieden werden. Die Ernährung sollte salzarm sein, und Milchprodukte, süßes Obst, Brot, Gebäck, Fleisch, Fisch und ölige Speisen sind auf ein Minimum zu beschränken. Sprossen, Hefe und andere enzymatisch wirkende Substanzen sind zweckmäßig, um die Verdauung zu fördern. Vor zehn Uhr morgens und nach sechs Uhr abends sollte man nichts mehr essen. Man sollte scharfe Gewürze verwenden, um den Stoffwechsel zu beschleunigen, und fasten, sofern keine körperliche Schwäche vorliegt. Beim Fasten sollte man auf Fruchtsäfte verzichten und statt dessen Tees aus Gewürzkräutern oder Gemüsesaft trinken. Alle kalten Getränke sind zu meiden. Da es sich um eine langfristige Stoffwechselentgleisung handelt, an die sich der Organismus gewöhnt hat, sollte man diese Maßnahmen allmählich einleiten, damit die Organfunktionen sich langsam und auf natürliche Weise beschleunigen können und der Organismus keinen Schock erleidet.

Obwohl es vor allem darum geht, weniger zu essen, spielt auch die Art der Ernährung eine wichtige Rolle: Die Behandlungsergebnisse werden noch besser, wenn man mehr Gemüse ißt, vorzugsweise gedämpft und ohne Öl oder Salz, außerdem Bohnen und Vollkorngetreide und weniger schwere Nahrungsmittel. Mungbohnen eignen sich hervorragend für eine solche Ernährung.

Auf übermäßig viel Schlaf oder Tagesschlaf sollte man verzichten und statt dessen körperliche Übungen und vor allem Gymnastik betreiben. Wenn der Patient jedoch schwach ist, sollten nur leichte Übungen durchgeführt werden.

Geeignete Kräuter sind: scharfe Gewürze zur Beschleunigung des Stoffwechsels – Cayenne, schwarzer Pfeffer, Ingwer, Knoblauch und Gelbwurz; bittere Kräuter, um das Fettgewebe zu reduzieren – Katuka, Sauerdorn, Enzian, Myrrhe. Sauerdorn gilt als ein Verjüngungsmittel für Fettgewebe, das sowohl überschüssiges Fett abbaut als auch die Gewebequalität verbessert. Die übliche Kombination von Gelbwurz und Sauerdorn ist bei der Behandlung von Fettleibigkeit ebenfalls nützlich. Guggul oder Myrrhe (vorzugsweise als Tinktur) ist ein spezielles Mittel und kann zusammen mit Gewürzen oder bitteren Kräutern genommen werden.

Geeignete ayurvedische Rezepturen sind Trikatu oder die verdauungsanregende Mischung (Nr. 1). Leichte Abführmittel wie das ayurvedische Triphala, Aloe-Gel oder Faulbaumrinde sind gut. Starke Abführmittel sind eher ungeeignet, weil sie den Stoffwechsel tendenziell noch weiter verlangsamen. Trikatu und Triphala zusammen mit Honig sind hervorragend. Eine ähnliche Wirkung kann man erreichen, wenn man die verdauungsanregende Mischung (Nr. 1) mit dem Dickdarm-Tonikum (Nr. 5) kombiniert. Eine spezielle Rezeptur zum Abnehmen ist die Rezeptur zur Gewichtsverringerung (Nr. 15).

Leicht entwässernd wirkende Kräuter – Wegerich, seidige Maiskolbenhülse oder Gokshura können ebenso hilfreich sein wie Kräuter oder Rezepturen zur Verbesserung der Nierenfunktion wie Shilajit.

Nervenwirksame Kräuter wie eine Kombination aus Gotu Kola und Kalmus oder Helmkraut helfen bei der Veränderung der Eßgewohnheiten.

Zu den chinesischen Rezepturen gehören Zitrone und Weißdorn, die generell gut zur Behandlung einer übermäßigen Nahrungsaufnahme und Nahrungsstagnation sind. Weitere westliche Kräuter sind Alfalfa, Löwenzahn und Wegwarte.

Vata-Fettleibigkeit

Eine durch Vata verursachte Fettleibigkeit zeichnet sich durch Gewichtsschwankungen aus. Phasen des Übergewichts wechseln mit normal- oder sogar untergewichtigen Perioden. Gewichtszunahmen oder Gewichtsverluste treten plötzlich auf und sind unvorhersagbar. Auch der Appetit ist wechselhaft. Übermäßig viele Süßigkeiten oder Kohlenhydrate, die die Nerven beruhigen sollen, tragen zur Entwicklung der Fettleibigkeit bei.

Psychologische Faktoren sind Furcht, Ängstlichkeit, Sorgen und Nervosität. Zusätzliches Gewicht vermittelt dann das Gefühl von Sicherheit oder Stabilität.

Am schwierigsten zu behandeln ist die Fettleibigkeit bei Vata-Kapha-Typen, bei denen eine Kombination aus nervösem Geist und trägem Stoffwechsel vorliegt. Geistige Angewohnheiten und körperliche Schwäche führen zu einer Mischung, der man nur schwer beikommen kann. Unter solchen Umständen ist es besser, sich eine Reduktion von Vata (Beruhigung der Nerven) zum Ziel zu setzen als eine Reduktion von Kapha (Verordnung einer strengen Diät).

Die Behandlung erfordert eine Anti-Vata-Diät, deren Basis jedoch die komplexen Kohlenhydrate sein müssen. Die Patienten sollten vor allem Vollkorngetreide und stärkehaltiges Gemüse essen. Reine Süßstoffe sind zu meiden, und Gewürze sollten zurückhaltend verwendet werden, wobei man weniger scharfe Gewürze (Pfeffer und Cayenne) und mehr würzig-süße (Fenchel, Kardamom, Koriander) zu sich nehmen sollte.

Zu den geeigneten ayurvedischen Rezepturen gehört Stinkasant 8. Kräuter, die den Geist beruhigen und nervöse Angewohnheiten abmildern, sind gut. Dazu gehören Gotu Kola, Kalmus, Narde, Muskatnuß und Baldrian oder Rezepturen wie Sarasvat-Pulver. Guggul oder Myrrhe sind hier ebenfalls hilfreich.

Pitta-Fettleibigkeit

Bei Pitta entsteht Übergewicht gewöhnlich dadurch, daß man zuviel ißt. Der Appetit ist groß und die Verdauung gewöhnlich gut, so daß man dazu neigt, mehr zu essen. Als feurige Typen können

Pitta-Menschen Zucker am besten verdauen, aber sie können auch davon abhängig werden. Außerdem neigen sie dazu, mehr rotes Fleisch zu essen. Die überflüssigen Pfunde bestehen bei ihnen nicht nur aus schlaffem Fett, sondern auch aus gut entwickelten Muskeln.

Die Behandlung erfordert eine Anti-Pitta-Diät. Fleisch und Fisch sowie ölige oder fettige Speisen sind ebenso zu meiden wie Zucker und Gebäck. Statt dessen sollte man rohe Salate mit grünen Kräutern und Chlorophyll essen. Zur spezifischen Behandlung gehören verdauungsfördernde bittere Kräuter sowie bittere Abführmittel.

Zu den geeigneten ayurvedischen Kräutern gehören Aloe, Katuka, Sauerdorn und Gelbwurz. Passende Rezepturen sind Sudarshan-Pulver, das Lebertonikum (Nr. 8) und andere leberregulierende Rezepturen. Von den chinesischen Rezepturen ist das große Hasenohr-Dekokt zu empfehlen. Hilfreiche westliche Kräuter sind Sauerdorn, Enzian, Löwenzahn, Faulbaumrinde und die Schwedenbitter-Rezeptur.

Saturn-Edelsteine wie blauer Saphir oder Amethyst sind bei Übergewicht hilfreich, zusammen mit Merkur-Edelsteinen wie Smaragd, Peridot und Jade. Rubin oder Granat können als Sonnensteine helfen, wenn der Zustand durch ein chronisch geschwächtes Verdauungsfeuer verursacht wird.

Untergewicht

Untergewicht kann ebenfalls krankhaft sein, obwohl es in der westlichen Kultur nicht immer in diesem Sinne erkannt wird. Ein zu geringes Körpergewicht kann eine Abwehrschwäche, geringe Vitalität, Nervosität und Schlaflosigkeit verursachen. Die Patienten leiden an Appetitmangel, Depressionen, Unwohlsein und psychischer Labilität.

Es kann zu einem Gewebeabbau kommen, zu Haarausfall und Zahnausfall, Knochenschwäche und einem Mangel an sexueller Vitalität sowie anderen Zeichen einer vorzeitigen Alterung.

Die Ursachen sind häufig konstitutioneller Art. Außerdem kann es eine Rolle spielen, wenn man das Verdauungsfeuer zur falschen

Zeit unterdrückt – durch zuviel Fasten, Diätkuren, ein Übermaß an leichten, kalten oder rohen Nahrungsmitteln, unregelmäßige Eßgewohnheiten etc. Als weitere Faktoren kommen Überarbeitung, übermäßige körperliche Belastung oder zuviel Sex in Frage. Auf der psychischen Ebene spielen Sorgen und Trauer (oft nach dem Verlust eines geliebten Menschen), zu intensives Lernen oder ein Übermaß an geistiger Aktivität eine Rolle.

Untergewicht kann auch damit zusammenhängen, daß man sich gerade erst von einer schweren, auszehrenden Krankheit erholt. Es kommt häufiger bei älteren Menschen oder Kindern vor. Die Behandlung erfordert eine aufbauende oder tonisierende Therapie, zu der schwere, nahrhafte Speisen und tonisierende, aufbauende Kräuter gehören.

Untergewicht ist in der Regel ein Vata-Zustand, weil Luft-Typen tendenziell leicht sind. Vata-Menschen vergessen oft zu essen, oder ihre unregelmäßigen Eßgewohnheiten führen zu einer anhaltenden Unterdrückung des Verdauungsfeuers. Auch der Mißbrauch stimulierender Drogen wie Amphetamine kann zu einem solchen Zustand führen.

Behandlung

Eine Anti-Vata-Diät ist gewöhnlich am besten. Fleisch und Fisch oder andere schwere Nahrungsmittel wie Wurzelgemüse, Vollkorngetreide, Nüsse, Öle und Zucker sind hilfreich. Zu Anfang können auch Suppen aus Fleisch oder Knochenmark oder eine leichte, stärkehaltige Getreidegrütze (Reis, Mungbohnen oder Hafer) erforderlich sein.

Gewürze sollten zwar verwendet werden, aber nicht unbedingt zu Beginn der Behandlung. Vor allem die schärferen Gewürze können durch ihre austrocknenden Eigenschaften zu einem noch stärkeren Verlust der lebenswichtigen Flüssigkeiten führen und den ohnehin schon überaktiven Stoffwechsel noch weiter anregen.

Wichtig sind tonisierende Kräuter: Ashwagandha, Shatavari, Bala und Süßholzwurzel in Milch zubereit. Ayurvedische Rezepturen sind die Ashwagandha-Mischung, die Shatavari-Mischung, die

Dhatupaushtic-Mischung und Chyavan Prash. Diese kann man mit Milch oder Draksha einnehmen.

Weitere westliche Kräuter sind: Beinwellwurzel, Rotulme, Eibisch und Sägepalme. Geeignete chinesische Kräuter sind: Ginseng, Tragant, Engelwurz und Braunwurz. Empfehlenswerte Rezepturen sind die tonisierende Rezeptur aus 10 Bestandteilen und das Dekokt der 8 Juwelen.

Pitta-Untergewicht

Untergewicht kann auch durch einen Pitta-Überschuß verursacht werden, wobei sich die betroffenen Menschen buchstäblich selbst verbrennen. Oft ist bei ihnen das Feuer auf der geistigen Ebene sehr hoch, verbunden mit übermäßigem Denken und einem extrem kritischen Wesen. Dieser Zustand kann als Folge schwerer fieberhafter Erkrankungen, durch Blutverluste oder eine Hepatitis hervorgerufen werden. Gewöhnlich tritt er in Verbindung mit einer Anämie und einer schlechten Leberfunktion auf.

Die Behandlung ist ähnlich wie bei Vata, aber es wird eine Anti-Pitta-Diät verordnet, die vor allem aus aufbauenden Nahrungsmitteln bestehen sollte. Alle Gewürze sind zu meiden. Salate und Rohkost sollten nicht im Übermaß genossen werden, weil sie nicht genug stärken, aber gekochtes Gemüse ist gut. Zu Beginn kann ein Milchfasten ratsam sein, Ghee ist jedoch ausgezeichnet. Vollkorngetreide wie Weizen und Reis sowie besonders Mungbohnen sind gut. Rohzucker darf in Maßen verwendet werden.

Zu den geeigneten ayurvedischen Kräutern gehören Aloe-Gel, Gotu Kola und Shatavari. Guduchi ist besonders zu empfehlen. Passende Rezepturen sind Chyavan Prash, Brahma Rasayan und die Shatavari-Mischung.

Von den chinesischen Kräutern kann man Knöterich verwenden und als Rezeptur das Dekokt der 8 Juwelen. Außerdem kommen als westliche Kräuter Beinwellwurzel, Eibisch, Rotulme, amerikanischer Ginseng und Süßholzwurzel in Frage.

Bei Untergewicht sind Jupiter-Steine wie gelber Saphir, gelber Topas oder Citrin am besten, zusammen mit Merkur-Steinen wie

Smaragd, Peridot und Jade. Grün, die Farbe des Merkur, eignet sich gut zur Regulierung des Stoffwechsels: Bei Untergewicht hilft sie zuzunehmen, und bei Übergewicht erleichtert sie das Abnehmen.

Anorexie

Anorexie (Magersucht) kann sich zu einem sehr ernsten Krankheitsbild entwickeln, das mit einem Übermaß an Diäthalten und Untergewicht verbunden ist. Das Verdauungsfeuer kann dabei bis zu einem Punkt unterdrückt werden, wo die Patienten keine Nahrung mehr aufnehmen oder im Magen behalten können. Wiederholtes Erbrechen kann bis zur Austrocknung führen. Die Ursachen sind meist emotionale Traumata oder chronische Unterernährung.

Während Übelkeit, Erbrechen und eine leichte Magersucht gewöhnlich Symptome einer Kapha-Störung sind, ist die schwere Anorexie mit starken Gewichtsverlusten hauptsächlich ein Vata-Problem, das mit Furcht, Nervosität, Schlaflosigkeit, Schmerzen in Brust und Bauch sowie Herzklopfen einhergeht. Manchmal haben die Patienten auch ein Gefühl der Enge im Hals, das mit Schluckbeschwerden und Erstickungsgefühlen verbunden sein kann.

Sogar Vata-Typen können anorektisch werden oder den Appetit verlieren, wenn sie zu viele Süßigkeiten oder Kapha-Nahrungsmittel zu sich nehmen. Das gilt besonders, wenn zu Beginn der Mahlzeiten zuviel Süßes, Eiscreme, Milch, Käse oder Joghurt gegessen wird. Vata-Typen mögen das Gefühl der Ruhe, das durch den Verzehr von Zucker und Kohlenhydraten hervorgerufen wird, aber gerade dadurch kann ihr Organismus noch mehr durcheinandergeraten. Phasen des übermäßigen Verzehrs von Kohlenhydraten können mit Zeiten des Appetitmangels und der Unterernährung wechseln, und auf diese Weise gerät der gesamte Verdauungsprozeß in Unordnung, was schließlich zur schweren Anorexie führt.

Behandlung

Es müssen Gewürze verordnet werden, die die Verdauung regulieren und das Erbrechen beenden – Kardamom, Fenchel und frischer Ingwer. Geeignete ayurvedische Rezepturen sind die Kardamom-Mischung und Stinkasant 8, aber man sollte daran denken, daß der Geschmack von Stinkasant für diese Patienten zu unangenehm sein könnte.

Am besten sind leichte, einfache Mahlzeiten wie Kichadi oder Fleischsuppe (vorzugsweise Huhn). Kaffee, Tee und alle Drogen und Anregungsmittel sind zu meiden. Der Rest der Behandlung gleicht der Therapie bei Untergewicht mit tonisierenden Mitteln wie Chyavan Prash und der Ashwagandha-Mischung.

Zusätzlich sollten Kräuter wie Baldrian, Muskatnuß, Ashwagandha und Sandelholz verordnet werden, um die Nerven zu beruhigen. Die Patienten brauchen Ruhe und ein unterstützendes Umfeld. Eine ausgezeichnete Wirkung erzielt man mit einer Mischung, die aus zwei Teilen Ashwagandha, einem Teil Gotu Kola und einem halben Teil Kardamom und Fenchel besteht. Ein oder zwei Teelöffel dieses Pulvers werden mit einer Tasse heißem Wasser übergossen, mit etwas Honig gesüßt und alle zwei bis drei Stunden in kleinen Schlucken getrunken, bis der Patient ruhiger wird.

Sehr hilfreich ist außerdem eine Massage mit Sesamöl, vor allem am Kopf und an den Füßen (aber nicht auf dem Bauch). Oft findet der Patient auch zu Harmonie und Ruhe, wenn Sandelholzöl auf den Kopf aufgetragen wird.

Störungen des Atmungssystems

Lunge und Magen sind der primäre Sitz von Kapha. Im Magen wird Schleim produziert, er sammelt sich in den Lungen und verteilt sich dann über den Rest des Körpers, wobei er verschiedene Krankheiten hervorrufen kann.

Die meisten Störungen des Atmungssystems sind deshalb Kapha-Störungen. Kapha-Typen neigen zu Erkältungen, grippalen Infekten, Halsschmerzen, geschwollenen Drüsen, Bronchitis, Asthma, Lungenentzündung und anderen Krankheiten des Atemtraktes.

Wir müssen jedoch die Rolle der anderen Körpersäfte ebenfalls berücksichtigen. Die Lunge ist ein wichtiger Sitz von Vata. Hier wird die Energie der Lebenskraft (Prana) in den Körper aufgenommen. Viele Störungen des Atemtraktes mit Kraftlosigkeit, Kurzatmigkeit, Auszehrung und Austrocknung wie Tuberkulose sind Vata-Störungen. Auf der anderen Seite sind die meisten ernsten Infektionskrankheiten des Atmungssystems (wie auch aller anderen Systeme) Pitta-Störungen.

Immer wenn die Verdauung schlecht funktioniert, besteht eine Tendenz zur Schleimansammlung, gleich welcher Körpersaft betroffen ist. Schleim weist nicht zwangsläufig auf ein Übermaß an Kapha hin, sondern zunächst auf eine Schwäche von Agni. Das Verdauungsfeuer zu stärken gehört also zu den wichtigsten Therapien bei Atemwegserkrankungen. Störungen des Atemtraktes werden u. a. durch falsche Ernährung, den Einfluß der Elemente, jahreszeitlich bedingte Wetteränderungen, eine schlechte Haltung, schlechte Atemtechniken, zuviel oder zuwenig Bewegung und schlechte Luft verursacht. Zu den psychologischen Faktoren gehören Abhängigkeit, Trauer und Furcht.

Die Behandlung erfordert nicht nur die richtigen Kräuter und eine entsprechende Ernährung, sondern auch Yoga-Übungen einschließlich Pranayama (Atemübungen). Zu den lokalen Kräuteranwendungen gehören Gurgellösungen, die Verabreichung von Kräuterölen und -abkochungen durch die Nase (Nasya), das Rauchen von Kräutern sowie das Auftragen von Kräuterpasten auf Kopf, Rücken und Brust.

Ein gutes Lungentonikum läßt sich aus zwei Teilen Alant, zwei Teilen Beinwellwurzel sowie jeweils einem Teil Zimt, Ingwer und Süßholzwurzel herstellen. Für Kapha-Typen kann man Nelken und Kalmus hinzufügen, während Pitta-Typen Klette statt Alant verwenden sollten und für Vata zusätzlich Ashwagandha oder Ginseng verwendet werden können.

Man kann aber auch das Lungen-Tonikum (Nr. 3) nehmen, wobei für Kapha ein Teelöffel Honig hinzugefügt wird. Für Vata gibt man zwei Teile Honig und Ghee auf einen Teil der Kräutermischung und für Pitta einen Teil Honig und Ghee auf zwei Teile der Kräutermischung.

Therapeutisches Erbrechen*

Die wichtigste ayurvedische Behandlung bei Kapha-Störungen ist das therapeutische Erbrechen (Vamana). Es gehört zu den stärksten Methoden der Kräuterbehandlung und sollte mit Vorsicht angewendet werden. Meist ist es besser, sich dafür in eine Pancha-Karma-Klinik zu begeben oder diese Form der Behandlung unter der Aufsicht eines qualifizierten ayurvedischen Therapeuten durchzuführen. Wenn man die Kunst des Erbrechens jedoch einmal gelernt hat, kann man diese Behandlung auch in eigener Regie durchführen. Regelmäßiges oder tägliches Erbrechen zur Reinigung von Magen und Lunge ist wichtig, um die Gesundheit zu erhalten und das Leben zu verlängern, besonders für Kapha-Typen. Denselben Effekt erzielt man aber auch durch eine langfristige Anwendung der Anti-Kapha-Diät und schleimlösender Kräuter (Expektoranzien).

---

* Vgl. auch den Abschnitt über therapeutisches Erbrechen im Kapitel »Entgiftungstherapien und Ernährung«

Pranayama

Pranayama, die yogische Atemkontrolle, sollte als eine der wichtigsten Therapien zur langfristigen Behandlung von Lungenstörungen berücksichtigt werden. Diese Atemübungen können die meisten Lungenprobleme einschließlich lange bestehender Allergien und Asthma beseitigen. Die Atemkontrolle erhöht die Energie, verleiht Stärke und fördert die Durchblutung. Das Ausatmen sollte doppelt so lange dauern wie das Einatmen. Dabei sollte man sich nicht krampfhaft bemühen, den Atem anzuhalten. Damit Pranayama wirken kann, muß man zunächst die richtigen Haltungen oder Asanas erlernen, sonst ziehen sich die Lungen zusammen und es fällt einem schwer, richtig zu atmen. Bei akuten Anfällen von Asthma sollte man Pranayama nicht ohne die Hilfe eines erfahrenen Lehrers anzuwenden versuchen.

Bei den meisten Kaphastörungen ist es empfehlenswert, die alternierende Nasenatmung zu praktizieren. Die Technik des »Sonnen-Pranayama« besteht darin, durch das rechte Nasenloch ein- und durch das linke auszuatmen. Der Atem sollte vor allem nach dem Ausatmen angehalten werden. Bei einem Pitta-Überschuß oder entzündlichen Erkrankungen der Lunge sollte man durch das linke Nasenloch ein- und durch das rechte ausatmen (Mond-Pranayama).

Bei einem Vata-Überschuß kann man entweder diese beiden Atemtechniken abwechselnd praktizieren oder durch beide Nasenlöcher atmen (wie beim Soham-Pranayama). Bei stärkerer Trockenheit in den Lungen oder einem trockenen Husten mit Schlaflosigkeit ist das Mond-Pranayama jedoch besser. In diesem Fall sollte man nach dem Einatmen den Atem anhalten.

»Soham«-Pranayama ist eine ausgewogene Technik des Pranayama, bei der man während des Einatmens im Geiste das Mantra »so« und während des Ausatmens das Mantra »ham« (hum ausgesprochen) skandiert. Das fördert die Wahrnehmung und die Ursprungsenergie Ojas. »So« vertieft auf natürliche Weise die Einatmung und verbessert Prana, die ursprüngliche Luft. »Ham« steigert die Ausatmung und beseitigt überschüssiges Apana, die sich abwärts bewegende Luft. Das Soham-Pranayama ist für alle Konstitutionstypen gut.

Erkältungen und grippale Infekte

Die gemeine Erkältung ist immer noch die am weitesten verbreitete Krankheit. Oft ist sie das erste Stadium anderer Krankheiten und ein Hinweis auf den Zusammenbruch unseres körperlichen Abwehrsystems, der dazu führt, daß sich weitere Gesundheitsstörungen entwickeln und ausbreiten können. Hinter einer Erkältung können viele verschiedene Rhinov-Viren stecken.

Erkältungen und grippale Infekte sind meist Kapha-Krankheiten mit den entsprechenden Symptomen. Es kommt zu einer Ansammlung von Schleim, einer laufenden Nase, Halsschmerzen, Stauungen, Husten, Gliederschmerzen, Kopfschmerzen und Frösteln mit leichtem Fieber.

Zu den Ursachen gehören kalte Luft oder Wind, Nahrungsmittel, die Feuchtigkeit oder Schleim bilden, und jahreszeitliche Wetteränderungen sowie die meisten Faktoren, die Kapha erhöhen.

Allgemeine Behandlung

Dem Patienten wird eine Anti-Kapha- und (entgiftende) Anti-Ama-Diät verordnet. Die Speisen sollten leicht, warm und einfach sein, beispielsweise Vollkorngetreide und gedämpftes Gemüse in bescheidenen Mengen. Milchprodukte, vor allem Käse, Joghurt und Milch sind zu meiden. Auf schwere, ölige und feuchte Nahrungsmittel sollte man verzichten; dazu gehören Fleisch, Nüsse, Brot, Gebäck, Bonbons und süße Fruchtsäfte. Wenn der Patient kräftig genug ist, erweist sich Fasten oft als hilfreich.

Zitronen- und Ingwersaft können mit warmem Wasser und Honig getrunken werden. Tee aus frischem Ingwer oder anderen Gewürzkräutern wie Zimt, Basilikum und Nelken wirkt gut. Tonisierende Kräuter wie Ashwagandha, Shatavari oder Ginseng sollte man meiden, weil sie von Natur aus schwer sind.

In der Kräutertherapie verwendet man Heilpflanzen, die schweißtreibend sind, den Auswurf fördern und den Husten lindern. Das

Ziel der Behandlung ist, die periphere Durchblutung zu verbessern und die Kälte zu vertreiben. Nachdem er seinen warmen Kräutertee getrunken hat, sollte der Patient warm zugedeckt im Bett liegen und leicht schwitzen. Man kann auch andere schweißtreibende Methoden wie die Sauna oder das Dampfbad benutzen. Der Patient sollte jedoch nur leicht schwitzen; starke Schweißausbrüche sollte man verhindern.

Typische ayurvedische Kräuter zur Behandlung von Erkältungskrankheiten sind: Ingwer, Zimt, langer Pfeffer, Süßholzwurzel, Basilikum, Nelken und Minze. Die wichtigsten Rezepturen sind Sitopaladi-Pulver oder Talasadi-Pulver, die mit Honig oder Ghee genommen werden. Auf dieselbe Weise kann man das Lungen-Tonikum (Nr. 3) einnehmen.

In der chinesischen Medizin wird eine Erkältung als »äußeres Wind-Kälte-Syndrom« bezeichnet und mit warmen Gewürzen wie Ingwer und Zimt behandelt, die die äußere Schicht des Organismus entlasten. Entsprechende Rezepturen sind das Meerträubchen-Dekokt, das stark schweißtreibend wirkt, und das Dekokt mit Zimtrinde, dessen schweißtreibende Wirkung milder ist.

Gute westliche schweißtreibende Kräuter sind Salbei, Ysop, Thymian, Ligusticum porteri und Sauerdorn.

Differenzierung

Obwohl Erkältungen im allgemeinen eine Kapha-Natur haben, können sie auch durch Vata oder Pitta hervorgerufen werden.

Bei Vata-Erkältungen leiden die Patienten unter einem trockenen Husten, Schlaflosigkeit, spärlichem Auswurf, Heiserkeit oder dem völligen Verlust der Stimme. Zur Erleichterung können einige Tropfen Sesamöl mit einer Pipette in die Nase geträufelt werden. In der Kräutertherapie verwendet man nicht nur die oben erwähnten Gewürze und die wärmenden, schweißtreibenden Mittel, sondern auch schleimhautschützende Kräuter wie Süßholzwurzel, Beinwellwurzel, Shatavari und Ashwagandha. Das Sitopaladi-Pulver kann mit warmer Milch oder zusammen mit der Shatavari- oder der Ashwagandha-Mischung eingenommen werden.

Bei Pitta-Erkältungen leiden die Patienten unter hohem Fieber, Halsschmerzen, einem roten Gesicht und gelbem oder blutigem Schleim. Zur Behandlung verwendet man schweißtreibende Mittel, die kühlend wirken wie Minze, Klette, Schafgarbe, Holunder und Chrysantheme – die in der chinesischen Medizin »Arzneimittel zum Kühlen des Äußeren-Biao« genannt werden. Die chinesische Patentrezeptur »Yin qiao san« ist zur Behandlung dieser und der meisten anderen Formen von Erkältungskrankheiten ausgezeichnet.

Eine gute Rezeptur für Erkältungen mit hohem Fieber (gewöhnlich ein Pitta-Zustand) kann man aus gleichen Teilen Basilikum, Sandelholz und Pfefferminz herstellen. Zwei bis drei Teelöffel dieser Mischung werden mit einer Tasse heißem Wasser übergossen, und man trinkt diesen Tee alle zwei bis drei Stunden.

Husten

Husten ist gewöhnlich eine Kapha-Störung. Er wird durch eine Ansammlung von Schleim oder durch eine Reizung der Schleimhäute des Atemtraktes verursacht. Bei der Behandlung geht es darum, den Schleim zu beseitigen und nicht nur den Husten zu unterdrükken, was die meisten allopathischen Hustenmittel tun.

Husten kann aber auch durch einen Überschuß der anderen Körpersäfte hervorgerufen werden. Die Behandlung ist weitgehend die gleiche wie bei einer Erkältung. Zusätzlich werden spezifische Kräuter verwendet, die den Husten lindern.

Ayurvedische Heilkräuter und Gewürze zur Behandlung von Husten sind: Nelken, Zimt, Ingwer, Sumach, langer Pfeffer, Bibhitaki und Kalmus; auch gemahlener Kurkuma alleine verwendet ist wirksam. Ein gutes Hausmittel besteht aus gleichen Teilen Honig und Zitronensaft und wird teelöffelweise eingenommen. Vasa ist ein spezielles ayurvedisches Hustenmittel. Es wird oft als Kräutergelee oder als Kräuterwein eingenommen.

Typische ayurvedische Hustenrezepturen sind die Nelken-Mischung, das Sitopaladi-Pulver und das Talisadi-Pulver, ein bis sechs Gramm, drei- oder viermal täglich. Draksha kann eßlöffelweise genommen werden. Katechu ist ein gutes zusammenziehendes Mittel, das bei Husten und Halsschmerzen verordnet wird, die auf einen Überschuß an Kapha oder Pitta zurückzuführen sind. Andere zusammenziehende Heilkräuter wie Alaunwurzel können auf dieselbe Weise verwendet werden, schädigen aber möglicherweise Vata.

Differenzierung

Zu einem Kapha-Husten gehört der Auswurf von dickem oder zähem Schleim, der klar oder weiß gefärbt ist, wobei die Patienten nicht oft husten müssen. Weitere Symptome sind eine Abneigung gegen Essen, ein Gefühl der Schwere sowie ein süßer Geschmack im Mund, verbunden mit übermäßiger Speichelbildung oder Übelkeit. Der Patient friert oft, und die Lungen können voller Schleim sein.

Die Behandlung erfordert eine Anti-Kapha-Diät, wobei Milchprodukte und andere schleimbildende Nahrungsmittel zu meiden sind. Auf Eis, kaltes Wasser und kalte Fruchtsäfte sollte man verzichten. Scharfe Gewürzkräuter, vor allem langer Pfeffer, getrockneter Ingwer oder Chitrak als Milchabkochung sind ebenso hilfreich wie die Trikatu-Mischung.

Zu einem Pitta-Husten gehört der Auswurf von gelbem Schleim, der manchmal blutig ist. Der Patient hat im Hals und in der Brust ein brennendes Gefühl, das zusammen mit Fieber, Durst und Mundtrockenheit auftritt. Der Geschmack im Mund ist bitter oder scharf.

Die Behandlung verläuft ähnlich wie bei Pitta-Erkältungen. Um die Halsbeschwerden zu lindern, kann man Ghee verwenden. Hilfreich sind pulverisierte Lotussamen, man kann auch die Süßholzwurzel-Mischung einsetzen. Geeignete westliche Heilkräuter sind Königskerze, Andorn und Huflattich.

Der Vata-Husten ist gewöhnlich trocken mit wenig Auswurf. Die Hustenanfälle treten häufig auf, sind schmerzhaft und haben einen besonderen Klang. Typisch sind Schmerzen im Brustkorb und in der Herzgegend oder Kopfschmerzen. Die Patienten leiden unter Mundtrockenheit, Heiserkeit und vielleicht auch Nervosität, Ängstlichkeit oder Schlaflosigkeit. (Dies entspricht dem »Yin-Mangel«-Husten in der chinesischen Medizin.)

Die Behandlung erfordert eine Anti-Vata-Diät. Außerdem verordnet man hustenlindernde und erweichende Kräuter wie Süßholzwurzel, Eibisch, Beinwellwurzel, Shatavari und Ashwagandha. Geeignete Rezepturen sind die Kardamom-Mischung und Draksha sowie die schon im Abschnitt über Erkältungen erwähnten Mittel.

Andere Kräuter zur Behandlung von Husten

Zu den chinesischen Hustenkräutern gehören Aprikosenkerne, Huflattich, Mispelblätter, Kaiserkrone und die Mittsommerpflanze. Hustensirup aus Mispel und Kaiserkrone wirkt besonders bei trockenem Husten gut. Die Schlangenbart-Mischung ist ein spezifisches Mittel bei trockenem, hackendem Husten, der nachts auftritt.

Die westliche Kräuterheilkunde kennt noch weitere hustenlindernde Kräuter: Andorn, Wildkirschenrinde, Santakraut, Grindeliakraut, Thymian, Spikenarde, Ligusticum porteri und Königskerze. Sirup oder Bonbons, die diese Kräuter enthalten, sind hilfreich (Zucker wirkt bei Halsbeschwerden lindernd).

Gewöhnlich werden Hustenkräuter wegen ihrer spezifischen Wirkung verwendet. Sie werden nicht unter energetischen Gesichtspunkten eingesetzt, so daß die Energetik davon abhängt, wie sie mit anderen Kräutern kombiniert werden. Ein oder zwei Hustenkräuter können den Rezepturen zugefügt werden, mit denen man Erkrankungen des Atmungssystems konstitutionsspezifisch behandelt.

Halsschmerzen

Sie treten gewöhnlich als Begleiterscheinung einer Erkältung auf und werden auch entsprechend behandelt. Halsschmerzen mit Stauung und Schleim weisen auf ein Übermaß an Kapha hin.

Halsschmerzen mit Trockenheit, Heiserkeit und Verstopfung sind ein Vata-Problem. In diesem Fall sollte der Hals mit Sesamöl oder

Ghee in einer speziellen Zubereitung mit Kalmus oder Süßholzwurzel behandelt werden.

Eine ernste Halsentzündung mit Schwellung und einer Streptokokken-Infektion kommt meist durch einen Überschuß an Pitta zustande. Die Behandlung erfordert den Einsatz antibiotischer, blut- und lymphreinigender Kräuter wie Katuka, kanadische Gelbwurzel, krauser Ampfer oder Isatis.

Empfehlenswert sind Gurgellösungen mit zusammenziehenden Kräutern, vor allem zur Behandlung von Pitta- und Kapha-Typen. Dafür eignen sich Alaunwurzel, Kurkuma, Sumach, Salbei und Sauerdorn. Wenn der Hals trocken ist, sollte man schleimhautschützende Kräuter wie Süßholzwurzel oder Rotulme einsetzen.

Weitere ayurvedische Kräuter sind: Nelken, Haritaki, Bibhitaki, Zitwer und Rezepturen wie Sitopaladi und Talisadi.

Typische chinesische Kräuter zur Behandlung schwerer Halsentzündungen sind: Heckenkirsche, Forsythie und Isatis.

Zu den spezifischen westlichen Kräutern gehören Echinacea und Königskerze. Echinacea-Tinktur, 10 bis 30 Tropfen alle paar Stunden, ist ein ausgezeichnetes Mittel bei schweren Halsentzündungen.

Laryngitis

Bei einer Laryngitis (Kehlkopfentzündung) tritt der Stimmverlust auf, der viele Atemwegsstörungen begleitet. Die Kapha-Laryngitis wird dadurch charakterisiert, daß Hals und Kehlkopf durch Schleim blockiert sind.

Die Behandlung erfordert eine Anti-Kapha-Diät und Kräuter, die den Auswurf fördern. Gute Gewürzkräuter für den Hals sind Nelken und Kalmus; ebenfalls nützlich sind Sauerdorn, Bibhitaki und Zitwer. Diese Kräuter kann man auch rauchen. Zu den geeigneten Rezepturen gehört die Nelken-Mischung.

Symptome einer Pitta-Laryngitis sind starke Halsschmerzen, gelber Schleim und Fieber. Hier verwendet man bittere Kräuter: Katuka, Kurkuma und Sauerdorn, die mit Ghee zubereitet oder eingenommen werden.

Die Vata-Laryngitis ist durch einen trockenen Hals und eine leise Stimme gekennzeichnet. Sie neigt eher dazu, chronisch zu werden. Die Behandlung erfordert eine Anti-Vata-Diät und erweichende Kräuter wie Shatavari oder Eibisch. Der Hals kann tropfenweise mit Ghee oder Sesamöl behandelt werden. Ein einfacher Süßholzwurzeltee ist ebenfalls gut.

Um die Stimme zu kräftigen und dem Patienten das Sprechen zu erleichtern, ist Kalmus-Ghee ein ausgezeichnetes Mittel; man nimmt dreimal täglich einen Teelöffel.

Bronchitis und Lungenentzündung

Bronchitis ist eine Infektion der Bronchien des Atemtraktes. Sie wird als ernstere Form von Erkältung und Husten behandelt und kann je nach Konstitution unterschiedliche Formen annehmen. Auswurffördernde und schweißtreibende Kräuter wie Sauerdorn, Nelken, Ingwer, Kalmus, Muskatnuß und Süßholzwurzel sind auch hier noch wirksam. Kühlende, hustenlindernde Mittel wie Vasa, Gotu Kola oder Königskerze sind gut bei höherem Fieber; dasselbe gilt für das ayurvedische Lungentonikum Vamsha Rochana (Bambusgras).

Die Lungenentzündung kann ganz ähnlich differenziert werden, ist jedoch gefährlicher, weil das Fieber meist höher steigt. Hirschhornpulver (Shringa Bhasma) ist ein spezifisches Mittel zur Behandlung der Lungenentzündung. Gipspulver (Godanti Bhasma), wie es in der chinesischen Gipsmischung enthalten ist, wirkt bei hohem Fieber.

In solchen akuten Phasen sind antibiotische Kräuter nützlich: Echinacea, kanadische Gelbwurzel, Katuka und Isatis können dann alle zwei oder drei Stunden eingenommen werden. Die Dosierung beträgt beim Pulver drei bis fünf Gramm oder das Doppelte für die Abkochung. Die fiebersenkende Kräutermischung ist ebenfalls gut und wird mit Honig eingenommen. In schweren Fällen kann eine Behandlung mit westlichen Antibiotika erforderlich sein.

In der Zeit der Rekonvaleszenz nach einer Lungenschwäche einschließlich Tuberkulose ist Chyavan Prash ein ausgezeichnetes Mittel, aber auch andere Lungen-Tonika wie Beinwellwurzel, Rotulme, Shatavari, Ashwagandha oder Ginseng, die vorzugsweise als Milchabkochung einzunehmen sind, sind sehr wirksam.

Asthma

Asthma ist eine schwere Form des Hustens, die mit Pfeifen, Giemen und Atemnot einhergeht. Zu den Ursachen gehören Allergien, Komplikationen im Verlauf anderer Lungenerkrankungen und erbliche Faktoren. Asthma ist hauptsächlich ein Kapha-Syndrom, und die Behandlung ist ähnlich wie bei anderen kaphabedingten Lungenstörungen. Gleichwohl gibt es auch eine konstitutionsbezogene Differenzierung. Bronchialasthma kann durch jeden der drei Körpersäfte verursacht werden, ist jedoch am häufigsten ein Kapha-Problem. Herzasthma ist gewöhnlich die Folge einer Pitta-Störung und das nierenbedingte Asthma beruht in der Regel auf einer Kapha-Störung.

Differenzierung

Das Vata-Asthma wird durch trockenen Husten und eine pfeifende Atmung charakterisiert. Zusätzliche Symptome sind Durst, Mundtrockenheit, trockene Haut, Verstopfung, Ängstlichkeit und das Verlangen nach warmen Getränken. Die Anfälle treten vorwiegend zur Vata-Zeit in der Morgen- und Abenddämmerung auf.

Pitta-Asthma wird durch Husten und eine pfeifende Atmung mit gelbem Schleim charakterisiert. Weitere Symptome sind Fieber, Schweißausbrüche, Reizbarkeit und das Bedürfnis nach kühler Luft. Die Anfälle treten zur Pitta-Zeit mittags oder um Mitternacht auf.

Kapha-Asthma wird durch Husten und eine pfeifende Atmung mit reichlich klarem oder weißem Schleim charakterisiert. Die Lunge sitzt voller Wasser, und man hört rasselnde Atemgeräusche. Die Anfälle treten zur Kapha-Zeit morgens und abends auf. Sie werden durch das Rauchen von Kräutern gelindert.

Allgemeine Behandlung

Man muß bei der Differenzierung der Symptome vorsichtig sein, weil der Zustand sich schnell ändern kann. Akute Atemnot wird durch Kräuter wie Meerträubchen, Lobelie oder Vasa, die die Bronchien erweitern, gelindert. Lungentonika wie Ashwagandha oder Ginseng können den Anfall verschlimmern, weil sie meist die Lungenenergie einschließen oder verdichten. Akute Asthmaanfälle können gefährlich sein und sollten von ausgebildeten Therapeuten behandelt werden. In ayurvedischen Kliniken wird Asthma hauptsächlich durch therapeutisches Erbrechen behandelt. Bei leichteren Symptomen helfen auch Ernährungsmaßnahmen und Kräuter.

Die langfristige Behandlung erfordert oft eine Tonisierung, um die Lungenenergie wieder aufzubauen. Die Tonika sollten zwischen den akuten Anfällen genommen werden. Im Ayurveda gehören Ashwagandha, Shatavari, Bala, Gotu Kola und Süßholzwurzel zu den entsprechenden Kräutern. Geeignete Rezepturen sind Chyavan Prash, die Ashwagandha- und die Shatavari-Mischung.

In der chinesischen Medizin verwendet man bei chronischem Asthma zur ursächlichen Behandlung solche Rezepturen wie die Tabletten aus 6 Bestandteilen mit Braunwurz zusammen mit Schlangenbart und Limonenbaumfrucht. Menschliche Plazenta kann als Einzelmittel verordnet werden.

Zur spezifischen ayurvedischen Behandlung gehört auch das Rauchen von Kräutern wie Nelken, Sauerdorn, Meerträubchen, Tabak, Marihuana und Stechapfel, die die Bronchien erweitern und entkrampfend wirken. Da die letztgenannten giftige Substanzen sind, ist hier besondere Aufmerksamkeit erforderlich.

Bei allergischem Asthma hilft Kurkumapulver. Es sollte zusammen mit Rohzucker in Butter erwärmt und während akuter Anfälle häufig teelöffelweise genommen werden.

Konstitutionsspezifische Behandlung

Für Kapha-Typen gehört zur Behandlung eine Anti-Kapha-Diät, bei der alle schleimbildenden Nahrungsmittel ebenso wie Joghurt und saure Früchte zu meiden sind. Scharfe Gewürze können unbegrenzt verwendet werden: Cayenne, Senf, Ingwer und Pfeffer. Eine tägliche Milchabkochung aus langem Pfeffer soll chronisches Asthma angeblich heilen. Zusätzlich kann man Senf- oder Ingwerpaste auf die Brust auftragen.

Wichtige ayurvedische Kräuter sind: langer Pfeffer, Kalmus, Wachsmyrte und Meerträubchen. Zu den geeigneten Rezepturen gehören Trikatu, Sitopaladi sowie die Talisadi- und die Nelken-Mischung.

Wichtige chinesische Kräuter zur Behandlung von Kapha-Asthma sind Meerträubchen und Aprikosensamen. Eine typische Rezeptur ist das Dekokt des kleinen blauen Drachen.

Gute westliche Kräuter sind: Königskerze, Sauerdorn, Salbei und Thymian.

Bei Vata-Asthma wird eine Anti-Vata-Diät und eine Behandlung mit Gewürzkräutern verordnet. Saure Fruchtsäfte wie Zitronen- oder Limonensaft sind gut.

Die ayurvedischen Kräuter sind dieselben wie bei Kapha, aber bei Vata werden zusätzlich Lungentonika eingesetzt, weil bei diesem Konstitutionstyp eine Tendenz zur Auszehrung besteht.

Bei Pitta-Asthma wird eine Anti-Pitta-Diät zusammen mit kühlenden Kräutern wie Koriander, Gotu Kola oder Klette verordnet. Vasa ist in diesem Fall besonders gut, und Brahma Rasayan wirkt gut, wenn es langfristig als Aufbaumittel genommen wird.

Heuschnupfen

Heuschnupfen (Allergische Rhinitis) ist ein weiteres Symptom, das bei Störungen des körpereigenen Abwehrsystems auftritt und auch mit einer Überempfindlichkeit des Nervensystems zu tun hat. Gewöhnlich handelt es sich um eine Vata-Störung, weil Vata-Typen die sensibelsten sind, aber auch Pitta- und Kapha-Typen können darunter leiden. Bei Pitta treten meist schwerwiegendere Allergien auf, die mit Giftstoffen im Blut zu tun haben und zu Symptomen wie Fieber, roten Augen und Ausschlägen führen. Heuschnupfen kommt am häufigsten bei Menschen mit einer schwachen oder geschwächten Konstitution vor.

Im akuten Anfall behandelt man die Patienten ähnlich wie bei einer Erkältung mit einer entgiftenden Diät. Milchprodukte und andere schleimbildende Nahrungsmittel sollten gemieden werden. Zwischen den Anfällen ist es jedoch wichtig, das Immunsystem und die Lungen zu stärken, was – besonders bei Vata-Typen – mit einer konstitutionsspezifischen Diät verbunden sein sollte. Für diese tonisierende Therapie sind Ashwagandha und Bala wichtige ayurvedische Kräuter. In der chinesischen Medizin setzt man entsprechend Ginseng und Tragant ein und in der westlichen Kräuterheilkunde die Beinwellwurzel. Chyavan Prash oder das Energie-Tonikum (Nr. 2) sind gute allgemeine Tonika. Brahma Rasayan ist sowohl wegen seiner auswurffördernden als auch wegen seiner nervenstärkenden Wirkung ausgezeichnet.

Symptome des Vata-Heuschnupfens sind Husten mit wenig Schleim, Kopfschmerzen, Schlaflosigkeit, Rastlosigkeit und Ängstlichkeit. Pitta-Symptome sind brennende Augen, Durst, Fieber, gelbe Absonderungen aus der Nase und Hautausschläge. Kapha-Symptome sind reichlich klarer oder weißer Schleim, Dumpfheit und ein Gefühl der Schwere.

Behandlung

Alle Arten von Heuschnupfen erfordern eine Behandlung mit spezifischen Kräutern, die die Nebenhöhlen reinigen, den Kopf öffnen und den Schleim beseitigen. Basilikum-Tee (besonders aus dem indischen heiligen Basilikum oder Tulsi) mit Honig ist gut. Koriander und Cilantro (Korianderblätter) sind für Pitta am besten. Für den trägen Kapha-Typ sind Trikatu oder pulverisierter getrockneter Ingwer zum Schnupfen hilfreich.

Geeignete ayurvedische Kräuter sind: Kalmus, Gotu Kola, Ingwer, Nelken, Kampfer (in kleinen Mengen), Meerträubchen und Wachsmyrte. Es wirkt ausgezeichnet, wenn man die Nase von innen mit Kalmus-Ghee behandelt. Pitta-Typen können auf ähnliche Weise Gotu-Kola-Öl oder -Ghee verwenden.

Geeignete chinesische Kräuter sind: Magnolienblüte, Spitzklette, Minze, Engelwurz, wilder Ingwer und Chrysantheme.

Weitere westliche Kräuter sind: Pfefferminze, Salbei, Eukalyptus, Wintergrün, Lorbeerblätter und Königskerze.

Bei einem Pitta-Überschuß müssen bittere und blutreinigende Kräuter wie Echinacea, Sauerdorn, Löwenzahn und Klette hinzugefügt werden.

Ätherische Öle wie Menthol, Eukalyptus oder Kampfer oder auch Ingwerpaste können auf die Schläfen oder die Nasenwurzel aufgetragen werden (sie sollten aber nicht mit den Schleimhäuten in Berührung kommen). Wenn man sich heiß oder fiebrig fühlt, ist es gut, die Stirn mit Sandelholzöl einzureiben.

Bei roten, juckenden Augen kann man Ghee, besonders wenn es mit Triphala zubereitet ist, auf die Augenlider streichen. Triphala-Ghee ist am besten, aber reines Ghee hilft auch. Man kann die Augen auch mit einem lauwarmen Aufguß aus Kamille, Augentrost oder Chrysantheme spülen.

Eine gute Rezeptur zur Behandlung von Heuschnupfen kann man aus gleichen Teilen von pulverisiertem Gotu Kola, Engelwurz, wildem Ingwer und Süßholzwurzel herstellen. Vata- und Kapha-Typen können diese Mischung mit Honig nehmen, Pitta mit Aloe-Gel oder mit zusätzlichen bitteren Kräutern. Man kann auch das Lungen-Tonikum (Nr. 3) zusammen mit dem Gehirn-Tonikum (Nr. 6) nehmen.

Störungen des Kreislaufsystems

Herzkrankheiten
Die orientalische Medizin geht davon aus, daß das Herz und nicht das Gehirn der Sitz des Bewußtseins ist. Es ist der Sitz des »Atman«, des wahren oder göttlichen Selbst. Ein altes europäisches Sprichwort sagt: »Der Mensch ist, was er in seinem Herzen denkt.« Diese Vorstellung findet man auch in den *Upanishaden*, den berühmten Schriften des alten Indien. Wer wir wirklich sind, wird daran gemessen, was wir in unserem Herzen fühlen. Was wir im Kopf denken, ist oft nicht mehr als ein oberflächlicher Eindruck, der uns in diesem Augenblick durch unsere Sinne vermittelt wird. Deshalb spiegeln Herzkrankheiten die tiefsitzenden Fragen unserer Identität, unserer Gefühle und unseres Bewußtseins. Herzkrankheiten sind in der westlichen Welt wahrscheinlich die wichtigste Todesursache. Der Grund besteht vor allem darin, daß das Herz in unserer Kultur, die vor allem auf persönliche Leistungen und Konkurrenz und weniger auf die Gemeinschaft mit anderen Wert legt, verleugnet wird. Viele von uns sterben buchstäblich an gebrochenem Herzen, oder sie verhungern spirituell.

Herzkrankheiten sind der Oberbegriff für Herzinfarkte, Schlaganfälle, Angina pectoris, Arteriosklerose und Bluthochdruck. Herzinfarkte, das Endergebnis der meisten Herzkrankheiten, haben als Vorboten oft Herzklopfen, Schlaflosigkeit, Taubheitsgefühle oder starke Schmerzen in der Brust oder im Rücken, die in die Arme ausstrahlen. Weitere Hinweise sind Zyanose (Blaufärbung von Lippen und Zunge), Bewußtlosigkeit, Fieber, Husten, Schluckauf, Kurzatmigkeit und Erbrechen.

Verursacht werden Herzkrankheiten u. a. durch eine falsche Ernährung, körperliche oder emotionale Verletzungen, angeborene oder vererbte Schwächen, unterdrückte Gefühle oder ein Übermaß an Belastungen und Ängsten. Sie können auch als Komplikation anderer Krankheiten (Rheuma oder Leberstörungen) auftreten. Da das Herz ein Gefühlsorgan ist, sollten emotionale Ursachen immer als erste in Betracht gezogen werden. Dazu gehören Probleme am Arbeitsplatz oder in der Beziehung, die gewöhnlich darauf hindeuten, daß wir auf einer inneren Ebene den Kontakt mit unserem eigenen Herzen verloren haben. Herzkrankheiten können auch ein Hinweis darauf sein, daß wir nicht sensibel genug auf die Herzen anderer Menschen reagieren.

Herzkrankheiten können bei jedem Konstitutionstyp auftreten. Da man im Ayurveda von einer Verbindung zwischen Pitta und dem Blut ausgeht, sind Herzkrankheiten, insbesondere Herzinfarkte und Schlaganfälle, häufig Pitta-Störungen. Der rotgesichtige, wütende, ehrgeizige, hart arbeitende Manager, der plötzlich an einem Herzinfarkt stirbt, ist typischerweise ein Pitta-Mensch, der sein eigenes wahres Herz verleugnet.

Vata-Herzkrankheiten kommen häufiger bei älteren Menschen vor, bei denen die Gewebe ausgetrocknet und die Blutgefäße verhärtet sind. Kapha-Herzkrankheiten entstehen hauptsächlich durch übermäßiges Essen und die Ansammlung von Schleim, Fett und Cholesterol, wodurch die Herzfunktionen behindert werden.

Die amerikanische und europäische Ernährungsweise mit ihrem Übermaß an tierischen Fetten und schweren, öligen Nahrungsmitteln sowie unser wettbewerbsorientierter, ehrgeiziger Lebensstil in Verbindung mit einer sitzenden Lebensweise machen uns anfällig für Herzinfarkte.

Allgemeine Behandlung

Bei Herzproblemen sollte der erste Behandlungsschritt immer darin bestehen, daß man sich eine längere Ruhepause gönnt oder zumindest deutlich kürzer tritt, und zwar sowohl körperlich als auch geistig. Streß und Sorgen sollte man für eine Weile vergessen. Die Patienten müssen wieder Kontakt zu ihrem wirklichen Herzen finden und sich auf ihre ureigensten Lebensziele besinnen. Yoga Asanas und Meditation sind gut, wobei keine gewaltsamen Anstrengungen unternommen werden sollten, um den Atem oder den Geist zu kontrollieren. Anstrengende körperliche Aktivitäten und Reisen sollte man meiden.

Arjuna ist ein besonders wirksames Heilmittel zur Behandlung aller Arten von Herzkrankheiten. Als das führende Herzmittel des Ayurveda tonisiert es Herz und Lunge, regt den Kreislauf an, stärkt den Herzmuskel, stoppt Blutungen und fördert die Gewebeheilung. Es ist gut für alle drei Konstitutionstypen (eine »Tridosha«-Medizin). Normalerweise wird es mit Ghee oder als arzneiliches Ghee eingenommen. Alle Menschen mit Herzschwächen können von diesem Heilkraut profitieren, ganz gleich, welcher Art ihre Krankheit ist. Die tägliche Dosis beträgt ein bis drei Gramm Arjuna-Pulver.

Man kann aber auch das Herztonikum (Nr. 11) nehmen, mit Honig für Kapha, mit Ghee für Pitta und mit Milch und Ghee für Vata. Arjuna läßt sich gut mit Ashwagandha und Guggul als umfassendes Herztonikum kombinieren. Ein anderes nützliches ayurvedisches und westliches Heilkraut zur Behandlung von Herzschmerzen und einem hohen Cholesterinspiegel ist Alant.

Für alle drei Konstitutionstypen ist Safran, gewöhnlich als Milchabkochung (ein Gramm pro Tasse), ein gutes Herztonikum. Safran ist auch ein spezielles Tonikum und Verjüngungsmittel für Pitta und für das weibliche Fortpflanzungssystem.

Ein besonderes chinesisches Heilkraut zur Behandlung von Herzkrankheiten ist die Rotwurzel, eine Salbeiart. Sie verbessert die Durchblutung, stärkt das Herz und beruhigt die Emotionen. Sie eignet sich hervorragend zur Behandlung von Angina-pectoris-Schmerzen, weil sie wie eine Art natürliches Nitroglyzerin wirkt (wenn sie zusammen mit einer geringen Menge Kardamom und Sandelholz eingenommen wird). Sie ist sowohl vor als auch nach einem Herzinfarkt hilfreich, und sie ist ein gutes Mittel zur Blutverdünnung. Besonders nützlich ist sie bei einem Übermaß an Pitta oder Kapha, aber man kann sie zusammen mit warmen Gewürzkräutern wie Zimt auch bei Vata-Problemen verwenden.

Das beste Herztonikum der westlichen Kräutermedizin sind Weißdornbeeren. Sie verbessern die Durchblutung, stärken den Herzmuskel und helfen beim Abbau von Cholesterol. Sie verlängern das

Leben und sind besonders gut für Vata- und Kapha-Typen. Sie wirken gut als Tinktur, und man kann auch einen ausgezeichneten Kräuterwein daraus herstellen.

Myrrhe ist ein anderes westliches Heilkraut, das (wie das ayurvedische Guggul) blutreinigend wirkt, Cholesterol abbaut, die Durchblutung fördert und die tieferen Gewebe stärkt. Als Herztonikum kann man die Tinktur verwenden, oder man kann das Kraut mit Kurkuma abkochen und dann sorgfältig abgießen.

Bei Herzbeschwerden können auch Ingwer, Kardamom und Zimt genommen werden; sie sind besonders nützlich bei einem Überschuß von Vata oder Pitta. Sie fördern die Durchblutung und wirken stimmungsaufhellend. Sandelholz wirkt als Heilkraut oder ätherisches Öl besonders beruhigend und kühlend auf das Herz.

Auch viele Edelsteine und Metalle sind gut für das Herz. Sie werden entweder am Körper getragen oder innerlich als Tinktur oder als speziell zubereitete Asche (Bhasma) verwendet. Sie schützen auf einer feinstofflichen und langfristigen Ebene. Rubin, Granat und Gold wirken anregend auf das Herz, während Perlen, Mondstein, Smaragd, Jade und Silber es beruhigen. Gelber Saphir und gelber Topas tonisieren und stärken das Herz. Wenn man das Trinkwasser reinigt, indem man es über Nacht in einem Kupferkessel stehen läßt, hilft das, einer Arteriosklerose vorzubeugen. Gold stimuliert das Herz, während Silber es beruhigt.

Differenzierung

Symptome von Vata-Herzkrankheiten sind Herzklopfen, Herzflattern, Taubheitsgefühle, Brustenge und hämmernde, reißende oder berstende Schmerzen in der Herzregion. Die Patienten leiden an Schlaflosigkeit, Atembeschwerden, trockenem Husten und Verstopfung. Oft haben sie dunkle Ringe um die Augen. Sie reagieren sehr empfindlich auf Lärm und lautes Sprechen. Die Anfälle treten vor allem nach Überarbeitung oder körperlicher Überanstrengung auf. Auf der psychischen Ebene findet man Rastlosigkeit, Furcht oder sogar Entsetzen und gelegentliche Ohnmachtsanfälle, woraufhin sich die Symptome verschlimmern.

Symptome von Pitta-Herzkrankheiten sind ein brennendes Gefühl in der Herzregion und ein Gefühl schwelender Hitze. Die Patienten leiden unter spontanen Schweißausbrüchen, Fieber und einem allgemeinen Hitzegefühl am ganzen Körper. Das Gesicht ist in der Regel gerötet mit roten oder blutunterlaufenen Augen. Man fühlt sich benommen, manchmal einer Ohnmacht nahe, und die Augen sowie die Haut werden blaß und gelb. Manchmal werden Galle oder saure Flüssigkeit erbrochen, und der Stuhl ist weich und gelb. Auch Nasenbluten kann auftreten, oder die Patienten neigen dazu, leicht zu bluten. Auf der emotionalen Ebene herrschen Ärger und Reizbarkeit vor, und es kommt zu Wutausbrüchen, die die Symptome verschlimmern können.

Auf Kapha-Herzkrankheiten weist ein Gefühl der Schwere und Steifheit in der Herzregion hin. Die Patienten leiden unter Stauungen in der Brust, einer Ansammlung von Schleim, Husten, übermäßiger Speichelbildung, Appetitmangel, Übelkeit und vielleicht auch Erbrechen. Müdigkeit und ein übermäßiges Schlafbedürfnis können ebenfalls zu den Symptomen gehören, und auf der geistigen Ebene haben die Patienten möglicherweise ein Gefühl von Dumpfheit und mangelnder Klarheit. Emotional empfinden sie Gier und Anhänglichkeit und sind nicht bereit, den Dingen ihren Lauf zu lassen.

Die meisten nervösen Herzstörungen sind durch Vata bedingt; die meisten entzündlichen Herzerkrankungen wie Myokarditis, Endokarditis oder Perikarditis werden durch Pitta verursacht, und die meisten Herzprobleme, die mit Stauungen und Wasseransammlungen zu tun haben, werden durch Kapha hervorgerufen.

Vata-Herzkrankheiten

Man sollte einer Anti-Vata-Diät folgen, trockene, leichte und stark verarbeitete Nahrungsmittel meiden und auf regelmäßige Mahlzeiten achten. Fisch und die fettlöslichen Vitamine A, E und D sind gut. Knoblauch darf reichlich verwendet werden, besonders als Milchabkochung. Zum Essen darf man geringe Mengen Rotwein oder den Kräuterwein Draksha trinken. Die Patienten sollten ruhen, sich entspannen und still verhalten, Zeit in der freien Natur verbringen, meditieren oder sitzende Yogastellungen praktizieren.

Es ist hilfreich, einen in Gold gefaßten Rubin oder Granat als Ring an der rechten Hand zu tragen, um das Herz zu stärken. Wenn Herzklopfen oder Schmerzen auftreten, kann man Sandelholzöl auf Stirn oder Brust verreiben. Das Mantra Sham ist gut zur Beruhigung des Herzens. Das Mantra Ram kann man verwenden, um das Herz zu stärken.

Wichtige Heilkräuter sind Ashwagandha, Knoblauch, Arjuna, Zimt, Kardamom, Sandelholz, Guggul, Alant und Süßholzwurzel. Eine Milchabkochung aus drei bis sechs Gramm Ashwagandha und einen Teelöffel Ghee pro Tasse kann zwei- bis dreimal täglich getrunken werden.

Geeignete Rezepturen sind die Ashwagandha-Mischung bzw. spezifischer Ashwagandha-Ghee oder Ashwagandha-Kräuterwein sowie die Arjuna-Zubereitungen. Ausgezeichnet ist auch die Knoblauch-Mischung.

Weitere hilfreiche westliche Kräuter sind Beinwellwurzel, Salomonssiegel, Weißdornbeeren und Myrrhe.

Weitere chinesische Kräuter sind Engelwurz, Braunwurz, Datteln, Ginseng, Tragant und Rezepturen wie die tonisierende Rezeptur aus 10 Bestandteilen.

Pitta-Herzkrankheiten

Die Behandlung erfordert eine Anti-Pitta-Diät, wobei insbesondere Alkohol, scharfe Gewürze, zuviel Öl oder fettige Nahrungsmittel, rotes Fleisch und zuviel Salz gemieden werden sollten. Sonnenbäder und starke körperliche Belastungen sollten eingeschränkt werden. Auf der emotionalen Ebene sollte man sich von Streß, Wut, Haß, Ärger und gewalttätigen Trieben freimachen und Gefühle des Friedens, der Liebe und der Vergebung pflegen.

Hilfreich ist ein in Silber gefaßter Smaragd, der am Mittelfinger der rechten Hand getragen wird. Perlen und Mondstein werden ebenfalls empfohlen. Sandelholzöl sollte auf das dritte Auge und die

Brust aufgetragen werden. Das Mantra Sham hat eine positive kühlende und beruhigende Wirkung.

Gute Heilkräuter sind Arjuna, Safran, Sandelholz, Shatavari und Gotu Kola; außerdem eignen sich bittere Kräuter wie Aloe-Gel, Katuka und Wachsmyrte zur Behandlung. Katuka oder Wachsmyrte können zu gleichen Teilen mit Süßholzwurzel gemischt und mit Ghee eingenommen werden (die Dosierung beträgt zwei Gramm nach den Mahlzeiten). Bei akuten Anfällen sind Abführmittel hilfreich. Wichtige Rezepturen sind die Arjuna-Zubereitungen, die Gotu-Kola-Mischung und Brahma Rasayan.

Weitere westliche Heilkräuter sind Herzgespann, Myrrhe und kanadische Gelbwurzel. Chinesische Kräuter sind Rotwurzel, Goldfaden und Rezepturen wie die Goldfaden-Rhabarber-Mischung, besonders bei akuten Anfällen.

Kapha-Herzkrankheiten

Ursache ist hier die Entstehung eines hohen Cholesterinspiegels durch eine Ernährung, die Kapha erhöht. Die Patienten sollten sich an eine Anti-Kapha-Diät halten und Zucker, Milchprodukte, Käse, Butter, Eier, fettes Fleisch, Schmalz und Salz meiden. Sie können Draksha-Wein trinken.

Wie Vata können auch Kapha-Typen von einem in Gold gefaßten Rubin oder Granat profitieren. Kampfer, Senf oder Zimtöl kann auf die Brust aufgetragen werden. Das Mantra Om ist hilfreich wegen seiner reinigenden und öffnenden Wirkung.

Die Patienten sollten Expektoranzien (Kräuter, die den Auswurf fördern) nehmen oder eine leichte Form des therapeutischen Erbrechens praktizieren. Gute Kräuter sind Arjuna, Kalmus, Kardamom, Zimt und Guggul. Eine Mischung aus gleichen Teilen Alant und langem Pfeffer (ersatzweise kann man auch Cayenne nehmen) mit Ghee ist gut bei Kapha-Herzkrankheiten, wobei ein Gramm (zwei »00«-Kapseln) nach dem Essen genommen werden sollte. Süßholzwurzel sollte man meiden, weil sie Herzödeme verstärkt.

Geeignete Rezepturen sind Arjuna-Zubereitungen und Trikatu oder die verdauungsanregende Mischung (Nr. 1) mit Honig.

Westliche Kräuter sind Cayenne, Myrrhe, Sauerdorn und Herz-gespann. Westliche Kräuterheilkundige haben festgestellt, daß Cayenne gut ist, um das Herz nach einem Infarkt wieder zu beleben. Er ist ein ausgezeichnetes Mittel zur Behandlung von Kapha- und Vata-Herzkrankheiten. Pitta wird dadurch jedoch verschlimmert, deshalb sollte Cayenne bei diesem Konstitutionstyp nur kurzfristig zur Wiederbelebung des Herzens eingesetzt werden. Entsprechend den ayurvedischen Praktiken sollte man Cayenne in Ghee nehmen. Die chinesische und ayurvedische Medizin verwenden gereinigten Eisenhut auf ähnliche Weise.

Herzgespann ist ein anderes berühmtes Heilkraut, das im Westen und in China benutzt wird. Es hat kühlende und entwässernde Eigenschaften und eignet sich dadurch gut zur Behandlung von Pitta- und Kapha-Störungen sowie bei Herzödemen.

Hypertonie

Hypertonie ist der medizinische Fachausdruck für einen erhöhten Blutdruck, eine der häufigsten Komplikationen und eine der wichtigsten Ursachen von Herzkrankheiten. Die meisten Anzeichen und Therapien sind dieselben, wie im Abschnitt über Herzkrankheiten beschrieben, wobei man zusätzlich spezifisch nervenwirksame Kräuter verordnet: Gotu Kola, Kalmus, Baldrian, Helmkraut und Narde. Das Herztonikum (Nr. 11) kann mit dem Gehirntonikum (Nr. 6) kombiniert werden, oder man nimmt das letztere allein – je nach Konstitution mit Honig oder Ghee.

Das ayurvedische Heilkraut Rauwolfia reguliert den Blutdruck, ist jedoch gleichzeitig giftig. Westliche Blutdruckmedikamente, die Rauwolfia enthalten, sind in Deutschland rezeptpflichtig.

Konstitutionsspezifische Behandlung

Der Vata-Bluthochdruck ist seinem Wesen nach unregelmäßig. Der Blutdruck kann plötzlich ansteigen und genauso plötzlich wieder fallen. Der Puls ist sowohl im Rhythmus als auch in der Stärke unregelmäßig und sprunghaft. Sorgen, Überlastung oder Überarbeitung, Nervosität und Schlaflosigkeit lassen den Blutdruck steigen. Oft hängt die Hypertonie mit Störungen des Nervensystems zusammen.

Die Behandlung ist die gleiche wie im Abschnitt über Herzkrankheiten beschrieben. Hauptsächlich wird eine tonisierende Therapie verordnet. Muskatnuß als Milchabkochung kann ebenso helfen wie Sarasvat-Pulver. Gewöhnlich braucht der Patient Ashwagandha-Zubereitungen zur langfristigen Tonisierung. Eine gute Rezeptur besteht aus gleichen Teilen Ashwagandha, Baldrian und Gotu Kola; die Mischung wird mit Ghee eingenommen.

Hinweise auf eine Pitta-Hypertonie sind ein gerötetes Gesicht, rote Augen, oft heftige Kopfschmerzen, Lichtempfindlichkeit, Nasenbluten, Ärger, Reizbarkeit und ein Gefühl des Brennens. Der Bluthochdruck tritt oft als Komplikation von Leberstörungen auf und wird auch dementsprechend behandelt.

Zweckmäßig ist die Verordnung bitterer Kräuter wie Aloe-Gel, Sauerdorn und Katuka. Außerdem sollte der Patient bittere Abführmittel wie Aloe, Rhabarber oder Sennesblätter nehmen. Gotu Kola wirkt besonders beruhigend auf den Geist. Geeignete Rezepturen sind Gotu-Kola-Zubereitungen, Brahma Rasayan und Sarasvat-Pulver. Eine Mischung aus gleichen Teilen Gotu Kola und Helmkraut wirkt ebenfalls gut.

Die Kapha-Hypertonie ist ihrem Wesen nach konstant. Gewöhnlich leiden die Patienten unter Fettleibigkeit, Müdigkeit, Ödemen und einem hohen Cholesterinspiegel. Milchprodukte, Butter, Eier und sehr fetthaltige Nahrungsmittel sind zu meiden. Gute Kräuter sind Cayenne, Myrrhe, Knoblauch, Herzgespann und Weißdornbeeren. Süßholzwurzel sollte man meiden. Geeignete Rezepturen sind Arjuna-Zubereitungen und Trikatu.

Arteriosklerose

Hier besteht das Problem in einem hohen Cholesterinspiegel und einer Verstopfung der Arterien. Das ist sowohl bei Kapha als auch bei Pitta eine Folge von Fettansammlungen, während bei Vata die Arterien verhärten.

Die Behandlung ist im allgemeinen dieselbe wie bei Herzkrankheiten und hohem Blutdruck, der gewöhnlich durch Arteriosklerose hervorgerufen wird.

Knoblauch ist ein gutes Mittel zur Cholesterinsenkung für Kapha und Vata; Kapha nimmt ihn mit Honig, Vata als Milchabkochung. Kalmus, Kurkuma und Alant sind ausgezeichnet. Aloe-Gel mit Kurkuma oder Färberdistel oder das ayurvedische Katuka sind gute Mittel für Pitta. Andere wirksame Kräuter sind Myrrhe, Safran, Herzgespann, Weißdornbeeren und das ayurvedische Guggul, das den Cholesterinspiegel hervorragend senkt. Geeignete chinesische Kräuter sind Knöterich und Rotwurzel.

Hypotonie

Hypotonie oder ein zu niedriger Blutdruck ist eigentlich keine Krankheit. Er tritt jedoch im Zusammenhang mit vielen chronischen Beschwerden auf und kommt oft bei Schwäche, Anämie und Fehlernährung vor. Die Beschwerden haben mit einer Schwäche des Verdauungsfeuers zu tun und müssen auch auf dieser Ebene behandelt werden. Am häufigsten betroffen sind Vata-Typen, die konstitutionell zu Durchblutungsstörungen neigen.

Bei Kapha-Typen wird der niedrige Blutdruck durch Stauungen und Stagnation verursacht, weil Schleim die Kanäle verstopft und das Blut nicht ungehindert fließen kann. Bei Pitta hat die Hypotonie hauptsächlich mit Anämie oder einer Schädigung der Leberfunktion zu tun.

Zur Behandlung braucht man Heilkräuter, die die Durchblutung fördern: Kurkuma, Zimt, Ingwer, Cayenne, Knoblauch, Eisenhut, schwarzer Pfeffer oder Kardamom.

Für Vata eignet sich Knoblauch oder die Knoblauch-Mischung gut. Kapha-Typen sollten Trikatu nehmen. Pitta nimmt am besten Safran oder Kurkuma in Aloe-Gel.

Es ist wichtig, einen Rubin oder Granat zu tragen (gilt nicht für Pitta), weil Hypotonie oft ein chronischer Zustand ist und eine langfristige Behandlung erfordert. Diese Steine fördern die Durchblutung. Pitta-Typen sollten statt dessen einen gelben Topas oder einen gelben Saphir tragen.

Blutungen

Blutungen können verschiedene Ursachen haben. Dazu gehören Verletzungen, aber auch Fieber, Infektionen oder ein Ungleichgewicht der Körpersäfte. Kleinere Blutungen treten oft in Form von Nasenbluten auf, oder die Patienten haben geringe Mengen Blut im Auswurf oder im Stuhl.

Innere Blutungen weisen auf ernste Komplikationen wie Infektionen oder Tumoren hin. Hier sollte man in jedem Fall durch entsprechende diagnostische Verfahren nach den Ursachen suchen, auch wenn man sich für eine naturheilkundliche Behandlung entscheidet.

Blutungen sind hauptsächlich eine Pitta-Störung. Im Sanskrit werden sie »Rakta-Pitta« genannt, was man als Hitze oder Galle im Blut übersetzen könnte. Wenn das Blut überhitzt ist, fließt es stärker, die Gefäße werden brüchig, und es kommt zu Blutungen.

Die Ursachen sind hauptsächlich in den Faktoren zu suchen, die Pitta verschlimmern wie beispielsweise ein Übermaß an Hitze oder Sonnenbestrahlung, übermäßige körperliche Anstrengungen oder Reisen sowie zuviel scharf gewürzte, saure oder salzige Nahrungsmittel. Wut und Ärger oder ein äußerst aggressiver Lebensstil können ebenfalls eine auslösende Rolle spielen. Bei schwächeren Personen kann auch eine Fehlernährung oder Austrocknung zu Blutungen führen.

Aus langanhaltenden oder chronischen Blutungen kann sich eine Anämie entwickeln. Fieber kann Blutungen auslösen, und Blutverluste können ihrerseits Fieber verursachen.

Differenzierung

Vata-Blutungen sind dunkelrot, schaumig, dünnflüssig oder trocken. Sie stammen gewöhnlich aus den unteren Körperöffnungen, dem Anus oder der Harnröhre, und es heißt, sie seien schwerer zu behandeln.

Pitta-Blutungen sind dunkel, purpurrot bis schwarz. Das Blut kann mit Galle vermischt sein und sowohl aus den oberen als auch aus den unteren Körperöffnungen stammen.

Kapha-Blutungen sind dick, blaß, ölig, schleimig und können mit Schleim vermischt sein. Das Blut stammt hauptsächlich aus Lunge und Magen und tritt aus den oberen Körperöffnungen Mund, Nase, Augen und Ohren aus. Solche Blutungen gelten als leichter zu behandeln.

Allgemeine Behandlung

Akute Blutungen müssen sofort mit zusammenziehenden und blutstillenden Kräutern behandelt werden. Die meisten Gewürzkräuter dürfen hier nicht verwendet werden, weil sie den Blutfluß fördern. Eine lokale Behandlung mit Eis oder kaltem Wasser wirkt zusammenziehend und stoppt die Blutung. Eine kalte Dusche reicht oft aus, um Nasenbluten zu beenden.

Ein wenig Alaunpulver, das man auf die Wunde streut, wird in den meisten Fällen die Blutung stillen; dasselbe gilt für pulverisierte Kräuter, die viel Tannin enthalten, wie die Rinde der Weißeiche oder Alaunwurzel. Weitverbreitete und wildwachsende Kräuter – kleine Braunelle, Schafgarbe, Wegerich, Vogelmiere oder Distel – können zu einer Paste verarbeitet und direkt auf die Wunde aufgetragen werden. Im Ayurveda wird vor allem bei Verletzungen meist Kurkuma-Pulver auf die Wunde gestreut. Frische Kurkuma-Wurzel verhilft zu einer natürlichen Wundheilung ohne Narbenbildung. Dasselbe gilt für Aloe-Gel.

Gute ayurvedische Mittel, die zusammenziehend wirken, sind Aloe, Manjishta, Safran, Alaun, Kurkuma, Arjuna, Ashok und die Triphala-Rezeptur.

Gute chinesische Kräuter sind die chinesische Efeuwurzel, Odermennig, Rohrkolben und Beifuß. Chinesische Efeuwurzel ist ein Verwandter des Ginseng und ebenfalls ziemlich teuer. Sie ist ein gutes Mittel für alle Arten von Blutungen. »Yunnan bai yao«, eine chinesische Patentrezeptur, die daraus hergestellt wird, kann innerlich oder äußerlich angewendet werden.

Weitere westliche Kräuter, die zusammenziehend und blutstillend wirken, sind Arnika, Schafgarbe, kleine Braunelle und Königskerze.

Pitta-Blutungen

Der Patient muß mit kühlenden Mitteln behandelt werden. Er sollte sich an eine Anti-Pitta-Diät halten und heiße, scharf gewürzte, saure und fermentierte Nahrungsmittel meiden. Granatapfelsaft ist gut. Starke körperliche Belastungen und Hitze sind verboten. Von Ärger und Wut sollte man sich soweit wie möglich freimachen. Milch ist hilfreich, besonders bei Lungenblutungen; sie kann in diesem Fall mit etwas Kurkuma getrunken werden.

Ansonsten gelten die Richtlinien der allgemeinen Behandlung. Aloe-Gel ist sowohl innerlich als auch äußerlich ausgezeichnet.

Vata-Blutungen

Vata-Blutungen werden durch die Trockenheit der Schleimhäute oder der Blutgefäße verursacht. Sie können von trockenem Husten oder Verstopfung begleitet sein. Große Blutverluste weisen auf eine ernstere Vata-Störung hin.

Bei leichteren Beschwerden verordnet man erweichende und tonisierende Kräuter, um die Schleimhäute zu stärken: Shatavari, Süßholzwurzel, Ashwagandha, Bala und daraus hergestellte Mischungen. Zusätzlich sollte man blutstillende Mittel geben. Triphala wirkt gut bei den meisten Blutungen aus den unteren Körperöffnungen, besonders wenn es mit einem blutstillenden Tee wie beispielsweise aus Himbeerblättern oder aus Odermennig genommen wird.

Kapha-Blutungen

Bei Kapha wird die Blutung dadurch verursacht, daß Schleim die Gefäße verstopft und das Blut in die falsche Richtung lenkt.

Die meisten oben erwähnten blutstillenden Kräuter können zusammen mit scharfen Gewürzen wie Cayenne, Ingwer oder der Trikatu-Rezeptur verwendet werden.

Nasenbluten

Bei Nasenbluten ist zusätzlich eine lokale Anwendung von Kräutern erforderlich. Ein Aufguß aus zusammenziehenden Kräutern kann mit einer Pipette in die Nase geträufelt werden. Wenn ein

Vata-Überschuß (Trockenheit) die Ursache ist, sollte man über Nacht die Nase auf dieselbe Weise mit Sesamöl behandeln. Bei Pitta (rotes Gesicht und ein Gefühl von Hitze oder Fieber) kann man Sandelholzöl auf der Stirn verreiben. Tees aus Koriander, Vetiver, Sandelholz oder Gotu Kola sind gut. Dasselbe gilt für Maßnahmen, die bei pittabedingten Leberstörungen angewendet werden. Kapha braucht zusätzlich auswurffördernde Kräuter wie Salbei, Ysop, Kurkuma oder Alant.

Anämie

Anämie wird im Sanskrit »Blässe-Krankheit« (Panduroga) genannt, weil sie den Körper blaß werden läßt. Die Ursache ist ein Blutmangel, entweder quantitativ oder qualitativ. Es handelt sich dabei um eine Pitta-Störung, die gewöhnlich in die Kategorie von Leberkrankheiten wie Gelbsucht und Hepatitis gehört. Man stellt sich vor, daß Anämie auf der körperlichen Ebene dadurch verursacht wird, daß Gallenflüssigkeit in das Blut eindringt und es verdünnt; dies ist der übliche Weg, den Pitta bei der Entwicklung von Krankheiten nimmt. Anämie kann aber auch durch einen Überschuß an Vata oder Kapha verursacht werden (wobei dann die entsprechenden Körpersäfte behandelt werden).

Bei Vata-Typen ist die Anämie gewöhnlich Teil eines generellen Musters von Mangel oder Unterernährung. Bei Kapha gehört sie zum Gesamtbild von Fettleibigkeit, Ödemen und Stauungen.

Die Patienten wirken blaß und leblos und leiden unter einem Mangel an Energie, leichtem Fieber oder einem Gefühl des Brennens, unregelmäßigem Stuhlgang, einem gelblichen, spärlichen Urin, Verdauungsstörungen, Schwindel, Ohnmachtsanfällen und Müdigkeit. Bei Frauen ist die Menstruation spärlich oder blaß, oder sie setzt völlig aus.

Ursachen sind Ernährungsfehler, ein Übermaß an scharfen, sauren oder salzigen Speisen (diese Geschmacksrichtungen schädigen im Übermaß sowohl Pitta als auch das Blut), Alkohol oder Unterernährung. Anämie kann auch als Folge von Verletzungen, Schwangerschaften, starken Monatsblutungen oder anderen starken Blutverlusten auftreten. Außerdem kann sie durch fieberhafte Krankheiten, deren Hitze die Blutqualität vermindert, oder durch Leberstörungen, die die blutbildende Funktion der Leber schädigen, hervorgerufen werden.

Schließlich kann auch ein Übermaß an Sex zur Anämie führen, weil dadurch Ojas erschöpft wird, was eine Schwächung aller Körperflüssigkeiten zur Folge hat.

Frauen sind für Anämie besonders anfällig, weil sie bei der Menstruation jeden Monat Blut verlieren. Die meisten Frauen profitieren von einer Ernährungsform oder Kräutern, die das Blut verbessern, vor allem gleich nach dem Ende der Menstruation.

Differenzierung

Eine Pitta-Anämie wird dadurch verursacht, daß Gallenflüssigkeit das Blut verdünnt. Die Patienten leiden unter einem Gefühl des Brennens, Fieber und Durst. Haut und Nägel sind blaß mit einer gelblichen Tönung, und die Ausscheidungen werden ebenfalls gelb.

Die Kapha-Anämie wird dadurch hervorgerufen, daß ein Übermaß an Schleim die Verdauung behindert und das Blut verdünnt. Gesicht, Haut, Augen und Urin sind weiß, und die Patienten bilden übermäßig viel Schleim und Speichel. Sie leiden unter Ödemen und oft unter Übergewicht, einem ausgeprägten Schlafbedürfnis und schweren Gliedern.

Symptome einer Vata-Anämie sind trockene Haut mit einer dunklen Tönung, Ängstlichkeit, Zittern, Schlaflosigkeit, Verstopfung und möglicherweise auch Austrocknung.

Allgemeine Behandlung

Die Patienten brauchen eine nahrhafte Diät mit blutbildenden Speisen, Kräutern und Nahrungsergänzungen. Gute Nahrungsmittel sind rotes Fleisch, aus Knochen gekochte Suppen, Milch und Sesamsamen (schwarz).

Einige Früchte fördern ebenfalls die Blutbildung, besonders der Saft aus Granatäpfeln oder blauen Trauben. Zucker ist nützlich, vor allem Jagrézucker (Rohzucker aus eingedicktem Zuckerrohrsaft) und Melasse.

Zusätzlich brauchen die Patienten Eisen und die Vitamine A und E. Da Eisenpräparate jedoch die Verdauung schwächen, sollten sie zusammen mit Kräutern wie Ingwer und Zimt genommen werden, die die Verdauung verbessern.

Der tonisierende ayurvedische Gelee Chyavan Prash ist ausgezeichnet; man nimmt davon zweimal täglich zwei bis drei Teelöffel. Ebenfalls gut ist Kurkuma-Ghee oder Ghee mit Kurkuma-Pulver.

Die Verdauung sollte wie bei den meisten Leberstörungen mit leichten Abführmitteln reguliert werden (sie stärken die Leberfunktion, indem sie überschüssige Gallenflüssigkeit aus dem Dickdarm entfernen). Bei den geschwächten Anämiepatienten sollte man milde Abführmittel wie Aloe-Gel, Triphala oder Faulbaum einsetzen.

Wichtige ayurvedische Kräuter sind Aloe-Gel, Amalaki, Haritaki, Safran, Shatavari, Manjishta und Punarnava. Ein halbes bis ein Gramm Safran in warmer Milch kann täglich mit Ghee genommen werden.

Ausgezeichnet sind die speziellen ayurvedischen Eisenpräparate: Indem man Eisen mehrfach verbrennt und in verschiedenen Kräutersubstanzen kocht, werden für den Menschen verträgliche, ungiftige Eisenoxide hergestellt. Am weitesten verbreitet sind Eisenasche und die Navayas-Mischung. Gute Rezepturen ohne Eisen sind die Shatavari-Mischung, das Energie-Tonikum (Nr. 2) und das Frauen-Tonikum (Nr. 4).

Rote Koralle, Granat und Rubin sind gute Edelsteine, die man vor allem bei Vata- und Kapha-Problemen zur Verbesserung des Blutes tragen kann. Perle und Mondstein sind gut für Pitta und Vata.

Die chinesische Medizin behandelt mit speziellen Kräutern, die das Blut tonisieren, wie Engelwurz, Braunwurz, Knöterich und Bocksdorn. Geeignete Rezepturen sind das Dekokt aus 4 Bestandteilen sowie das Dekokt der 8 Juwelen gegen Blutmangel und Verdauungsschwäche (Symptome sind weiche Stühle, Kraftlosigkeit und Kurzatmigkeit). Letzteres findet man gelegentlich als Patentrezeptur in chinesischen und anderen Kräuterläden.

Das bevorzugte westliche Heilkraut ist Krauser Ampfer, dessen Wurzeln große Mengen Eisen enthalten. Mit Blackstrap-Sirup (amerikanisches Getränk aus Rum und Sirup) zubereitet wird daraus ein gutes Blut-Tonikum, besonders für Pitta und Kapha. Es ist außerdem nützlich, weil es das Blut kühlt, die Gallenflüssigkeit in Bewegung bringt und leicht abführend wirkt.

Konstitutionsspezifische Behandlung

Die allgemeine Behandlung ist für alle drei Konstitutionstypen ähnlich. Ernährung und Kräutertherapie unterscheiden sich jedoch beträchtlich.

Für Pitta sind rohe Salate, grünes Gemüse, Sprossen und weitverbreitete grüne Kräuter wie Brennesseln, Löwenzahnblätter und Himbeerblätter gut. Chlorophyll hilft, die Gallenflüssigkeit aus dem Blut zu entfernen und besonders bei Pitta die Blutqualität zu verbessern. Milch und Ghee sind ebenfalls hilfreich. Bittere Kräuter wie Aloe-Gel, Sauerdorn und Katuka helfen bei der Kontrolle der Leberfunktion.

Vata-Patienten sollten mehr nahrhafte Speisen einschließlich Milchprodukte, rotes Fleisch und Öle wie Ghee oder Sesamöl zu sich nehmen. Sie sollten Rohkost und rohes Gemüse meiden, weil beides nicht nahrhaft genug ist. Ghee mit Triphala kann zusammen mit Rohzucker eingenommen werden. Ausgezeichnet sind auch Kräuterweine wie Draksha.

Kapha-Patienten sollten sich darauf konzentrieren, ihre Verdauung zu verbessern und Schleim auszuscheiden. Sie sollten Gewürzkräuter verwenden, die den Kreislauf anregen: Cayenne, Zimt, Safran, Kurkuma oder die Trikatu-Rezeptur mit Honig.

Krankheiten der Harnwege

Die Nieren sind in der östlichen Medizin sehr wichtige Organe. Ihre Aktivität ist eng mit dem Nervensystem und den Fortpflanzungsorganen verbunden. Sie sind für den Flüssigkeitshaushalt ebenso wichtig wie der Dickdarm für die Verdauung der Nahrungsmittel. Genauso wie falsche Eßgewohnheiten den Magen und den Verdauungstrakt schädigen, fügen falsche Trinkgewohnheiten (nicht nur der Konsum von Alkohol) den Nieren und den ableitenden Harnwegen Schaden zu.

Die Nieren werden geschwächt, wenn man entweder zuviel oder zuwenig trinkt, außerdem durch übermäßige sexuelle Aktivität, entwässernde Medikamente, Antibiotika oder wenn man dem Harndrang nicht unmittelbar nachgibt. Übermäßige Kalziumaufnahme oder häufiger Verzehr von Nahrungsmitteln wie Spinat, die Oxalsäure enthalten, sind weitere Faktoren. Angst und Furcht schädigen die Nieren auf einer psychischen Ebene. Mit zunehmendem Alter werden die Nieren schwach, und bei sensiblen oder traumatisierten Kindern sind sie sehr empfindlich.

Reinigung der Nieren

Giftstoffe können sich ansammeln und sich dann in den Nieren und im Harntrakt festsetzen, besonders wenn die Nieren das Blut nicht richtig filtern. Dann entwickeln sich Symptome wie Kreuzschmerzen, Ischiasschmerzen, Schwierigkeiten oder Schmerzen beim Wasserlassen, Harnwegsinfekte, eine Prostata-Schwellung oder Nierensteine. Ein gelegentliches Durchspülen der Nieren kann als vorbeugende Maßnahme ebenso sinnvoll sein wie gelegentliche Darmspülungen. Nehmen Sie dazu Kräuter mit leicht entwässernder Wirkung wie Koriander, Petersilie, Zitronengras, Schachtelhalm oder seidige Maiskolbenhülse oder das Nieren-Tonikum (Nr. 10).

Ein übermäßiger Gebrauch entwässernder Mittel kann die Nieren jedoch schwächen. Harntreibende Mittel schädigen Vata, indem sie die Nieren zu stark anregen. Zuviel Wasser, besonders kaltes oder eisgekühltes, schwächt die Nieren ebenfalls und erhöht gewöhnlich Kapha.

Man sollte immer daran denken, daß der menschliche Körper primär nicht aus Wasser, sondern aus Plasma, einer öligen Lösung besteht. Wenn man zuviel Wasser, vor allem destilliertes, trinkt, können dadurch lebenswichtige Substanzen aus dem Plasma herausgespült werden, was zur Erschöpfung führt.

Wasser bringt nicht nur Flüssigkeit in den Körper, sondern auch Prana, die Lebenskraft. Gechlortes oder destilliertes Wasser ist jedoch nicht mehr lebendig und kann deshalb den Körper nicht angemessen mit Lebensenergie versorgen, was zu vielen gesundheitlichen Störungen führen kann. Deshalb sollte man lieber frisches Quellwasser verwenden. Die Wasserqualität kann man verbessern, wenn man es über Nacht in einem Kupferkessel stehenläßt. Eine »Belüftung« des Wassers, indem man es beispielsweise vor dem Trinken zwischen zwei Tassen hin und her gießt, verleiht ihm mehr Prana.

Das beste ayurvedische Heilkraut zur Tonisierung und Stärkung der Nieren ist Shilajit, ein spezielles mineralisches Pech, das man aus verschiedenen Gesteinen in Indien gewinnt. Es verbessert die Nieren- und Blasenfunktion, stärkt die sexuelle Vitalität und das Nervensystem, reduziert Tumoren, wirkt antiseptisch und hilft, Steine aufzulösen. Es eignet sich für alle drei Konstitutionstypen und ist ein wichtiges Verjüngungsmittel (Rasayana). Es ist nützlich bei Störungen des Harntraktes, ganz gleich ob eine reinigende oder aufbauende Wirkung benötigt wird. Man kann das gereinigte Mineral in Dosierungen von einem halben bis einem Gramm zweimal täglich einnehmen oder die Shilajit-Mischung verwenden. Die Substanz kann bei allen unten erwähnten Beschwerden eingesetzt werden und ist ein ausgezeichnetes Mittel bei Diabetes.

Schwierigkeiten beim Wasserlassen

Die meisten Nierenstörungen zeigen sich durch Probleme beim Wasserlassen (Dysurie). Wenn der Urin nur unter Schwierigkeiten oder Schmerzen abgeht, kann jeder der drei Körpersäfte die Ursache sein. Wir nutzen die Symptome zur Diagnose und behandeln die zugrundeliegenden Störungen der Nierenfunktion.

Symptome einer Vata-Dysurie sind starke Schmerzen im Kreuz, im Rektum und in den Harnwegen. Die Patienten spüren häufigen Harndrang, lassen aber nur geringe Mengen Urin ab unter scharfen oder kolikartigen Schmerzen. Verstopfung, Schlaflosigkeit oder andere Hinweise auf eine Vata-Schädigung sind vorherrschend.

Bei einer Pitta-Dysurie ist der Urin gelb oder rot. Die Patienten müssen häufig große Mengen Wasser lassen und haben dabei ein Gefühl des Brennens. Außerdem sind sie fiebrig, reizbar und haben weitere Symptome, die auf einen Pitta-Überschuß hinweisen.

Bei einer Kapha-Dysurie ist der Urin blaß oder milchig und enthält oft Schleim. Die Patienten leiden unter einem Gefühl der Schwere im Unterbauch und dumpfen Schmerzen in der Nierengegend.

Allgemeine Behandlung

Diuretische (entwässernde und lindernde) Nahrungsmittel und Kräuter müssen verordnet werden. Das beste allgemeine Diuretikum für alle drei Konstitutionstypen ist Gokshura. Seine Wirkung ist zuverlässig, aber mild, und er tonisiert die Nieren, so daß Vata nicht geschädigt wird.

Das beste allgemeine Diuretikum der chinesischen Medizin ist ein Pilz, der Kiefernschwamm. Er ist mild und wirkt tonisierend, besonders auf die Milz und das Herz.

Es gibt außerdem viele gute westliche Kräuter, die entwässernd wirken, wie Labkraut und Wegerich, denn entwässernde Eigenschaften sind im Kräuterreich weit verbreitet. Die Stechwinde gehört zu den besten Mitteln und wirkt auch tonisierend.

Konstitutionsspezifische Behandlung

Kapha braucht eine typische Anti-Kapha-Diät und sollte kalte Getränke, Fruchtsäfte, Milchprodukte, Käse, Öle und Fette meiden. Scharfe Gewürze und Diuretika wie Kubebenpfeffer, Zimt, Wacholderbeeren mit Petersilie, Bärentraubenblätter oder Labkraut sind zweckmäßig. Geeignete Rezepturen sind Trikatu und die Sandelholz-Mischung oder das Nieren-Tonikum (Nr. 10) mit warmem Wasser.

Die Behandlung für Pitta ist ähnlich wie bei Infektionen des Harntraktes; Gewürze, Öle, saures Obst etc. sind zu meiden. Zweckmäßig sind kühlende Diuretika: Gokshura, Punarnava, Bärentraubenblätter, Walddolde, Schachtelhalm, Klette oder Wegerich. Geeignete Rezepturen sind die Sandelholz-Mischung oder das Nieren-Tonikum (Nr. 10) mit kaltem Wasser.

Vata braucht Kräuter, die erweichend-entwässernd wirken, die Schleimhäute beruhigen und das Wasserlassen erleichtern. Dazu gehören Gokshura, Bala, Eibisch, Süßholzwurzel und Stechwinde. Geeignete Rezepturen sind Gokshuradi Guggul oder das Nieren-Tonikum (Nr. 10) mit Milch.

Ödeme

Ödeme gelten als klassisches Kapha-Symptom und Hinweis auf einen Wasserüberschuß im Organismus, aber sie können auch bei den anderen Konstitutionstypen auftreten. Kapha-Typen neigen zu Ödemen, besonders wenn sie älter werden.

Kapha-Ödeme zeigen sich als ausgeprägtere Schwellungen mit feuchter, weißer Haut. Wenn man draufdrückt, bleibt der Fingerabdruck meist eine Weile im Gewebe sichtbar.

Ein Hinweis auf Vata-Ödeme ist trockene Haut mit hervortretenden Venen. Das Gewebe ist schwammig, und Druckstellen verschwinden sofort wieder.

Pitta-Ödeme erkennt man an Schwellungen, Rötungen und einem Gefühl des Brennens.

Behandlung

Da Ödeme gewöhnlich ein chronischer Zustand sind, ist die Ernährungstherapie besonders wichtig. Gute entwässernde Nahrungsmittel sind Getreide wie Mais, Gerste und Roggen, Gemüse wie Sellerie, Karotten, Petersilie und Korianderblätter sowie Früchte wie Preiselbeeren und Granatäpfel. Auch die meisten Bohnenarten wirken entwässernd, besonders Azukibohnen.

Man kann Ödeme nicht lindern, indem man lediglich große Mengen entwässernder Kräuter oder Medikamente nimmt, denn diese Mittel schwächen die Nieren, indem sie sie übermäßig anregen.

Milde Diuretika sind am besten – Gokshura, seidige Maiskolbenhülse, Kiefernschwamm, Zitronengras, Koriander und Rezepturen wie Gokshuradi Guggul oder das Nieren-Tonikum (Nr. 10). Vata kann solche Kräuter mit Milch oder warmem Wasser nehmen, Pitta mit Aloe-Gel oder kaltem Wasser und Kapha mit Honig.

Shilajit ist ein wichtiges Mittel zur Behandlung von Ödemen, besonders bei geschwächten Patienten. Die Dosis beträgt ein bis zwei Gramm zweimal täglich mit Wasser oder Milch.

Harnwegsinfekte

Schwierigkeiten beim Wasserlassen, häufiger Harndrang oder ein brennendes Gefühl beim Wasserlassen, eventuell verbunden mit Schmerzen, mit Blut oder Eiter im Urin, sind Symptome einer Harnwegsinfektion.

Akute Infektionen werden gewöhnlich durch einen Pitta-Überschuß hervorgerufen. Zu einer effizienten Behandlung gehört eine strenge Anti-Pitta-Diät, wobei Alkohol, Gewürze (außer Koriander) und Nachtschattengewächse, besonders Tomaten, zu meiden sind. Preiselbeeren, Kokosnuß oder Granatapfelsaft sind oft gut. Die sexuellen Aktivitäten sollten eingeschränkt werden.

Allgemeine Behandlung

Typische ayurvedische Kräuter zur Behandlung von Brennen beim Wasserlassen sind Sandelholz (ein natürliches Antiseptikum für den Harntrakt), Shilajit, Koriander, Punarnava, Zitronengras und

Fenchel. Wenn man Schmerzen beim Wasserlassen hat, kann man Gotu Kola nehmen. Geeignete Rezepturen sind die Sandelholz-Mischung und Gokshuradi Guggul oder das Nieren-Tonikum (Nr. 10) mit Aloe-Gel.

Typische chinesische Rezepturen sind das Pulver mit Nelkenkraut (stark entwässernde Wirkung), das Dekokt mit Lärchenschwamm (mäßig entwässernd) sowie die Tabletten mit Muttergedenken, Gelbbaum und Braunwurz (mild entwässernd mit tonisierender Wirkung).

Westliche Kräuter sind Bärentraubenblätter (stark), Walddolde (mäßig), Schachtelhalm, Wegerich und krause Minze. Eine gute Rezeptur kann man aus gleichen Teilen Walddolde, Wegerich, Eibisch, Koriander, Zitronengras und Gotu Kola herstellen.

Konstitutionsspezifische Behandlung

Vata-Harnwegsinfektionen sind chronisch, nicht besonders schwerwiegend, und sie treten unregelmäßig auf. Die Patienten sollten Kräuter zur Tonisierung der Nieren – Ashwagandha, Bala und Shatavari – zusammen mit leicht entwässernden Mitteln nehmen. Die Ashwagandha-Mischung kann mit Gokshuradi Guggul kombiniert werden, oder man kann das Verjüngungs-Tonikum (Nr. 2) zusammen mit dem Nieren-Tonikum (Nr. 10) nehmen. Stechwinde und seidige Maiskolbenhülse sind in diesem Fall gute westliche Kräuter.

Kapha-Harnwegsinfektionen werden durch ein Übermaß an Schleim in den Nieren ausgelöst. Die Patienten sollten auf alle Milchprodukte und Fett verzichten, aber Gewürze sind erlaubt. Gute Kräuter sind Zimt, Kubebenpfeffer, Wacholderbeeren und Petersilie. Man kann eine der üblichen Anti-Kapha-Rezepturen wie Trikatu zusammen mit Shilajit, einem entwässernden Mittel, verwenden.

Steine im Harntrakt

Steine im Harntrakt können bei jedem Konstitutionstyp vorkommen. Die auslösenden Faktoren sind hauptsächlich Kapha, das sich in den ableitenden Harnwegen sammelt, und Vata, das austrocknend wirkt und zur Steinbildung führt. Ernährungsfehler spielen dabei eine wesentliche Rolle, aber es können auch andere Faktoren beteiligt sein.

Bei akuten Beschwerden brauchen die Patienten stark entwässernde und steinauflösende Kräuter. Dazu gehören seidige Maiskolbenhülsen, Wasserdost, die ayurvedischen Kräuter Pashana Bheda und Shilajit und die chinesischen Kräuter goldener Seesand und Desmodian. Sie können als Tee getrunken werden, zusammen mit erweichenden Kräutern wie Eibisch oder Süßholzwurzel, um die brennenden Schmerzen zu lindern. Außerdem sollte man große Mengen Wasser, süße oder zusammenziehende (keine sauren) Fruchtsäfte und Kräutertee trinken, um die Steine auszuspülen.

Abführmittel sind besonders bei akuten Schmerzen hilfreich. Man kann Rizinusöl oder Rhabarberwurzel verwenden. Stopfende Nahrungsmittel, wie die meisten Bohnen und Kohlgemüse, sind zu meiden. Guggul, Myrrhe und Gotu Kola können schmerzlindernd wirken.

Differenzierung

Kapha-Steine bestehen hauptsächlich aus Kalzium. Sie sind weich, glatt und weiß und werden ohne besondere Schmerzen ausgeschieden. Der Urin ist gewöhnlich blaß oder weiß und wird reichlich gebildet.

Pitta-Steine sind gelb oder rot und bestehen hauptsächlich aus Oxalaten. Sie sind scharfkantig und verursachen Schmerzen. Der Urin ist dunkelgelb, rot, manchmal brennend und oft mit Blut oder Eiter vermischt.

Vata-Steine sind braun oder schwarz und bestehen hauptsächlich aus Phosphaten. Sie sind rauh, trocken, unregelmäßig geformt und verursachen starke Schmerzen im Unterbauch und in den Seiten. Die Patienten haben Schwierigkeiten beim Wasserlassen, der Urin ist spärlich, die Ausscheidung unregelmäßig und meist mit extremen Schmerzen verbunden.

Konstitutionsspezifische Behandlung

Pitta-Typen sollten Nachtschattengewächse, Tomaten, Auberginen, Pfefferschoten und Kartoffeln sowie Spinat, Mangold, Zwiebeln und andere Nahrungsmittel meiden, die Oxalsäure enthalten. Saft aus Korianderblättern ist erlaubt.

Oft ist es zweckmäßig, mit bitteren Kräutern wie Rhabarber abzuführen. Außerdem sollte man starke, kühlende Diuretika wie Bärentraubenblätter, seidige Maiskolbenhülsen, Wasserdost, Gokshura oder Pashana Bheda verwenden.

Vata sollte Speisen meiden, die zu leicht oder zu trocken sind, wozu auch trockenes Getreide wie Mais gehört. Tonisierende und schleimhautschützende Diuretika – Stechwinde, Sandelholz, Eibisch und Ashwagandha – sind gut, ebenso die milderen Diuretika seidige Maiskolbenhülse und Gokshura. Geeignete Abführmittel sind Rizinusöl oder Triphala.

Kapha sollte Milchprodukte, Käse, Fette und Öle meiden. Hier sind starke bittere und scharfe Diuretika angezeigt: Bärentraubenblätter, Wacholderbeeren, Kubebenpfeffer und Wasserdost.

Ein Tee aus etwa 55 Gramm seidige Maiskolbenhülse mit einem halben Liter Wasser übergossen, kann bei Steinen im Harntrakt täglich zur Linderung getrunken werden. Man kann auch noch eine kleinere Menge Zitronengras hinzufügen.

Diabetes

Diabetes gilt im Ayurveda als eine Krankheit mit großen Harnmengen. Es handelt sich zwar nicht um eine spezifische Störung des Harntraktes, aber doch um eine Fehlfunktion der Harnorgane und ein Ungleichgewicht im Wasserhaushalt. Man hat 20 dieser Krankheiten entsprechend den verursachenden Körpersäften zusammengestellt. Doch die bei uns allgemein bekannte Form von Diabetes wird unterschieden in Diabetes mellitus und Diabetes insipidus. Von Diabetes mellitus gibt es wiederum zwei Arten: Altersdiabetes und jugendlicher Diabetes.

Diabetes ist eine ernste Erkrankung, die schwer zu behandeln ist und mit vielen Komplikationen verbunden sein kann. Oft ist die

Krankheit mit Naturheilmitteln nicht zu heilen, besonders der jugendliche Diabetes, aber man kann mit den Möglichkeiten der Naturheilkunde doch viele Nebenwirkungen lindern und die Lebensqualität und das Energieniveau der Patienten verbessern. Wenn beim jugendlichen Diabetes die Bauchspeicheldrüse ihre Funktion völlig eingestellt hat, ist der Zustand meist nicht mehr heilbar.

Differenzierung
Diabetes-Patienten haben extremen Durst und scheiden extreme Harnmengen aus. Ursprünglich handelt es sich primär um eine Kapha-Krankheit, die mit Übergewicht und einem übermäßigen Konsum von süßen Nahrungsmitteln zu tun hat. Durch die herabgesetzte Funktion der Bauchspeicheldrüse sammelt sich Kapha im Magen, dringt von dort aus in andere Gewebe ein und führt dazu, daß sich große Mengen trüben Harns bilden.

Der chronische Diabetes ist mit Durst und Gewichtsverlusten verbunden; in diesem Stadium ist oder wird er in erster Linie eine Vata-Krankheit. Das gilt jedenfalls für den Diabetes mellitus, die am weitesten verbreitete Form des Diabetes. Vata sammelt sich im Dickdarm und wandert von dort zur Bauchspeicheldrüse, deren Funktion es stört.

Pitta kann ebenfalls Diabetes verursachen. Es sammelt sich im Dünndarm, wandert von dort zur Leber und zur Bauchspeicheldrüse und stört deren Funktionen.

Fehlernährung ist oft eine Ursache für Diabetes, wobei Zucker, Süßigkeiten, Milchprodukte, Alkohol, Fett und Brot im Übermaß verzehrt werden. Weitere Ursachen können Fettleibigkeit, zuviel Sex, Schlaf während des Tages, Bewegungsmangel, Sorgen, Streß und Angst sein oder eine ererbte Veranlagung. Auf der psychischen Ebene ist Diabetes eine Krankheit des Verlangens, des Durstes und der Unzufriedenheit mit dem eigenen Leben.

Allgemeine Behandlung

Kurkuma ist das beste allgemeine Heilkraut und Gewürz zur Regulierung der Bauchspeicheldrüsen- und Leberfunktion, das besonders im Anfangsstadium des Diabetes nützlich ist. Es wird als Pulver in einer Menge von ein bis drei Gramm zwei bis dreimal täglich mit Aloe-Gel eingenommen.

Das wichtigste ayurvedische Heilkraut bei einem schweren oder chronischen Diabetes ist Shilajit, das gewöhnlich als Shilajit-Mischung eingenommen wird. Ein weiteres wichtiges ayurvedisches Kraut ist Gurmar. Wegen seiner anti-diabetischen Eigenschaften ist es zur Zeit Gegenstand weltweiter wissenschaftlicher Untersuchungen. Sushrut, einer der größten alten ayurvedischen Ärzte, schrieb ihm die Eigenschaft zu, den Geschmack des Zuckers zu zerstören (gur-mar bedeutet zuckerzerstörend). Es kann tatsächlich ein Übermaß an Zucker im Körper reduzieren. Gewöhnlich wird es zusammen mit Shilajit eingenomen und ist Teil der Shilajit-Mischung.

Guggul und Myrrhe sind nützlich bei Übergewicht, das oft hinter einem Diabetes steckt. In schweren Fällen hilft Vasanta Kusumakara, eine spezielle Zubereitung aus Mineralstoffen.

Obwohl die Patienten Zucker im allgemeinen meiden sollten, ist reiner, nicht erhitzter Honig erlaubt.

Im Rahmen der Edelsteintherapie helfen Jupiter-Steine wie gelber Saphir oder gelber Topas, den Zuckerstoffwechsel zu verbessern und das Leben zu schützen. Sie werden gewöhnlich in Gold gefaßt und am Zeigefinger der rechten Hand getragen.

Konstitutionsspezifische Behandlung

Die wichtigste Behandlung für Kapha-Typen ist eine langfristige Anti-Kapha-Diät. Bittere Melone ist ein gutes Nahrungsmittel für Diabetiker. Der bittere Geschmack wirkt sich günstig aus, weil er hilft, den Zucker- und Fettstoffwechsel sowie die Funktionen von Leber und Bauchspeicheldrüse zu kontrollieren. Gute bittere Kräuter sind Aloe, Enzian, Katuka, Neem, Sauerdorn, Kurkuma, kanadische Gelbwurzel und Myrrhe. Schwarzer Pfeffer, Cayenne und

Ingwer sowie andere scharfe Kräuter helfen, das Gewicht zu reduzieren. Nützliche ayurvedische Rezepturen sind Chandraprabha, Shilajit und Trikatu-Pulver.

Symptome eines Vata-Diabetes sind Auszehrung, Durst, Austrocknung, extremer Hunger, Schlaflosigkeit, Energiemangel, ein Gefühl des Brennens an Händen und Füßen sowie ein hoher Blutzuckerspiegel und große Harnmengen.

Die Patienten müssen sich an eine Anti-Vata-Diät halten und Zucker und süße Fruchtsäfte meiden. Komplexe Kohlenhydrate, Nüsse und Milchprodukte können hilfreich sein. Auch Fleisch kann nützlich sein, vor allem Suppen aus Knochenmark. Ghee ist sehr gut, und man sollte zwei- bis dreimal täglich ein bis zwei Teelöffel davon zu sich nehmen, besonders Kalmus- oder Ashwagandha-Ghee.

Ölbehandlungen sind wesentlich für die Behandlung, besonders die tropfenweise (Shiro Dara) Anwendung von warmem Sesamöl auf Kopf und Stirn, die mindestens zweimal pro Woche vorgenommen werden sollte. (Diese Behandlung kann auch für Kapha-Typen zweckmäßig sein.)

Das hauptsächliche Ziel der Kräutertherapie ist eine Tonisierung mit Hilfe von Kräutern wie Shilajit, Ashwagandha, Bala und Shatavari sowie den daraus hergestellten Rezepturen und Chyavan Prash.

Wichtige chinesische Kräuter zur Tonisierung bei Diabetes sind Ginseng, Tragant, Yamswurzel, Kutzuwurzel, Limonenbaumfrucht, Haarblumenwurzel, Braunwurz, Bocksdorn und als Rezepturen die beiden Braunwurz-Mischungen.

Gute westliche Kräuter zur Tonisierung sind Beinwellwurzel, Salomonssiegel und amerikanischer Ginseng in einer starken Abkochung.

Symptome eines Pitta-Diabetes sind Fieber, Übersäuerung, Blutungen, Hautgeschwüre, ein roter, gelber oder bläulicher Urin, Reizbarkeit und ein erhöhter Blutdruck.

Hier ist eine Anti-Pitta-Behandlung erforderlich. Dazu gehören bittere Kräuter wie die unter Kapha aufgeführten zusammen mit kühlenden, erweichenden Tonika wie Shatavari, Aloe-Gel oder Eibisch für die schwächeren Typen. Gotu-Kola-Ghee ist gut, und auch das Leber-Tonikum (Nr. 8) ist hilfreich.

Geeignete chinesische Rezepturen sind das Große-Hasenohr-Dekokt bei einer überaktiven Leber und die Gips-Kombination bei übermäßiger Hitze in Lunge und Magen.

Störungen des Fortpflanzungssystems

Im Ayurveda legt man großen Wert auf die Gesundheit und Vitalität des Fortpflanzungssystems, wobei es nicht nur um ein befriedigendes Sexualleben geht. Das Ziel besteht vielmehr darin, die Vitalität des gesamten Körpers und vor allem des Nervensystems zu erhöhen. Sexuelle Energie läßt sich in kreative Energie umwandeln und ist dann eine große Hilfe bei mentalen und spirituellen Aktivitäten. Deshalb benutzen viele Yogis Heilkräuter für das Fortpflanzungssystem wegen ihrer allgemeinen energiesteigernden Wirkung. Solche Kräuter verbessern Ojas, unsere ursprüngliche vitale Essenz; dabei reizen sie weder die Sexualnerven noch fördern sie eine unerwünschte sexuelle Aktivität.

Die meisten Krankheiten beruhen auf einem falschen Gebrauch der sexuellen Energie oder haben auf die eine oder andere Weise damit zu tun, denn die sexuelle Energie ist die ursprüngliche Energie des Körpers und des Geistes. Die meisten psychischen Störungen beruhen auf einer Unfähigkeit zu angemessenen Beziehungen und haben weitgehend einen sexuellen Ursprung. Deshalb ist der richtige Einsatz der sexuellen Energie der Schlüssel zur Gesundheit.

Unsere stark sexuell orientierte westliche Kultur reagiert ausgesprochen argwöhnisch auf eine Schwächung des Sexualtriebs. Ein Mangel an sexuellem Interesse ist jedoch selbst bei Männern gewöhnlich kein Krankheitszeichen. Er kann im Gegenteil darauf hindeuten, daß der betreffende Mensch ein höheres Bewußtsein entwickelt hat und sich von der rein materiellen Ebene zu lösen beginnt. Er kann durchaus ein Zeichen guter Gesundheit sein. Giftstoffe im Organismus reizen die Nerven und fördern intensive sexuelle Bedürfnisse oder einen Sexualtrieb, der nicht leicht zu befriedigen ist. In einem von Giftstoffen freien Körper ist der Sexualtrieb gering und leicht zu befriedigen.

Es ist ein natürlicher Vorgang, wenn das sexuelle Interesse mit zunehmendem Alter geringer wird. Eine ständige Beschäftigung mit Sex ist weder notwendig, noch ist sie das höchste menschliche Gut. Damit soll die Sexualität nicht abgewertet werden; sie hat durchaus ihren Platz in der Natur. Die sexuellen Schuld- und Schamgefühle, die wir in den westlichen Religionen – Judentum, Christentum und Islam – kennen, schaffen jedoch mehr Probleme als sie lösen. Und Sex wird oft als Ersatz für andere Dinge mißbraucht, besonders für einen Mangel an Kreativität im Leben. In solchen Fällen ist die Sexualität eigentlich fehl am Platze.

Andererseits muß auch ein erhöhter Sexualtrieb nicht unbedingt als Zeichen schlechter Gesundheit oder einer unterentwickelten Spiritualität interpretiert werden. Das Erwachen der feinstofflichen geistigen Energien regt die unteren Chakras an und erhöht oft sowohl den Sexualtrieb als auch die geistige Kreativität. Gleichwohl können dadurch gesundheitliche Störungen ausgelöst werden, wenn man mit diesen Energien nicht angemessen umzugehen weiß; und es ist schwierig, mit ihnen zurechtzukommen, wenn es nicht gelingt, sie umzuwandeln.

Außerdem kann auch sexuelle Abstinenz Krankheiten verursachen. Wenn die betreffenden Energien lediglich unterdrückt werden, kann die Vitalität stagnieren und geschwächt werden. Deshalb sind bei sexueller Abstinenz gewöhnlich bestimmte Asanas, Pranayama und Meditation erforderlich, um sie in eine positive Kraft zu verwandeln.

Übermäßige sexuelle Aktivität verursacht Vata- und Pitta-Störungen, denn sie erschöpft die Essenz des Wassers im Körper. Dadurch werden wir anfälliger für Infektionskrankheiten. Giftstoffe, die durch die Sexualsekrete übertragen werden, können das Abwehrsystem umgehen und sich direkt in unseren tiefsten Geweben ablagern. Sex ohne Liebe erschöpft die Vitalität und bringt die Gefühle durcheinander.

Im Ayurveda geht man davon aus, daß Masturbation Krankheiten verursachen kann, weil dabei der emotionale und energetische Austausch fehlt, der hilft, den Organismus im Gleichgewicht zu halten. Eine Störung dieses Gleichgewichts kann Vata schädigen. Eine übermäßige Stimulierung der Vorstellungskraft kann uns gegenüber negativen psychischen oder astralen Kräften verwundbar machen.

Im Ayurveda geht man auch davon aus, daß Homosexualität eher Krankheiten verursachen kann als Heterosexualität. Sie bringt nicht die natürliche Ausgewogenheit des Organismus hervor, da die beiden materiellen und emotionalen Körper von gleicher Polarität sind.

Vata-Typen haben das stärkste Interesse an Sex, verfügen jedoch über die geringste Vitalität. Sie neigen eher zu wechselnden oder abweichenden sexuellen Verhaltensmustern. Kapha-Typen verfügen über die beste sexuelle Vitalität mit einem beständigen, aber mäßigen Interesse. Für sie ist das Familienleben als Ganzes wichtig. Pitta-Typen liegen irgendwo zwischen diesen beiden; für sie sind Drama und Leidenschaft am wichtigsten.

Im natürlichen Kreislauf der Jahreszeiten paßt Sex besser in den Winter und ins Frühjahr, wenn Kapha hoch ist. Im Sommer und Herbst, der Pitta- und Vata-Saison, wirkt er sich auf die Kräfte erschöpfender aus. Die Nacht eignet sich besser als der Tag für sexuelle Aktivitäten, und die Zeit des zunehmenden Mondes ist dafür besser als die Zeit des abnehmenden Mondes.

Sexuelle Abstinenz

Sexuelle Abstinenz (Brahmacharya Chikitsa) ist eine wichtige Behandlungsform bei vielen Krankheiten. Sie ist hilfreich bei Schwäche, Auszehrung und Untergewicht oder in der Rekonvaleszenz, und sie ist ein wichtiger Bestandteil der tonisierenden Therapie.

Abstinenz ist wertvoll bei der Behandlung von geistigen Störungen oder Krankheiten des Nervensystems, denn die Sexualflüssigkeit befeuchtet und nährt das Nervengewebe. Sexuelle Aktivitäten erhöhen oft Rajas und Tamas, führen zu geistigen Störungen und geistiger Dumpfheit, und sie reduzieren Sattva, die geistige Klarheit, die man zur Behandlung geistiger Störungen benötigt. Deshalb hat das System des Yoga immer Wert auf Brahmacharya gelegt, die Kontrolle der kreativen Energie durch die Umwandlung der sexuellen Kräfte, was einer der wichtigsten Faktoren der spirituellen Entwicklung ist.

Sexuelle Abstinenz kommt natürlicherweise bei akuten Krankheiten und Fieber vor. Krankheit verringert unser sexuelles Interesse und führt dazu, daß wir unsere Vitalität bewahren.

Auf der anderen Seite setzt man eine erhöhte sexuelle Aktivität ein, um Kapha-Krankheiten wie Fettleibigkeit zu behandeln.

Krankheiten der männlichen Fortpflanzungsorgane

Störungen der männlichen Fortpflanzungsorgane haben keine so große Bedeutung, sollten aber auch nicht vernachlässigt werden. Männer sollten eine Behandlung ihres Fortpflanzungssystems und ihrer sexuellen Gewohnheiten als wichtigsten Bestandteil der gesundheitlichen Vorsorge betrachten.

Sexuelle Schwäche

Sexuelle Schwäche ist ein Mangel an sexueller Vitalität oder die Unfähigkeit, den Geschlechtsakt zu vollziehen. Zu den Symptomen gehören Energiemangel, Müdigkeit, Mattigkeit, wenig sexuelles Interesse und Impotenz. Nervosität, Herzklopfen, Spermatorrhöe, nächtliche Samenergüsse und vorzeitige Ejakulation können auftreten. Gelegentlich findet man auch Hinweise auf eine Nierenschwäche wie häufiges Wasserlassen oder Kreuzschmerzen.

Sexuelle Schwäche kann durch Überarbeitung, körperliche Überlastung, Streß oder Trauma verursacht werden. Sie tritt auch als Komplikation von Untergewicht und Mangelernährung auf, wenn das Energieniveau zu gering ist. Andererseits kann sie genauso durch Übergewicht verursacht werden, weil sich dadurch die Reflexe verlangsamen und abstumpfen. Emotionale Faktoren wie Angst, Beziehungsprobleme oder Gefühle der Zurückweisung können ebenfalls eine Rolle spielen. Für einen starken Sexualtrieb braucht das männliche Ego ein gewisses Maß an Selbstvertrauen, das durch Versagen oder Mißerfolge geschwächt werden kann. Im Ayurveda heißt es, sexuelle Schwäche werde häufig durch ein Übermaß an Sex verursacht und sei das Produkt sexueller Erschöpfung.

Im ayurvedischen Sinne handelt es sich überwiegend um ein Vata-Problem. Sexuelle Abstinenz ist vor allem zu Beginn der Behandlung wichtig. Hilfreich sind außerdem Ruhe und Entspannung.

Behandlung

Im allgemeinen ist eine tonisierende Therapie erforderlich, kombiniert mit einer Anti-Vata-Diät und Nahrungsmitteln, die die Samenproduktion fördern. Das sind Milchprodukte, Ghee, Nüsse, Lotussamen, Knoblauch, Zwiebeln, Okra, Jerusalem-Artischocken, Schalentiere und Fleisch.

Außerdem braucht man spezielle tonisierende Kräuter für das männliche Fortpflanzungssystem: Ashwagandha, Shatavari, Bala, Feldseidensamen und Süßholzwurzel. Kapikacchu ist in dieser Beziehung eins der besten ayurvedischen Heilkräuter. Wichtige Rezepturen sind die Ashwagandha-Mischung und Chyavan Prash sowie das Energie-Tonikum (Nr. 2). Sie können mit Milch und Ghee genommen werden. Außerdem kommt die Rezeptur für die männliche sexuelle Vitalität (Nr. 17) in Frage.

Weitere chinesische Kräuter sind Knöterich, Bocksdornbeeren, Tragantsamen und Rezepturen wie die Tabletten aus 6 Bestandteilen mit Braunwurz.

Gute westliche Kräuter sind Sägepalme, Beinwellwurzel und Eibisch.

Sexuelle Schwäche kann auch ein Pitta-Zustand sein, wobei Pitta den Samen verbrennt. In diesem Fall wirkt Aloe-Gel gut, ebenso Shatavari oder die Shatavari-Mischung mit Milch, Zucker und Ghee.

Symptome einer kaphabedingten sexuellen Schwäche sind: Mangel an sexuellem Interesse, Übergewicht und ein Übermaß an Schleim, der zu Stauungen im Organismus und einem trägen Stoffwechsel führt. Zucker wird hier oft als Ersatz für Sexualität benutzt.

In diesem Fall behandelt man mit aphrodisisch wirkenden Stimulantien wie langem Pfeffer, Knoblauch, Nelken, Damiana und Yohimbe. Geeignete Rezepturen sind Trikatu und die Nelken-Mischung mit Honig. Guggul und Shilajit sind hier ebenfalls nützlich (und können auch bei den anderen Konstitutionstypen hilfreich sein).

Männliche Sterilität

Die Unfähigkeit, Sperma in ausreichender Menge oder guter Qualität für eine Befruchtung hervorzubringen, führt zu männlicher Sterilität. Die Sexualfunktion kann dabei ansonsten normal sein.
Eine tonisierende Therapie ähnlich der zur Behandlung sexueller Schwäche kann die Anzahl der Spermien erhöhen oder deren Qualität verbessern. Eine Schlüsselrolle spielen dabei Nahrungsmittel wie Milchprodukte, Ghee, Sesamöl, Knoblauch und Zwiebeln. Gute Kräuter sind Ashwagandha, Kapikacchu, Bala und langer Pfeffer. Klinische Studien in Indien zeigen, daß Ashwagandha die Zahl der Spermien recht effektiv zu steigern vemag. Man kann es als einfache Milchabkochung einnehmen. Scharfe, bittere und zusammenziehende Geschmacksrichtungen sind generell zu meiden, da sie das Sperma schwächen.

Prostatavergrößerung

Eine vergrößerte Prostata mit geschwächter Sexualfunktion ist bei alten Männern weit verbreitet. Bedingt durch ein Übermaß an Sex oder eine häufige Unterdrückung der Ejakulation kann sie auch bei jüngeren Männern auftreten. Die moderne westliche Medizin geht hier im allgemeinen von einer Entzündung aus und setzt Antibiotika ein.
Das beste ayurvedische Heilkraut zur allgemeinen Behandlung ist Gokshura, besonders in Verbindung mit Ashwagandha. Auch Shilajit ist nützlich. Wirksam ist außerdem das westliche Heilkraut Sägepalme, besonders für Vata-Typen.
Die Prostatavergrößerung ist in den meisten Fällen ein Vata-Problem und tritt in der Vata-Phase des Lebens (Alter) auf. Zu den

Symptomen gehören Kreuzschmerzen, Energiemangel und Verstopfung. Die Patienten müssen sich an eine Anti-Vata-Diät halten und Gewürze wie Knoblauch und Zwiebeln zu sich nehmen. Weitere gute Kräuter sind Bala, Kapikacchu, Guggul und Eibisch. Zu den geeigneten Rezepturen gehören die Ashwagandha-Mischung, Gokshuradi Guggul und das Nieren-Tonikum (Nr. 10).

Bei einer durch Pitta bedingten Prostatavergrößerung treten Entzündung, Schwellung und Fieber auf. Der Urin ist dunkelgelb oder rot. Die Therapie gleicht der Behandlung von Harnwegsinfektionen, wobei zusätzlich kühlende und entwässernde Kräuter wie Bärentraubenblätter, Echinacea oder Punarnava sowie tonisierende Kräuter wie Ashwagandha oder Rezepturen wie Chyavan Prash verordnet werden. Außerdem kann man regelmäßig Zitronengrastee trinken.

Bei Kapha kommt die Prostatavergrößerung durch ein Übermaß an Wasser und Schleim zustande. Die Therapie gleicht der Behandlung von Ödemen. Zur Entwässerung kann man scharfe Gewürzkräuter verwenden: Zimt, Ingwer, Nelken, Kubebenpfeffer und Wacholderbeeren. Auch in diesem Fall sind Shilajit und Guggul wieder wichtig.

Geschlechtskrankheiten

Beim Geschlechtsakt kommen die tiefsten Körpergewebe der Partner miteinander in Berührung. Auf diese Weise kommt die Fortpflanzung zustande, aber auf demselben Weg können auch Giftstoffe in die innersten Gewebe übertragen werden. Es können Krankheitserreger mit verheerender Wirkung eindringen, die der Körper bei einem anderen Infektionsweg problemlos abwehren könnte. Je häufiger wir unsere Sexualpartner und -praktiken wechseln, desto wahrscheinlicher wird eine Infektion mit Geschlechtskrankheiten. Geschlechtskrankheiten können als Epidemien auftreten und zur Gesundheitsbedrohung für ganze Völker werden.

Genitaler Herpes

Wie bei jedem hochgradig infektiösen Zustand handelt es sich hier vorwiegend um eine Pitta-Störung, besonders in der akuten Phase. Die anderen Körpersäfte können jedoch ebenfalls beteiligt sein, vor allem bei geschwächten Patienten oder wenn sich Toxine (Ama) im Organismus angesammelt haben.

Genitaler Herpes hat damit zu tun, daß Leberhitze über den Leber-meridian nach unten in den uro-genitalen Bereich wandert. Das Blut ist gewöhnlich unrein, und überschüssige Galle kann das System verstopfen. Zusätzlich spielen Streß, Ärger oder Ängste eine Rolle.

Symptome eines Pitta-Herpes sind Fieber, Durst, rote, geschwollene oder schmerzhafte Geschwüre, Reizbarkeit und andere Pitta-Zeichen.

Bei einem Vata-Herpes leiden die Patienten unter trockener Haut und Verstopfung; die Geschwüre sind schmerzhaft, aber nicht rot oder entzündet.

Bei einem Kapha-Herpes nässen die Geschwüre, wobei sie leicht gerötet oder schmerzhaft sein können, und es gibt Hinweise auf weitere Schleimansammlungen im Organismus.

Stechwinde ist ein gutes Heilkraut zur Behandlung von Geschlechtskrankheiten bei allen drei Konstitutionstypen, weil sie eine gute antivirale Wirkung hat.

Gotu Kola wirkt beruhigend auf die geistige Rastlosigkeit, unter der viele Herpes-Patienten leiden, und ist ein ausgezeichnetes Mittel zur Reinigung des Uro-Genital-Systems.

Behandlung für Pitta

Im akuten Zustand, wenn die Geschwüre auftreten, oder bei einem Menschen mit Pitta-Konstitution sollte eine Anti-Pitta-Behandlung mit einer blutreinigenden Diät durchgeführt werden. Die Patienten müssen Gewürze, Alkohol, saure Speisen sowie ein Übermaß an Salz und Zucker meiden. Der Jahreszeit entsprechend sollten sie rohes Gemüse, Salate und Gemüsesäfte zu sich nehmen. Koriander ist das beste Gewürz, und auch Korianderblätter und Petersilie sind gut. Fasten mit Mungbohnen oder Kichadi hilft während der akuten Phase.

Weniger Streß und ausreichend Ruhe und Entspannung sind wichtig. Die sexuellen Aktivitäten sollten reduziert werden. Während akuter Anfälle sollte man Sandelholzöl auf den Kopf und Kokosöl auf den Körper auftragen. Man kann eine Pancha-Karma-Behandlung durchführen, wobei vor allem starke Abführmittel einzusetzen sind.

Die Geschwüre können mit kühlenden Kräutern wie Enzian, kanadischer Gelbwurzel, Stechwinde und Alaun abgetupft oder gespült werden.

Bei der Kräuterbehandlung geht es darum, die Leber und das Blut zu reinigen. Entwässernde und abführende Mittel sind wegen ihrer reinigenden Wirkung hilfreich. Man sollte überwiegend bittere Kräuter verwenden.

Gute ayurvedische Kräuter sind Aloe-Gel, Sauerdorn, Enzian, Stechwinde, Sandelholz, Gokshura, Punarnava, Shatavari, Manjishta und Katuka.

Eine typische ayurvedische Rezeptur für die akute Phase besteht aus drei Teilen Manjishta, zwei Teilen Shatavari und jeweils einem Teil Katuka, Gokshura, Stechwinde und Zitronengras. Falls Verstopfung besteht, kann man Rhabarber hinzufügen. Typische ayurvedische Patentrezepturen sind die Stechwinde-Mischung oder die Sandelholz-Mischung, die man vorzugsweise mit Aloe-Gel nimmt. Tikta und das Leber-Tonikum (Nr. 8) sind ebenfalls gut.

Bei chronischen Beschwerden oder zwischen den Anfällen kann man Chyavan Prash, Brahma Rasayan oder Gotu-Kola-Tee nehmen.

Die chinesische Behandlung besteht aus einer hitzeausleitenden Therapie mit der Enzian-Mischung, wobei während akuter Anfälle meist zusätzlich spezielle anti-virale Kräuter wie Isatis oder Hekkenkirsche gegeben werden.

Zwischen den Anfällen nimmt man tonisierende Kräuter wie die Tabletten aus 6 Bestandteilen mit Braunwurz oder die Tabletten mit Muttergedenken, Gelbbaum und Braunwurz.

Weitere gute westliche Kräuter zur Behandlung akuter Anfälle sind Echinacea, kanadische Gelbwurzel, Wegerich, Bärentraubenblätter, Walddolde und Eibisch.

Behandlung für Vata
Hier verwendet man Kräuter wie Stechwinde, Aloe-Gel, Kurkuma, Sauerdorn, Sandelholz und Gotu Kola zusammen mit typischen tonisierenden Kräutern wie Ashwagandha, Bala, Shatavari und Süßholzwurzel. Erforderlich ist eine Kombination aus blutreinigender und tonisierender Therapie. Die Patienten sollten sich an eine Anti-Vata-Diät halten und scharfe Gewürze meiden.
Geeignete Rezepturen sind die Stechwinde-Mischung mit Milch oder Ghee und die Ashwagandha-Mischung, wenn eine ernsthafte Schwäche vorliegt.

Behandlung für Kapha
Hier verwendet man leberreinigende Kräuter wie Aloe, Sauerdorn, Kurkuma und Enzian zusammen mit scharfen Gewürzen wie Cayenne, getrocknetem Ingwer, langem Pfeffer und Nelken.
Eine geeignete Rezeptur ist die Stechwinde-Mischung mit Trikatu.

Andere Geschlechtskrankheiten
Andere ansteckende Geschlechtskrankheiten, Syphilis und Tripper, können genauso wie Herpes behandelt und auch auf ähnliche Weise im Hinblick auf die konstitutionsspezifischen Symptome unterschieden werden. Für Frauen sind, den Symptomen entsprechend, reinigende, menstruationsfördernde Kräuter wie Aloe-Gel, Myrrhe, Safran, Färberdistel und andere menstruationsregulierende Therapien gut.

Aids
Im Ayurveda hält man Aids vor allem für eine Krankheit, bei der ein Mangel an Ojas besteht, jenem lebenswichtigen Körpersaft, der die Essenz des Fortpflanzungssystems darstellt und das körpereigene Abwehrsystem aufrechterhält. Das Aids-Virus kann nur denjeni-

gen krank machen, dem es ohnehin schon an Ojas mangelt. Faktoren, die Ojas erschöpfen, sind unter anderem ein Übermaß an sexueller Aktivität, schlechte Ernährung und industriell verarbeitete Nahrungsmittel, Drogenmißbrauch, zu viel Grübeln oder zu viele Sorgen und Schlafmangel.

Da Ojas die Essenz von Kapha ist, deuten die Symptome eines Mangels an Ojas gewöhnlich auf einen Überschuß an Pitta und Vata hin. Die Patienten leiden unter Ängstlichkeit, Rastlosigkeit, Reizbarkeit, Schwindel, Schlaflosigkeit, Herzklopfen und chronischem Fieber.

Ojas steht in Beziehung zu Sattva, so daß man einen sattvischen Lebensstil pflegen sollte (vgl. den entsprechenden Abschnitt). Sattvische Kräuter für den Geist wie Gotu Kola, Kalmus und Sandelholz sind hilfreich. Wichtig sind außerdem Yoga-Stellungen und Atemübungen, besonders das Mond-Pranayama.

Behandlung

Anti-Pitta- und Anti-Vata-Regeln sollten miteinander kombiniert werden. Die Patienten sollten stark gewürzte, saure, bittere und zusammenziehende Geschmacksrichtungen meiden. Die Nahrung sollte Ojas stärken und ihrem Wesen nach sattvisch sein: Sesamsamen und -öl, Mandeln, Kichererbsen, Milch, Joghurt und Ghee. Sesamöl sollte äußerlich angewendet und mit Sandelholz oder Brahmi-Öl auf den Kopf aufgetragen werden.

Es ist wichtig, auf sexuelle Aktivitäten zu verzichten oder sie zumindest soweit wie möglich einzuschränken. Vor allem sollte man Analverkehr meiden, weil er dem Organismus Ojas entzieht. (Analverkehr stimuliert Apana, die sich abwärts bewegende Luft, übermäßig, und dadurch verliert der Körper Prana, die positive Vitalität.) Auch auf Masturbation sollte man verzichten, weil sie Ojas sehr stark reduziert. (Der Mangel an emotionalem Austausch entzieht dem Nervensystem Energie.)

Typische ayurvedische Kräuter, mit deren Hilfe man Ojas wieder aufbauen kann, sind die stärksten tonisierenden Mittel, die auch auf das Fortpflanzungssystem wirken, wie Ashwagandha, Shatavari, Gokshura, Bala und Kapikacchu. Ausgezeichnet ist auch Shilajit, ein bis drei Gramm zweimal täglich mit Milch oder Ghee. Geeignete Rezepturen sind die Ashwagandha-Mischung, die Shatavari-Mischung, Chyavan Prash oder das Energie-Tonikum (Nr. 2).

Wichtig ist außerdem die spezielle ayurvedische Zubereitung Diamantasche (Hira Bhasma). Eine Quecksilbermischung, Makaradhwaj, ist ebenfalls gut, um die Vitalität wieder aufzubauen, sollte aber nicht bei akuten Infektionen genommen werden.

Mantras wie Om, Shum und Shrim erhöhen Ojas. Zu den geeigneten Edelsteinen gehören Jupitersteine (gelber Saphir, gelber Topas, Citrin) und Venussteine (Diamant, klarer Zirkonia).

Die Kräuter, die Ojas erhöhen, sollten mit Diuretika wie Gokshura oder Stechwinde kombiniert werden, um den Uro-Genital-Trakt zu reinigen, und mit Gugguls oder Myrrhe zur Reinigung der tieferen Gewebe. Triphala Guggul ist dafür gut geeignet. Guduchi ist ausgezeichnet zur Behandlung von tiefsitzendem Fieber und zur Stärkung des Immunsystems. Viele Maßnahmen zur Behandlung anderer Geschlechtskrankheiten sind je nach den Symptomen auch hier zweckmäßig.

Brahma Rasayan, das Gotu-Kola-Kräutergelee, hat reinigende und klärende Wirkung. Safran ist als Milchabkochung ein ausgezeichnetes Mittel bei Aids.

Eine typische ayurvedische Rezeptur könnte man aus folgenden Kräutern zusammenstellen: Gotu Kola, Stechwinde, Ashwagandha, Shatavari, Gokshura, Sandelholz und Koriander. Man kann auch noch Guduchi, Guggul und Shilajit hinzufügen.

In der chinesischen Medizin gilt Aids weitgehend als Mangel an Nieren-Essenz. Gewöhnlich handelt es sich eher um einen Yin- als um einen Yang-Mangel, aber beides ist möglich. Außerdem ist das Immunsystem oder Qi geschwächt, und es haben sich Feuchtigkeit und Hitze im Inneren des Organismus angesammelt.

Typische chinesische Rezepturen zur Behandlung von Aids sind die Tabletten aus 6 oder 8 Bestandteilen mit Braunwurz, denen zusätzlich Tragant hinzugefügt wird. Andere Kräuter, die Hitze ausleiten und das Blut bewegen wie Rotwurzel, rote Pfingstrose und Isatis können ebenfalls hinzugefügt werden.

Gute westliche Tonika zur Behandlung von Aids sind amerikanischer Ginseng, Eibisch, Salomonssiegel und Sägepalme. Eine westliche Rezeptur kann man aus folgenden Mitteln zusammenstellen: Gotu Kola, Stechwinde, amerikanischer Ginseng, Eibisch, Wegerich, Sandelholz und Koriander.

Gynäkologische Störungen

Die Krankheiten des weiblichen Fortpflanzungssystems zeigen sich primär in Form von Menstruationsstörungen. Andere ernstere Störungen können sich aus hormonellen Ungleichgewichten entwickeln, die den Menstruationszyklus durcheinanderbringen. In diesem Kapitel beschäftigen wir uns auch mit Schwangerschaft und Fruchtbarkeit.

Der Menstruationszyklus ist ein guter Schlüssel zur weiblichen Gesundheit. Man kann sich auch daran orientieren, um die körperliche Konstitution festzustellen. Eine regelmäßige Periode, die vorzugsweise bei Vollmond einsetzt und ohne Schmerzen oder Spannungen verläuft, ein reibungsloser Blutfluß und emotionale Ausgeglichenheit sind Zeichen einer guten Gesundheit. Doch die meisten Frauen leiden irgendwann in ihrem Leben unter Menstruationsproblemen.

Menstruation und Konstitution

Bei Vata-Frauen ist die Menstruation im allgemeinen spärlich. Das Blut ist dunkelrot oder bräunlich und meist ein wenig trocken oder alt. Diese Frauen können starke Menstruationskrämpfe mit Kreuzschmerzen oder Kopfschmerzen haben. Depressionen und nervöse Empfindlichkeit können stärker werden und mit Furcht, Angst, Schlafstörungen oder Schlaflosigkeit verbunden sein. Vitalität und Widerstandsfähigkeit können nachlassen. Die Vaginalschleimhaut ist trocken, und es kann zu Verstopfung, Blähungen und einem angespannten Unterleib kommen. Meist ist die Periode kurz, unregelmäßig und wechselhaft und dauert nur drei bis fünf Tage.

Pitta-Frauen haben oft starke Blutungen, weil Pitta mit dem Blut in Verbindung steht. Das Menstruationsblut ist dunkel, rot oder purpurfarben; der Blutfluß ist stark und warm und enthält möglicherweise Klumpen. Es kann Fieber oder ein Gefühl des Brennens auftreten, verbunden mit einem geröteten Gesicht und roten Augen. Außerdem können Hautausschläge oder Akne auftreten. Auf der emotionalen Ebene kann es zu Ärger, Reizbarkeit und Ungeduld kommen. Es können Durchfälle oder weiche Stühle auftreten, die vorwiegend gelb gefärbt sind. Die Periode hat typischerweise eine mittlere Dauer von fünf bis sieben Tagen.

Kapha-Frauen haben einen mäßigen Blutfluß, aber die Periode dauert eine Woche oder länger. Das Blut ist blaß oder hellrot, vielleicht mit Schleim vermischt, und es fließt gleichmäßig. Die Frauen fühlen sich schwer und müde und haben ein erhöhtes Schlafbedürfnis. Außerdem können Übelkeit und Erbrechen mit viel Schleim und Speichel auftreten. Die Brüste schwellen oft an, und es können sich besonders in den Unterschenkeln Ödeme bilden. Auf der Gefühlsebene herrschen Sentimentalität und Nostalgie vor.

Mischkonstitutionen zeigen kombinierte Symptome der beiden vorherrschenden Körpersäfte.

Der Menstruationsfluß kann durch viele Faktoren gestört werden. Dazu gehören schlechte Ernährung, Streß und Überarbeitung. Auch zuviel Sport, vor allem zuviel Gymnastik, kann Schwierigkeiten verursachen. Der Schlankheitswahn unserer modernen Kultur ist ebenfalls ein Faktor: Ohne ein ausreichendes Fettgewebe kann der Körper nicht genügend Blut für eine problemlose Menstruation bilden. In den Tagen vor der Periode sollten die Frauen sich ausreichend Ruhe und Entspannung gönnen und starke körperliche Belastungen meiden, dafür sind leichte Yogaübungen geeignet.

Menstruationsstörungen

Leichte Menstruationsstörungen werden so behandelt, daß man den vorherrschenden Körpersaft konstitutionell ausgleicht. Die meisten gynäkologischen Probleme haben damit zu tun, daß die

Menstruation verspätet auftritt oder mit Schwierigkeiten verbunden ist. Deshalb werden bei der Behandlung gewöhnlich Kräuter eingesetzt, die die Menstruation fördern: Kurkuma und Safran in der ayurvedischen Medizin; Polei-Minze und Herzgespann in der westlichen Kräuterheilkunde. Krampflösende (um die Muskelkrämpfe zu lindern) und nervenwirksame (um Krämpfe zu lindern und die Nerven zu beruhigen) Mittel wie Fenchel, Stinkasant oder Baldrian sind hilfreich. Bei Schwäche sind außerdem spezielle Tonika für das Fortpflanzungssystem wichtig.

Tonika für Frauen

Da ein Blutverlust häufig die Vitalität schwächt, sind tonisierende Kräuter für die meisten Frauen eine wichtige Nahrungsergänzung. Man kann sie wie Vitamine oder Mineralstoffe verwenden. Typische Zubereitungen sind Shatavari-Mischungen, das Tonikum für die weiblichen Fortpflanzungsorgane (Nr. 4), das ayurvedische Kräutergelee Chyavan Prash oder die chinesische Patentrezeptur Dekokt der 8 Juwelen.

Shatavari ist das wichtigste ayurvedische Tonikum für die weiblichen Fortpflanzungsorgane. Es ist sehr nahrhaft, wirkt lindernd und beruhigt das Herz. Aloe-Gel ist ebenfalls sehr hilfreich und in seiner Wirkung ausgeglichen, indem es reinigt und zugleich nährt. Chinesischer Engelwurz ist das wichtigste chinesische Tonikum. Es kombiniert menstruationsfördernde, blutbildende und krampflösende Eigenschaften.

Man sollte berücksichtigen, daß ein Übermaß an solchen stark menstruationsfördernden Kräutern wie Polei-Minze, Rainfarn oder Weinraute die Menstruation durcheinanderbringen oder extrem starke Blutungen verursachen kann. Während der Schwangerschaft dürfen diese Kräuter nicht verwendet werden. Manchmal werden sie benutzt, um eine Abtreibung einzuleiten, aber sie sind selten ausreichend und können Nebenwirkungen verursachen.

Eine der Wirkungen des scharfen Geschmacks besteht darin, Stauungen zu lösen und die Durchblutung zu fördern. Deshalb kann man auch viele alltägliche Küchengewürze verwenden, um die Menstruation zu fördern, und dabei gleichzeitig ihre oft krampflösenden Eigenschaften nutzen. Kurkuma ist zu diesem Zweck das beste Küchengewürz, aber viele andere sind ebenfalls wirksam: Zimt, Ingwer, Cayenne, schwarzer Pfeffer, Basilikum, Dill, Fenchel, Kardamom und Stinkasant. Zur Behandlung leichter Menstruationsprobleme sollten Frauen einen viertel oder einen halben Teelöffel dieser Gewürze mit ein bis zwei Teelöffeln Aloe-Gel zweimal täglich nehmen.

Sie können aber auch das Tonikum für die weiblichen Fortpflanzungsorgane (Nr. 4) nehmen; die Dosierung beträgt zwei bis drei Tabletten dreimal täglich mit warmer Milch oder warmem Wasser für Vata, mit Aloe-Gel oder kühlem Wasser für Pitta und mit Honig für Kapha. Die Einnahme sollte ein bis zwei Wochen vor der Menstruation begonnen werden.

Bei spezifischeren Problemen schlagen Sie bitte in den betreffenden Abschnitten nach.

Prämenstruelles Syndrom

Das prämenstruelle Syndrom (PMS) ist inzwischen zum Oberbegriff für viele Menstruationsprobleme geworden. Dazu gehören das Ausbleiben sowie das verspätete oder verfrühte Einsetzen der Menstruation, Kopfschmerzen vor der Periode, Krämpfe während der Periode, geschwollene Brüste und so weiter. Vor allem aber steht dieser Begriff für die emotionalen oder nervösen Probleme, die mit dem Einsetzen der Menstruation verbunden sind. Dazu gehören Reizbarkeit, rasche Stimmungswechsel, Depression und Ängstlichkeit sowie die damit verbundenen Komplikationen.

Da es sich um psychische Schwierigkeiten handelt, können Yogaübungen zusammen mit Kräutern und Nahrungsmitteln, die Sattva (geistige Harmonie) fördern, hilfreich sein. Auch Edelsteine, die den Geist beruhigen, sind nützlich. Perlen oder Mondstein, Edelsteine, die dem Mond zugeordnet werden, sind gut bei PMS, weil sie Geist und Herz beruhigen und die weiblichen Fortpflanzungsorgane stärken. Die Perle ist generell ein Stein für Frauen und stärkt die weibliche Natur auf der körperlichen wie auf der psychischen Ebene.

PMS kann durch jeden der drei Körpersäfte verursacht werden und weist auf ein allgemeines Ungleichgewicht hin; da es sich in erster Linie jedoch um einen Zustand handelt, der psychisch oder nervlich bedingt ist, kann man in den meisten Fällen von einer Vata-Störung ausgehen. Emotionale oder geistige Aufregung stört die hormonellen Regelkreise, die die Menstruation steuern. Zu den auslösenden Faktoren gehören schlechte Ernährung, Streß, Überarbeitung, Reisen, Beziehungsprobleme oder unterdrückte Gefühle.

Die allgemeine Therapie entspricht der oben beschriebenen Behandlung des weiblichen Fortpflanzungssystems.

Differenzierung

Das Vata-PMS wird charakterisiert durch Ängstlichkeit, Depression, Schlaflosigkeit, Verstopfung, Kopfschmerzen und schwere Unterleibskrämpfe. Die Frauen sind nervös und aufgeregt, fühlen sich geistig verwirrt, schwindlig, einer Ohnmacht nahe oder leiden unter Ohrgeräuschen. Auch Furcht und Verlassenheitsgefühle können auftreten. Die Frauen frieren, haben Durst und eine trockene Haut. Sie können sich sogar sterbenselend fühlen oder Selbstmordgedanken hegen, aber sobald die Periode einsetzt und das Blut frei fließt, verschwinden die meisten Symptome. Die Menstruation kann verspätet oder unregelmäßig sein. Das Blut fließt meist spärlich, ist braun oder schwarz, und die Periode dauert nur wenige Tage, was dem üblichen Menstruationsmuster von Vata entspricht. Die Schmerzen können bei Sonnenaufgang und Sonnenuntergang (Vata-Zeit) schlimmer werden.

Das Pitta-PMS zeichnet sich durch Ärger, Reizbarkeit und Streitsucht aus, wobei auch Wutausbrüche und Gewalttätigkeiten vorkommen können. Die Frauen leiden vielleicht unter Durchfall, Durst, Schweißausbrüchen oder Fieber und empfinden vor allem im Oberkörper Hitzegefühle. Sie haben eine stärkere Akne oder Hautausschläge. Das Blut fließt meist reichlich oder übermäßig und kann Klumpen enthalten. Die Periode setzt oft zu früh ein, und die Frauen können leichte Zwischenblutungen haben. Die Symptome verschlimmern sich um die Mittagszeit und um Mitternacht (Pitta-Zeit).

Die Kapha-PMS zeichnet sich durch stärkere Müdigkeit, Schweregefühle, Weinen, Sentimentalität oder Liebesbedürftigkeit aus. Die emotionalen Veränderungen sind aber nicht so ausgeprägt. Dagegen wächst die Anfälligkeit für Erkältungen oder grippale Infekte, und die Schleimabsonderungen nehmen zu. Die Frauen leiden unter Appetitmangel und gelegentlicher Übelkeit. Häufig haben sie geschwollene Brüste oder Ödeme. Die Periode setzt oft zu spät ein, und das Blut ist weißlich oder blaß, dickflüssig und mit Klumpen oder Schleim vermischt. Die Symptome sind am frühen Morgen oder frühen Abend (Kapha-Zeit) stärker ausgeprägt.

Konstitutionsspezifische Behandlung

Vata profitiert von einer Anti-Vata-Diät mit tonisierenden Nahrungsmitteln wie Knoblauch und gekochten Zwiebeln. Gewürze wie Kurkuma, die die Menstruation fördern, können mit krampflösenden Gewürzen wie Muskatnuß kombiniert und vor dem Zubettgehen in warmer Milch genommen werden. Warmes Sesamöl sollte auf den Kopf und den Unterleib aufgetragen werden. Man kann es auch in die Vagina einführen oder eine Scheidenspülung mit lindernden und schleimhautberuhigenden Kräutern wie Shatavari machen. Alle Anregungsmittel – Kaffee und Tee, Tabak, Alkohol und Drogen – sind strikt zu meiden.

Zweckmäßig ist auch die Verwendung von Edelsteinen – rote Koralle, Granat, Rubin oder Heliotrop wirken blutbildend, und weiße Steine wie Perle oder Mondstein erhöhen die Körperflüssigkeiten. In der Kräuterbehandlung verwendet man süße und würzige Kräuter wie Aloe-Gel, Shatavari, Ashwagandha, Süßholzwurzel, Kurkuma, Cyperus, Dill, Fenchel, Baldrian, Narde und Stinkasant. Geeignete Rezepturen sind die Shatavari-Mischung, die Ashwagandha-Mischung, Stinkasant 8 oder das Tonikum für die weiblichen Fortpflanzungsorgane (Nr. 4).

Eine gute einfache Rezeptur besteht aus drei Teilen Shatavari und jeweils einem Teil Kurkuma, Zimt, Baldrian und Süßholzwurzel. Geeignete chinesische Kräuter sind Engelwurz, Braunwurz, weiße Pfingstrose und Liguster. Wichtige chinesische Rezepturen sind das Dekokt aus 4 Bestandteilen sowie eine Mischung aus Hasenohr und Engelwurz. Letztere ist die Basisrezeptur der chinesischen Medizin zur Behandlung von PMS und wird unter der Bezeichnung Hasenohr-Beruhigungs-Pillen verkauft. Sie ist auch gut für Pitta.

Geeignete westliche Kräuter sind solche, die die Menstruation fördern, die Nerven stärken und tonisierend wirken wie Polei-Minze, Rosmarin, Kamille, Baldrian, Falscher Einhorn und Beinwellwurzel. Für Pitta-Frauen sollte eine Anti-Pitta-Diät mit menstruationsfördernden Gewürzen wie Kurkuma, Koriander, Fenchel, Safran und Färberdistel kombiniert werden. Scharfe Gewürze sind dagegen zu meiden.

Gute Edelsteine sind Perle, Mondstein und rote Koralle. Die Verwendung von Duftölen und Räucherwerk – Jasmin, Rose, Sandelholz und Gardenie – ist ebenfalls sehr gut (oder einfach ein frischer Blumenstrauß).

Passende ayurvedische Kräuter sind Aloe-Gel, Shatavari, Kurkuma, Cyperus, Safran, Manjishta, Lodhra, Gotu Kola und Bhringaraj. Zu den wichtigen Rezepturen gehören die verschiedenen Shatavari-Zubereitungen und Aloewein.

Eine gute Rezeptur kann man aus drei Teilen Shatavari und jeweils einem Teil Kurkuma, Cyperus und Gotu Kola herstellen.

Geeignete chinesische Kräuter sind Rotwurzel, Herzgespann, Pfirsichsamen, Färberdistel, Hasenohr, Cyperus und Minze. Passende Rezepturen sind die Hasenohr- und Pfingstrosen-Mischungen.

Gute westliche Kräuter sind Brennessel, Schafgarbe, Himbeerblätter, Traubensilberkerze, Helmkraut und echte Betonie. Oft hilft schon ein einfacher Löwenzahntee.

Kapha-Frauen sollten sich an eine Anti-Kapha-Diät halten und schwere oder ölige Nahrungsmittel meiden. Gewürze einschließlich aller scharfen Gewürze und leichtes Gemüse sind uneingeschränkt erlaubt.

Geeignete ayurvedische Kräuter sind Aloe-Gel, Kurkuma, Cyperus, Zimt, schwarzer Pfeffer, langer Pfeffer, Ingwer und Kalmus. Passende Rezepturen sind Trikatu oder die Nelken-Mischung.

Gute chinesische Kräuter sind Liguster, Färberdistel, Kiefernschwamm, Alismawurzel (Froschlöffel) und die Engelwurz- und Pfingstrosen-Mischung.

Passende westliche Kräuter sind Polei-Minze, Rosmarin, Myrrhe, Cayenne, Ingwer, Zimt und die meisten typischen menstruationsfördernden Kräuter.

Ausbleiben der Menstruation

Wenn die Menstruation verspätet oder gar nicht eintritt (Amenorrhöe), handelt es sich um ein prämenstruelles Problem. Darum läßt sich hier vieles von dem anwenden, was im Abschnitt PMS empfohlen wurde. Da die Beschwerden meist chronisch sind oder häufig auftreten, handelt es sich im wesentlichen um eine Mangelkrankheit, die gewöhnlich auf eine Vata-Störung zurückzuführen ist.

Als Ursachen kommen Kälte, schlechte Ernährung, Anämie, Auszehrung und Austrocknung in Frage. Auch eine Verlagerung des Uterus, hormonelle Ungleichgewichte, emotionale Erschütterungen und andere Faktoren können eine Rolle spielen. Ebenso können schwere oder auszehrende Krankheiten wie Diabetes die Ursache sein. Amenorrhöe kann auch mit Verstopfung zusammenhängen oder durch dieselben Faktoren verursacht werden, die zu einer Verstopfung führen.

Behandlung

Die Patientinnen brauchen menstruationsfördernde Kräuter, die häufig mit Tonika kombiniert werden müssen, um das Fortpflanzungssystem wieder zu regenerieren. Myrrhe, vor allem als Tinktur verwendet, ist oft ein gutes Einzelmittel zur Behandlung von Amenorrhöe.

In erster Linie ist eine tonisierende oder Anti-Vata-Diät wichtig, zu der Milchprodukte, Fleisch, Nüsse, Öle, Vollkorngetreide und andere nahrhafte Speisen gehören. Außerdem brauchen die Frauen

Eisenpräparate oder ayurvedische Eisenasche als Nahrungsergänzung. Warmes Sesamöl kann auf den Unterleib aufgetragen oder zur Scheidenspülung verwendet werden. Zusätzlich kann ein mildes Abführmittel wie Triphala, Aloe-Gel oder Rizinusöl in geringen Mengen verordnet werden.

Wenn die Amenorrhöe auf Kälte zurückzuführen ist, kann man viele Gewürzkräuter verwenden – Ingwer, Kurkuma, schwarzen Pfeffer, Zimt, Rosmarin oder die Trikatu-Rezeptur. Eine Mischung aus gleichen Teilen von frischem Ingwer und Polei-Minze, knapp 30 Gramm auf einen halben Liter Wasser, wovon dreimal täglich eine Tasse getrunken wird, ist eine gute westliche Kräuterbehandlung für diese Störung, die meist leicht zu beheben ist.

Ayurvedische Kräuter zur Behandlung der verspäteten Menstruation, die durch Vata bedingt ist, sind Stinkasant, Cyperus, Myrrhe, Ashwagandha, Kapikacchu, Augengras und weißer Spargel. Geeignete Rezepturen sind die Shatavari- und die Ashwagandha-Mischung, die in diesem Fall am besten mit frischem Ingwertee genommen werden.

Eine gute einfache Rezeptur besteht aus jeweils zwei Teilen Shatavari und Ashwagandha sowie jeweils einem Teil Kurkuma und Ingwer, wobei man einen Teelöffel Pulver auf eine Tasse warmes Wasser nimmt.

Man kann aber auch das Frauen-Tonikum (Nr. 4) zusammen mit dem Energie-Tonikum (Nr. 2) nehmen.

Die chinesische Medizin geht davon aus, daß die Menstruation infolge einer Blutstagnation ausbleibt, die mit einem Blutmangel verbunden sein kann. Behandelt wird hier mit Kräutern wie Liguster, Rotwurzel, Engelwurz und Herzgespann. Als Rezepturen verwendet man das Dekokt mit Persica und Rhabarber (stark) und das Dekokt aus 4 Bestandteilen (schwach).

Weitere westliche Kräuter sind solche, die die Menstruation fördern, wie wilder Ingwer, Rainfarn, Weinraute und Rebhuhnbeere. Diese wirken bei Schwäche besser, wenn sie mit einem schleimhautschützenden oder nährenden Mittel wie Beinwellwurzel, Eibisch oder amerikanischem Ginseng kombiniert werden.

Bei Kapha-Frauen hat das verzögerte Einsetzen der Menstruation mit Stauungen und der Trägheit des Organismus zu tun. Hier kann man ebenfalls mit wärmenden Gewürzkräutern – Ingwer, Zimt, Cayenne, schwarzem Pfeffer – oder mit Rezepturen wie Trikatu und der Nelkenmischung behandeln. Die meisten typischen menstruationsfördernden Kräuter wie Polei-Minze sind ebenfalls gut.

Herzgespann ist ein gutes chinesisches und westliches Heilkraut, das man sowohl bei Kapha-Beschwerden als auch bei Pitta einsetzen kann.

Bei Pitta-Frauen ist die Verzögerung der Menstruation eher geringfügig und kann mit Kurkuma oder Safran in warmer Milch behandelt werden. Weitere gute Kräuter sind Rose, Cyperus, Löwenzahn und andere kühlende Mittel, die die Menstruation fördern.

Schmerzhafte Monatsblutung

Wenn die Monatsblutung sehr schmerzhaft ist und mit Unterleibskrämpfen einhergeht, spricht man von Dysmenorrhöe. Vieles von dem, was in den vorherigen Abschnitten steht, läßt sich auch auf diese Beschwerden anwenden.

Dysmenorrhöe kommt häufiger bei Vata-Frauen vor und kann durch Trockenheit im Uterus, einen Mangel an Sekreten und Krämpfe der Uterusmuskulatur ausgelöst werden. Oft werden die Beschwerden von Auftreibung, Blähungen oder Verstopfung begleitet.

Bei Pitta- und Kapha-Frauen werden die Stauungen dadurch verursacht, daß stagnierendes Blut zu Blockaden führt. Dies ist bei Pitta mit einem Gefühl des Brennens, weichen Stühlen oder Durchfall verbunden. Bei Kapha treten Ödeme oder Verschleimung als Begleitsymptome auf.

Behandlung

Man kombiniert krampflösende, muskelentspannende und schmerzlindernde Kräuter mit solchen, die die Menstruation fördern. Cyperus ist ein ayurvedisches und chinesisches Heilkraut, das speziell bei Menstruationskrämpfen eingesetzt wird und für alle

Konstitutionstypen geeignet ist. Ebenfalls nützlich sind Myrrhe oder Guggul.

Vata-Frauen leiden unter starken, kolikartigen Schmerzen, Verstopfung, trockener Haut, Kopfschmerzen, Ängstlichkeit, Herzklopfen, einem angespannten Unterleib und Blähungen.

Zur Behandlung gehört eine Anti-Vata-Diät. Der Unterleib sollte mit heißem oder warmem Sesamöl eingerieben werden. Sesamöl oder Shatavari können auch zur Scheidenspülung verwendet werden.

Geeignete Kräuter sind Kurkuma, Muskatnuß, Stinkasant, Ingwer, Baldrian und Narde. Sie wirken besser, wenn man sie mit schleimhautberuhigenden Kräutern wie Shatavari oder Süßholzwurzel kombiniert, die einen lindernden Effekt haben. Passende Rezepturen sind Stinkasant 8 sowie die Shatavari-Mischungen.

Weitere gute chinesische Kräuter sind Lerchensporn, Rotwurzel und Liguster. Engelwurz und weiße Pfingstrose lindern die Krämpfe der Gebärmuttermuskulatur.

Gute westliche Kräuter sind Kamille, Frauenschuh und Nachtkerze. Im Hinblick auf Pitta- und Kapha-Frauen sollte man auch die Abschnitte über PMS und Amenorrhöe berücksichtigen. Die Pitta-Dysmenorrhöe wird mit kühlenden, nervenstärkenden Kräutern wie Gotu Kola, Helmkraut, Passionsblume und Hopfen behandelt. Kapha-Frauen brauchen Gewürzkräuter, die nervenstärkend und krampflösend wirken – Ingwer, Kalmus, Myrrhe, Guggul, Zimt und Muskatnuß.

Übermäßig starke Monatsblutung

Eine übermäßig starke Monatsblutung wird als Menorrhagie bezeichnet. Dabei ist die Periode oft verlängert, und es kann auch zu Zwischenblutungen kommen. Auslöser ist gewöhnlich ein Übermaß an Pitta, wodurch das Blut aufgeheizt wird. In diesen Fällen können auch andere Störungen des Blutes wie beispielsweise Blut im Stuhl vorkommen.

Zu den Ursachen gehören zu hoher Verzehr von heißen, scharf gewürzten, sauren oder salzigen Speisen, Rauchen oder Alkohol, unterdrückte Wut, Ärger und Feindseligkeit. Auch Abtreibungen und unsachgemäß behandelte Fehlgeburten, Verletzungen oder Geschwüre des Gebärmutterhalses, Endometriose (übermäßiges Wachstum der Gebärmutterschleimhaut), Polypen und Tumoren können eine Rolle spielen. Verhütung mit einem Intrauterinpessar kann ebenso ein auslösender Faktor sein wie die Anti-Baby-Pille. Die Blutungen können auch ein Hinweis auf Krebs oder Infektionen sein und sollten deshalb sorgfältig untersucht werden.

Allgemeine Behandlung

Die Patientinnen müssen sich an eine Anti-Pitta-Diät halten und alle scharfen und öligen Speisen meiden. Sie sollten sich nicht erhitzen und auf Sport und Sonnenbäder verzichten. Während der Blutungen können sie sich einen Eisbeutel auf den Unterleib legen. Man sollte zusammenziehende und blutstillende Kräuter wie Himbeerblätter oder Manjishta verordnen. Wenn es sich um einen chronischen Zustand handelt, kann man zusätzlich Tonika geben. Wenn die Blutungen nachlassen, können die Tonika allein genommen werden wie bei der Behandlung von Anämie.

Wichtige ayurvedische Kräuter sind Ashok, Lodhra, Ashwagandha, Arjuna, Shatavari, Aloe, Amalaki und Bhringaraj. Eine Mischung aus gleichen Teilen Shatavari und Manjishta ist ausgezeichnet. Auch Ashokwein ist zweckmäßig. Eine geeignete Rezeptur ist das Herz-Tonikum (Nr. 11).

Passende chinesische Kräuter sind Beifuß, Gelantine, Chinesische Efeuwurzel und Rezepturen wie Engelwurz mit Gelantine.

Weitere westliche Kräuter sind Odermennig, Brennessel, Schafgarbe, kleine Braunelle und Königskerze.

Zusätzliche Informationen, besonders zur Behandlung von Pitta und Kapha, finden Sie im Abschnitt über Blutungen.

Ausfluß

Weißlicher Ausfluß aus der Vagina (Leukorrhöe) ist eine Symptom für eine Veränderung des Scheidenmilieus. In der Scheide existiert natürlicherweise ein saures Milieu, das die Schleimhaut vor schädlichen Krankheitserregern schützt. Wenn dieses Milieu gestört ist, können sich verschiedene Bakterien, Pilze oder Protozoen ausbreiten. Saure Scheidenspülungen mit Essig, Joghurt oder Kräutern mit Acidophilus-Beigaben sind deshalb wirksame Mittel.

Unter ayurvedischen Gesichtspunkten ist Ausfluß meist eine Kapha-Störung mit einem Übermaß an Schleim, aber die anderen Körpersäfte können das Problem ebenfalls verursachen. Bei der Behandlung geht es mehr um den betreffenden Körpersaft als um einen spezifischen Krankheitserreger.

Die Vata-Leukorrhöe ist braun, klebrig und trocken und verursacht stärkere Schmerzen.

Die Pitta-Leukorrhöe ist gelb, riecht faulig, ist vielleicht eitrig oder mit Blut vermischt und verursacht eher ein brennendes Gefühl.

Die Kapha-Leukorrhöe ist weiß, schleimig, dick, mit reichlich Sekret und Gefühlen von Dumpfheit und Schwere.

Als Ursachen kommen hauptsächlich Faktoren in Frage, die Kapha erhöhen: Verzehr von zu viel süßen, sauren und salzigen, schweren und fettigen Nahrungsmitteln wie Milchprodukten und Süßigkeiten. Mangel an Sauberkeit, zuviel Sex, Antibiotika, Infektionen oder Geschlechtskrankheiten spielen ebenfalls eine Rolle.

Behandlung

Die spezifischste Form der Behandlung ist die Scheidenspülung. Alle anderen therapeutischen Maßnahmen sind konstitutionsbezogen. Ayurvedische Kräuter zur Scheidenspülung sind Alaun, Kurkuma, Aloe-Gel und Süßholzwurzel.

Bei Vata kann man Joghurt zur Scheidenspülung verwenden oder schleimhautberuhigende und lindernde Kräuter wie Shatavari und Süßholzwurzel. Ashwagandha, Shatavari und deren Zubereitungen sollten am besten innerlich genommen werden.

Bei Pitta verwendet man zur Scheidenspülung bittere Kräuter: Aloepulver, Katuka, Alaun, Goldfaden, kanadische Gelbwurzel und Enzian. Zur Blutreinigung werden Aloe-Gel, Kurkuma und Sauerdorn oder die fiebersenkende und blutreinigende Kräutermischung (Nr. 7) innerlich angewendet.

Für Kapha kombiniert man bittere und scharfe Kräuter zur Scheidenspülung: Aloepulver, Alaun, Kalmus, Gelbholz und Ingwer. Innerlich kann man Trikatu mit Honig verwenden.

Gute westliche Kräuter sind bitterer Beifuß, Rainfarn, Weinraute, Alaunwurzel, Eichenrinde, Bartflechte, kanadische Gelbwurzel und Echinacea.

Etwa 60 Gramm einer solchen Kräutermischung sollten in etwa einem halben Liter Wasser 20 Minuten gekocht und dann abgegossen werden. Mit dem Sud kann die Frau morgens und abends ihre Scheide spülen. Eine gute Mischung für akute Beschwerden besteht aus kanadischer Gelbwurzel, Stechwinde und Gelbholz mit etwas Alaun.

Menopause

Als Menopause bezeichnet man die Wechseljahre der Frau, in denen durch hormonelle Veränderungen eine Reihe von Gesundheitsstörungen auftreten können. Die Behandlung erfordert spezielle Kräuter zur Stärkung oder Verjüngung des weiblichen Fortpflanzungssystems zusammen mit Kräutern, die die Hormonproduktion regulieren und die Emotionen beruhigen.

Da die Menopause mit dem beginnenden Alter, dem Vata-Stadium des Lebens, zu tun hat, weisen die meisten Symptome auf einen Vata-Überschuß mit zunehmender Nervosität, Ängstlichkeit, Schlaflosigkeit und Depression hin.

Die allgemeine Behandlung gleicht einer Anti-Vata-Therapie. Viele Kräuter, die das weibliche Fortpflanzungssystem tonisieren, erweisen sich auch hier wieder als hilfreich. Dazu gehören Aloe-Gel, Shatavari, Safran, Kapikacchu und Ashwagandha, die möglichst als Milchabkochung einzunehmen sind oder deren verschiedene Zubereitungen wie die Shatavari-Mischung. Auch chinesische Kräuter wie Engelwurz, Braunwurz, weiße Pfingstrose, Bocksdornbeeren oder das Dekokt der 8 Juwelen sind gut.

Aloegel ist besonders geeignet, die weiblichen Fortpflanzungsorgane jung zu halten. Chyavan Prash ist hier ebenfalls wegen seiner verjüngenden Wirkung nützlich.

Wenn Pitta in der Menopause dominiert, sind Ärger, Reizbarkeit und Ungeduld vorherrschend, und die Frauen leiden häufiger unter ausgeprägten Hitzewellen. Die Behandlung soll dann Pitta reduzieren mit tonisierenden Kräutern wie Aloe-Gel und Shatavari, mit einer Safran-Milchabkochung oder der Shatavari-Mischung.

Wenn Kapha dominiert, treten verstärkt Gefühle von Schwere und Schläfrigkeit auf, die Frauen haben wenig Motivation, nehmen an Gewicht zu und speichern Wasser im Gewebe. Die Behandlung reduziert Kapha. Scharfe Gewürze wie die Trikatu-Rezeptur werden zusammen mit Aloe-Gel verordnet.

Entfernung der Gebärmutter

Die Gebärmutter erfüllt nicht nur eine Fortpflanzungsaufgabe, sondern ist auch ein Organ der Emotionen und der Kreativität. Wenn sie entfernt wird (Hysterektomie), können Gefühle emotionaler Unausgeglichenheit und Unsicherheit auftreten. Es kommt zu Hormonschwankungen, und der Organismus verliert tendenziell an Vitalität. Außerdem kann der Stoffwechsel durcheinandergeraten, und die Frauen nehmen möglicherweise an Gewicht zu.

Diese Faktoren erhöhen vor allem Vata. Dadurch können Depressionen, mangelnde Erdung und Angstgefühle entstehen. Auch die anderen Körpersäfte können ansteigen, wobei das Verhältnis meist die jeweilige Konstitution widerspiegelt. Pitta-Typen empfinden mehr Ärger, Reizbarkeit und Hitzegefühle. Kapha sammelt mehr Wasser und Schleim im Organismus an und fühlt sich häufiger müde oder sentimental.

In der allgemeinen Behandlung verwendet man Kräuter, die das Fortpflanzungssystem tonisieren: Shatavari, Aloe-Gel, Safran und deren Zubereitungen oder Chyavan Prash. Auch chinesische Tonika wie Engelwurz, Braunwurz oder weiße Pfingstrose sind hier wieder hilfreich. Kräuter, die den Geist ins Gleichgewicht bringen und die Emotionen beruhigen, sind ebenfalls empfehlenswert: Gotu Kola, Kalmus, Bhringaraj, Narde oder Brahmi Rasayan. Chinesische Kräuter, die den Geist beruhigen, wie Datteln und Thujasamen sind ebenso gut wie westliche, beispielsweise Helmkraut, Baldrian und Frauenschuh.

Sofort nach der Operation sollte man Kräuter einsetzen, die die Heilung fördern: Kurkuma und Arjuna sind die besten (vgl. den Abschnitt über die postoperative Behandlung).

Zysten und Tumoren der Brüste und der Gebärmutter

Zysten in der Brust oder im Uterus kommen gar nicht so selten vor. Ein beträchtlicher Prozentsatz von Frauen ist davon betroffen, vor allem, wenn sie kinderlos geblieben sind. Die meisten Zysten sind gutartig, aber gelegentlich können sie auch entarten. Bösartige Tumoren fühlen sich hart an, und man kann den Rand deutlich tasten.

Tumoren können durch jeden der drei Körpersäfte ausgelöst werden, aber am häufigsten sind Kapha-Typen infolge ihres Übergewichts betroffen. Die gewöhnlich gutartigen Kapha-Tumoren sind oft Ansammlungen von Unterhaut-Fettgewebe oder Schleim. Damit verbundene Symptome sind Schwellungen, Feuchtigkeit und Stauungen. Große Tumoren können bei Bedarf sicher operativ entfernt werden. Da die weibliche Brust aus viel Fettgewebe besteht, können sich hier leicht solche Zysten und Tumoren entwickeln.

Vata-Tumoren sind charakteristischerweise mit Schmerzen verbunden. Sie sind trocken, und ihre Größe und Lage ist variabel. Da Vata-Menschen sich leicht fürchten, haben sie bei jeder Schwellung oder Zyste Angst, es könnte Krebs sein.

Pitta-Tumoren geben sich durch Entzündung, Infektion, Schwellung und Hitzegefühle zu erkennen.

Behandlung

Bei den meisten gutartigen Tumoren sind Maßnahmen angezeigt, die Kapha reduzieren. Kräuter, die das Körperfett senken, sollten mit scharfen und bitteren Geschmacksrichtungen kombiniert werden. Empfehlenswert sind hier schwarzer Pfeffer, Cayenne, Kurkuma, Kalmus, Katuka, kanadische Gelbwurzel und Sauerdorn. Als Rezeptur kann man Trikatu mit Honig nehmen. Honig selbst hat fett- und tumorreduzierende Eigenschaften. Triphala oder andere milde Abführmittel sind ebenfalls hilfreich.

Spezielle Kräuter zur Behandlung von Brusttumoren sind Kurkuma, Safran, Färberdistel, Löwenzahn, Veilchen und Cyperus. Gut ist eine Safran-Milchabkochung; für kurze Zeit kann man dabei eine höhere Dosis Safran, etwa ein bis drei Gramm täglich, verwenden.

Bei den anderen Körpersäften ist die Therapie genauso wie die Behandlung der schmerzhaften Monatsblutung. Vergleichen Sie dazu auch die anderen Anti-Tumor-Maßnahmen im Abschnitt über Krebs.

In milderer Form können diese Behandlungen auch bei geschwollenen Brüsten durchgeführt werden, sowohl vor der Periode als auch während des Stillens.

Unterleibsentzündungen und Endometriose

In ihren akuten Formen sind die Beckenentzündung, die Gebärmutterschleimhautentzündung (Endometritis) und ähnliche Beschwerden Pitta-Störungen und Ausdruck einer Ansammlung von Hitze und stagnierendem Blut mit Infektionen und Entzündungen. Oft muß man dabei die Leber behandeln und eine Blutreinigung durchführen (vgl. die entsprechenden Abschnitte).

Die Behandlung erfordert eine Anti-Pitta-Diät und die entsprechende Lebensführung, wobei alle Gewürze außer Kurkuma, Koriander und Safran zu meiden sind. Auch auf Salz, Alkohol, raffinierten Zucker und alle Öle außer Kokosfett und Sonnenblumenöl sollten die betroffenen Frauen verzichten. Gute Kräuter sind Shatavari, Aloe-Gel, Stechwinde, Gotu Kola, Löwenzahn, Myrrhe und Echinacea. Sehr bittere Kräuter wie Katuka, kanadische Gelbwurzel, Enzian oder Bärentraubenblätter können hinzugefügt werden. Gut wirkt auch eine Mischung aus gleichen Teilen Shatavari und Manjishta. Die weitere Behandlung richtet sich nach den Menstruationssymptomen (die gewöhnlich auf Pitta hinweisen). Auch das Frauen-Tonikum (Nr. 4), das in diesem Fall mit Aloe eingenommen wird, oder die Fieber-Mischung (Nr. 7) sind wirksame Mittel.

Bei chronischen Beschwerden kann man Shatavari mit Aloe-Gel

verordnen, ein Teelöffel Pulver auf einen Eßlöffel Gel zweimal täglich auf leeren Magen.

Bei Endometriose, einem übermäßigen Wachstum der Gebärmutterschleimhaut, spielt Kapha eine größere Rolle. Die Behandlung sollte Kapha reduzieren, eine Anti-Tumor-Wirkung haben und allgemein entgiften; nützlich sind dabei typische Kräuter wie Guggul, Myrrhe, Kurkuma und Löwenzahn. Schwarzer Pfeffer und Katuka oder kanadische Gelbwurzel können mit Honig genommen werden.

Schwangerschaft
Während der Schwangerschaft sollte man sich an eine leichte nährende Therapie halten. Stark wirkende Kräuter sind ebenso zu meiden, wie menstruationsfördernde, stark abführende oder giftige Mittel.

Empfehlenswert sind Kräuter, die die tieferen Gewebe stärken, einschließlich Shatavari, Ashwagandha, Bala, weißem Spargel und Kapikacchu.

Auch tonisierende Rezepturen wie die Shatavari-Mischung, die Ashwagandha-Mischung und Chyavan Prash oder das Energie-Tonikum (Nr. 2), vorzugsweise mit Milch und Ghee eingenommen, sind gute Mittel während der Schwangerschaft.

Wöchnerinnen
Direkt nach der Geburt sollte man Kräuter verordnen, die den Uterus reinigen und seine Durchblutung fördern. Dazu gehören menstruationsfördernde Mittel wie Safran, Färberdistel, Myrrhe und Polei-Minze. Sie sollten jedoch in den meisten Fällen nur wenige Tage bis zu einer Woche genommen werden.

Auch während der Stillzeit sollte man die milde, nährende Therapie fortsetzen. Milchprodukte sind besonders für Vata- und Pitta-Frauen gut.

Die Milchbildung wird durch Kräuter wie Shatavari, Eibisch und Süßholzwurzel als Milchabkochungen gefördert. Gut sind auch chinesische Kräuter wie Engelwurz und Braunwurz. Fenchel, Löwenzahn und Brennessel erleichtern den Milchfluß. Bei zu starker Milchbildung oder beim Abstillen ist Salbei gut, oder die Frau kann eine Paste aus Mungbohnenmehl auf die Brust auftragen.

Fehlgeburt

Eine Fehlgeburt kann verschiedene Ursachen haben. Am häufigsten handelt es sich um ein Pitta-Problem mit einer übermäßigen Aktivität der sich abwärts bewegenden Luft (Apana). Kapha-Frauen sind meist recht fruchtbar, aber es kann bei ihnen zu einer Bauchhöhlenschwangerschaft kommen. Bei Vata-Frauen kommt es häufiger vor, daß sie gar nicht schwanger werden.

Zur allgemeinen Behandlung bei einer Fehlgeburt gehört eine Anti-Pitta-Diät, wobei stark gewürzte und ölige Speisen zu meiden sind. Milchprodukte, und vor allem Milch selbst, sind hilfreich. Die Patientinnen brauchen ausreichend Ruhe und Entspannung und sollten möglichst nicht reisen oder Sport treiben. Auch Sonnenbäder und Hitze müssen eingeschränkt werden.

Das Ziel der Kräutertherapie ist eine Tonisierung und eine Beruhigung der Emotionen. Nach einer Fehlgeburt muß man zunächst darauf achten, daß alles stagnierende Blut ausgeleitet wird, und den Uterus mit menstruationsfördernden Kräutern wie Aloe-Gel, Myrrhe, Kurkuma und Manjishta ausheilen. Nach ein oder zwei Wochen kann man dann mit der Tonisierung beginnen.

Die ayurvedischen Kräuter sind Shatavari, Ashwagandha, Aloe-Gel, Manjishta und Gotu Kola. Als Rezepturen kommen die Shatavari- und die Ashwagandha-Mischung und Chyavan Prash in Frage.

Gute chinesische Kräuter sind Beifuß, Eucommia, Riemenblume und Rezepturen wie die Engelwurz-und-Gelatine-Mischung.

Westliche Kräuter sind Himbeerblätter und Falscher Einhorn.

Unfruchtbarkeit

Unfruchtbarkeit hängt in der Regel mit schlechter Ernährung und einer mangelhaften Entwicklung der Fortpflanzungsorgane zusammen. Sie kann auch durch eine Ansammlung von Flüssigkeiten oder eine Stagnation des Blutes verursacht werden.

Generell sind Kapha-Frauen die fruchtbarsten und Vata-Frauen die am wenigsten fruchtbaren. Pitta-Frauen liegen dazwischen.

Wenn der Mond zunimmt und im Zeichen der Fruchtbarkeit steht, ist dies gewöhnlich auch bei Frauen die fruchtbare Zeit. Um die Fruchtbarkeit einer Frau festzustellen, kann auch ein Astrologe konsultiert werden.

Behandlung

Am besten ist im allgemeinen eine tonisierende Therapie mit nahrhaften und stärkenden Speisen, die Vata verringern und Kapha erhöhen: Milchprodukte und besonders Milch, Fleisch, Fisch, Nüsse und Öle wie Ghee oder Sesamöl. Die Behandlung erfordert hauptsächlich tonisierende Kräuter, die das weibliche Fortpflanzungssystem stärken.

Typische ayurvedische Frauen-Tonika sind auch hier wieder gut – Shatavari, Ashwagandha, Aloe-Gel, Safran und Süßholzwurzel. Geeignete Rezepturen sind die Shatavari-Mischung, Dashamula und Phalaghrita.

Passende chinesische Kräuter sind Engelwurz und Braunwurz. Empfehlenswerte Rezepturen sind das Dekokt der 8 Juwelen und das Dekokt aus 4 Bestandteilen.

Weitere westliche Kräuter sind Beinwellwurzel, Eibisch, Sägepalme und Falscher Einhorn.

Wenn es sich eher um Stauungen oder eine Trägheit der Fortpflanzungsorgane handelt, wie bei übergewichtigen Kapha-Frauen, braucht man Kräuter, die die Energie in Bewegung setzen und die Durchblutung fördern. Nützlich sind dann Zimt, Safran, Ingwer, Myrrhe und Rezepturen wie Trikatu und Triphala zusammen mit Honig. Pitta-Frauen können Safran, Aloe-Gel und Shatavari verwenden.

Fieberhafte und infektiöse Krankheiten

Traditionell wurde die ayurvedische Medizin eingesetzt, um fieberhafte Erkrankungen wie Malaria, Blutvergiftung, Lungenentzündung, Bronchitis und Infektionen aller Art zu behandeln. In dem Maße, wie moderne Antibiotika versagen, könnten diese natürlichen Methoden wieder an Bedeutung gewinnen. Obwohl sie bei akuten Krankheiten vielleicht nicht so stark wirken wie chemische Medikamente, sind sie bei chronischen Beschwerden oft nützlicher. Außerdem haben sie weniger Nebenwirkungen. Naturheilkundliche Therapien schwächen oder unterdrücken das Immunsystem seltener; vielmehr ist unsere Widerstandskraft nach einer solchen Behandlung oft stärker. Wir sind nicht, wie nach einer allopathischen Behandlung, anfälliger für eine neue Infektion. Antibiotisch wirkende Kräuter führen nicht dazu, daß sich neue, resistente Bakterienstämme entwickeln. Wenn sie in einem frühen Krankheitsstadium eingesetzt und durch begleitende Maßnahmen wie richtige Ernährung etc. unterstützt werden, können diese Kräuter genauso effektiv sein wie moderne Antibiotika.

Fieber

Der hauptsächliche Hinweis auf eine fieberhafte Erkrankung ist ein Anstieg der Körpertemperatur, meist begleitet von einem beschleunigten Puls, Gliederschmerzen, trockener Hitze, Rastlosigkeit, Schlaflosigkeit, Delirium und Appetitmangel.
Fieberhafte Erkrankungen haben gewöhnlich mit einem Überschuß an Pitta zu tun, weil Pitta-Störungen Fieber und Infektionen verursachen. Grundsätzlich kann Fieber jedoch von jedem der drei Körpersäfte oder deren Kombination hervorgerufen werden. Außerdem kann Fieber auch durch äußere Ursachen wie Verletzun-

gen entstehen. Ein Vata-Fieber entsteht indirekt durch eine Ansammlung von Gasen oder einen Mangel an Körperflüssigkeiten. Ein Kapha-Fieber ist das Ergebnis von Stauungen und einer Stagnation der Flüssigkeiten.

Nach ayurvedischer Klassifikation gibt es viele verschiedene Arten und Schweregrade von Fieber. Da sie mit eher akuten Krankheiten zu tun haben, die einen Krankenhausaufenthalt erforderlich machen können, wollen wir uns hier auf die am weitesten verbreiteten Probleme beschränken.

Differenzierung

Pitta-Fieber wird charakterisiert durch eine hohe Körpertemperatur, Gefühle des Brennens, Durst, eine rote Zunge mit gelbem Belag, rote Augen, Schwitzen, gelben oder brennenden Urin, gelbe Stühle oder Durchfälle und möglicherweise Blutungen. Die Patienten leiden unter Reizbarkeit, Rastlosigkeit und Schlafstörungen.

Vata-Fieber tritt unregelmäßig auf, ist veränderlich und mit stärkeren Schmerzen verbunden. Das Fieber beginnt unterschiedlich, und die Temperatur schwankt stark. Zusätzliche Symptome von erhöhtem Vata sind Ängstlichkeit, Rastlosigkeit, Verstopfung, Schlaflosigkeit, körperliche Schmerzen und Steifheit sowie Ohrgeräusche.

Bei Kapha-Fieber steigt die Körpertemperatur nur geringfügig. Die Patienten leiden unter Appetitverlust, können nicht mehr richtig schmecken, haben einen süßen Geschmack im Mund und bilden übermäßig viel Speichel. Der Körper fühlt sich schwer, müde und kalt an, und die Kranken haben möglicherweise einen Husten.

Bei Fieber ist es wichtig, zwischen Ama- und Nirama-Zuständen zu unterscheiden – ob also der Körper durch unverdaute Nahrungsbestandteile belastet ist oder nicht. Eine stark belegte Zunge weist auf Ama hin, und dann werden die üblichen Kräuter zur Verdauungsförderung oder die Trikatu-Mischung benötigt.

Allgemeine Behandlung

Bei Fieber und vor allem bei hohem Fieber müssen Bitterkräuter eingesetzt werden, weil sie gewöhnlich über antibakterielle und antivirale Eigenschaften verfügen. Viele Bitterkräuter haben eine antibiotische Wirkung gegen Viren und Bakterien, die sich im Labor nachweisen läßt. Der reduzierende Effekt dieser Bitterkräuter richtet sich zunächst gegen die Krankheitserreger, die aus dem Gewebe herausgelöst werden, das sie infiziert haben. Im Übermaß verwendet richtet sich die reduzierende Wirkung der Kräuter jedoch auch gegen den Körper selbst, so daß man sie immer mit Vorsicht verwenden sollte.

Jeder traditionelle Zweig der Kräuterheilkunde hat sein eigenes Patentrezept für Bitterkräuter, die fiebersenkend und entzündungshemmend wirken. Im Westen sind das kanadische Gelbwurzel und Sauerdorn, während es bei den Chinesen Goldfaden ist. Im Ayurveda verwendet man Chiretta oder Katuka sowie die Tikta-Rezeptur.

Zusätzlich kann man schweißtreibende Kräuter einsetzen, damit der Patient das Fieber ausschwitzt; ein Anstieg der Körpertemperatur hilft dabei, die Krankheitserreger abzutöten. Zu diesem Zweck kann ein einfacher Tee aus frischem Ingwer oder Basilikum getrunken werden (gut bei allen Arten von Fieber). Die ayurvedische Medizin ergänzt die Bitterkräuter um kleine Mengen heißer, scharfer Kräuter wie Trikatu (getrockneter Ingwer, schwarzer Pfeffer und langer Pfeffer), die helfen sollen, das Fieber zu verbrennen. Auch getrockneter Ingwer alleine wirkt oft gut. Kapha nimmt ihn mit Honig, Pitta mit Butter und Vata mit Ghee. Die übliche Dosis ist ein Viertel Teelöffel getrockneter Ingwer auf einen Teelöffel der Trägersubstanz.

Generell wirken schweißtreibende Kräuter im Anfangsstadium des Fiebers meist besser, wenn Ama vorliegt, und sie sind effektiver bei Vata- und Kapha-Fiebern. Bitterkräuter sind besser bei Pitta- und Kapha-Fiebern.

Man kann auch entwässernde Kräuter einsetzen, um das Fieber nach unten auszuspülen (wie auch Feuer durch eine Abwärtsbewegung verringert wird). Abführmittel können ebenfalls verwendet werden, aber nicht in der Anfangsphase oder bei neu einsetzendem Fieber.

Sowohl in der ayurvedischen als auch in der chinesischen Medizin verabreicht man den Mineralstoff Gips, um ein gefährlich hohes Fieber zu senken. Die Chinesen benutzen eine durchgesiebte Abkochung des rohen Minerals, während man es im Ayurveda zu einer Asche verbrennt, die als »Godanti Bhasma« bezeichnet wird. Auf Speisen sollte man bei hohem Fieber verzichten, vor allem auf schwere oder ölige Nahrungsmittel. Wenn die Patienten sehr hungrig sind, können sie Vollkorngetreide essen, vor allem Gerste, Mungbohnen, Reis oder Kichadi. Mungwasser oder Mungbohnensuppe ist ausgezeichnet bei allen Arten von Fieber, Infektionen und Giftstoffen im Blut. Außerdem sollten die Patienten genügend trinken, vorzugsweise Kräutertee. Im Anfangsstadium des Fiebers sollte man kein kaltes Wasser trinken, weil man das Fieber dadurch möglicherweise tiefer in den Körper treibt. Kopf und Gliedmaßen dürfen mit einem nassen Schwamm abgerieben werden. Rosenwasser über den Kopf gesprenkelt und Sandelholz auf die Stirn aufgetragen wirken kühlend; dazu kann man auch Henna und Vetiver verwenden. Zu Beginn des Fiebers oder im aktuen Stadium sollte der Patient ruhen.

Die ersten Maßnahmen bei Fieber und Erkältung bestehen in der Verabreichung von scharfen Gewürzkräutern, die anregend und schweißtreibend wirken. Man kann beispielsweise langen Pfeffer oder getrockneten Ingwer mit Honig nehmen oder die Trikatu-Rezeptur mit warmem Wasser. Andere gute Kräuter sind Sauerdorn, Zimt, Ingwer, Nelken und Cayenne.

Fieber, das schon längere Zeit besteht, wird mit den typischen Bitterkräutern und starken Abführmitteln wie Rhabarber und Aloe für Pitta und Kapha und Triphala für Vata behandelt.

Bei chronisch erhöhter Temperatur ist oft eine gewisse Tonisierung erforderlich. Gute Kräuter für solche Zustände, die meist auf einem erhöhten Vata oder einer chronischen Pitta-Störung beruhen, sind u. a. Aloe-Gel, Shatavari, Sauerdorn, Katuka, Amalaki, Bala und

Eibisch. Guduchi ist ein spezielles ayurvedisches Heilkraut, von dem ein Extrakt hergestellt wird, der sich bei solchen schwierigen, schleichenden Fiebern als wirksam erwiesen hat. Geeignete Rezepturen sind die Shatavari-Mischung und das ayurvedische Kräutergelee Chyavan Prash, das ausgezeichnet wirkt, wenn man täglich zwei Teelöffel mit Milch nimmt. Manchmal sind in solchen Fällen auch Kräuter wie Ashwagandha, Bala, Ginseng oder Tragant erforderlich, die das Immunsystem stärken.

Konstitutionsspezifische Behandlung

Bei Pitta-Fiebern braucht man vor allem Bitterkräuter. Wichtige ayurvedische Kräuter sind hier Katuka, Chiretta, Neem, Vetiver, Zitronengras, Sandelholz und Koriander. Geeignete Rezepturen sind Sudarshan- und Mahasudarshan-Pulver sowie die blutreinigende Fiebermischung (Nr. 7). Nach dem Fieber kann ein bitteres Abführmittel wie Rhabarberwurzel gut sein, um die restlichen Giftstoffe auszuleiten.

Gute chinesische Rezepturen sind das Dekokt aus einer Mischung mit Goldfaden und Sumpfhelmkraut (bei septischem Fieber) und das Dekokt aus einer Mischung mit Gips bei hohem Fieber mit Durst und Delirium.

Bei Vata-Fieber werden bittere und scharfe Kräuter benötigt: schwarzer Pfeffer, Galgant, Ingwer, Knoblauch und Sauerdorn. Geeignete Rezepturen sind das Sudarshan-Pulver oder die Fiebermischung mit Trikatu, jeweils ein bis zwei Gramm zweimal täglich mit warmem Wasser.

Bei Kapha-Fieber werden vor allem scharfe Kräuter benötigt, obwohl man auch noch Bitterkräuter einsetzen kann. Schwarzer Pfeffer und langer Pfeffer können zusammen mit Honig eingenommen werden. Geeignete Rezepturen sind Trikatu oder die Nelkenmischung mit Honig.

Infektionen

Bei Infektionen werden ebenfalls die bitteren natürlichen Antibiotika verwendet. Im Ayurveda nimmt man meist Katuka; Chiretta, Enzian, Sauerdorn und Isatis sind ebenfalls nützlich. In der chinesischen Medizin ist Goldfaden das am häufigsten eingesetzte Kraut, gefolgt von Heckenkirsche, Forsythie, Isatis, Helmkraut, Gelbbaum, Enzian und Rhabarber.

Im Westen verwendet man üblicherweise kanadische Gelbwurzel; andere Bitterkräuter sind hier Sauerdorn, Enzian, Echinacea, Löwenzahn, Stechwinde und Bartflechte. Viele Kräuter haben eine kühlende Energie und können auch entsprechend eingesetzt werden.

Die Behandlung von Infektionen ist weitgehend dieselbe wie bei Fieber. Der Zustand ist im wesentlichen eine Folge von erhöhtem Pitta. Wir werden nachfolgend eine allgemeine Infektion, nämlich Furunkel, genauer darstellen.

Furunkel

Furunkel sind lokale Infektionen der Haut oder der Haarfollikel durch Staphyllokokken und andere Bakterien. Mehrere Furunkel dicht beeinander nennt man Karbunkel. Da die Beschwerden durch Giftstoffe im Blut entstehen, sind Furunkel durch Schwellung, Schmerzen, Fieber und eitrige Absonderungen charakterisiert. Gewöhnlich treten sie auf dem Rücken sowie an Armen und Beinen auf, können sich jedoch grundsätzlich überall am Körper bilden.

Akne ist eine sehr milde Form dieses Problems, kann aber nach denselben Richtlinien behandelt werden.

In der westlichen Medizin geht man davon aus, daß Furunkel durch äußere Faktoren entstehen. Im Ayurveda glaubt man, daß innere Unreinheiten die Ursache sind, und hält deshalb eine reinigende Therapie für erforderlich. Furunkel weisen auf einen Ama-Zustand hin, der vorwiegend durch schlechte Ernährung verursacht wird, aber auch durch andere Unsauberkeiten hervorgerufen werden kann. Die Leber spielt in diesem Zusammenhang eine Hauptrolle, so daß jede übermäßig mit Giftstoffen belastete Leber zur Ursache für Furunkel werden kann.

Differenzierung

Pitta-Furunkel sind charakterisiert durch Rötung, Schwellung, Durst und Fieber; Kapha-Furunkel durch große Mengen Eiter, Dumpfheit, Schwere und Trägheit; Vata-Furunkel durch Schmerzen. Letztere werden nur langsam reif und können zu anderen Körperstellen wandern.

Furunkel entstehen im allgemeinen durch unsaubere Nahrung und verseuchtes Wasser oder ein Übermaß an scharf gewürzten, sauren und salzigen Speisen (Nahrungsmittel, die Pitta schädigen). Auch zuviel süße, ölige oder fettige Speisen können die Ursache des Problems sein; zuviel von süßem Geschmack führt zu einer Übersäuerung des Blutes. Auch zuviel Sonne oder Hitze, zu viele Saunabesuche oder heiße Bäder und andere Dinge, die Pitta schädigen, können eine Rolle spielen. Ärger, Reizbarkeit, Streß oder unterdrückte Emotionen sind relevante psychologische Faktoren. Die Beschwerden können auch durch Reisen in heißere Klimazonen mit einer höheren Belastung durch Bakterien hervorgerufen werden.

Die westliche Medizin setzt zur Behandlung überwiegend Antibiotika ein. Die hauptsächliche Gefahr besteht darin, daß die Infektion septisch wird, sich über den gesamten Körper ausbreitet und auf die inneren Organe übergreift, was sogar zum Tod führen kann.

Allgemeine Behandlung

Im akuten Fall brauchen die Patienten eine entgiftende Anti-Pitta-Diät und -Therapie. Sie sollten Salat, Sprossen und vorzugsweise frisch gepreßten Gemüsesaft zu sich nehmen. Milchprodukte, Brot, Süßigkeiten, Öle, Fleisch, Fisch und Pilze sind zu meiden. Streng verboten sind alle abgestandenen, aufgewärmten und konservierten Speisen sowie minderwertige und stark verarbeitete Nahrungsmittel wie weißer Zucker und weißes Mehl. Außer Kurkuma und Koriander sollte man keine Gewürze verwenden. Der Körper darf nicht eingeölt werden, aber die ätherischen Öle von Sandelholz oder Gardenie dürfen auf die Stirn aufgetragen werden. Auf anstrengende Sportarten oder Gymnastik sollte man verzichten. Zweckmäßig sind bittere und zusammenziehende Kräuter. Blutreinigende Tees dürfen getrunken werden, einschließlich Alfalfa, Rotklee, Klette und Löwenzahn. Zur spezifischen Kräutertherapie gehört der Einsatz von Kräutern, die antibiotisch wirken und helfen, Eiter aufzulösen.

Die Patienten werden sowohl innerlich als auch äußerlich behandelt, wobei man Kräuterpackungen oder Breiumschläge auf die Furunkel legt. Wichtige ayurvedische Kräuter sind Manjishta, Katuka, Neem, Isatis, Kurkuma und Sauerdorn. Man kann auch dreimal täglich zwei Teelöffel Aloe-Gel mit Kurkuma nehmen. Geeignete Rezepturen sind die blutreinigende Fiebermischung (Nr. 7) und das Kräuter-Laxativ (Nr. 5). Ghee ist gut zur äußeren Anwendung, je älter, desto besser (selbst wenn es unangenehm riecht).

Geeignete chinesische Kräuter sind Heckenkirsche, Forsythie, Isatis, Goldfaden, Helmkraut und Gelbbaum. Gute Rezepturen sind das Pulver aus Heckenkirsche und Forsythie für leichtere Fälle und das Dekokt mit Goldfaden und Helmkraut für schwerere Fälle.

Geeignete westliche Kräuter sind Klette, Stechwinde, Sassafras und Rotklee bei leichteren Beschwerden; Myrrhe, Vogelmiere, Löwenzahn, Sauerdorn und kanadische Gelbwurzel helfen in schweren Fällen.

Konstitutionsspezifische Behandlung

Vata-Furunkel werden durch Wind, Trockenheit im Blut, Anspannung und Verstopfung ausgelöst. Hier helfen leichte Abführmittel wie Triphala. Triphala Guggul oder Myrrhe-Tinktur wirken hervorragend. Stechwinde und Knoblauch helfen ebenfalls.

Kapha-Furunkel haben mit Unreinheiten im Lymphsystem zu tun und können in Verbindung mit Schleimkrankheiten aufteten. Zur Behandlung braucht man auswurffördernde Mittel (Eiter kann als eine Art von Schleim unter der Haut angesehen werden) und einen würzigen Geschmack. Gute Kräuter sind Zimt, Engelwurz, Kurkuma, Sassafras und Kalmus. Die meisten Pitta-Kräuter können ebenfalls zusammen mit Trikatu oder getrocknetem Ingwer benutzt werden.

Hautkrankheiten

Es gibt viele Arten von Hautkrankheiten: Psoriasis (Schuppenflechte), Ekzeme, Hautrötungen, Kontaktdermatitis etc. Im Ayurveda werden sie nach den drei Körpersäften eingeteilt. Jede Hautkrankheit kann in einer Form auftreten, die einen Bezug zu einem der drei Körpersäfte hat.

Hautprobleme, die durch äußere Gifte wie beispielsweise Giftsumachgewächse hervorgerufen werden, kann man wie Pitta-Störungen behandeln.

Hautkrankheiten sind bei Pitta-Typen weiter verbreitet, weil Pitta das Blut überhitzen und dadurch die Haut vergiften kann. Hautkrankheiten wie Leukodermie, die mit einem Verlust der Hautpigmentierung einhergehen, sind gewöhnlich Pitta-Störungen, weil Pitta über die Hautfarbe herrscht.

Ursächliche Faktoren für Hautkrankheiten sind u. a. eine falsche Ernährung, ein Übermaß an sauren, salzigen oder scharfen Geschmacksrichtungen, zu schwere, süße oder ölige Speisen, zuviel Alkohol, zuviel Sonne, Regen oder Wind und ein übermäßiger Gebrauch von Kosmetika. Der Ursprung der Probleme und ihre Behandlung ist ähnlich wie bei Furunkeln und anderen Beschwerden, die durch Giftstoffe im Blut hervorgerufen werden.

Die Haut hat eine Beziehung zum Plasma, zum äußeren Ausbreitungsweg der Krankheit und zum Blut. Hautkrankheiten haben deshalb mit der Lunge und der Leber zu tun. Insofern ist die Verwendung von auswurffördernden und schweißtreibenden Mitteln zur Reinigung der Lunge und von blutreinigenden Mitteln und Bittertonika zur Reinigung der Leber bei der Behandlung von Hautkrankheiten wichtig.

Allgemeine Behandlung

Für diese Art von Reinigung gibt es viele gute Kräuter. Dazu gehören allgemein bekannte wie Löwenzahn, Klette, Rotklee, Wegerich, Schafgarbe und kleine Braunelle. Geeignete ayurvedische Kräuter sind Kurkuma, Sauerdorn, Sandelholz und Guggul. Außerdem kann man von den chinesischen Kräutern Heckenkirsche, Forsythie, Isatis und Hasenohr verwenden.

Die genannten Mittel eignen sich für die meisten akuten Fälle. Bei chronischen Beschwerden benötigt man befeuchtende und tonisierende Kräuter wie Eibisch, Süßholzwurzel, Shatavari und Gokshura.

Die malaiische Teefrucht ist ein wichtiges ayurvedisches Heilkraut zur Behandlung von Leukodermie und zur Wiederherstellung einer normal pigmentierten Haut; es gilt gleichzeitig als Verjüngungsmittel für Haut, Nägel und Haare. Man kann es als medizinisches Öl zubereiten. Zur inneren Anwendung nimmt man zweimal täglich fünf Gramm des Pulvers vor den Mahlzeiten mit etwas Koriander und Honig, um den bitteren Geschmack zu überdecken.

Kräuter sollten sowohl äußerlich als auch innerlich angewendet werden. Äußerlich kann man die Haut mit Kräuterabkochungen waschen, Kräuterpflaster oder Breiumschläge auflegen oder Kräuteröle verwenden.

Ghee wirkt äußerlich angewendet bei entzündlichen Hautkrankheiten, Hautausschlägen und Verbrennungen. Zu diesem Zweck gibt man Ghee und Wasser etwa im Verhältnis zwei zu eins in einen Kupferkessel. Dort sollte die Mischung einige Monate bleiben und gelegentlich mit einem Kupferlöffel durchgerührt werden. Das Ghee bekommt eine weißliche Farbe und einen angenehmeren Geruch. (Wenn diese Art der Zubereitung in kürzerer Zeit erfolgt, indem man Wasser und Ghee durch kräftiges Rühren in einem Kupferkessel mischt, nennt man das Ergebnis Shatodhara Ghrita, was in Indien verkauft wird.) In dieser Form kann die Haut das Ghee besser aufnehmen.

Aloe-Gel ist ein weiteres nützliches Mittel für fast jede Art von Hautausschlag. Der Saft von Korianderblättern eignet sich gut zur Behandlung der meisten allergischen Hautreaktionen. Ayurvedische Kurkuma-Creme kann besonders bei Akne die Haut verbessern (aber einige dieser Präparate enthalten viele ätherische Öle wie Sandelholzöl, die die Haut reizen können).

Safran eignet sich besonders, um die Haut zu nähren. Man kann es als Milchabkochung (ein Gramm pro Tasse), als Perlasche (Moti Bhasma) oder Perlpuder verwenden.

Man sollte daran denken, daß Hautausschläge manchmal schlimmer werden, bevor sie sich bessern, wenn die Hitze und die Giftstoffe aus dem Körper vertrieben sind. Deshalb sollte man eine Behandlung nicht voreilig beenden, wenn die Diagnose vernünftig klingt.

Differenzierung

Pitta-Hautkrankheiten werden durch Rötung, Schwellung, Fieber, Entzündung und Reizbarkeit charakterisiert. Sie verschlimmern sich durch Hitze und Sonneneinwirkung. Die Anwendung der meisten Öle führt zur Verschlechterung des Zustands.

Vata-Hautkrankheiten sind gekennzeichnet durch eine trockene, schuppige Haut, Juckreiz, aufgetriebenen Körper und Verstopfung. Sie verschlimmern sich durch Wind und Trockenheit und werden durch die Anwendung schwerer Öle, vor allem Sesamöl, gelindert.

Zu Kapha-Hautkrankheiten gehören nässende Wunden mit Stauungen, Ödemen und Juckreiz. Sie werden durch Feuchtigkeit, Kälte und oft auch durch Öle verschlimmert.

Konstitutionsspezifische Behandlung

Pitta-Patienten sollten sich an eine Anti-Pitta-Diät halten und möglicherweise allergen wirkende Nahrungsmittel wie Nachtschattengewächse, Tomaten, Pfirsiche und Erdbeeren ebenso wie saure Milchprodukte meiden. Kokossaft und Korianderblätter sind gut. Sonne und Hitze sind ebenfalls zu meiden. Zur äußeren Anwendung eignen sich Kokosöl und Aloe-Gel am besten. Brahmi- oder Bhringaraj-Öl oder entsprechende Kräuterabkochungen sind gut zur Behandlung von Ausschlägen am Kopf, im Nacken und im

Gesicht. Die meisten typischen blutreinigenden Mittel wie Klette und Rotklee wirken gut. Bittere Abführmittel wie Rhabarber und Aloe sind ebenfalls heilsam. Eine geeignete Rezeptur ist das blutreinigende Fiebermittel (Nr. 7), das in diesem Fall mit Aloe-Gel oder Löwenzahntee eingenommen werden sollte.

Vata-Patienten sollten sich an eine Anti-Vata-Diät halten und lindernde Öle wie Sesamöl auf die Haut auftragen. Abführen und therapeutisches Erbrechen sind zweckmäßig. Vor dem Schlafengehen sollten regelmäßig fünf bis zehn Gramm Triphala eingenommen werden. Triphala Guggul oder Myrrhetinktur sind ebenfalls gut.

Kapha-Patienten sollten sich an eine Anti-Kapha-Diät halten und alle schweren, fettigen und öligen Nahrungsmittel meiden, besonders Käse und Joghurt. Öle sollten weder äußerlich noch innerlich angewendet werden. Oft sind entwässernde Kräuter wie Wegerich, Klette oder Walddolde zweckmäßig. Geeignete Rezepturen sind Gokshuradi Guggul oder Triphala Guggul sowie die blutreinigende Fiebermischung (Nr. 7) in warmem Wasser oder Ingwertee.

Verschiedene Beschwerden

Verletzungen

Traditionell sind Kräuter seit jeher zur Behandlung von Verletzungen verwendet worden. Da die allopathische Medizin in diesem Bereich jedoch oft effektiver ist, werden die Kräutermittel heute nur noch selten benutzt, es sei denn, eine allopathische Behandlung ist nicht verfügbar. Die allgemein bekannten zusammenziehenden Kräuter – der Erste-Hilfe-Kasten der Natur – wachsen nahezu überall: An Schafgarbe, Walddolde, Königskerze, Aloe, Beinwell, Vogelmiere und Wegerich besteht kein Mangel. Diese Kräuter waren einst wichtige Heilmittel und in der Arzneimittellehre früherer Zeiten hoch angesehen.

Man kann solche Kräuter frisch sammeln, zerstampfen und als Breiumschlag auf die Verletzung legen. Sie bringen nicht nur die Blutung zum Stillstand, sondern fördern auch die Gewebeheilung. Man kann daraus auch Kräutersalben herstellen oder sie fertig kaufen und als Erste-Hilfe-Maßnahme verwenden. Man kann sie auch mit etwas Honig vermischt auftragen. Dieselben Kräuter können zur Behandlung innerer Verletzungen in der ersten Phase innerlich angewendet werden.

Bittere antiseptische Kräuter wirken gegen Infektionen – kanadische Gelbwurzel, Echinacea, Aloe und Myrrhe. Auch sie wirken innerlich ebenso wie äußerlich.

Wenn die Wunde sich geschlossen hat und das Fieber oder die Entzündung vorbei ist, benutzt man durchblutungsfördernde Kräuter, um die Heilung anzuregen: Zimt, Ingwer, Cayenne, Sassafras und Safran.

Wenn die Heilung zu langsam voranschreitet oder wenn es sich um einen ausgedehnten Gewebeschaden mit starken Blutverlusten handelt, sollten tonisierende Kräuter wie Ashwagandha, Ginseng oder Beinwellwurzel verordnet werden.

Aloe-Gel ist das beste Akutmittel der Natur zur Behandlung aller Arten von Wunden und Verbrennungen. Frische Vogelmiere hat ähnliche Eigenschaften.

Kurkuma ist ein hervorragendes Heilkraut bei Verletzungen der weichen Gewebe und Muskeln. In Indien legt man frische Kurkumawurzeln direkt auf die Wunden, die dann ohne Narbenbildung heilen. Auch Muskelzerrungen und verstauchte Gelenke kann man mit Kurkuma behandeln; es ist ein gutes Mittel für Sportverletzungen. Ayurvedische Kurkuma-Cremes sind nicht nur nützlich, um die Haut zu nähren oder Akne und Pickel zu beseitigen, sondern sie fördern auch die Heilung von verletztem Gewebe.

Ashwagandha ist ein gutes Tonikum zur Behandlung von Knochenbrüchen. Kochen Sie fünf Gramm auf eine Tasse Milch ab und fügen Sie eine Prise Kurkuma oder Zimt hinzu. Weitere in diesem Fall nützliche Kräuter sind Beinwellwurzel und Salomonssiegel, denn sie nähren das Knochengewebe und fördern die Heilung.

Myrrhe ist ein wichtiges Heilkraut zur Beseitigung von Blutstauungen und Verhinderung von Nekrosen. Ihr ayurvedischer Verwandter Guggul wird oft auf dieselbe Weise angewendet; die Rezeptur Triphala Guggul ist ein natürliches Antiseptikum und Antibiotikum, das die Heilung der tieferliegenden Körpergewebe fördert. Nehmen Sie bei schwereren Verletzungen dreimal täglich drei Pillen bis zu einer Woche lang. Bei leichteren Verletzungen oder schlecht heilenden Wunden reichen zwei Pillen zweimal täglich.

Andere Pflanzenharze wie die verschiedener Kiefern oder des Amberbaums sowie der Saft verschiedener tropischer indischer Feigenbäume wirken ebenfalls zusammenziehend, antiseptisch und heilend. Solche Harze können in Alkohol gelöst und zusammen mit etwas Kampfer zur Behandlung von Prellungen und Verstauchungen eingesetzt werden.

Packungen mit Rizinusöl verringern Schwellungen und fördern die Heilung bei Prellungen oder anderen Gewebeschäden. Man kann sie auch mit gutem Erfolg bei Bauchschmerzen und Tumoren einsetzen. Zu diesem Zweck tränkt man Baumwolle mit Rizinusöl, legt sie auf die betroffene Stelle oder wickelt sie um die Verletzung.

In der chinesischen Medizin verwendet man Salbei, um die Heilung von verletztem Gewebe zu fördern und die Bildung von Narben oder Verwachsungen zu verhindern. Sibirischer Ginseng (oft fälschlich als »Ginseng« bezeichnet), wird bei Sportverletzungen eingesetzt und wirkt leistungsfördernd, indem er die Muskeln, Sehnen, Gelenke und Knochen stärkt. Herztonika wie Chinesische Efeuwurzel oder Arjuna sind in dieser Beziehung ebenfalls nützlich.

Da Verletzungen auf äußere Ursachen zurückzuführen sind, richtet sich die Behandlung nicht nach den Körpersäften. Generell stört jedoch jede ernsthafte Verletzung langfristig die Lebenskraft, Prana, und schädigt Vata. Zu Beginn kann auch Pitta durch Fieber und Entzündung geschädigt werden.

Operationsfolgen

Wie eine Verletzung stört auch eine Operation die Lebenskraft und bringt das grundlegende körperliche Gleichgewicht durcheinander. Narkose und Antibiotika führen zu weiteren Komplikationen. Viele Leute leiden nach einer Operation unter einer schlechten Wundheilung. Narben und Verwachsungen, besonders im Bauchraum, können zu Verdauungsstörungen wie Blähungen und Verstopfung sowie zu chronischen Schmerzen führen. Das hat zum Teil damit zu tun, daß die westliche Medizin sich bei Operationen, abgesehen von Antibiotika gegen Infektionen, nicht um die Nachsorge kümmert.

Kurkuma ist auch hier wieder von Bedeutung, sowohl äußerlich als auch innerlich, denn es hilft, Narben und Verwachsungen zu beseitigen. Innerlich nimmt man ein bis drei Gramm Pulver dreimal täglich mit Honig. Ein anderes, leider teureres, ausgezeichnetes Heilkraut ist Safran. Färberdistel oder Ringelblume können ersatzweise verwendet werden. Studentenblume ist ebenfalls gut.

Aloe-Gel fördert die Heilung aller Schäden an den weiblichen Fortpflanzungsorganen und ist auch gut für Leber und Milz. Myrrhe wirkt ebenfalls positiv auf das weibliche Fortpflanzungssystem und hilft nach Operationen an Knochen und Gelenken (wofür speziell die Gugguls, besonders Triphala Guggul, geeignet sind). Die Triphala-Rezeptur selbst ist gut nach Dickdarm-Operationen. Gotu Kola, besonders in Form von Brahma Rasayan, hilft bei der Heilung von Nervengewebe und trägt auch mit zur Auflösung emotionaler Traumata bei. Kalmus stellt die Funktion von Nerven und Sinnesorganen wieder her und ist besonders gut, um die Wirkungen von Narkosemitteln zu beheben. Arjuna ist ein geeignetes Mittel nach Herzoperationen.

Chyavan Prash ist ein gutes Kräutermittel für die Zeit der Rekonvaleszenz nach einer Operation; es nährt das Blut und die tieferen Gewebe. Eine Milchabkochung mit Ashwagandha hilft, den Geist zu beruhigen und Ojas zu stärken. Shatavari beruhigt und nährt das Herz und trägt dazu bei, die Sensibilität des Fühlens wiederherzustellen. Man kann sowohl die Ashwagandha- als auch die Shatavari-Mischung oder die verjüngende und tonisierende Rezeptur (Nr. 2) verwenden.

Fenchel ist ein weit verbreitetes Gewürz, das die Heilung von Hernien fördert, aber auch eingesetzt werden kann, um Schmerzen im Unterbauch und postoperative Verdauungsstörungen zu behandeln. Packungen mit Rizinusöl sind ebenfalls gut, bei leichteren Beschwerden auch einfach eine gelegentliche Massage mit Rizinusöl.

Arthritis

Arthritis ist eine der am weitesten verbreiteten chronischen und degenerativen Krankheiten der Welt. Doch die moderne Medizin hat den betroffenen Patienten außer Aspirin wenig anzubieten. Im Ayurveda wird diese Krankheit als »Amavata« bezeichnet, ein Zustand vergifteter Luft. Arthritis ist hauptsächlich eine Vata-Störung mit Schmerzen und einer Schwächung der Knochen (dem wichtigsten Vata-Gewebe des Körpers). Entsprechend den drei Körpersäften kann man verschiedene Typen oder Stadien unterscheiden.

Zu den Ursachen gehören sowohl innere als auch äußere Faktoren. Arthritis kommt in Gegenden mit windigem, feuchtem und stürmischem Klima häufiger vor. Die Krankheit hat mit einer Schwäche des Verdauungsfeuers und schlechter Verdauung zu tun, wodurch sich Ama, also Giftstoffe, im Körper ansammelt. Infolge der schlechten Dickdarmfunktion können sich die Gifte in den Gelenken ablagern. Verletzungen können ebenfalls eine Ursache sein. Arthritis ist eine Autoimmunstörung, bei der der Körper seine eigenen Gewebe angreift; insofern läßt sich vieles übertragen, was schon im Kapitel »Allergien« erwähnt wurde.

Allgemeine Behandlung

Zunächst ist es notwendig, die Giftstoffe zu verbrennen, indem man das Verdauungsfeuer anfacht. Kurzes Fasten oder scharfe Gewürzkräuter können dabei helfen: Cayenne, Zimt, getrockneter Ingwer, Galgant. Man kann auch warme Edelsteine wie Rubin oder Granat in Gold gefaßt verwenden. Bei Fieber oder Entzündungen sollte man diese heißen oder warmen Heilmittel jedoch nicht einsetzen. Die Patienten sollten auf feuchte, schwere Nahrungsmittel, die Ama bilden, verzichten, und sie sollten regelmäßig essen.

Arzneiliche Sesamöle

Äußerlich helfen arzneiliche Öle, die steifen Gelenke zu lockern, Giftstoffe auszuleiten, das Gewebe zu nähren und Schmerzen zu lindern. Die speziellen arzneilichen Sesamöle des Ayurveda sind in dieser Beziehung ausgezeichnet.

Mahanarayan-Öl, dessen Hauptbestandteil Shatavari ist, eignet sich hervorragend, um die Gelenke beweglicher zu machen und Schmerzen zu lindern. Es ist außerdem gut zur Behandlung von müden Muskeln und Krampfadern, und es nährt die Haut. Deshalb ist es auch ein gutes Öl für Tänzer und Sportler. Narayan-Öl, dessen Hauptbestandteil Ashwagandha ist, hilft bei Muskel- und Gelenkschmerzen. Es verbessert die Durchblutung in den unteren Extremitäten und hilft, die Auswirkungen des Alterungsprozesses zu lindern. Sahachardi-Öl, dessen Hauptbestandteil Sahacharda ist, wirkt besonders bei rheumatoider Arthritis und hilft bei Muskelatrophie oder Nervendegeneration. Diese Öle können täglich sanft einmassiert werden. Chandanbalalakshadi, dessen Hauptbestandteil Sandelholz ist, wirkt kühlend und ist gut bei einer Arthritis vom Pitta-Typ.

Wenn diese Öle nicht zur Verfügung stehen, kann man warmes Sesamöl verwenden. Außerdem können wir unsere eigenen arzneilichen Öle herstellen, indem wir die entsprechenden Kräuter in Sesamöl kochen (siehe Lad/Frawley: *Die Ayurweda Pflanzen-Heilkunde*).

Therapeutisches Schwitzen in der Sauna oder im Dampfbad wirkt ausgezeichnet. Man verbindet einen Schlauch mit dem Oberteil eines Dampfkochtopfes, in dem entsprechende Kräuter kochen (typischerweise die Dashamula-Mischung). Leiten Sie den Dampf zur direkten Behandlung auf die betroffenen Körperpartien. Für diese Form der Therapie kann man schweißtreibende Kräuter wie Meerträubchen, Engelwurz, Nirgundi, Lorbeerblätter oder Eukalyptusblätter verwenden.

Ätherische Kräuteröle wie Kampfer, Minze und Wintergrün eignen sich gut zur äußeren Anwendung. Sie können in Wundbenzin gelöst oder mit tonisierenden Kräutern wie Ashwagandha zu einem arzneilichen Sesamöl zubereitet werden. Wintergrün enthält Methylsalicylat und kann statt Aspirin zur Schmerzlinderung eingesetzt werden.

Hilfreich sind auch reinigende Einläufe (mit einer Dashamula-Abkochung) oder die tägliche Einnahme von Triphala zur Reinigung des Dickdarms.

Wichtige ayurvedische Kräuter, die antirheumatisch wirken, sind Guggul, Rizinusöl, Kurkuma, Cyperus, Galgant, Nirgundi und Prasarini. Guggul eignet sich am besten zur Reinigung des Knochengewebes, zur Stärkung der Knochen und Verbesserung der Beweglichkeit. Cyperus, ein Heilkraut, das auch in der chinesischen Medizin verwendet wird, benutzt man im Ayurveda häufig zur Linderung arthritischer Schmerzen und Verkrüppelungen. Prasarini und Nirgundi lindern rheumatische Schmerzen. Prasarini kann man auch bei Bauchschmerzen einsetzen, während Nirgundi gute entzündungshemmende Eigenschaften hat.

Die wirksamsten ayurvedischen Rezepturen sind Triphala Guggul,

Yogaraj Guggul und Mahayogaraj Guggul (die letzten beiden enthalten spezielle Mineralstoffe). Neueste klinische Studien in Indien zeigen jedoch, daß der einfache Guggul alleine genauso gut wirkt wie diese komplexen Rezepturen, sofern man ihn in höheren Dosierungen von etwa sechs Gramm pro Tag nimmt. Die antirheumatische Rezeptur (Nr. 13), eine moderne Guggul-Mischung, die ausschließlich aus Kräutern besteht, ist ausgezeichnet.

Eine gute westliche Kräuterrezeptur kann man aus gleichen Teilen Engelwurz, wildem Ingwer, Zimt und Süßholzwurzel herstellen. Die Kräuter können mit heißem Wasser übergossen werden oder in Pulverform, jeweils ein Teelöffel mit Honig (weil Honig besser reinigt als Zucker, Milch oder Ghee), eingenommen werden. Diese Rezeptur wirkt im Anfangsstadium einer Arthritis recht gut und ist gut für Vata- oder Kapha-Typen. Wenn es sich primär um eine Pitta-Störung oder um eine Entzündung handelt, sollte man ein oder zwei bittere Kräuter wie Katuka, Sauerdorn oder kanadische Gelbwurzel hinzufügen.

Geeignete chinesische Kräuter sind Engelwurz, Gebirgsangelika, Liguster, Enzian und sibirischer Ginseng. Liguster ist das beste Schmerzmittel, sibirischer Ginseng wird bei chronischer und degenerativer Arthritis verordnet.

Weitere westliche Kräuter sind Myrrhe, Chaparral und Yucca.

Differenzierung

Eine Vata-Arthritis ist mit mehr Schmerzen verbunden, die veränderlich und wandernd, pochend und schneidend sind. Hitze lindert, während Kälte verschlimmernd wirkt. Die Haut ist trocken oder schuppig, die Gelenke werden steif und knacken, und den Patienten fällt es schwer, sich zu bewegen. Bei Vata kommt es auch eher zu einer Deformation der Knochen. Zusätzlich können Beschwerden wie Verstopfung, ein aufgetriebener Bauch und Kreuzschmerzen vorliegen. Nervosität, Ängstlichkeit, Furcht und Schlaflosigkeit sind weit verbreitet.

Eine Pitta-Arthritis ist mit Entzündung, Schwellung und Fieber oder einem Gefühl des Brennens verbunden. Kälte lindert die

Schmerzen, während Hitze sie verschlimmert. Weitere Symptome sind Schweißausbrüche, weiche Stühle und Reizbarkeit.

Eine Kapha-Arthritis ist mit Schwellungen und Ödemen um die Gelenke herum verbunden. Der Schmerz ist örtlich begrenzt, dumpf und anhaltend. Hitze lindert, während Kälte und feuchtes Wetter verschlimmernd wirken. Die Haut ist ölig, die Brust kann gestaut sein, oder die Patienten haben Schleim im Stuhl.

Konstitutionsspezifische Behandlung

Die Behandlung einer Vata-Arthritis gleicht der allgemeinen Behandlung mit einer Diät, die Vata und Ama verringert und entgiftend wirkt. Gugguls und arzneiliche Sesamöle sind die Basis der Therapie. Galgant ist in diesem Fall ein besonders geeignetes Heilkraut. Wenn eine Degeneration und Atrophie der Knochen vorliegt, sind Tonika wie Ashwagandha erforderlich. Achten Sie jedoch darauf, daß diese tonisierenden Kräuter durch ihre schwere Natur nicht die Giftstoffe (unverdaute Nahrungsbestandteile) erhöhen. Den Dickdarm sollte man mit Rizinusöl oder Triphala sauberhalten.

Bei einer Pitta-Arthritis werden zusätzliche Bitterkräuter in Verbindung mit einer Anti-Pitta-Diät benötigt. Sandelholzöl oder -paste, Kokosöl oder Gotu-Kola-Öl können auf die Gelenke aufgetragen werden. Kalte Umschläge oder Eispackungen sind hilfreich. Gute Kräuter sind Guggul, Sandelholz, Guduchi, Aloe, Neem, Kurkuma, Safran und andere bittere antirheumatische Kräuter wie Chaparral. Die antirheumatische Rezeptur (Nr. 13) sollte mit Aloe-Gel eingenommen werden.

Bei einer Kapha-Arthritis sind vor allem scharfe Gewürzkräuter erforderlich: Zimt, Ingwer, Senf, Cayenne, Kurkuma oder die Trikatu-Rezeptur. Scharfe Kräuter wie Senf, Cayenne oder Ingwer können als Pasten, Pflaster oder in Wundbenzin gelöst verwendet werden. Kalmuspulver eignet sich hervorragend für eine Trockenmassage der betroffenen Gelenke. Senföl kann äußerlich mit etwas Cayenne verwendet werden. Zucker, Milchprodukte und ölige Speisen sind streng zu meiden.

Gicht

Gicht ist eine Stoffwechselstörung, bei der sich Harnsäure in den Gelenkspalten ablagert. Aus ayurvedischer Sicht handelt es sich um einen ähnlichen Zustand wie bei Arthritis, und viele therapeutische Maßnahmen sind entsprechend. Charakteristischerweise schwillt die große Zehe an und wird extrem schmerzhaft. Gicht heißt im Sanskrit »Vatarakta«, was Vata im Blut bedeutet. Die Behandlung zielt darauf ab, Vata zu reduzieren und das Blut zu reinigen.

Eine der Ursachen für Gicht ist eine Ernährung, die das Blut vergiftet: zuviel salzige, saure und gewürzte Speisen, zu reichhaltiges, zu öliges, zu heißes oder falsch zubereitetes Essen. Die Betroffenen sollten Fleisch, Zucker, Gelees, Teilchen und Gebäck, Bohnen, Pilze, Joghurt, sauer Eingelegtes, saures Obst und Alkohol meiden. Frisches Gemüse darf unbegrenzt gegessen werden, ebenso frisches Obst, Reis, Weizen, Kartoffeln und Milch.

Man verwendet blutreinigende Kräuter wie Manjishta, Guduchi, Guggul, Myrrhe, Neem, Sandelholz und Vetiver. Aloe-Gel, vorzugsweise mit Kurkuma, ist ein gutes Hausmittel, ebenso die blutreinigende Fiebermischung (Nr. 7). Pindaöl oder Rizinusöl können äußerlich angewendet werden. Geeignete westliche Kräuter sind Löwenzahn, Rotklee, Klette und Sauerdorn.

Krebs

Im Ayurveda gilt Krebs als eine Krankheit, die alle drei Körpersäfte betrifft, obwohl zu Beginn typischerweise zunächst nur einer gestört ist.

Das Verdauungsfeuer und andere Agnis sind schwach, so daß sich giftige Substanzen im Körper ansammeln können. Der Krebs repräsentiert eine negative Lebensenergie, eine Art Parasit, der sich im Körper festgesetzt hat. Negative Lebensenergie entsteht gewöhnlich durch ein Übermaß an Apana, der sich abwärts bewegenden Luft. Deshalb können Apana-Störungen wie eine Auftreibung des Bauches, Verstopfung und Durchfall die Grundlage bilden, auf der sich die Krankheit entwickelt. Krebszellen, denen es

an Sauerstoff (Prana) fehlt, sind Ausdruck eines Wachstums im Körper, das nicht den Regeln der Lebenskraft folgt.

Krebs hat viele Ursachen wie beispielsweise unsere vergiftete Umwelt, industriell verarbeitete Nahrungsmittel, eine sitzende Lebensweise und ein Mangel an spirituellem Lebenssinn oder einer
entsprechenden Lebenseinstellung. Oft entwickelt er sich auf der
Basis unterdrückter Emotionen oder emotionaler Stagnation, was
zu einer Ansammlung von Giftstoffen und einem Übermaß an Körpersäften führt. In der älteren, traditionellen westlichen Medizin
galt Krebs als Krankheit der Melancholie oder schwarzen Galle, was
man ebenfalls als unterdrückte Emotionen übersetzen kann. Deshalb reichen körperliche Behandlungen oft nicht aus, um die Gesundheit wiederherzustellen.

Im vedischen System gilt Krebs als eine psychische Störung, ein Riß
in der Aura, durch den negative astrale Kräfte eindringen können.
Emotionale Reinigung, Mantras und Meditation sind bedeutsame
Gegenmittel.

Spirituelle Therapien

Eine Edelsteintherapie ist hilfreich; Edelsteine können die Aura ba-
lancieren und das Leben schützen. Ein in Gold gefaßter blauer Saphir hat die besten Anti-Tumor-Eigenschaften. Er hilft, negative
Kräfte vom Körper abzuwehren und sollte zusammen mit anderen
Steinen getragen werden, die die positive Lebenskraft stärken. Der
Diamant ist der wichtigste Stein zur Erhaltung und Verlängerung
des Lebens. Diamant, gelber Saphir und gelber Topas sind die besten Steine, um Ojas, die Energie des Immunsystems, zu erhöhen.
Rubin, Granat oder rote Koralle fördern die Durchblutung, wodurch die Stagnation hinter dem Tumor beseitigt wird. Smaragd
und Peridot helfen, Prana zu erhöhen sowie Schmerzen und Dis-
harmonien zu lindern.

Spezielle ayurvedische Diamant-Zubereitungen (Hira Bhasma)
sind besonders nützlich.

Die Mantra-Therapie wirkt ausgezeichnet gegen Krebs. Das einfache Skandieren von Om ist hervorragend zur Öffnung der Aura

und um die psychische Atmosphäre zu reinigen. Das Mantra Ram verleiht den besten Schutz und vermittelt Zugang zur göttlichen Heilkraft. Hum hilft, negative Lebensenergien zu beseitigen. Pranayama ist wichtig, um Prana, die positive Lebenskraft, zu erhöhen: regelmäßiges Sonnen-Pranayama für Kapha, Mond-Pranayama für Pitta und beides abwechselnd für Vata. Das Praktizieren von Pranayama ist eine wichtige Maßnahme, um Krebs vorzubeugen.

Differenzierung

Bei Vata-Krebs spielen emotionale Faktoren wie Furcht, Ängstlichkeit, Depression und auch Schlaflosigkeit eine Rolle. Die Tumoren sind trocken, hart und zeigen ein unterschiedliches Erscheinungsbild. Die Hautfarbe wird grau, braun oder dunkel. Die Patienten leiden unter Auftreibung, Verstopfung oder anderen Symptomen eines hohen Vata. Dickdarmkrebs ist oft vom Vata-Typ.

Bei Pitta-Krebs findet man Wut, Reizbarkeit, Ärger oder Haß. Die Tumoren sind entzündet, infiziert und mit einem Gefühl des Brennens oder Blutungen verbunden. Die meisten Arten von Haut-, Augen- und Leberkrebs gehören zum Pitta-Typ.

Der Kapha-Krebs ist mit Müdigkeit, zuviel Schlaf, Stauungen und übermäßiger Speichelbildung verbunden. Gewöhnlich treten zunächst gutartige Tumoren auf, die im Laufe der Zeit bösartig werden. Wenn der Krebs früh genug erkannt wird, ist die Operation eine effektive Behandlungsform. Lungenkrebs oder Brustkrebs gehören oft zum Kapha-Typ.

Kräuterbehandlungen und Ernährungsumstellung

Die Kräutertherapien zur Krebsbehandlung kann man in verschiedene Kategorien einteilen.

Stark umstimmende und blutreinigende Kräuter.

Sie leiten Giftstoffe aus und verringern Infektionen. In diese Kategorie gehören die berühmtesten westlichen Anti-Krebs-Kräuter und einige östliche Heilkräuter: Rotklee, Löwenzahn, kleine Braunelle, Stillingia, Klette, Stechwinde, indische Stechwinde und chinesische Oldenlandia.

Solche Kräuter verwendet man möglichst frisch, und sie lassen sich gut mit einer entgiftenden Diät verbinden. Es können Dosierungen von 30 bis 80 Gramm pro Tag erforderlich sein. Die Behandlung ist zweckmäßig bei Tumoren des Lymphsystems und der Haut und ist sinnvoll bei Erkrankungen vom Pitta- und Kapha-Typ.

Kräuter, die den Kreislauf stark anregen.
Sie fördern die Durchblutung, lösen Stauungen auf, reduzieren die Tumormasse und helfen bei der Gewebeheilung. Kräuter, die zu diesem Zweck benutzt werden, sind Kurkuma und dessen Verwandte Zitwer, Safran, Färberdistel, Myrrhe, Manjistha und Guggul. Weitere chinesische Kräuter sind Salbei und Spargania.

Diese Kräuter wirken gut bei Tumoren der Brust, der Gebärmutter sowie bei Leber- oder Bauchspeicheldrüsenkrebs. Viele von ihnen haben einen Einfluß auf alle drei Körpersäfte. Die Dosierungen brauchen in diesen Fällen nicht besonders hoch zu sein.

Immunstärkende Tonika.
Dazu gehören berühmte chinesische Kräuter wie Ginseng, Tragant, Windglocke, Speichelkraut, Limonenbaumfrucht und Liguster sowie die ayurvedischen Kräuter Ashwagandha, Shatavari, Guduchi, Bala, Shilajit, Kapikacchu, Augengras und weißer Spargel. Sowohl die chinesischen als auch die ayurvedischen Kräuter haben ihre immunstärkenden Effekte in modernen klinischen Studien bewiesen. Westliche Kräuter wie amerikanischer Ginseng, Beinwellwurzel und Salomonssiegel haben ähnliche Wirkungen.

Diese tonisierenden Kräuter eignen sich für geschwächte Patienten, die gewöhnlich zum Vata-Typ gehören. Sie helfen aber auch, die Kräfte jener Patienten zu bewahren, die sich stärkeren Therapien unterziehen müssen, sei es nun eine Kräuterbehandlung, eine Ernährungsumstellung, Operation oder Chemotherapie. Auch hier muß die Dosierung hoch sein, beispielsweise 30 Gramm oder mehr pro Kraut täglich.

Spezielle auswurffördernde und schleimlösende Kräuter.
Blasentang, Algen, Irisch Moos sowie das ayurvedische Bhallatak und das chinesische Heilkraut Kaiserkrone gehören zu dieser Kategorie.

Diese Kräuter sind bei Tumoren der Schilddrüse, des Nackens oder des lymphatischen Systems einzusetzen, sie können bei anderen Krebsarten jedoch ebenfalls nützlich sein. Nach ayurvedischen Kriterien passen sie am besten für Krebs vom Vata- und Kapha-Typ.

Ebenfalls zweckmäßig sind viele stark bittere oder scharfe Kräuter mit ihren fettverringernden und giftausleitenden Eigenschaften. Dazu gehören kanadische Gelbwurzel, chinesische Goldwurz, Aloe, Katuka (bitter) und Cayenne, schwarzer Pfeffer, Kalmus und Gelbholz (scharf).

Eine typische Anti-Krebs-Rezeptur kombiniert Aspekte aus allen verschiedenen Ansätzen und variiert sie entsprechend den individuellen Bedürfnissen. Eine gute allgemeine Rezeptur kann man aus gleichen Teilen Kurkuma, Färberdistel (oder zu einem Viertel Safran), Manjishta, Löwenzahn, kleine Braunelle, Stechwinde und Ashwagandha herstellen. Von dieser Mischung kann man eine starke Abkochung trinken oder drei bis sechs Gramm des Pulvers dreimal täglich einnehmen. Kapha nimmt das Pulver mit Honig und schwarzem Pfeffer, Pitta mit Aloe-Gel und Vata mit frischem Ingwertee.

Wenn solche Kräuter in Verbindung mit einer starken Anti-Ama-Diät oder einer entgiftenden Diät genommen werden, können sie bösartige und gutartige Tumoren verringern, sofern diese nicht groß sind, keine Metastasen gebildet haben und der Patient noch kräftig ist.

Fleisch und Milchprodukte sollten streng gemieden werden, ebenso wie zuviel Protein (der Krebs selbst ist reines Protein). Eine geringe Menge Protein sollte man jedoch zu sich nehmen, damit die entsprechenden Verdauungsenzyme abgesondert werden. Krebs gilt gelegentlich als eine Krankheit, die durch eine Ernährung mit zuviel Protein oder zuviel Fleisch ausgelöst wird. Im Mittelpunkt der therapeutischen Diät sollten deshalb, solange der Patient noch kräftig genug ist, rohes Gemüse und Säfte stehen, beispielsweise aus Weizengras, Gerstengras, Sellerie und Löwenzahn, Alfalfa- und Sonnenblumensprossen. Rohe Gemüsesäfte sind voll von Prana und helfen, den Organismus von jeder negativen Lebensenergie zu reinigen. Diese von Natur aus kalten Gemüsearten sollten mit Ingwer oder Knoblauch gewürzt werden, um das Verdauungsfeuer zu schützen.

Wenn der Patient schwach ist, werden zusätzlich die oben erwähnten tonisierenden Kräuter verordnet, um die Energie und das Immunsystem zu schützen.

Folgende Kräuter werden zur konstitutionsspezifischen Tumorbehandlung eingesetzt:

Für Vata: Kalmus, Haritaki, Myrrhe oder Guggul und die Triphala-Rezeptur oder Triphala Guggul. Der Dickdarm muß saubergehalten werden. Stinkasant 8 ist ebenfalls nützlich.

Für Pitta: Safran, Manjishta, Löwenzahn, Gotu Kola und Kurkuma. Gewöhnlich können bei Pitta-Patienten sehr starke blutreinigende Therapien sowie Rohkost- und Saftdiäten durchgeführt werden. Die blutreinigende Fiebermischung (Nr. 7) oder leberreinigende Therapien und Rezepturen können nützlich sein.

Für Kapha: Cayenne, schwarzer Pfeffer, langer Pfeffer, Bhallatak, getrockneter Ingwer, Guggul, Myrrhe, Kurkuma und die Trikatu-Rezeptur. Vor allem sind starke Maßnahmen zur Förderung des Auswurfs notwendig.

In jedem Fall sollte eine entsprechende Pancha-Karma-Behandlung (vgl. entsprechenden Abschnitt) vorgenommen werden.

Zahnprobleme

Geschwollenes oder blutendes Zahnfleisch kann akut mit zusammenziehenden Kräutern behandelt werden. Gewöhnlich handelt es sich um einen Pitta-Zustand (feurig oder infektiös), aber es kann auch ein lokales Problem vorliegen.

Die zusammenziehenden Kräuter werden örtlich angewendet. Dazu gehören Alaun, Alaunwurzel, Kurkuma, Gerberakazie, Myrrhe oder Triphala-Pulver. Bittere Kräuter wie kanadische Gelbwurzel oder Katuka helfen durch ihre entzündungshemmenden Eigenschaften. Das Pulver wird mehrmals täglich und besonders vor dem Zubettgehen angewendet. Leider schmecken die meisten dieser Kräuter unangenehm. Deshalb sollte man zusätzlich Pfefferminze, grüne Minze oder Süßholzwurzel nehmen, die auch die Wirksamkeit verbessern, indem sie dafür sorgen, daß die anderen Kräuter tiefer in das Gewebe eindringen.

In Indien gibt es viele ayurvedische Zahnpasten und Zahnpulver, die Extrakte von zusammenziehenden Kräutern enthalten. Einige von ihnen kann man mittlerweile auch im Westen bekommen. Wenn man damit täglich das Zahnfleisch massiert, kann man Zahnfleischprobleme wirksam verhüten oder beseitigen. Viele Millionen Mark, die hierzulande für Zahnsanierung ausgegeben werden, könnte man einsparen, wenn wir diese andere Art von Zahnhygiene lernen würden. Eine Zahnfleischmassage mit Sesamoder Kokosöl ist ebenfalls gut, um das Zahnfleisch zu kräftigen. Generell ist Zahnfleischmassage eine wesentliche Maßnahme, um die Gesundheit von Zähnen und Zahnfleisch langfristig zu erhalten.

Wenn es sich nicht nur um ein lokales Problem handelt, ist wahrscheinlich ein Pitta-Überschuß die Ursache, wobei Übersäuerung oder Hitze in Leber oder Magen die auslösenden Faktoren sind. Das Problem sollte dann entsprechend behandelt werden.

Gegen Mundgeruch oder einen schlechten Geschmack im Mund gibt es viele gute Gewürzkräuter, die man in Form von Tee einnehmen kann, beispielsweise Thymian, Pefferminze, Zimt und Nelken. Nelken, wilder Ingwer und Gelbholz sind gute Analgetika bei Zahnschmerzen. Man gibt einige Tropfen der Tinktur direkt auf die schmerzende Stelle.

Die Versorgung von Kindern und älteren Menschen

Im Ayurveda gilt die angemessene Versorgung von Kindern als Grundlage für die Gesundheit einer Kultur. Einer der acht Hauptzweige ist die Kinderheilkunde. Die Krankheitsanfälligkeit entsteht durch einen Mangel an Verständnis und Fürsorge im Hinblick auf die einzigartige Konstitution des Kindes. Ein alter vedischer Spruch lautet: »Der Eine Gott hat vom Geist Besitz ergriffen, wurde geboren und spielt im Kind.« Dieses göttliche Kind wird in Indien als das Kind Krishna verehrt, und genauso sollen alle Eltern ihr Kind sehen. Es ist wichtig, daß man die Konstitution seines Kindes feststellt und ihm eine entsprechende ayurvedische Ernährung und Lebensführung zukommen läßt. Zu diesem Zweck kann man die Tabelle benutzen, die am Anfang dieses Buches steht. Nicht allen Kindern bekommt die gleiche Ernährung und die gleiche Erziehung. Ohne ein Verständnis für die einzigartige Natur eines jeden Menschen (und das Kind kann sich hier durchaus von den Eltern unterscheiden) geraten wir leicht in Versuchung, unsere Kinder in ein zu enges oder unpassendes Muster zu zwängen. Dadurch macht man es ihnen vielleicht schwer zu entdecken, wer sie wirklich sind und welche Bedürfnisse sie wirklich haben. Wir können auch die Kindheit als Ganzes unter einer ayurvedischen Perspektive betrachten.

Die Kindheit

Es gibt im menschlichen Leben unterschiedliche Stadien, die sich jeweils durch eine besondere Natur und spezielle Bedürfnisse auszeichnen. Die Phase der Kindheit formt den Menschen und ist deshalb besonders wichtig. Das ist bei den unterschiedlichen Völkern, Rassen und Kulturen relativ ähnlich.

Die Kindheit ist eine Zeit im Leben, in der Kapha der vorherrschende Körpersaft ist. Wasser ist ein gestaltendes Element, der Ursprung des Lebens, und es ist verantwortlich für Wachstum und Entwicklung. Da Kinder neues Gewebe, also mehr Kapha, bilden, produzieren sie meist auch mehr Schleim. Das weist auf eine schwache Verdauung hin, die es dem Schleim erlaubt, sich dort anzusammeln, wo eigentlich neues Gewebe gebildet werden sollte. Aus diesem Grund haben Kinder öfter Krankheiten, die mit einem Übermaß an Schleim verbunden sind, und leiden am häufigsten unter Lungenstörungen, angefangen bei einer einfachen Erkältung über Bronchitis bis zur Lungenentzündung. Dies sind im Ayurveda Kapha-Krankheiten. Obwohl Kinder individuell zu jedem Konstitutionstyp gehören können, hat Kapha während der Kindheit eine höhere Konzentration. Deshalb kann man alle Kinder als Kapha-Patienten behandeln, zumindest bis zum Alter von zwei, manchmal sogar bis zum Alter von fünf Jahren.

Ernährungsregeln für Kinder

Im allgemeinen sollten Kinder einfach und ausgewogen ernährt werden, ohne allzu viele Süßigkeiten, starke Gewürze, übermäßig saure Speisen oder zuviel Salz. Eine Ernährung mit Vollkorngetreide und komplexen Kohlenhydraten sorgt dafür, daß ein Kind ruhig und ausgeglichen ist. Es ist leicht, den kindlichen Geschmack zu beeinflussen, später dauert es sehr lange oder gelingt vielleicht gar nicht mehr, schlechte Ernährungsgewohnheiten zu korrigieren. Leckereien, die als Ersatz für elterliche Liebe und Fürsorge dienen sollen, verderben das kindliche Gespür für Zuneigung.

Kinder brauchen Nahrungsmittel, die aufbauend wirken, und die meisten davon erhöhen Kapha. Wir können Kinder nicht einfach dadurch behandeln, daß wir ihnen eine wasser- oder schleimreduzierende Diät verordnen, denn so fehlen ihnen die für das Wachstum erforderlichen Nährstoffe. In dieser Hinsicht sind Milchprodukte und Zucker gut, sofern sie auf die richtige Art eingesetzt werden. Im alten Indien wurde behauptet, Milch sei ein ideales Nahrungsmittel, wenn sie mit den richtigen Kräutern gegeben werde.

Milchprodukte

Um richtig zu wachsen, brauchen Kinder nahrhaftes Essen, das auch eine gewisse Menge an Proteinen enthält. Nach der Muttermilch, dem natürlichen Nahrungsmittel für Kinder, kann Kuhmilch in den meisten Fällen zum Hauptnahrungsmittel werden. Ausnahmen gibt es vor allem in solchen Kulturen, in denen keine Milchprodukte verzehrt werden; hier sind die Kinder möglicherweise genetisch bedingt nicht in der Lage, die notwendigen Verdauungsenzyme zu bilden.

Für Vegetarier sind Milchprodukte ein wichtiger Bestandteil der Ernährung, denn sie sind ein guter Fleischersatz und wirken genauso stärkend wie Fleisch, ohne dessen Nachteile zu haben und ohne negatives Karma hervorzurufen, weil man keinem Tier das Leben genommen hat.

Aber Milchprodukte wirken schleimbildend. Das gilt nicht nur für Milch, sondern noch mehr für Käse und Joghurt. Obwohl es sich um gute Nahrungsmittel für Kinder im Wachstum handelt, können sie gleichzeitig die Krankheiten der Kinder verschlimmern. Um solche möglichen Nebenwirkungen zu vermeiden, sollten sie richtig zubereitet und mit anderen Nahrungsmitteln kombiniert werden. Die meisten Milchprodukte und vor allem Milch selbst passen nicht gut zu anderen Nahrungsmitteln. Milch paßt schlecht zu Brot, saurem Obst, Bohnen, Nüssen, Fisch oder Fleisch. Gewöhnlich trinkt man sie am besten alleine und macht eine eigene Mahlzeit daraus. Man kann sie aber auch gut mit Vollkorngetreide oder süßem Obst wie Bananen kombinieren. Joghurt verträgt sich nicht gut mit Milch, saurem Obst oder Nüssen, sondern besser mit Gemüse und kann zu den Mahlzeiten verzehrt werden.

Pasteurisierte Milch ist in gewisser Weise vorgekocht. Ihr fehlen die Vitalstoffe, und deshalb wirkt sie stärker schleimbildend. Am besten verwendet man rohe Milch, erhitzt sie bis zum Siedepunkt, wodurch sie besser verdaulich wird, und fügt dann Gewürze hinzu, die die Schleimbildung verringern. Das sind Kardamom, Zimt, Ingwer und Nelken. Kardamom ist vielleicht am besten. Wenn man eine Messerspitze bis zu einem viertel Teelöffel dieser Gewürze zusammen mit etwas Honig oder Rohzucker in eine Tasse warme Milch gibt, schmeckt das nicht nur gut, sondern die Milch ist auch leichter zu verdauen. Wenn kalte, pasteurisierte Milch zu Brot oder Fleisch getrunken wird, ist das eine toxische Kombination. Warme Milch ist ein gutes, mildes Beruhigungsmittel, das den Schlaf fördert. Die beruhigende Wirkung kann durch ein wenig Muskat (für Kinder bis zu einem viertel Teelöffel pro Tasse) verstärkt werden. Milch wirkt leicht abführend: Während sie gut bei Verstopfung ist, sollte man bei Durchfall und weichen Stühlen darauf verzichten.

Die schleimbildenden Eigenschaften von Käse lassen sich durch Gewürze wie Kreuzkümmel, Senf oder Cayenne verringern. Käse ist das am stärksten schleimbildende Milchprodukt und sollte nicht im Übermaß verzehrt werden.

Nach einer seit Tausenden von Jahren bestehenden indischen Tradition ißt man Joghurt am besten zu den Mahlzeiten, gemischt mit frischer Gurke und Kräutern wie Kreuzkümmel, Koriander, Korianderblättern und Cayenne. Joghurt ist schwer, schlecht zu verdauen und wirkt etwas stopfend (gut, wenn Kinder Durchfall haben). Richtig verwendet gibt er dem Organismus gute Bakterien und fördert Gewichtszunahmen (im Ayurveda gilt Joghurt nicht als Schlankheitsmittel, als das er im Westen angepriesen wird). Buttermilch ist das am wenigsten schleimbildende Milchprodukt. Man sollte vorzugsweise die natürlicheren, schwach gesalzenen Formen von Buttermilch verwenden.

Beachten Sie, daß Milchprodukte im Speiseplan durch Vollkorngetreide wie Weizen oder braunen Reis, nahrhafte Früchte wie Bananen und Papayas oder komplexe Kohlenhydrate wie Kartoffeln ergänzt werden müssen, damit die Kinder genügend Nährstoffe für ihr Wachstum bekommen.

Zucker

Im Ayurveda geht man davon aus, daß Menschen ein gewisses Maß an Zucker für ihr Wachstum brauchen, weil Zucker den Körper aufbaut. Weißer Zucker ist jedoch nicht gut, weil es sich dabei um ein zu stark verarbeitetes, totes oder tamasisches Nahrungsmittel handelt, das dem Körper Mineralstoffe entzieht. Jagrézucker (Gur) ist die beste Form von Rohzucker. Er wird aus dem rohen Sirup hergestellt und ist reich an Vitaminen und Mineralien. Auch andere Arten von rohen oder natürlichen Süßstoffen sind gut, beispielsweise Ahornsirup, Melasse, Reis- oder Gerstenmalz und unraffinierter Zucker.

Honig ist ein sehr konzentrierter Süßstoff. Man verwendet ihn besser in geringen Mengen oder als Heilmittel. Er ist ausgezeichnet in Verbindung mit Kräutern, vor allem mit tonisierenden oder auswurffördernden, denn er gibt ihnen ein gutes Aroma und verbessert ihre Wirkung. Als Nahrungsmittel oder beim Kochen und Backen (außer bei niedrigen Temperaturen) ist er schwerer zu verdauen als Zucker und kann die Bauchspeicheldrüse auf ähnliche Weise überstimulieren.

Zucker, sogar in Form von Obst oder Obstsäften, verträgt sich mit den meisten Nahrungsmitteln nicht gut und führt oft zu Blähungen. Wenn man unter Blähungen oder Verdauungsstörungen leidet, sollte man am besten auf Zucker in jeder Form verzichten, bis das Problem beseitigt ist.

Im Ayurveda wird empfohlen, Kindern eine gewisse Menge Rohzucker zu geben, besonders in Verbindung mit Vollkorngetreide oder Milch. Es gibt viele ayurvedische Kräuterzubereitungen, die Zucker, Honig, Ghee, Nüsse und tonisierende Kräuter enthalten und auch für geschwächte Menschen gut sind.

Öle

Eine gewisse Menge an Öl ist in der Ernährung notwendig. Kinder brauchen für ihr Wachstum mehr davon. Aber auch hier gilt wieder, daß ölige Speisen Schleim bilden und viele gesundheitliche Störungen im Kindesalter verschlimmern. Im Ayurveda gelten Ghee und Sesamöl als die besten Öle für die Ernährung. Ghee kann zum Kochen verwendet oder wie Butter benutzt werden. Es gilt im Vergleich zu Butter als weitaus leichter verdaulich und weniger schleimbildend.

Öle sind auch für die Massage nützlich. Eine Massage mit warmem Sesamöl beruhigt das Nervensystem eines Kindes, fördert den Schlaf und nährt die Haut. Vor allem aber fördert sie bei dem Kind das Gefühl, verwöhnt und umsorgt zu werden.

Gewürze für Kinder

Viele Gewürze sind gut für Kinder und helfen, ihren Stoffwechsel zu regulieren. Aber scharfe Gewürze wie Cayenne, Chilies und schwarzer Pfeffer sollten mit Vorsicht verwendet werden, weil sie austrocknend wirken und den Magen reizen können. Der Magen muß erst lernen, mehr Schleim abzusondern, damit auch diese Gewürze verträglich sind. Warme, leicht süße Gewürze wie Ingwer, Zimt, Kardamom, Koriander und Fenchel sind besser geeignet. Andere milde, aber nicht süße Gewürze sind Kurkuma, Kreuzkümmel und Basilikum.

Um den Organismus von Schleim freizuhalten sowie die geistigen und sensorischen Funktionen zu verbessern, sind Kräuter und Gewürze wie Basilikum, Thymian, Salbei, Ysop und Minze gut. Fenchel, Kardamom, Kreuzkümmel und Dill lindern Koliken, Blähungen und Auftreibung. Sie verringern das Bauchkneifen, erleichtern den Energiefluß und regulieren die Peristaltik des Dickdarms.

Heilkräuter für Kinder

Es gibt verschiedene Kräutermittel, die für Kinder gut geeignet sind. Im Ayurveda werden für Kinder spezielle Tonika zubereitet, und verschiedene Hersteller haben ihre eigenen Spezialprodukte, die nicht nur nahrhaft sind, sondern auch die Wachstumshormone regulieren. Ähnliche Heilmittel kann man auch aus westlichen Kräutern herstellen. Um das Wachstum von Knochen, Zähnen und Haaren zu verbessern, verwendet man Beinwellwurzel, Salomonssiegel, Eibisch, amerikanischen Ginseng, Süßholzwurzel und Sesamsamen. Am besten gibt man den Kindern einen Teelöffel Pulver in warmer Milch.

Gute ayurvedische Kräuter für Kinder sind Ashwagandha, Shatavari, Amalaki und Bala. Geeignete Rezepturen sind die Ashwagandha-Mischung und das Energie-Tonikum (Nr. 2). Um die Intelligenz von Kindern zu steigern, sind geringe Mengen Kalmus (ein viertel Teelöffel) in Milch mit Honig hervorragend. Gotu Kola stärkt den Geist, reinigt das Blut und beruhigt die Emotionen. Gotu Kola ist besonders gut für Kinder, die durch ein Übermaß an Zucker und eine schlechte Leberfunktion hyperaktiv sind. Die arzneilichen Ghees aus diesen beiden Kräutern sind ebenfalls gut.

Ayurvedische Kräutergelees wie Chyavan Prash oder Brahma Rasayan fördern das Wachstum der Kinder ausgezeichnet. In der chinesischen Medizin war das berühmte Nierentonikum Rehmannia 6 (Tabletten aus 6 Bestandteilen mit Braunwurz), das man heute vor allem älteren Menschen verordnet, ursprünglich dafür gedacht, das Wachstum von Kindern zu fördern.

Die allgemeine Behandlungsregel für Kinder besagt, daß man keine zu starken Therapien einsetzen sollte. Beispielsweise sollten der sehr heiße Cayenne und die sehr kalte kanadische Gelbwurzel Kindern nicht zu oft oder in großen Mengen gegeben werden. Kräuter, die sehr stark reduzierend wirken wie Rhabarberwurzel oder sehr stark tonisieren wie etwa Ginseng, sollten ebenfalls zurückhaltend verwendet werden. Die Dosierung der Kräuter sollte sich nach dem Alter der Kinder richten. Für Kleinkinder reicht eine Messerspitze bis zu einem viertel Teelöffel der Kräuter in Tee oder Milch. Kinder zwischen fünf und zehn Jahren können ein Viertel bis zu der Hälfte der Erwachsenendosis bekommen.

Spirituelle Therapien

Bei Kinderkrankheiten reicht es oft aus, die Ernährung umzustellen oder eventuell zusätzlich einige milde Kräuter zu verordnen. Wichtig ist aber auch, die Kinder schon in jungen Jahren mit Yoga vertraut zu machen. Ihre Körper sind noch subtiler, und Yogastellungen, die man frühzeitig lernt, kann man leicht während des ganzen Lebens ausführen. Obwohl es Kindern schwerfällt zu meditieren, sollten sie es trotzdem versuchen. Meditation wirkt besser in Verbindung mit Spaziergängen, Wanderungen oder einem Rückzug in die Natur. Mythen, Sagen und Geschichten über Tiergestalten von Göttern wie Hanuman, dem Affenkönig im Ramayana, sind wichtig für die Kommunikation mit dem Unterbewußtsein des Kindes. Die natürliche kreative Gestaltungskraft des Kindes sollte fließen dürfen und durch Symbole des kosmischen Geistes angeregt werden.

Das Alter

Ayurveda bedeutet wörtlich »die Wissenschaft vom langen Leben«. In ihrem Mittelpunkt steht nicht nur die Behandlung von Krankheiten, sondern auch die Maximierung der Lebensspanne und die Sorge für eine optimale Lebensqualität. Das soll uns nicht nur mehr Zeit geben, unser irdisches Leben zu genießen, sondern auch eine längere Inkarnation ermöglichen, in der unsere spirituelle Entwicklung, die Zeit und Geduld braucht, voranschreiten kann.
Im alten Indien galt das höhere Lebensalter als gute Zeit für spirituelles Wachstum, eine Phase, in der die weltlichen Verpflichtungen im Zusammenhang mit Arbeit und Familie erfüllt waren und die Seele sich von Natur aus nach dem Transzendenten sehnt. Viele Krankheiten oder Ungleichgewichte unserer westlichen Kultur haben damit zu tun, daß wir den Wert der letzten Lebensjahre nicht zu schätzen wissen und nicht fähig sind, den älteren Menschen Mittel und Wege zu zeigen, wie sie das höhere Bewußtsein, das in ihnen erwacht, weiterentwickeln können. Die entsprechenden Möglichkeiten des Yoga und des Ayurveda sind für ältere Menschen von besonderer Bedeutung, denn sie geben ihnen die Basis für diesen spirituellen Höhepunkt ihres Lebens. Es ist wichtig, daß wir es wagen, das spirituelle Gewahrsein im höheren Alter zu entwickeln, denn die letzte Phase unseres Lebens entscheidet über die Art unserer nächsten Inkarnation.
Selbst unsere schlechten Angewohnheiten wie Rauchen und Trinken bringen uns nicht um, aber sie führen dazu, daß wir in zukünftigen Leben erneut dazu neigen, zu rauchen und zu trinken. Unabhängig davon, wie alt wir sind, sollten wir einen angemessenen

Lebensstil pflegen und gut für den materiellen Körper sorgen. Das gewährleistet, daß wir im nächsten Leben eine bessere Beziehung zu diesem Körper haben.

Die ältere Generation repräsentiert die Früchte unserer Kultur und läßt uns erkennen, wohin unsere kulturellen Werte im positiven oder negativen Sinne führen. Wie wir wirklich gelebt haben, spiegelt sich darin, wie wir altern und wie wir sterben. Unsere Kultur als Ganzes orientiert sich an der Jugend. Deshalb betrügen wir ältere Menschen um die wahren Werte des Alters und zwingen sie unter die falschen Standards der Jugend. Es ist nur natürlich, wenn wir mit zunehmendem Alter das Interesse an weltlichen Dingen verlieren – an Dingen wie Sex, Geld, Ruhm und Arbeit – und statt dessen Weisheit, Distanz und Unterscheidungsfähigkeit entwikkeln. Das ist kein Zeichen des Verfalls, sondern eines angemessenen Wachstums wie die strahlenden Farben des Herbstlaubs oder das Reifen der Früchte. Wir bestehen nicht darauf, daß Blätter grün bleiben, aber die Schönheit und Weisheit des menschlichen Alters wissen wir nicht zu schätzen.

Das Alter ist eine Lebensphase, die von Vata und den entsprechenden Eigenschaften der Kälte und Trockenheit, des Verfalls und der Desintegration beherrscht wird. Aber in dem Maße, wie unser Körper schwächer wird und unsere Verbindung zu ihm lockerer, entsteht Raum für die Entwicklung eines Gewahrseins, das darüber hinausgeht. Typische Alterskrankheiten sind Vata-Störungen: trockene und faltige Haut, Verstopfung, Haar- oder Zahnausfall, Schwäche der Knochen, Knacken in den Gelenken, Arthritis, Gedächtnisschwäche, Hör- und Sehschwäche.

Gleich, welche Konstitution man bei seiner Geburt hatte, im Alter brauchen wir alle eine Anti-Vata-Behandlung und eine Anti-Vata-Diät. Die Öl-Therapie gewinnt an Bedeutung; Einläufe, Massagen und die äußerliche Anwendung von Sesamöl und seinen arzneilichen Zubereitungen. Die innerliche Anwendung von Ghee hilft, geistige Klarheit zu bewahren. Im Mittelpunkt stehen eher tonisierende statt reduzierende Therapien in Verbindung mit tonisierenden Kräutermitteln.

Chyavan Prash ist das beste Allround-Tonikum, um die Gesundheit zu bewahren und das Gewebe jung zu halten. Es ist ursprünglich als Verjüngungsmittel entwickelt worden.

Brahma Rasayan ist ausgezeichnet, um das Gedächtnis zu stärken und die Gehirnzellen zu beleben. Wenn dieses Mittel nicht zur Verfügung steht, kann man statt dessen Gotu Kola oder Gotu-Kola-Ghee nehmen. Gotu Kola ist vielleicht das beste Heilkraut zur Verbesserung des Gehörs. Für die Augen ist Kalmus besser geeignet.

Ashwagandha ist das Hauptmittel, um Knochen und Gelenke zu stärken. Es ist auch gut bei Impotenz, vorzeitiger Ejakulation, Leukorrhöe oder Harninkontinenz.

Guggul ist das beste Mittel bei arthritischen Schmerzen, geschwollenen und rissigen Händen, Füßen und Gelenken. Es normalisiert die Funktion von Vata. Ersatzweise kann man auch Myrrhe benutzen.

Ein gutes Tonikum für Knochen und Gelenke kann man aus Kräutern herstellen, die überall leicht zu bekommen sind: zwei Teile Beinwell, ein Teil Kurkuma, ein Teil Süßholzwurzel und ein halber Teil Zimt. Das verbessert die Durchblutung und nährt die Knochen. Shilajit ist wichtig, um die Funktion der Nieren und der Fortpflanzungsorgane zu bewahren.

Wenn ältere Menschen unter Verstopfung leiden, ist Triphala am besten.

Die regelmäßige Verwendung von Aloe-Gel bewahrt bei Frauen die Vitalität und wirkt verjüngend auf die Fortpflanzungsorgane. Shatavari ist ausgezeichnet, ebenso die Zugabe geringer Mengen Safran zu diesen tonisierenden Kräutern oder zu Milchabkochungen. In der chinesischen Medizin gibt man älteren Menschen die Rehmannia-Rezepturen: Tabletten aus 6 Bestandteilen mit Braunwurz bei Altersschwäche in Verbindung mit innerer Hitze (Pitta-Typ) und Tabletten aus 8 Bestandteilen mit Braunwurz bei Altersschwäche in Verbindung mit innerer Kälte (Vata- und Kapha-Typ).

Edelsteine leisten einen wichtigen Beitrag zum Schutz und zur Verlängerung des Lebens. Gelber Saphir und andere Jupiter-Steine helfen, die hormonellen Funktionen zu erhalten und das Leben zu verlängern, sie fördern die Weisheit und geben einem die Kraft, andere zu führen (eine Position, die älteren Menschen natürlicherweise zusteht). Saturn-Steine wie blauer Saphir oder Amethyst, vorzugsweise in Gold gefaßt, können einen Beitrag zur Verhütung oder Therapie von Arthritis oder Krebs leisten.

Yogastellungen sind wichtig, um die Gelenke beweglich zu halten und Arthritis zu verhüten. Pranayama hilft, die Kraft und Vitalität zu bewahren. Die sexuellen Aktivitäten sollten mit zunehmendem Alter allmählich reduziert werden, um die innere Verjüngung zu ermöglichen.

Vorzeitiger Haarausfall oder ergrauende Haare

Haarausfall und graue Haare sind ein Teil des Alterungsprozesses. Bei einer Pitta-Konstitution treten sie früher auf, manchmal schon in den zwanziger, oft in den dreißiger Jahren. Sie weisen nicht zwangsläufig auf ein hohes Alter oder einen schlechten Gesundheitszustand hin, können jedoch, vor allem bei Frauen, ein Krankheitszeichen sein. Haarausfall und graue Haare können durch Streß, emotionale Traumata, zu viele Gedanken und Sorgen, plötzliche Blutverluste oder übermäßige sexuelle Aktivitäten verursacht werden. Auch Drogen oder Rauchen können eine Rolle spielen.

Pitta-Menschen haben empfindliches Haar, das früh ergraut. Alopezie (Glatzenbildung) beim Pitta-Typ ist oft eine Folge von Blutverlusten oder hohem Fieber.

Die Behandlung soll Pitta reduzieren. Die Patienten müssen sich an eine Anti-Pitta-Diät halten und Milch, Mandeln und Sesamsamen zu sich nehmen, die das Haarwachstum fördern. Sie sollten auch die unten erwähnten Kräuter zur Verbesserung des Haarwachstums nehmen.

Vata-Haarverluste sind mit trockener Haut, Ängstlichkeit, Schlaflosigkeit, Verstopfung und einer unregelmäßigen Verdauung verbunden. Sie sind oft eine Folge von Furcht oder schweren Krankheiten.

Die Behandlung besteht aus einer Anti-Vata-Diät und Kräutern. Geeignete Nahrungsmittel sind Zwiebeln, Knoblauch, Sesam, Mandeln, Milchprodukte, Eier und Fleisch. Gute Kräuter sind Ashwagandha, Bala, Amalaki und andere Tonika.

Der Kopf sollte regelmäßig mit warmem Sesamöl oder anderen arzneilichen Ölen behandelt werden. Außerdem sollte man arzneiliche Öle durch die Nase aufnehmen.

Kräuter, die das Haar verbessern, sind Gotu Kola, Bhringaraj, Amalaki, Bakuchi, Sandelholz und Süßholzwurzel. Man kann sie auch in Form arzneilicher Öle einsetzen (mit Sesam- oder Kokosöl als Basis). Geeignete Rezepturen sind Ecliptaöl und Gotu-Kola-Öl. Chyavan Prash nährt ebenfalls das Haar.

Gute chinesische Kräuter sind Knöterich, Braunwurz, Bocksdorn und Liguster. Typische chinesische Rezepturen sind das Knöterich-Dekokt und die Tabletten aus 6 Bestandteilen mit Braunwurz.

Störungen des Nervensystems

Früher glaubte man, Nervenimpulse seien eine Art Wind oder Luft, die sich durch den Körper bewege. Vata ist die Energie, die durch Gehirn und Nerven fließt und sowohl die willkürlichen als auch die unwillkürlichen Funktionen kontrolliert. Deshalb sind Vata-Schädigungen immer mit einer gewissen Schwäche, Störung oder Überempfindlichkeit des Nervensystems verbunden.

Störungen des Nervensystems nennt man im Sanskrit »Vatavyadhi«, Vata-Krankheiten. Sie können auch durch ein Ungleichgewicht der anderen beiden Körpersäfte ausgelöst werden. Ein Übermaß an Pitta kann das Nervensystem ausbrennen und eine Unterbrechung der Nervenimpulse verursachen. Ein Übermaß an Vata kann das Nervensystem verstopfen.

Diese Störungen kommen dadurch zustande, daß der Fluß des Prana oder der Nervenenergie in den feinstofflichen Kanälen behindert wird oder in die falsche Richtung geht. Blockierungen des Energiestroms verursachen Krämpfe, Starre, Taubheit oder Lähmungen. Wenn die Energie in die falsche Richtung fließt, führt das zu Zittern und unfreiwilligen Bewegungen.

Im Ayurveda bringt man Störungen des Nervensystems mit geistigen Störungen in Verbindung. Zwischen Geist und Nerven besteht ein direkter Kontakt durch ein System spezieller Kanäle. Deshalb sollte bei nervlichen Störungen auch der geistige Zustand sorgfältig untersucht werden.

Zu den Störungen des Nervensystems gehören kleinere Probleme wie Schlaflosigkeit, Kopfschmerzen und Zittern ebenso wie schwerwiegendere Fehlfunktionen, beispielsweise Epilepsie oder Lähmungen und degenerative Nervenkrankheiten wie Multiple Sklerose oder Parkinson, von denen viele mit den Mitteln der westlichen Medizin schwer zu behandeln sind.

Allgemeine Behandlung

Störungen des Nervensystems können durch eine Blockierung der Nervenimpulse oder einen Verlust von Nervengewebe entstehen. Der Strom der Nervenenergie kann durch ein Übermaß eines beliebigen Körpersaftes oder auch durch Ama (unverdaute Nahrungsbestandteile) blockiert werden. Emotionale und psychische Blockaden können ebenfalls Nervenkrankheiten verursachen. Der Verlust von Nervengewebe kann durch Fehlernährung, schlechte Verdauung, Überaktivität oder eine längerfristige Blockade von Nervenenergie bedingt sein. Auch emotionaler Mangel oder zu wenig geistige Erdung sowie ein Übermaß an Meditation können die Krankheit auslösen.

Bei Blockaden helfen die meisten nervenwirksamen und krampflösenden Kräuter gut: Sie haben die Macht, die Kanäle zu reinigen und zu öffnen. Kalmus ist ein wichtiges Heilkraut, das die Nervenimpulse wieder fließen läßt und die Nervenfunktion wiederherstellt. Basilikum, besonders das Heilige Basilikum (Tulsi), reinigt und klärt Gehirn und Nerven. Andere gute Kräuter sind Wachsmyrte, Kampfer (in sehr kleinen Dosen innerlich zu verabreichen), Guggul, Myrrhe, Kurkuma, Lorbeerblätter und Minze.

Gotu Kola ist wichtig, um das Nervensystem zu reinigen und Entzündungen zu lindern. Andere gute Kräuter für überhitzte Nerven sind Helmkraut, Bhringaraj, Passionsblume, Hopfen und echte Betonie.

Als allgemeines Nerventonikum können Menschen mit einer Kapha-Konstitution eine Mischung aus gleichen Teilen Gotu Kola und Kalmus mit Honig nehmen. Pitta-Typen nehmen besser Gotu Kola alleine oder nur mit einer geringen Menge Kalmus (ein Viertel bis ein Achtel des Gotu-Kola-Anteils) mit Ghee. Für Vata-Typen ist Kalmus besser, obwohl ein geringer Anteil Gotu Kola (bis zum gleichen Anteil wie Kalmus) zweckmäßig sein kann; die Mischung wird mit Ghee oder warmem Wasser eingenommen.

Wenn ein Mangel oder eine Degeneration von Nervengewebe vorliegt, beispielsweise bei Multipler Sklerose oder Parkinson, sind generell tonisierende Kräuter und eine aufbauende Therapie erforderlich. Ashwagandha ist dafür das beste Heilkraut; es kann auf dieselbe Weise wie oben dargestellt mit Gotu Kola oder Kalmus gemischt werden. Ashwagandha ist auch das führende ayurvedische Heilkraut zur Behandlung von Ängstlichkeit, die in Verbindung mit vielen Nervenstörungen auftritt. Andere gute Nerventonika sind Haritaki, Guggul und Bala oder nervenstärkende Kräuter wie Kalmus und Gotu Kola in Form von arzneilichen Ghees oder Kräutergelees (Brahma Rasayan). Von den Rezepturen können Sie das Energie-Tonikum (Nr. 2) und das Gehirn-Tonikum (Nr. 6) verwenden.

Einige Kräuter haben spezielle schmerzstillende Eigenschaften, und man kann sie zusätzlich in die Rezepturen mischen, um Nervenschmerzen zu lindern. Das gilt für narkotisierende Kräuter wie Marihuana und Datura, die in ayurvedischen Rezepturen häufig verwendet werden, aber auch für mildere Kräuter wie Baldrian, Kamille, Hopfen, Lerchensporn, Nelken, wilden Ingwer, Guggul, Myrrhe und Prasarini.

Eine gute allgemeine Patentrezeptur zum Schutz des Nervensystems ist das Gehirn-Tonikum (Nr. 6). Vata nimmt es mit Milch und Ghee oder warmem Wasser, Pitta mit Milch und Ghee, Aloe-Gel oder kaltem Wasser, und Kapha nimmt es mit Honig.

Spirituelle Therapien

Da das Nervensystem sehr subtil ist, spielen hier auch die spirituellen Therapien des Ayurveda eine bedeutende Rolle. Die Yoga-Therapie ist ein wichtiger Bestandteil der Behandlung, denn sie wirkt spezifisch auf Störungen des Geistes, der Nerven und der Knochen. Asanas, die im Sitzen ausgeführt werden, wie der Lotussitz oder Siddhasana, können helfen, inneren Wind zu beruhigen, sollten jedoch nicht übertrieben werden. Die korrekte Anwendung von Pranayama ist ebenfalls wesentlich. Mit Hilfe von Atemübungen kann das Prana durch die verschiedenen Kanäle gelenkt werden, wobei es Blockaden beseitigt und das Gewebe nährt.

Ein ayurvedischer Therapieansatz besteht darin, ein Nasenloch über mehrere Tage oder Wochen mit einem Stück Baumwolle zu verschließen. Das mag zunächst ein unangenehmes Gefühl sein, aber man gewöhnt sich schnell daran. Das linke Nasenloch zu verschließen ist gut bei Beschwerden, die durch Erkältungen ausgelöst wurden, und man verwendet diese Technik bei Nervenstörungen, die wie die Parkinson-Krankheit durch Starre und Bewegungsmangel gekennzeichnet sind. Bei Beschwerden wie Schlaflosigkeit oder Halluzinationen, die durch Hitze oder Überaktivität verursacht werden können, verschließt man das rechte Nasenloch. Im allgemeinen atmet man stärker durch das Nasenloch, das verschlossen werden muß.

Mantras, Meditation und Visualisierungen tragen erheblich dazu bei, die Nervenimpulse wieder durch die richtigen Kanäle zu lenken. Das Mantra Som eignet sich gut, um das Nervengewebe bei auszehrenden oder langfristig schwächenden Nervenstörungen zu nähren. Das Mantra Sham beruhigt die Nerven. Om ist gut geeignet, um das Nervensystem zu reinigen und zu beruhigen.

Edelsteine haben auf der feinstofflichen Ebene eine starke Wirkung auf das Nervensystem. Es gibt eine ganze Anzahl von Edelsteinen, die die Nervenfunktion stärken und Schmerzen lindern. Am wichtigsten sind die Steine, die dem Merkur, dem Planeten der Nerven, zugeordnet sind – Smaragd, Jade oder Peridot. Die Jupiter-Steine, die die hormonellen Funktionen beherrschen, sind ebenfalls wichtig – gelber Saphir, gelber Topas oder Citrin. Perlen haben als dem Mond zugeordnete Steine eine beruhigende und nährende Wirkung auf den Geist und die Emotionen. Gold stimuliert die Nerven und belebt ihre Funktion; Silber beruhigt die Nerven und baut Substanz auf.

Die Farben dieser Edelsteine kann man in der Farbtherapie verwenden: Grün (Merkur) lindert Schmerzen, Gold (Jupiter) stärkt die Nerven, Weiß (Mond) beruhigt bei Überempfindlichkeit.

Arzneiliche Öle

Im Mittelpunkt der Therapie steht eine Verringerung von Vata, weil dies der krankheitsverursachende geschädigte Körpersaft ist. Selbst andere Konstitutionstypen brauchen vielleicht vorübergehend spezielle Anti-Vata-Kräuter oder eine Anti-Vata-Diät. Schlaf, Ruhe, Entspannung und meditativer Rückzug sind oft hilfreich. Besonders wichtig ist die äußerliche Anwendung arzneilicher Öle in Verbindung mit Massagen, denn die Nerven werden über die Haut genährt. Man kann einfaches Sesam- oder Mandelöl verwenden oder auch ein arzneiliches Sesamöl wie Mahanarayan. Zur Beruhigung der Nerven sind Ölanwendungen am Kopf besonders gut, indem man beispielsweise ätherisches Sandelholzöl auf der Stirn verreibt. Zur Nervenanregung kann man ätherische Öle wie Kampfer, Moschus, Myrrhe und Weihrauch auf die Schläfen reiben. Die Aufnahme von Heilkräutern über die Nase ist ebenfalls wichtig; dazu kann man beispielsweise morgens und abends einige Tropfen Gotu-Kola- oder Kalmus-Ghee nehmen.

Schlaflosigkeit
Schlaflosigkeit ist das typischste Anzeichen einer nervlichen Überlastung. Häufig auftretende Schlaflosigkeit ist in den meisten Fällen eine Vata-Störung, die mit Nervosität, Ängstlichkeit, mangelnder Erdung, Überempfindlichkeit, Grübelei und Sorgen verbunden ist. Die Patienten haben Schwierigkeiten einzuschlafen, oder sie wachen oft auf, und können dann nicht mehr einschlafen. Ihre Träume sind möglicherweise angstbesetzt; sie träumen vom Fliegen, vom Fallen, haben Alpträume von Begegnungen mit Geistern etc.
Zu den Ursachen der Schlaflosigkeit gehören Streß, Ängstlichkeit, übermäßiges Grübeln, die Einnahme von Drogen oder Anregungsmitteln, allzu häufige Reisen, Überarbeitung und andere Faktoren, die Vata erhöhen.

Allgemeine Behandlung
Die Patienten sollten sich an eine Anti-Vata-Diät mit schweren Nahrungsmitteln halten, die erdend wirken. Dazu gehören Milchprodukte, Vollkorngetreide und Wurzelgemüse. Kaffee, Tee und andere Anregungsmittel sind ebenso zu meiden wie anregende Kräuter, beispielsweise Meerträubchen oder Ginseng. Eine Stunde

vor dem Zubettgehen kann man warme Milch mit etwas Muskat trinken. Geistige Aktivitäten wie Lesen, laute Musik und aufregende Filme etc. sollte man abends meiden, früh (gegen 23.00 Uhr) zu Bett gehen und auch früh (gegen 6.00 Uhr) aufstehen. Man kann die Füße, den Oberkopf, die Stirn oder den ganzen Körper mit warmem Sesamöl einreiben und anschließend warm duschen.

Yoga-Asanas darf man praktizieren, aber keine Gymnastik. Eine beruhigende Meditation vor dem Zubettgehen, bei der man alle Sorgen und Spannungen des Tages bewußt losläßt, kann wahre Wunder wirken. Es ist eine gute Übung, dabei seinen Geist Gott zu überlassen, im Vertrauen darauf, daß Er für einen selbst und die Welt sorgen wird. Bett und Schlafzimmer sollten ein Ort des Friedens sein, bequem, sauber und gut in Ordnung gehalten. Man kann auch Mantras wie Ram oder Sham, die den inneren Frieden fördern, vor sich hinsprechen. Der Geist sollte auf den Atem oder auf das Herz konzentriert werden.

Wichtige ayurvedische Kräuter sind Gotu Kola, Muskat, Narde, Baldrian und Ashwagandha. Geeignete Rezepturen sind die Ashwagandha-Mischung, Saraswat-Pulver, das Gehirn-Tonikum (Nr. 2) oder die beruhigende Kräutermischung (Nr. 14) mit Ghee. Eine gute Rezeptur kann man aus zwei Teilen Ashwagandha, zwei Teilen Baldrian, einem Teil Muskat und einem Teil Süßholzwurzel herstellen. Nehmen Sie bei chronischer Schlaflosigkeit vor dem Zubettgehen drei bis sechs Gramm davon mit Milch und Ghee oder mit warmem Wasser.

In der chinesischen Medizin verwendet man bei ernsten Schlafstörungen schwere mineralische Beruhigungsmittel wie Drachenknochen oder Austernschale. Beruhigungsmittel, die das Herz nähren, wie Datteln oder die Samen des Lebensbaums werden bei leichteren Störungen verordnet und eignen sich besser für den Dauergebrauch. Geeignete Rezepturen sind die Hasenohr-, Drachen- und Dattel-Mischungen.

Gute westliche Kräuter sind Baldrian, Helmkraut, echte Betonie, Hopfen, Passionsblume und Kamille. Bei leichteren Schlafstörungen helfen ein oder zwei Teelöffel Baldrianpulver in einer Tasse warmem Wasser. Helmkraut und andere kühlende, nervenwirksame Kräuter nimmt man besser zusammen mit den wärmeren Mitteln wie Muskat oder Baldrian, weil die kalte, leichte Natur der Kräuter Vata verschlimmern kann.

Pitta-Schlafstörungen

Pitta-Schlaflosigkeit ist mit heftigen Emotionen, Reizbarkeit, Wut, Eifersucht, Ärger und Haß verbunden. Sie kann als Folge eines Streits auftreten oder durch Streß, fieberhafte Erkrankungen oder Infektionen ausgelöst werden. Die Patienten haben möglicherweise dramatische Träume von Gewalt und Streit, die den Schlaf stören. Sie schlafen unruhig und mit häufigen Unterbrechungen, können aber gewöhnlich immer wieder einschlafen.

Als Ursachen kommen unverarbeitete Emotionen, starker Eigensinn, zuviel scharfe oder anregende Nahrungsmittel, zuviel Sonne oder Hitze etc. in Frage. Der Zustand kann auch durch Fieber ausgelöst oder verschlimmert werden.

Die Patienten sollten sich an eine Anti-Pitta-Diät halten und alle Gewürze, Anregungsmittel sowie zuviel saure Nahrungsmittel oder zuviel Salz meiden.

Geeignete ayurvedische Kräuter sind Gotu Kola, Bhringaraj, Narde, Aloe und Shatavari. Passende Rezepturen sind die Gotu-Kola-Mischung oder Sarasvat-Pulver ebenso wie die meisten Vata-Rezepturen. Man kann die Füße oder den Oberkopf mit Bhringaraj oder Gotu-Kola-Öl einreiben. Auch Sandelholz ist ausgezeichnet.

Gute westliche Kräuter sind Helmkraut, echte Betonie, Hopfen und Passionsblume. Eine Mischung aus gleichen Teilen Helmkraut und Passionsblume wirkt oft gut. Baldrian kann die Beschwerden verschlimmern.

Kapha-Schlafstörungen

Kapha-Menschen schlafen meist zu viel, so daß Schlaflosigkeit eher selten vorkommt, sofern nicht die anderen Körpersäfte aus dem Gleichgewicht sind. Manchmal tritt Schlaflosigkeit im Zusammenhang mit Stauungen auf. Dann reicht eine Behandlung mit Kalmus, Muskatnuß, Baldrian oder so einfachen heißen Gewürzkräutern wie Ingwer oder der Trikatu-Rezeptur aus.

Kopfschmerzen und Migräne

Kopfschmerzen können vielfältige Ursachen haben: Verdauungsstörungen, Verstopfung, Erkältungen und Grippe, eine schlechte Haltung oder verspannte Muskeln. Sie werden hier als eine Nervenstörung behandelt, würden aber genausogut in andere Kapitel passen. Als Migräne bezeichnet man eine schwerwiegendere Form von Kopfschmerzen, wobei oft erbliche Faktoren eine Rolle spielen. Kopfschmerzen haben häufig mit einem erhöhten Blutdruck und einem erhöhten Druck im Kopf zu tun. In diesem Fall helfen viele der blutdrucksenkenden Therapien.

Differenzierung

Bei Kopfschmerzen handelt es sich um eine verbreitete Vata-Störung. Vata-Kopfschmerzen sind durch extreme Schmerzen, Ängstlichkeit, Depression, Verstopfung und trockene Haut gekennzeichnet. Verschlimmert werden sie durch Schlafmangel, unregelmäßige Mahlzeiten, exzessive Aktivität und geistige Anstrengungen, Sorgen und Streß.

Pitta-Kopfschmerzen äußern sich durch ein Gefühl des Brennens, ein rotes Gesicht und rote Augen, Lichtempfindlichkeit, Ärger, Reizbarkeit und manchmal durch Nasenbluten. Sie haben oft mit Leberstörungen und Giftstoffen im Blut zu tun.

Kapha-Kopfschmerzen sind eher dumpf mit Gefühlen von Schwere und Müdigkeit. Sie sind vielleicht von Übelkeit, Schleim, starker Speichelbildung oder Erbrechen begleitet. Gewöhnlich werden sie durch eine Schleimstauung im Kopf verursacht und können mit Lungenstörungen verbunden sein.

Behandlung

Bei Kopfschmerzen, die durch entzündete und gestaute Nasennebenhöhlen in Verbindung mit einer Erkältung, Husten oder Allergien (gewöhnlich Kapha oder Vata) verursacht werden, verwendet man entstauende und auswurffördernde Kräuter: Kalmus, Ingwer, Wachsmyrte, Engelwurz und wilden Ingwer. Man kann Kalmuspulver schnupfen oder Kalmus-Ghee in der Nase verteilen. Ersteres ist besser für Kapha, letzteres für Vata. Basilikum, vor allem das Heilige Basilikum (Tulsi), wirkt ausgezeichnet als Tee. Man kann auch Ingwerpaste in die untere Nase und auf die Schläfen streichen. Geeignete ätherische Öle zur äußerlichen Anwendung sind Kampfer, Wintergrün oder Eukalyptus.

Starke Abführmittel sind zweckmäßig, weil der Dickdarm bei allen Störungen des Nervensystems die Hauptursache sein kann. Bei Vata-Kopfschmerzen setzt man am besten Triphala als Abführmittel ein. Geeignete Kräuter sind Baldrian, Narde, Kamille, Kalmus und Gotu Kola. Auch die Rezeptur Sarasvat ist gut. Da es wichtig ist, ausreichend zu schlafen, sind auch die beruhigenden Kräuter empfehlenswert.

Für Pitta sind Aloepulver und Rhabarberwurzel geeignete Abführmittel. Die Leber sollte ebenfalls gereinigt werden. Man kann Gotu Kola als Einzelkraut nehmen, gemischt mit Passionsblumen oder als Gotu-Kola-Mischung. Der Kopf sollte mit Sandelholzöl eingerieben werden. Sonne und Hitze sind zu meiden, während kühle Spaziergänge im Mondlicht und Blumendüfte wie Rose oder Lotus gut sind.

Bei Kapha wirken Rezepturen wie Trikatu oder die Nelken-Kombination gut. Man kann arzneiliche Öle mit Kampfer auf den Kopf reiben. Auch starke körperliche Bewegung hilft oft.

Das Gehirn-Tonikum (Nr.6) ist für alle Konstitutionstypen gut; Kapha nimmt es mit Honig, Pitta und Vata nehmen es mit Ghee.

Migräne wird gewöhnlich durch Pitta oder Vata ausgelöst. Zu den Ursachen gehören Schlafmangel, Überarbeitung, Streß, schlechte Verdauung oder Muskelverspannungen. Man kann sie auf die oben beschriebene Weise behandeln, aber gewöhnlich brauchen die Patienten eine langfristige tonisierende Therapie mit Chyavan Prash, Brahma Rasayan oder der Ashwagandha-Mischung.

Epilepsie

Epilepsie kann durch jeden beliebigen Körpersaft ausgelöst werden. Bei Kapha-Patienten blockiert Schleim die Kanäle. Bei Pitta-Typen spielen Nervenentzündungen eine Rolle, und die Vata-Epilepsie hat mit Überempfindlichkeit zu tun. Ein Großteil der Behandlung wird konstitutionsbezogen durchgeführt, weil es sich um ein konstitutionelles Problem handelt.

Therapeutisches Abführen ist zweckmäßig und kann Anfälle vermeiden. Das beste Abführmittel ist Rizinusöl, das auch generell das beste Abführmittel bei Störungen des Nervensystems ist. Triphala wirkt ebenfalls gut.

Nervenmittel wie die Gotu-Kola-Mischung oder Brahma Rasayan sind ausgezeichnet. Eine Mischung aus Kalmus und Ashwagandha ist gut für Vata (mit Ghee), Kalmus als Einzelkraut ist gut für Kapha (mit Honig). Chyavan Prash ist ein nützliches Tonikum zwischen den Anfällen. Man kann auch die Füße mit Sesamöl einreiben.

Die meisten anderen Anfallskrankheiten können ähnlich behandelt werden, indem man versucht, Geist und Nervensystem auszugleichen.

Augenkrankheiten

Die Augen haben als Wahrnehmungsorgane einen Bezug zu Pitta. Pitta-Typen sind oft lichtempfindlich, tragen gerne Sonnenbrillen und brauchen eher als andere Konstitutionstypen eine Brille. Die meisten entzündlichen Augenkrankheiten wie Bindehautentzündung sind Pitta-Störungen und werden wie Infektionskrankheiten (vgl. den entsprechenden Abschnitt) behandelt.

Wenn wir älter werden, läßt unsere Sehfähigkeit meist nach; dasselbe gilt für die Funktion der anderen Wahrnehmungsorgane. Dieser allmähliche Verlust wird durch einen Vata-Überschuß verursacht. Die Sehfähigkeit kann auch durch schwächende Krankheiten, besonders durch Leberkrankheiten geschädigt werden.

Der starre Blick in eine Ghee-Lampe ist wichtig zur Verbesserung der Sehfähigkeit. Dazu gibt man eine Baumwollkordel oder irgendein anderes Material als Docht in ein kleines Gefäß mit Ghee.

Auf dieses Licht sollte man seinen Blick mindestens zwanzig Minuten täglich fixieren, denn das ist ein gutes Mittel zur Behandlung von Lichtempfindlichkeit und dadurch ausgelöste Kopfschmerzen. Ghee selbst ist das wichtigste Nahrungsmittel für die Augen, und ein bis zwei Teelöffel davon zweimal täglich können die Sehfähigkeit verbessern. Je älter das Ghee, desto besser sind seine Eigenschaften. Triphala-Ghee ist eine besondere Medizin für die Augen. Man kann sie bei Infektionen, aber auch als generelles Tonikum verwenden.

Triphala selbst kann äußerlich verwendet werden, um entzündete Augen zu spülen. Aus Kamillen-, Chrysanthemen- und Rosenblüten macht man ebenfalls gute Augenspülungen zur Behandlung von Schmerzen, Reizungen und Entzündungen. Der kalte Aufguß sollte mit einer Pipette ins Auge getropft werden. Man kann auch Aloe-Gel oder Ghee auf das Augenlid reiben. Eine Paste aus Mungbohnenmehl wirkt ebenfalls sehr lindernd. Lassen Sie niemals ätherische Öle oder Gewürzkräuter in die Augen kommen! Chyavan Prash ist eine gutes Augentonikum, weil Amalaki, der Hauptbestandteil, die Augen nährt.

Viele andere Pitta-Rezepturen sind ebenfalls gut zur Verbesserung der Sehfähigkeit. Die weitverbreiteten Rezepturen Sudarshan-Pulver und Mahasudarshan-Pulver bedeuten wörtlich »die Rezeptur für gutes Sehen« und »die große Rezeptur für gutes Sehen«. Diese Rezepturen enthalten überwiegend Bitterkräuter, weil der bittere Geschmack hilft, die Augen zu kühlen und zu reinigen.

Auch durch Weinen kann man die Augen reinigen. Zu diesem Zweck verwendet man ein wenig Zwiebelsaft. Weinen hilft auch, die Nerven, die Leber und das Blut zu reinigen. Weinen ist eine natürliche Therapie und eine weitere Möglichkeit zur Ausleitung von Giftstoffen. Wenn man seine Gefühle unterdrückt und nicht weint, können sich dadurch feinstoffliche Gifte aufbauen.

Die Edelsteintherapie ist eine wichtige Behandlung für die Augen. Das rechte Auge repräsentiert die Sonne und das linke den Mond. Die diesen Planeten zugeordneten Edelsteine helfen, die Sehfähigkeit zu verbessern. In Silber gefaßte Perlen sind gut bei trockenen, entzündeten oder lichtempfindlichen Augen, die durch einen Vata- oder Pitta-Überschuß verursacht werden. In Gold gefaßte Rubine sind gut bei eingeschränkter Sehfähigkeit, verschwommener, trüber Sicht und Stauungen im Auge. Solche Probleme entsprechen einem Überschuß an Kapha und Vata. Wenn diese Steine nicht zur Verfügung stehen, kann man ersatzweise Mondstein und Granat verwenden. Diamant (ein weiterer Venus-Stein) ist ebenfalls gut für die Augen und verleiht uns eine bessere Farbwahrnehmung.

Geistige Beschwerden

Geistesstörungen

Hinter jeder Krankheit steckt gewöhnlich ein psychologisches oder emotionales Ungleichgewicht. Die meisten körperlichen Krankheiten werden durch psychische Faktoren ausgelöst. Oft sind wir unfähig, angemessen für unseren Körper zu sorgen, weil wir zu sehr mit unseren psychischen oder emotionalen Problemen beschäftigt sind.

Als eine allgemeine Behandlungsregel gilt, daß psychische Faktoren meist schwerer wiegen als körperliche. Ein Patient kann sich richtig ernähren und die richtigen Kräuter nehmen, aber wenn er geistig unausgeglichen ist oder eine negative Haltung gegenüber der Behandlung einnimmt, wird sie wahrscheinlich nicht effektiv sein.

Als ein ganzheitliches System behandelt das Ayurveda auch geistige Störungen, von leichtem Streß bis zu gravierenden Problemen einschließlich Geisteskrankheiten. Das Ayurveda verfügt über Methoden zur Stärkung des geistigen wie des körperlichen Wohbefindens. Zur Heilung des Geistes werden eine ganze Reihe yogischer und spiritueller Therapien eingesetzt, wozu Meditation, Pranayama, Mantras, Gebete, Visualisierungen und Rituale gehören, die man als »spirituelle Therapie« (»Daiva Cikitsa«) bezeichnet. Dabei handelt es sich um eine eigenständige Wissenschaft, von der wir hier nur die Grundlagen darstellen können.

Im Ayurveda behandelt man geistige Störungen aber auch mit den herkömmlichen Mitteln, die zur Therapie körperlicher Beschwerden eingesetzt werden. Körperliche Ungleichgewichte können geistige Ungleichgewichte verursachen oder zumindest verschlimmern. Außerdem wird ein Muster von Ungleichgewichten auf der geistigen Ebene gewöhnlich auf der körperlichen Ebene reflektiert und verstärkt.

Die Rolle des Astralkörpers

Im Ayurveda und in den okkulten Wissenschaften geht man davon aus, daß sich hinter dem grobstofflichen ein feinstofflicher oder astraler Körper befindet, der sich aus der Lebenskraft, den Gefühlen und den Gedanken zusammensetzt. Der Astralkörper ist eine subtile Form oder ein Energiemuster, das dem materiellen Körper zugrunde liegt und ihn erschafft. Im Wachzustand erleben wir die astrale Ebene durch das Materielle, durch unsere psychischen Befindlichkeiten. Im Traumzustand kann der Astralkörper selbständig handeln, und wir erleben ihn direkt durch unsere bewußten Träume. Es gibt eine Blaupause des Lebens, ein astrales Universum, das wir durch den Astralkörper erfahren können. Zu dieser Erfahrung gelangt man durch Yoga und andere okkulte Techniken. Sie gilt jedoch nicht als größere spirituelle Errungenschaft, weil alle Triebe des Ego auf der astralen Ebene noch aktiv und manchmal sogar verstärkt sind.

So wie es im materiellen Körper Kanäle gibt, durch die Flüssigkeiten und Energie strömen, so gibt es auch im Astralkörper (im emotionalen Körper) Kanäle, durch die die Lebenskraft und die Emotionen strömen. Dies sind die »Nadis« oder feinstofflichen Kanäle, die die Energie von verschiedenen Chakras aus in den Astralkörper leiten. Störungen in diesem Kanalsystem führen zu psychischen Krankheiten, so wie Störungen in den Kanälen des materiellen Körpers physische Krankheiten verursachen können. Unsere geistige Energie kann stagnieren oder sich in die falsche Richtung bewegen, was zu verschiedenen Arten von Mißverständnissen und Verwirrung führen kann. Es ist deshalb wichtig, diese feinstofflichen Kanäle rein zu halten. Dies ist der Hauptzweck des Pranayama, der yogischen Atemübungen. Bestimmte subtil wirkende Kräuter wie Kalmus, Basilikum, Kurkuma, Guggul, Wachsmyrte und Kampfer können dabei ebenso helfen wie die Verwendung von Räucherwerk: Kampfer, Myrrhe, Weihrauch und Zeder.

Außerdem werden die Kanäle und die Energiefelder, die den materiellen und den astralen Körper verbinden, in der Aura reflektiert. Wenn diese Verbindungen gestört sind, ist das Zusammenspiel zwischen Körper und Geist geschwächt, und es kann zu Geisteskrankheiten kommen.

Zwischen dem Astralkörper und dem materiellen Körper gibt es einen Schutzschild, der die materielle Ebene vor den Astralkräften bewahrt. Wenn dieser Schild zusammenbricht, können wir nicht mehr zwischen materiell und astral, zwischen unseren sinnlichen Wahrnehmungen und unseren Gedanken, Phantasien und Emotionen unterscheiden. Wenn die Verbindung zwischen Körper und Geist schwach wird, können andere astrale Einflüsse (vielleicht Wesenheiten aus der Astralebene oder auch nur emotionale Einflüsse von Menschen aus unserer Umgebung) vorübergehend die Kontrolle über unseren materiellen Körper ausüben. Dann tun wir vielleicht Dinge, die wir nicht wirklich tun wollen, indem wir beispielsweise anderen Schaden zufügen.

Im ayurvedischen Sinne ist die moderne Psychologie noch keine ausgereifte Wissenschaft der Psyche, denn sie versteht nicht die Kräfte der feinstofflichen Ebenen. Meist behandelt sie psychische Probleme als persönliche Angelegenheiten. Im Ayurveda betrachtet man sie als energetische Ungleichgewichte auf einer inneren Ebene. Psychische Energien sind in die Gesamtheit des kollektiven Unbewußten verwoben, oft in Verbindung mit kosmischen Verzweigungen wie beispielsweise astrologischen Einflüssen. Im Ayurveda konzentriert man sich mehr auf die praktischen Werkzeuge zur Korrektur solcher Ungleichgewichte als auf die Analyse einer speziellen Art von Ungleichgewicht im Sinne einer persönlichen Erfahrung.

Ursachen von Geistesstörungen

Geistesstörungen sind so verschieden und veränderlich wie der Geist selbst. Sie werden durch emotionalen Streß, Traumata, eine unglückliche Kindheit, unterdrückende Religionen, die Einflüsse gestörter Mitmenschen, sexuellen Mißbrauch oder Perversionen und durch Drogen verursacht. Sie können auch durch zuviel Grübeln oder durch anstrengende Yoga- oder Meditationsübungen hervorgerufen werden. Wer sich durch verschiedene okkulte Methoden naiv den Einflüssen der Astralebene öffnet, kann ebenfalls geistige Ungleichgewichte auslösen.

Als (westliche) Kultur nehmen wir gerade wieder Verbindung mit der astralen Ebene auf. Wie zu erwarten war, betrifft dies zunächst in der Hauptsache die niedrigere Astralebene, den Einfluß der Massenmedien, sexuelle Befreiung und die Verwendung bewußtseinserweiternder Drogen. Inzwischen entwickeln sich Interessen an Channeling, am Schamanismus und dem Okkulten. Das kann uns neue Kenntnisse vermitteln und ist ein notwendiges Stadium in der Evolution des menschlichen Geistes, aber es kann auch geistige Störungen hervorrufen, die schwer zu behandeln sind. Wenn wir unseren Geist erst einmal den astralen Kräften oder Wesenheiten geöffnet haben, haben sie eine Verbindung zu uns und Macht über uns, die wir nicht einfach durch einen Willensakt oder körperliche Anstrengung ausradieren können.

Die Bedeutung von Sattva

Im Ayurveda geht man davon aus, daß geistige Störungen durch eine Schwächung von Sattva verursacht werden, das heißt durch eine Störung der natürlichen Klarheit des Geistes. Dazu kommt es durch ein Übermaß an Rajas und Tamas, durch Aufregungen und eine Verdunkelung des Geistes. Zuviel Rajas bedeutet ein Übermaß an Ärger, Haß und Furcht, Nervosität, Sorgen und Ängstlichkeit. Zuviel Tamas bedeutet ein Übermaß an Schlaf, Stumpfsinn, Apathie, Trägheit und Unfähigkeit, die Dinge wahrzunehmen, wie sie sind.

Die moderne Gesellschaft ist extrem rajasisch. Wir sind ständig in Bewegung, reisen und nehmen unterwegs neue Anregungen auf. Immer sind wir auf die eine oder andere Weise beschäftigt, arbeiten, spielen oder unterhalten uns. Wir haben wenig Zeit für Frieden, Stille und Meditation oder für eine Kommunikation miteinander, die auf der Herzensebene stattfindet.

Nach dem System des Yoga kann Sattva, die Essenz des Geistes, nur in der Stille wirklich erneuert werden. Durch geistige Aktivitäten, wozu auch intellektuelles oder philosophisches Denken gehören, wird Sattva erschöpft. Wenn wir von Entspannung sprechen, dann meinen wir heute meist Unterhaltung, Film, Fernsehen und den Besuch von Sportveranstaltungen. Dabei handelt es sich um eine Art passiver geistiger Aktivitäten, die ebenfalls den Geist erschöpfen. Wir haben die meisten sattvischen Beschäftigungen traditioneller Kulturen verloren, wie beispielsweise Gebet, Meditation, Mantras skandieren oder der selbstlose Dienst an anderen. Auch wenn vieles davon oft in eine dogmatische oder sektiererische Richtung abgedriftet ist, könnten solche Aktivitäten immer noch das Herz derjenigen nähren, die wirklich aufnahmebereit wären. Wir leiden unter einem Mangel an Liebe, Vertrauen, Offenheit und Frieden. Mit den Aufregungen und Ablenkungen gehen geistiger Streß und psychische Krankheiten einher.

Psychische Rastlosigkeit zeigt eine mangelhafte Verbindung mit der Seele an, der Quelle unserer kreativen Lebenskraft und Freude. Das Problem tritt gewöhnlich auf, weil wir vergessen haben, welchen Zweck die Seele mit dieser Inkarnation verfolgt, und weil wir uns nicht an den religiösen oder spirituellen Weg halten, der uns Frieden bringt.

Geistige Störungen und die Körpersäfte
Vata-Störungen
Geistige Störungen haben wie Nervosität oft mit einem Übermaß an Vata zu tun, das über den Geist ebenso herrscht wie über die Nervenkraft. Der Geist ist aus Luft und Äther zusammengesetzt. Ein Übermaß an Vata führt zu geistiger Labilität. Damit steigt Rajas an, wir werden von einer Flut gestörter, aufgeregter Gedanken überschwemmt, und das verursacht einen Mangel an Kontrolle und innere Überempfindlichkeit. Wenn wir uns zu sehr den Massenmedien aussetzen, laute Musik hören, Drogen und Anregungsmittel nehmen, zuviel Sport treiben, zuviel arbeiten oder sexuell über die Stränge schlagen, wird Vata überaktiv, und dadurch entsteht die Anfälligkeit für geistige Störungen. Auch durch eine falsche Meditationspraxis oder ein Übermaß an Pranayama-Übungen kann Vata geschädigt werden.

Zuviel Vata läßt uns ebenso wie zu viel Äther die Bodenhaftung verlieren, abgehoben und unrealistisch werden. Es schwächt meist unsere Verbindung zum materiellen Körper und stört damit unsere Harmonie mit der materiellen Welt. Wir leben dann zu stark in unseren Gedanken, die die Realität verdrängen und unsere Lebenskraft zerstreuen. Furcht, Ängstlichkeit, Unrast und rasche Stimmungswechsel treten auf. In extremen Fällen kommt es zu Geisteskrankheit und Schizophrenie.

Pitta-Störungen
Psychische Störungen vom Pitta-Typ sind ebenfalls eine Folge von zu viel Rajas, das in diesem Fall jedoch nach außen auf andere Menschen gerichtet wird. Die Betroffenen empfinden Aggression, Ehrgeiz und Ärger. Typisch für Pitta sind überkritische Menschen, die nur ihre eigene Sicht der Dinge kennen. Sie schieben anderen Leuten für alles die Schuld in die Schuhe, fühlen sich von Feinden umgeben und sind stets auf der Hut und kampfbereit. Oft stehen sie sogar mit sich selbst und ihrer Vergangenheit auf Kriegsfuß.

Kapha-Störungen
Zur psychischen Unruhe vom Kapha-Typ gehört ein Übermaß an Tamas. Die Betroffenen schlafen zu viel, schlafen tagsüber, geben sich Tagträumen hin und hängen voller Stumpfsinn und Lethargie an der Vergangenheit. Geistig sind sie oft unfähig zu abstraktem, objektivem oder unpersönlichem Denken. Ihnen fehlt der Antrieb und die Motivation, und sie sind dabei passiv und abhängig. Sie wollen ein Kind bleiben, um das man sich kümmert, und denken ständig darüber nach, was andere von ihnen halten. Sie haben kein angemessenes Selbstbild und neigen dazu, ihre direkte Umgebung passiv zu spiegeln.

Die Behandlung psychischer Unruhe
Hier geht es um leichte geistige Störungen, die wir als »Neurosen« bezeichnen. Solche geistigen Ungleichgewichte hindern uns im allgemeinen zwar nicht daran, unseren Alltag zu bewältigen, aber sie

machen unser Leben ähnlich unglücklich wie eine chronische Krankheit. In diesem Stadium können wir das Problem immer noch selbst behandeln.

Die Behandlung psychischer Unruhe erfordert zunächst, daß wir Sattva wiederherstellen, die natürliche Klarheit des Geistes. Dazu gehört eine sattvische Diät (vgl. das Kapitel »Sattvische Ernährung«), wobei man darauf achten muß, daß man im Verlauf der Behandlung nicht den konstitutionell vorherrschenden Körpersaft schädigt. Obst harmonisiert den Geist und Vollkorngetreide stärkt ihn, Milchprodukte nähren das Herz, und Ghee nährt das Nervengewebe.

Man sollte einem sattvischen Lebensstil folgen (vgl. das Kapitel »Lebensregeln des Ayurveda«) und auch dabei wieder die eigene Konstitution berücksichtigen. Dazu gehört vorzugsweise, daß man früh am Morgen zwischen 4.00 Uhr und 7.00 Uhr aufsteht und Yoga, Asanas, Pranayama, Mantras und Meditation praktiziert. Selbst eine halbe Stunde Meditation oder Mantras sprechen kann bei regelmäßiger Praxis sehr hilfreich sein.

Sattvische Eigenschaften wie Vertrauen, Liebe, Leidenschaft, Ehrlichkeit und Wahrhaftigkeit sollten kultiviert werden, und wir sollten uns einer Selbstüberprüfung unterziehen. Oder wir können uns dem Göttlichen öffnen, welche Form uns dabei auch immer entspricht, und uns bei irgendeiner Art von Dienst an der Menschheit engagieren, um dabei die eigene Unzufriedenheit zu vergessen.

Ölanwendungen am Kopf sind beruhigend und nähren den Geist. Schwere, fette Öle eignen sich am besten zur Beruhigung und als Einschlafhilfe – Sesamöl für Vata und Kokosöl für Pitta. Man kann sie mit nervenstärkenden Kräutern mischen, beispielsweise Gotu Kola in Kokosöl für Pitta (Gotu-Kola-Öl) oder Ashwagandha in Sesamöl für Vata.

Ätherisches Sandelholzöl fördert Ruhe und Frieden. Basilikum-, Myrrhe-, Weihrauch-, Salbei- oder Minzöl helfen, die Kanäle zu reinigen und die Wahrnehmung zu fördern.

Die Öle können warm auf die Stirn gerieben werden (um die Wahrnehmung zu verbessern), auf den Oberkopf (um mehr Intelligenz zu verleihen) oder auf die Basis des Nackens (um das Unbewußte zu beruhigen).

Die Öle können auch über die Nase verabreicht werden, um direkt das Gehirn zu beeinflussen. Kalmus-Ghee wird für Reinigungszwecke (bei Kapha und Vata) am besten auf diese Weise verwendet. Gotu-Kola-Ghee ist ebenfalls gut zur Beruhigung (bei Pitta und Vata).

Einläufe sind bei überhöhtem Vata wichtig. Verwenden Sie das beruhigende Sesamöl oder Kräuter wie Ashwagandha oder Haritaki, die den Geist nähren.

Zur Beruhigung des Geistes und Verbesserung der psychischen Atmosphäre ist Räucherwerk wichtig, das ähnlich wie ätherisches Öl benutzt wird. Sandelholz ist das beste und am stärksten harmonisierende Räucherwerk. Wenn man Kampfer oder Zeder verbrennt, reinigt man das psychische Umfeld. Myrrhe und Weihrauch reinigen die Aura und die Luft. Rose und Lotus beruhigen und nähren das Herz. Jasmin reinigt die Emotionen und fördert Liebe und Leidenschaft. Gardenie reinigt das Herz.

Blüten sind in diesem Zusammenhang ebenfalls wichtige Heilmittel – nicht nur ihr Duft, sondern auch ihre Gegenwart hat einen Einfluß auf das Herz. Bestimmte Pflanzen im Haus verbessern die psychische wie auch die physische Atmosphäre. Dazu gehören Aloe und Basilikum.

Die Farbtherapie ist ebenfalls von Bedeutung. Weiß vermittelt Frieden und Reinheit. Blau gibt Frieden und Distanz. Gold verleiht Unterscheidungsfähigkeit. Grün fördert die Harmonie, das Gleichgewicht und die Heilenergie. Gute Edelsteine für den Geist sind Perlen oder Mondstein zur Beruhigung der Emotionen; Smaragd fördert Gleichgewicht und Gleichmut; gelber Saphir oder Topas erhöhen die Weisheit, und rote Koralle beruhigt bei Ärger.

Ayurvedische Kräuter, die Sattva (den Geist) stärken, sind Gotu Kola, Kalmus, Basilikum, Bhringaraj, Shankhapushpi, Haritaki, Sandelholz, Ashwagandha und Guggul. Sie werden am besten in Ghee zubereitet oder mit Ghee genommen. Saraswat-Pulver ist ebenso wie das Gehirn-Tonikum (Nr. 6) für alle Konstitutionstypen gut.

Pitta nimmt diese Kräuter mit Ghee, Vata mit Milch und Kapha mit Honig.

Ashwagandha eignet sich am besten für Vata, Gotu Kola für Pitta und Kalmus für Kapha. Diese Kräuter wirken besser, wenn sie mit Ghee oder als arzneiliche Ghees genommen werden.

Chinesische Kräuter zur Verbesserung des Geisteszustandes nähren meist das Herz, so z. B. Datteln, die Samen des Lebensbaumes oder Limonenbaumfrüchte.

Westliche Kräuter zur Stärkung der geistigen Funktionen sind Salbei, Wachsmyrte, Zeder, Myrrhe, Helmkraut und Kamille. Salbei ist gut für Kapha, Helmkraut für Pitta und Kamille für Vata. Die Tinkturen dieser Kräuter sind vorzuziehen, weil Alkohol hilft, ihre Wirkung in das Gehirn zu lenken.

Kräuter, die das Herz nähren und positive Gefühle fördern, können ebenfalls notwendig sein. Dazu gehören Shatavari, Safran, Rose, Lotus und Süßholzwurzel, besonders wenn sie als Milchabkochung zubereitet werden. Sie sind gut, um negative Pitta-Emotionen auszugleichen, und wirken beruhigend auf die Vata-Sensibilität. Eine geeignete Rezeptur ist die Shatavari-Mischung.

Andere Kräuter, die spezifischer auf die Nerven wirken oder beruhigen, können zur Beruhigung des Geistes verwendet werden. Man sollte jedoch daran denken, daß viele von ihnen langfristig tamasisch oder abstumpfend wirken. Dazu gehören Baldrian, Muskatnuß, Passionsblume, Hopfen und Stinkasant.

Geisteskrankheit

Geisteskrankheit tritt auf, wenn die geistige Unruhe so stark ist, daß der betreffende Mensch in der materiellen Wirklichkeit nicht mehr zurechtkommt. Sie ist die Endstufe der Neurose oder geistigen Störung. Doch manches, was als Geisteskrankheit bezeichnet wird, ist vielleicht auch ein Zustand von Bewußtseinserweiterung oder ein Zustand, in dem sich das Bewußtsein außerhalb der sozialen Normen befindet. Im Ayurveda und im Vedanta heißt es, wir alle, abgesehen von den Erleuchteten, seien in Unwissenheit und falschen Wahrnehmungen gefangen. Unser gesamtes Ego ist eine

Illusion. Genauso basiert jede Kultur auf gesellschaftlichen Illusionen, so daß die Definition dessen, was geistig gesund ist oder nicht, oft nicht so feststeht, wie wir meinen.

Häufig sind Geisteskrankheiten auch mit körperlichen Ungleichgewichten verbunden. Giftstoffe im Körper, Fehlernährung, Traumata oder andere Faktoren können eine Geisteskrankheit verursachen oder verschlimmern.

Differenzierung

Bei Vata-Geisteskrankheiten singen, lachen und weinen die Patienten viel; sie leiden unter Gedächtnisverlusten, reden unzusammenhängend, gestikulieren wild und haben manchmal keine Kontrolle mehr über ihre motorischen Funktionen. Die Betroffenen sind gewöhnlich ausgezehrt, ausgetrocknet und haben eine Vata-Konstitution. Ihre Emotionen werden von Furcht, Ängstlichkeit und Depressionen beherrscht. Sie leiden unter Schlaflosigkeit und Alpträumen.

Geisteskrankheiten vom Pitta-Typ sind durch Ärger und Gewalttätigkeit gekennzeichnet. Oft sind Größenwahn und ein aufgeblähtes Ego zu beobachten. Solche Patienten sind gewöhnlich sehr feurig, stolz und streitsüchtig und versuchen, jedem ihren Willen aufzuzwingen. Sie leiden unter Verfolgungswahn und fühlen sich von starken Feinden, der Regierung oder der Polizei bedroht.

Bei Geisteskrankheiten vom Kapha-Typ findet man Stumpfsinn, Lethargie, Sentimentalität, ein starke Bindung an die Vergangenheit oder Kindheit, Abhängigkeit von den Eltern (besonders von der Mutter), übertriebene Versuche, es jedem recht zu machen, und das Gefühl, man werde nicht geliebt und umsorgt. Die Patienten sind oft übergewichtig und süchtig nach Zucker.

Behandlung

Die Behandlung ist ähnlich wie bei geistiger Unruhe, aber oft werden Substanzen verwendet, die stärker beruhigend wirken. Pancha Karma ist sehr wichtig, weil es sich dabei um eine recht starke Therapie handelt.

Bei Vata-Patienten sind nährende und beruhigende Kräuter erforderlich, vor allem Ashwagandha und seine verschiedenen Zubereitungen. Rauwolfia ist ein bedeutendes ayurvedisches Heilkraut zur Behandlung geistiger Störungen. Daraus sind auch einige chemische Medikamente entwickelt worden, die man heute zur Behandlung von Geisteskrankheiten einsetzt. Andere gute Kräuter sind Baldrian, Guggul, Narde und Kalmus. Öleinläufe sind, wie oben schon erwähnt, hilfreich.

Bei Pitta-Patienten hilft oft eine Darmreinigung, auch mit starken Abführmitteln. Je stärker die Neigung zu Gewalttätigkeiten, desto stärkere Abführmittel werden benötigt. Zweckmäßige Kräuter sind Rhabarberwurzel, Sennesblätter und Aloe. Gotu Kola ist im allgemeinen das beste Heilkraut; andere sind Bhringaraj, Sandelholz und Passionsblume. Shatavari fördert Gefühle von Liebe und Leidenschaft und ist besser für schwächere Pitta-Typen.

Kapha-Patienten brauchen würzige Kräuter, die das Gehirn stimulieren. Die Behandlung soll vor allem den Auswurf fördern, um die blockierten Kanäle vom Schleim zu befreien, der die geistigen Funktionen behindert. Wichtige Kräuter sind Kalmus, Basilikum, Wachsmyrte, Salbei, Myrrhe und Guggul, die den Auswurf fördern. Geeignete ayurvedische Rezepturen sind Trikatu mit Ghee oder Kalmus-Ghee.

Besessenheit

In den meisten alten Kulturen hielt man geistige Störungen für verschiedene Formen von Besessenheit – durch Gespenster oder böse Geister – und verordnete die eine oder andere Art von Exorzismus. Im Ayurveda wird diese Ansicht ebenfalls vertreten, aber aufgrund des Yoga-Wissens in einer kultivierteren Form. Es handelt sich hier nicht um einen naiven Aberglauben, sondern die ayurvedischen Vorstellungen sind Ausdruck der wissenschaftlichen Erkenntnisse über die astrale Ebene und okkulten Welten. Unsere materielle Welt ist direkt mit feinstofflicheren Welten verbunden, und zwischen den verschiedenen Dimensionen gibt es einen ständigen Austausch von Energien. Kräfte von den feinstofflichen Ebenen können sowohl eine positive als auch eine negative Wirkung auf uns haben.

Im Ayurveda unterscheidet man bestimmte Arten von Besessenheit, je nachdem, um welche Wesenheiten es dabei geht.

Besessenheit kommt am häufigsten bei Menschen vor, die zu passiv, abhängig, verwundbar, offen und beeindruckbar sind. Sie haben oft ein geringes Selbstwertgefühl, sind extrem sensibel und können Einflüsse aus der Umgebung aufnehmen. Ihre Aura ist gewöhnlich schwach, und ihr Selbstgefühl ist verschwommen.

Besessenheit kann auch bei Gruppen auftreten, die sich beispielsweise in Banden organisieren, oder sie kann ganze Länder befallen wie Deutschland unter den Nazis. Wir müssen diese subtilen Kräfte respektieren und lernen, sie wahrzunehmen und ihre negativen Effekte abzuwehren. Andernfalls sind wir wie Kinder in der Dunkelheit und machen möglicherweise negative Erfahrungen, die vermeidbar wären. In diesem Zusammenhang ist die Astrologie besonders wichtig, denn sie vermittelt uns ein Bild der astralen Kräfte, die in unserem Leben wirksam sind.

Allgemeine Behandlung

Die Behandlung von Besessenheit gleicht der Therapie von Geistesstörungen und Geisteskrankheiten, aber man sollte mehr die speziellen Methoden des Exorzismus anwenden. Dazu gehören Mantras, Räucherungen, Glocken und das Anrufen von Schutzgottheiten. In der Hindu-Tradition gibt es verschiedene Gottheiten, die Dämonen austreiben, beispielsweise Durga, Rama und die schreckliche Gestalt von Shiva, die als Rudra bekannt ist. Durga ist die zornige Gestalt der göttlichen Mutter. Rama ist der Gottessohn als Beschützer, Krieger und Held. Rudra ist die schreckliche Gestalt des göttlichen Vaters.

Der Buddhismus, vor allem der tibetische, hat seine eigenen Gottheiten, die Dämonen austreiben. Aber im Grunde kann jede beliebige göttliche Kraft helfen, indem sie unsere Psyche von negativen Kräften reinigt.

Differenzierung

Besessenheit kommt häufig als Vata-Krankheit vor, weil Vata-Typen oft ein weniger enges Verhältnis zur materiellen Wirklichkeit und zu ihrem materiellen Körper haben. Oft haben sie nur wenig Energie, so daß sie leichter von einer stärkeren Kraft überwältigt werden. Vata-Besessene sind meist von Furcht beherrscht.

Pitta-Besessenheit entsteht oft durch eine übermäßig zornige Natur. Man gerät unter den Einfluß einer Wesenheit, die sich auf Stolz, Ehrgeiz und Macht beruft.

Kapha-Besessenheit entwickelt sich gewöhnlich aus übermäßiger Sentimentalität und Anhänglichkeit. Oft können Seelen, die gestorben sind, aber die Erde nicht verlassen wollen, weil sie zu sehr an diesem Leben hängen, Besitz von uns ergreifen.

Besessenheit durch Götter

Hier handelt es sich um niedere Gottheiten der mittleren Astralwelt und nicht um die echten Prinzipien unseres höheren reinen Gewahrseins. Diese niederen Götter genießen ein Leben voller Spiele, Schönheit und Dramen in einer Welt von Schwingungen, Farben und Entzücken. Mit ihnen kommen wir im ästhetischen Teil unseres Geistes in Verbindung.

Menschliche Wesen nehmen solche Götter zu ihrem Vergnügen in Besitz. Sie fügen ihren Opfern keinen direkten Schaden zu; tatsächlich können sie ihnen sogar Wissen und Inspiration vermitteln. Viele Medien sind von Göttern besessen und finden diese Erfahrung amüsant.

Im Ayurveda und Yoga hält man jedoch jede Form von Besessenheit für gefährlich. Die Besessenheit durch Götter schädigt außerdem Vata und schwächt unsere Verbindung mit unserer eigenen Seele. Dadurch können Vata-Störungen wie Schlaflosigkeit, Arthritis oder vorzeitiges Altern hervorgerufen werden.

Die Götter mögen keinen Knoblauch und können dadurch vertrieben werden. Andere gute Kräuter sind Muskat, Baldrian und Stinkasant. Man kann die niederen Götter auch vertreiben, indem man sich für höhere göttliche Kräfte öffnet. Im allgemeinen müssen wir selbst die Kontrolle über unseren Geist behalten und entsprechenden Lebensregeln folgen.

Besessenheit durch Geister

Viele Seelen hängen zu stark an der materiellen Welt. Wenn der Tod plötzlich kommt, fällt es ihnen vielleicht schwer loszulassen. Solche Wesen können sich weiterhin im irdischen Bereich aufhalten und eine Verbindung zu den Lebenden aufnehmen.

Kalmus ist ein spezielles ayurvedisches Heilkraut, mit dem man den Geist von den Auswirkungen solcher Besessenheiten reinigen kann. Kalmus-Ghee ist gut, aber auch Kalmus-Einläufe. Heiliger Basilikum reinigt ebenfalls unser psychisches Umfeld und verbindet uns mit unserer inneren göttlichen Kraft. Reinigendes Räucherwerk wie Kampfer hilft ebenso wie die Verwendung von Glocken. Beseitigen Sie jede stagnierende Luft im Haus. Speicher und Keller sollten von altem Trödel befreit, aufgeräumt und durchgelüftet werden. Negative Wesenheiten brauchen gewöhnlich einen Bereich mit negativer Luft, um dort zu leben.

Sie können die Wesenheit auch bewußt in ihr nächstes Leben wegschicken, indem Sie ihr sagen, daß sie nur im Rahmen einer neuen Geburt zur Erfüllung findet.

Besessenheit durch Dämonen

Das menschliche Leben ist als Krieg zwischen »Devas« und »Asuras« beschrieben worden, zwischen den Göttern des Lichts und den Dämonen der Dunkelheit. Die Asuras versuchen ständig, in das menschliche Leben einzudringen und es zu beeinflussen. Sie sind die Energie der Unterwelt, fördern Verbrechen und stecken hinter den meisten Kriegen. Ihr Lebenszweck besteht darin, die menschliche Evolution zu blockieren und zu verhindern, daß wir unsere wahre spirituelle Natur erkennen; sie schwächen uns im Hinblick auf unseren inneren Lebenszweck.

Die Besessenheit durch Asuras ist die gefährlichste Form der Besessenheit. Diese Dämonen verursachen viele gewalttätige Arten von Geisteskrankheiten einschließlich der Psychosen. Sie können Besitz von uns ergreifen, wenn wir uns in einem Zustand von extremer Wut, Haß und Fanatismus befinden, und dann dafür sorgen, daß wir die Kontrolle über uns verlieren.

Hier handelt es sich meist um einen Pitta-Zustand, der ähnlich behandelt wird wie andere geistige Pitta-Probleme. Liebe und Vergebung sind wichtig.

Hilfreich ist auch das therapeutische Abführen. Gotu Kola mit Ghee ist das beste Heilkraut für diesen Zustand.

Mantras

Hum (mit langem u gesprochen) ist das beste Mantra, um die Asuras zu vertreiben. Es ist ein spezielles Feuer-Mantra und der Klang des göttlichen Zorns, der einen Bezug zu Shiva hat. Es kann alle Negativität neutralisieren. Es ist auch nützlich, um Geister fernzuhalten. Man muß jedoch rein sein, um dieses Mantra zu benutzen, denn es richtet sich auch gegen alle Negativität, die wir vielleicht selbst in uns haben.

Ram ist das beste Mantra, um den Schutz des göttlichen Lichts zu erlangen. Es öffnet unsere Aura für die richtungweisende Intelligenz des Schöpfers und schließt alle niederen Einflüsse aus der astralen Ebene aus. Es ist gut bei allen geistigen und psychischen Krankheiten und absolut sicher.

Risiken des Channeling

Channeling ist ein sehr komplexes Phänomen, und obwohl es uns viel geben kann, sind Nebenwirkungen nicht auszuschließen. Wann immer wir anderen Wesenheiten erlauben, sich durch unseren Geist auszudrücken, setzen wir unsere körperliche und geistige Gesundheit aufs Spiel.

Auf der körperlichen Ebene müssen wir ein bißchen sterben; wir müssen den Zugriff unserer eigenen Lebenskraft auf unseren Geist schwächen, damit ein anderes Wesen sich durch ihn ausdrücken kann. Auf der psychischen Ebene besteht die Gefahr, daß wir die Kontrolle über unsere emotionale Energie verlieren.

Im allgemeinen schädigt Channeling Vata. Menschen mit einer Vata-Konstitution sollten deshalb besonders vorsichtig sein. Es können chronische Vata-Störungen wie Arthritis, Schlaflosigkeit, Epilepsie oder Lähmungen auftreten. Jane Roberts, mit der die ganze Channeling-Bewegung begann, als sie Seth channelte, starb in relativ jungen Jahren an rheumatoider Arthritis, einer typischen Vata-Störung. Im Ayurveda würde man davon ausgehen, daß ihr Channeling die Ursache dafür war.

Channeling kann ebenso viele Gesundheitsrisiken haben wie Rauchen oder die Einnahme von Drogen. Es kann einige Jahre dauern, bis sich die Probleme zeigen. Wer Channeling praktiziert, stellt nach einer gewissen Zeit vielleicht bestimmte Störungen fest.

Channeler sollten folgendes bedenken: Die Bewußtlosigkeit während des Channeling könnte eine schädliche Auswirkung auf Körper und Geist haben. Wenn wir unser Gewahrsein aufrechterhalten, passiert das nicht so leicht. Auf der körperlichen Ebene ist es besser, eine Kapha-Konstitution zu haben, ein entsprechendes Gewicht sorgt für die nötige Erdung. Menschen, die ausgezehrt und fehlernährt sind, einen wechselnden Appetit haben und über wenig körperliche Kraft verfügen, sind größeren Gefahren ausgesetzt. Wenn Channeling zum Problem wird, kann es generell wie eine geistige Störung und spezifisch wie eine Besessenheit behandelt werden.

Blaue Steine wie Amethyst oder blauer Saphir sind gut, um negative Einflüsse fernzuhalten, besonders wenn sie in Gold gefaßt sind. Hessonit (braunroter Granat) ist ein guter Stein zum Schutz der Aura.

Meditationsbedingte Störungen

Eine richtig praktizierte Meditation hilft, sowohl körperliche als auch geistige Krankheiten zu heilen. Die meisten Meditationsformen sind sicher; falsch oder unter Anspannung praktiziert, können sie jedoch Körper und Geist schädigen. Die richtige Meditation fördert inneren Frieden und löst Spannungen und Ängste. Falsche Meditation führt zu Rastlosigkeit, Konflikten und negativen Vorstellungen.

Sowohl die ayurvedische als auch die tibetische Medizin, beides Kulturen, in denen Meditation von vielen Menschen und oft mit großer Anstrengung praktiziert wird, kennt eine ganze Reihe von Meditations-Krankheiten. Solche Störungen kommen im Westen nicht so häufig vor, aber aufgrund der neuen und manchmal naiven Praxis von Meditationstechniken begegnen sie uns inzwischen auch hier. Natürlich hat die westliche Medizin den Betroffenen nicht viel zur Behandlung anzubieten, weil ihr Verständnis des Meditationsprozesses begrenzt ist.

Die Meditation läßt den Geist feinstofflicher werden, was oft dazu führt, daß im Geist mehr Raum, mehr Äther geschaffen wird. Das verursacht hauptsächlich verschiedene Vata-Störungen, und von dieser Art sind auch die meisten Meditations-Krankheiten. Die Symptome und ihre Behandlung sind wie bei Störungen des Nervensystems.

Zu einigen Meditationspraktiken gehört eine sensorische Deprivation, das ist der Ausschluß von Sinnesreizen. Dadurch hat man oft farbenprächtige Visionen, aber sie können künstlich sein. Zu anderen Praktiken gehört Schlafentzug. Dadurch hat man meist traumähnliche Erlebnisse, die jedoch Vata schädigen können. Man sollte Phantasien und abnorme Energiebewegungen, die durch ein überhöhtes Vata zustande kommen, nicht mit spirituellem Gewahrsein verwechseln.

Im Yoga und im Ayurveda geht man davon aus, daß wir Meditation natürlich und aus uns selbst heraus praktizieren sollten. Bei zu harten oder gewaltsamen Methoden kann es eher zu Nebenwirkungen kommen. Der Geist ist zu jeder Einbildung fähig; wir sollten uns nicht selbst in eine Lage bringen, in der solche Einbildungen künstlich hervorgerufen werden.

Pranayama-Störungen

Pranayama ist die Harmonisierung des Atems. Dazu gehört oft das Bemühen um Atemkontrolle und eine Erhöhung der Atemenergie. Zuviel Anstrengung bei der Atemkontrolle kann Vata schädigen. Ausatmung oder Einatmung können unterdrückt werden, und dadurch kann der gesamte Energiefluß im Nervensystem durcheinandergeraten.

Deshalb ist es wichtig, daß man bei den Atemübungen den Atem nicht gewaltsam anhält. Das Ziel besteht nicht darin, mit dem Atmen aufzuhören; das kann uns töten. Das Ziel besteht vielmehr darin, den Atem zu beruhigen, und dazu benötigen wir geistigen Frieden.

Es ist also wichtig, daß wir bei der Atemkontrolle das Atmen nicht vergessen. Deshalb empfehlen einige Yoga-Lehrer, den Atem nach dem Ausatmen und nicht nach dem Einatmen anzuhalten. Außerdem sollte man die Energie der Hyperventilation, die durch schnelles Atmen in Bewegung kommen kann, nicht mit spirituellem Gewahrsein verwechseln.

Die mehr energetischen Formen des Pranayama wie die Feueratmung (Bhastrika) können eher zu Schwierigkeiten führen. Solche stimulierenden Methoden der Atemkontrolle können den Geist in Aufruhr versetzen.

Pranayama sollte allmählich um einige Minuten täglich gesteigert werden. Wenn wir es plötzlich über einen längeren Zeitraum praktizieren, sind Schwierigkeiten wahrscheinlicher. Die Atemkontrolle kann uns psychische Erfahrungen vermitteln, aber wenn unser Geist nicht rein und unser persönlicher Wille aktiv ist, können diese Erfahrungen unangenehm sein.

Die übermäßige Entwicklung von Prana-Energie kann dazu führen, daß wir nicht ausreichend geerdet sind, und Ängstlichkeit, Herzklopfen, Schlaflosigkeit, Zuckungen, Ohrgeräusche, Benommenheit, Ohnmacht, Schwindel und andere Beschwerden eines überhöhten Vata auslösen.

Behandlung

Der erste Behandlungsschritt besteht darin, die Atemübungen zu beenden. Die Patienten sollten beruhigende und schützende Mantras wie Sham und Ram skandieren. Sie sollten sich an eine Anti-Vata-Diät halten, aber Gewürze meiden. Sie sollten nichts zu sich nehmen, was Prana überreizen könnte.

Die Betroffenen brauchen Kräuter zur Stärkung des Nervensystems und Beruhigung des Geistes. – Ashwagandha, Gotu Kola, Narde, Shankhapushpi, Haritaki und Sandelholz sollten mit Ghee eingenommen werden. Wichtige Rezepturen sind die Ashwagandha-Mischung oder Sarasvat-Pulver mit Milch oder Ghee.

Bei ernsten Beschwerden können auch stärkere Beruhigungsmittel – Baldrian, Muskatnuß und Rauwolfia – genommen werden. Auf alles, was die Nerven stimuliert – Kaffee, Tee, Meerträubchen und Kampfer – sollte man verzichten.

Füße, Kopf und Wirbelsäule sollten mit warmem Sesamöl oder mit einem arzneilichen Anti-Vata-Öl wie Mahanarayan Taila massiert werden. Außerdem verordnet man warme Bäder und viel Schlaf. Leichte Bewegung wie beispielsweise Spaziergänge im Wald sind erlaubt, aber auf Sport oder anstrengende Gymnastik sollte man verzichten.

Kundalini-Störungen

»Kundalini« ist die Wurzelenergie des Astralkörpers. Bei den meisten von uns liegt sie schlafend am Grund der Wirbelsäule; ein Teil oder ein Spiegelbild von ihr hat die Aufgabe, unsere normalen Nervenfunktionen aufrechtzuerhalten. Man kann diese Kraft durch Pranayama, Mantras, Drogen oder Meditationspraktiken erwecken. Auch gutes oder schlechtes Karma kann diesen Effekt haben. Viele moderne Freizeitdrogen regen die Kundalini künstlich an, ohne sie jedoch voll zu erwecken.

Die meisten ayurvedischen Heilmittel zur Stärkung von Ojas wie Ghee oder Ashwagandha unterstützen die Kundalini, ohne sie künstlich zu stimulieren. Gute anregende Kräuter sind Kalmus und Kampfer (innerlich in kleinsten Mengen). Makaradhwaj, ein mineralisches Heilmittel, hat ebenfalls diesen Effekt und sollte mit Milch genommen werden.

Eine Methode der spirituellen Entwicklung besteht darin, die Kundalini-Energie zu wecken und ihrer Bewegung durch die Wirbelsäule nach oben zum Erwachen des kosmischen Bewußtseins zu folgen. Andere direktere Formen der spirituellen Entwicklung umgehen vielleicht die Kundalini und betrachten sie als eine Kraft, die zu Einbildungen führt und die man deshalb meiden sollte.

Die Kundalini ist nicht in jedem Fall eine positive Kraft. Sie kann künstlich oder verfrüht zum Aufsteigen gebracht oder zu stark angeregt werden. Das kann zum Ausbrennen des Nervensystems oder zu verschiedenen anderen Zuständen führen, die einem überhöhten Vata oder Pitta entsprechen. Dadurch können Wahnideen oder falsche Vorstellungen entstehen.

Mit der Kundalini sollte man nicht spielen; vielmehr braucht sie eine angemessene Führung. Es ist besser, sie überhaupt nicht einzusetzen, als sich ihr ohne die richtige Orientierung zu nähern. Bevor man versucht, sie in Bewegung zu setzen, sollte man sich den entsprechenden Reinigungspraktiken unterzogen haben. Das Erwachen der Kundalini integriert man am besten in eine Verjüngungstherapie. Soma war eine alte vedische Kräuterzubereitung, die bei der Verjüngungstherapie zu diesem Zweck verabreicht wurde. Wenn sie von Menschen eingenommen wurde, die unrein oder nicht im Gleichgewicht waren, konnte sie zu Krankheit oder sogar zum Tod führen.

Kundalini-Störungen werden durch Schmerzen im Kreuz und oft durch eine schmerzhafte Schwellung der Genitalien gekennzeichnet. Die Betroffenen haben möglicherweise brennende Schmerzen vom Grund der Wirbelsäule bis zu Solarplexus. Es kann ein extremes sexuelles Verlangen auftreten, oder starke Emotionen wie Ärger und Wut können überwältigend werden. Man ist nicht fähig zu schlafen, und das Schlafbedürfnis ist zudem gering. Die erhöhte Vorstellungskraft führt zu Visionen von starken Farben, über die man jedoch keine Kontrolle hat. Phantasien können negativ oder destruktiv werden. Es können Visionen von Himmel und Hölle auftreten oder das Gefühl, ein großer Guru, Gott oder Bodhisattva zu sein. Man kann in Kontakt mit astralen Wesen kommen, die solche Phantasien vielleicht noch unterstützen.

Natürlich ist es schwierig, einen solchen Zustand zu erkennen. Der Betroffene hält ihn vielleicht fälschlicherweise für eine echte spirituelle Erfahrung. Chronische Schmerzen, Ängstlichkeit und geistige

Unruhe zeigen jedoch an, worum es sich wirklich handelt. Selbst ein großer Yogi kann zeitweise solche negativen Erfahrungen machen.

Behandlung

Man sollte auf alle Meditationstechniken verzichten und nur eine mühelose Meditation der Ruhe und des Friedens praktizieren oder einfach Zuflucht zu Gott nehmen. Ruhe und Entspannung sind wichtig. Man sollte keine starke Atemkontrolle ausüben und keine Feueratmung praktizieren. Statt dessen kann man Mond-Pranayama – Einatmung durch das linke und Ausatmung durch das rechte Nasenloch – oder Shitali praktizieren.

Den Patienten wird eine kombinierte Anti-Vata-/Anti-Pitta-Diät verordnet, wobei Gewürze außer Fenchel und Koriander zu meiden sind. Milch und Ghee sind erlaubt, aber keine reinen Süßstoffe einschließlich Honig. Drogen und Alkohol sind zu meiden, und auch Kräuterweine sind im allgemeinen nicht gut.

Die Patienten brauchen beruhigende und nährende Kräuter wie Ashwagandha, Shatavari, Sandelholz, Haritaki, Amalaki, Gotu Kola und Aloe-Gel. Anregende Kräuter wie Kalmus, Kampfer, Wachsmyrte und Salbei sollten nicht verwendet werden.

Gute Rezepturen sind die Ashwagandha-Mischung, Ashwagandha-Ghee, Gotu-Kola-Ghee oder Brahma Rasayan oder die Shatavari-Mischung.

Die Beckenregion, die Genitalien und der Grund der Wirbelsäule sollten mit warmem Sesamöl massiert werden. Die Anwendung von Gotu-Kola-Öl am Kopf ist besonders gut.

Ätherische Öle wie Sandelholz, Rose und Lotus sollten auf den Oberkopf, das Dritte Auge und das Nabelchakra aufgetragen werden.

Hilfreiche Edelsteine zum Ausgleich und zur Regulierung der Kundalini sind gelber Saphir, gelber Topas, Smaragd, Jade, Perle und Mondstein. Rubin, Granat und Chrysoberyll sollten nicht verwendet werden. Letzterer ist besonders gut, um die Kundalini zu stimulieren.

Die besten Mantras zur Beruhigung der Kundalini sind Sham und Ram. Om im Übermaß verwendet kann die Kundalini zum Aufsteigen bringen. Das Mantra Hum ist das stärkste, um die Kundalini zum Aufsteigen zu bringen und sollte entsprechend vorsichtig eingesetzt werden.

Suchtprobleme

Suchtverhalten ist eine weitere Form geistiger Störung. Es entsteht durch zuviel Tamas oder geistige Trägheit. Diese wird oft durch ein Übermaß an Rajas oder geistige Zerstreuung verursacht, die kompensiert wird, um eine künstliche Ruhe herzustellen.

Jedes Suchtverhalten erhöht tendenziell Vata, indem es eine nervliche Abhängigkeit schafft. Die betroffenen Menschen werden geistig labil und können ihren Zustand nicht mehr objektiv beurteilen.

Kapha-Typen haben die stärkste körperliche Konstitution und können mehr schlechte Angewohnheiten wie Rauchen, Trinken und Drogenmißbrauch verkraften. Ihnen fällt es aber auch am schwersten, von ihrer Sucht zu lassen.

Vata-Typen werden durch Suchtverhalten besonders leicht geschädigt. Sie können kurzfristig auf ihre Suchtmittel verzichten, kehren aber bald zu ihnen zurück oder ersetzen eine schlechte Angewohnheit durch eine andere.

Pitta-Typen mit ihrer stärkeren Selbstgerechtigkeit haben größere Schwierigkeiten, ihre Sucht aufzugeben, sofern sie nicht überzeugt sind, daß es sich dabei um ihre eigene wohlüberlegte Entscheidung handelt. Der typische Alkoholiker, der zum fundamentalistischen religiösen Fanatiker wird, hat gewöhnlich eine Pitta-Konstitution.

Behandlung

Die ayurvedische Behandlung ist bei den verschiedenen Suchtformen ähnlich. Immer geht es darum, das Ungleichgewicht der Körpersäfte, das hinter dem Problem steckt, zu beseitigen. Dazu sind spezifische nervenwirksame Kräuter notwendig, die das emotionale Bedürfnis nach Suchtstoffen verringern, beispielsweise Kalmus, Gotu Kola, Helmkraut oder Kamille. Mit Hilfe anderer Kräuter behandelt man die Gewebeschäden, die durch das Suchtmittel entstanden sind: Lungentonika für Raucher, Lebertonika für Trinker, Gehirn- und Nerventonika für Drogensüchtige.

Jedes Suchtverhalten ist ein Hinweis auf einen falschen Lebensstil, so daß man die gesamten Lebensregeln überprüfen sollte. Jede Sucht ist Teil eines psychischen Abhängigkeitsmusters, das aufgelöst werden muß. Man sollte sich bemühen, eine Verbindung zum wahren Selbst zu finden, das unabhängig ist und die Einflüsse der Umgebung transzendiert. Dafür ist das Yoga der Erkenntnis geeignet.

Rauchen

Nikotinabhängigkeit kann bei allen drei Konstitutionstypen auftreten. Bei Vata-Typen ist Rauchen oft eine nervöse Angewohnheit, mit der sie Ängste beruhigen und sich von ihren Sorgen ablenken wollen. Pitta-Typen geht es darum, mehr Feuer in ihren Organismus zu bekommen und das Gefühl der Macht zu erhöhen. Kapha-Typen mögen den klärenden und anregenden Effekt des Tabaks, der sie aktiviert und ihre Lethargie beseitigt. Bei Kapha-Problemen wird oft empfohlen, überwiegend würzige Kräuter zu rauchen.

Kalmus hilft, der nervösen Angewohnheit entgegenzuwirken, die hinter der Sucht steckt. Man kann geringe Mengen davon in den Zigarettentabak mischen oder es als Pulver oder arzneiliches Ghee nehmen; letzteres ist besonders gut, um zwei- oder dreimal täglich einige Tropfen in die Nase zu träufeln.

Gotu Kola wirkt ausgezeichnet bei Suchtproblemen von Pitta- und Kapha-Typen. Ashwagandha ist gut für Vata-Typen. Kamille wirkt bei den meisten Süchtigen beruhigend auf die Nerven. Kapha-Typen sollten Kräuterzigaretten rauchen, die sie auch als Ersatz für Tabak verwenden können.

Behandlung

Kapha-Typen leiden häufig unter Stauungen, nachdem sie das Rauchen aufgegeben haben. Dagegen helfen Gewürzkräuter und auswurffördernde Mittel – Kalmus oder Nelken mit Honig – oder Rezepturen wie die Nelken-Mischung oder Trikatu. Um die Lungen wieder zu regenerieren, kann man langen Pfeffer oder Alant in Milch abkochen.

Bei Vata-Typen führt Rauchen oft zu einer Lungenschwäche, trockenem Husten und Verstopfung. Hier helfen tonisierende Kräuter für die Lunge – Ashwagandha, Shatavari, Bala, Ginseng, Beinwellwurzel und Eibisch. Man nimmt sie besser in Form von Milchabkochungen mit Rohzucker und Ghee, ein bis zwei Teelöffel Kräuter pro Tasse. Eine geeignete Rezeptur ist die Ashwagandha-Mischung.

Bei Pitta-Typen führt Rauchen zu infektiösen Erkrankungen der Lunge, der Leber und des Blutes. Hier ist vor allem eine Entgiftung nötig. Gute Kräuter sind Aloe-Gel, Wachsmyrte, Shatavari und Klette. Auch Rezepturen wie Sudarshan Churna sind gut.

Alkoholismus

Mit Alkohol nimmt der Körper zusätzliches Feuer auf. Das kann zu Schädigungen von Leber und Blut führen und Pitta-Störungen verursachen.

Alkohol ist auch eine Form von Zucker. Insofern kann Alkoholsucht zum Teil ein Ersatz für Zuckersucht sein. Das kommt häufig bei Kapha- und Vata-Typen vor.

Kräuterweine können Alkohol ersetzen und die Abhängigkeit verringern.

Aloe ist das beste Heilkraut zum Ausgleich der Leberfunktion und sollte vorzugsweise als Gel oder Kräuterwein genommen werden. Gotu Kola ist das beste Heilkraut, um das Hirngewebe von Giftstoffen zu befreien und die Leberstörungen zu verringern. Bitterkräuter wie Katuka oder Enzian helfen, Leber und Blut zu reinigen. Eine Mischung aus Kurkuma und Sauerdorn hilft, emotional bedingte Leberstauungen zu beseitigen. Gute Rezepturen sind Brahma Rasayan und Saraswat-Pulver.

Helmkraut ist ein gutes westliches Mittel, um das süchtige Verlangen zu beruhigen, und es hilft auch, die Leber zu reinigen. Passionsblume, echte Betonie, Hopfen und andere kühlende, nervenwirksame Kräuter helfen sowohl Pitta- als auch Kapha-Typen. Generell sind Bitterkräuter sehr gut.

Um die Leber zu entgiften, kann man bei den meisten Suchtpatienten eine Mischung aus gleichen Teilen Kurkuma, Sauerdorn und Gotu Kola einsetzen. Vata-Typen können Süßholzwurzel hinzufügen, Pitta-Typen nehmen zusätzlich Klette und Kapha-Typen getrockneten Ingwer.

Es hat sich auch gezeigt, daß das chinesische Heilkraut Hasenohr gut zur Leberreinigung ist und gleichzeitig die emotionalen Faktoren verringert, die zu Alkoholismus und anderen Suchtkrankheiten führen.

Drogensucht

Wir leben in einer Kultur des Drogenmißbrauchs, sowohl im Hinblick auf die Freizeitdrogen als auch im Hinblick auf Medikamente. Die langfristige Drogeneinnahme führt zu einer schweren Schädigung von Vata. Deshalb sind die meisten Drogen-Störungen hauptsächlich Vata-Störungen. Viele Drogen wirken entwässernd und austrocknend und verursachen dadurch Verstopfung und eine Schwächung der Nieren. Tendenziell erschöpfen sie auch Ojas.

Anregende Drogen, besonders wenn sie kurzzeitig verwendet werden, erhöhen Pitta, können das Nervensystem ausbrennen und die Augen schädigen.

Drogen schädigen meist Sattva, die ursprüngliche reine Natur des Geistes. Indem sie Geist und Nerven künstlich anregen, schaffen sie Tamas, Stumpfsinn, Trägheit, Dunkelheit und Wahrnehmungsstörungen, obwohl ihr kurzfristiger Effekt genau gegenteilig sein kann.

Halluzinogene Drogen wirken hauptsächlich so, daß sie Tejas, das geistige Feuer, erhöhen. Das führt dazu, daß man Farben sieht und die Wahrnehmungsfähigkeit erhöht wird, was uns ein Gefühl für die tieferen Bewußtseinskräfte geben kann. Aber diese Drogen verbrennen Ojas, unsere feinstoffliche Energiereserve, und verursachen dadurch langfristig eine Schwächung unserer ursprünglichen Lebenskraft. Wenn Ojas einmal unter eine bestimmte Schwelle gesunken ist, kann es sich nur sehr schwer von selbst wieder regenerieren. Dadurch kommt es zum Drogen-Burnout (Ausbrennen), einem vegetativen Geisteszustand. Deshalb können wir diese Drogen nur einige wenige Male in einem positiven Sinne nutzen.

Schlafmittel verursachen langfristig meist Schlaflosigkeit, ebenso wie Abführmittel zur Verstopfung führen können.

Amphetamine oder andere Anregungsmittel erhöhen Vata und Pitta übermäßig. Beruhigungsmittel erhöhen gewöhnlich Kapha.

Marihuana, vor allem wenn es geraucht wird, ist ähnlich zu beurteilen und zu behandeln wie Nikotinsucht. Es verursacht ebenso wie Tabak Lungen- und Leberkrebs.

Behandlung

Es sollte eine der Konstitution entsprechende Ernährung verordnet werden, gewöhnlich Anti-Vata oder Anti-Pitta. Außerdem sollte man zwei- bis dreimal täglich ein bis zwei Teelöffel Ghee nehmen, um das Nervengewebe zu nähren. Pitta-Typen sollten Kräuter meiden, abgesehen von Koriander, Fenchel und Safran. Knoblauch, Stinkasant, Muskat und andere erdende Gewürze sind gut für Vata. Gotu Kola ist das beste Mittel, um die Leber und das Gehirn von halluzinogenen Drogen zu reinigen. Gotu-Kola-Ghee oder Brahma Rasayan ist gut, um das starke geistige Feuer zu beruhigen.

Ashwagandha ist das beste Heilkraut, um das durch den Drogenmißbrauch erschöpfte Nervensystem wieder zu regenerieren. Shatavari hilft, die emotionale Sensibilität und Balance wiederherzustellen.

Kalmus ist besonders wichtig, um die geistigen Fähigkeiten wiederherzustellen, einschließlich der exakten Wahrnehmung und der Kraft des Selbstausdrucks. Es wirkt besonders gegen den Stumpfsinn und die Depressionen oder den vegetativen Zustand, der auf einen Drogenexzeß folgt.

Baldrian wirkt gut gegen die Folgen von Anregungsmitteln und ist ein wirksames Sedativum bei Drogen-Störungen; man nimmt drei Teelöffel auf eine Tasse warmes Wasser.

Alle diese Kräuter werden am besten mit Ghee eingenommen.

Guggul oder Myrrhe sind ebenfalls wichtig, um die tieferliegenden Gewebe zu reinigen und zu stärken. Yogaraj Guggul und Mahayogaraj Guggul sind am besten. Triphala Guggul reinigt besser, tonisiert jedoch nicht so stark.

Chinesische Datteln sind besonders gut, um das durch den Drogenmißbrauch geschädigte Hirngewebe zu nähren und zu tonisieren.

Teil III

Therapeutische Maßnahmen

Im ersten Teil dieses Buches wurden die grundlegenden Prinzipien und Therapien des Ayurveda erläutert. In Teil II haben Sie einiges über die Behandlung verbreiteter Krankheiten erfahren, wobei eine ganze Reihe von Rezepturen eine Rolle spielen. Im nun folgenden dritten Teil finden Sie diese Rezepturen ausführlich beschrieben – ihre Zusammensetzung und ihre Anwendung. Außerdem erhalten Sie weitere Informationen zum therapeutischen Einsatz von Ölen, Räucherwerk, Edelsteinen, Mantras und spirituellen Heilmitteln.

Hymne an die Pflanzen – Rig Veda X, 97

Pflanzen, die Ihr als Gefäße des Lichts
drei Äonen vor den Göttern geboren wurdet,
ich ehre Eure Myriaden Farben und Eure siebenhundert
Wesensarten.

Hundert Wesensarten habt Ihr, oh Mütter,
und Euer Wachstum ist tausendfach.
Mögen Eure hundert Kräfte alle Verletzungen heilen.

Pflanzen, ich spreche zu Euch als Mütter und Göttinnen.
Möge ich die Energie, das Licht, den Beistand,
Eure Seele erlangen, denn Ihr seid das menschliche Wesen.

Wo man die Kräuter sammelt, als gehe es um eine
Versammlung von Königen, dort ist der Arzt ein Weiser,
der das Böse zerstört und Krankheiten abwendet.

Als sie vom Himmel fielen, sprachen die Pflanzen:
»Der Mensch, dessen lebendige Seele wir durchdringen,
wird keinen Schaden nehmen.«

Ihr Kräuter, die Ihr das Königreich des Mondes seid,
mit der Vielfalt Eurer hundert Augen, Ihr seid die Besten
zur Erfüllung der Wünsche und für den Frieden des Herzens.

Ihr Pflanzen, die Ihr die Königinnen des Soma seid,
geschaffen und über die Erde verbreitet vom Herrn der Gebete,
möge sich Eure Energie in diesem Heilkraut vereinen.

Klassische ayurvedische Rezepturen

In diesem Buch wird eine repräsentative Auswahl klassischer ayurvedischer Rezepturen beschrieben. Sie wurden ausgewählt, um die alltägliche Anwendung des Ayurveda zu dokumentieren und gleichzeitig zu zeigen, daß man die wichtigsten Bestandteile auch im Westen kennt und bekommen kann. Bei den meisten Mischungen handelt es sich um reine Kräuterprodukte.

Im Ayurveda kennt man auch viele mineralische Zubereitungen oder Mischungen aus Mineralien und Kräutern, die häufig benutzt werden und oft besser wirken, für die man die Inhaltsstoffe im Westen aber nicht bekommen kann.

Die Heilkräuter oder Rezepturen werden häufig in verschiedenen Darreichungsformen angeboten: Pulver, Tabletten, Kräutergelee, Kräuterwein etc. Das Ayurveda verfügt unter allen Kräutertraditionen über die größte Vielfalt an Kräuterzubereitungen. Dabei kommt es nicht immer auf die Darreichungsform an; der Geschmack, die Art der Einnahme und die Dauer der Wirkung sind oft entscheidender. Im allgemeinen kann man verschiedene Zubereitungen eines Heilkrauts oder einer Rezeptur auf dieselbe Weise benutzen.

Pulver haben die kürzeste Haltbarkeit, etwa bis zu einem Jahr. Tabletten mit einem guten Überzug halten sich etwa bis zu zwei Jahren, Kräuteröle, -weine und -gelees bis zu drei Jahren. Arzneiliche Ghees halten sich in der Regel nur sechs Monate.

Pulver, Tabletten, Pillen und Gugguls werden mit entsprechenden Trägersubstanzen (»Anupanas«) eingenommen: warmem oder kühlem Wasser, Milch, Buttermilch, Ghee, Honig, Butter, Joghurt oder Tee, der aus einem einzelnen anderen Kraut zubereitet wurde. Die passenden Trägersubstanzen werden bei jeder Rezeptur angegeben.

Bitte beachten Sie, daß die Rezepturen nicht immer darauf abzielen, einen einzelnen Körpersaft zu verringern. Der Körpersaft, der mit der Rezeptur behandelt wird, kann durch die verwendete Trägersubstanz beeinflußt werden, oder es kommt vielleicht zu Wechselwirkungen zwischen Rezeptur und Trägersubstanz. Viele Rezepturen können auch zwei Körpersäfte gleichzeitig verringern.

Dosierung und Einnahmehäufigkeit hängen vom Zustand des Patienten ab. Die entsprechenden Angaben sind allgemein gehalten und sollten nach den Grundsätzen des Ayurveda angepaßt werden. Die Eigenschaften der Rezepturen werden gewöhnlich durch das führende Heilkraut bestimmt, nach dem sie benannt sind. Wenn Sie nicht alle Zutaten zu einer Rezeptur bekommen können, reicht eine Abkochung des führenden Heilkrauts oder der Hauptbestandteile im allgemeinen auch.

Die meisten dieser klassischen Rezepturen stammen aus verschiedenen alten ayurvedischen Quellen. Die Bestandteile und ihr Verhältnis zueinander sind jedoch nicht immer gleich und beruhen auf modernen Anpassungen oder Herstellerstandards. Die Verwendung bleibt im allgemeinen die gleiche. Einigen der Rezepturen haben die Hersteller neue Namen gegeben, damit sie moderner wirken. Hier wurden die ayurvedischen Namen übersetzt, wenn das ohne Probleme möglich war.

Pulver und Tabletten

Im Ayurveda werden viele Kräuterpulver verwendet. Die Pulver werden hergestellt, indem man die Kräuter zu einem feinen Pulver mahlt und dann mischt. Um die Haltbarkeit zu verlängern, preßt man viele Pulver mittlerweile zu Tabletten, vor allem für den Export in den Westen, und man schützt sie durch einen speziellen Überzug.

Tabletten werden jedoch nicht nur aus Pulver hergestellt. Oft benutzt man auch Kräuterpasten und Kräuterextrakte, wobei die Qualität dieser Tabletten besser ist als die Qualität jener, die aus einfachem Pulver hergestellt sind.

Stinkasant 8 Mischung (Pulver)   **Hingashtak Churna**

Bestandteile	Stinkasant, Trikatu, Steinsalz, Kreuzkümmel, schwarzer Kreuzkümmel, Ajwan
Eigenschaften	Karminativum, Stimulans, Antispasmodikum. Verringert Vata und Kapha, nützlich bei Vata-Verdauungsstörungen, erhöht Pitta
Indikationen	Auftreibung des Bauches, Blähungen, Koliken, Verdauungsstörungen
Dosierung	1–4 Gramm oder 2–8 Tabletten, zwei- bis dreimal täglich
Trägerstoff	Warmes Wasser

Ashwagandha-Mischung (Pulver)   **Ashwagandhadi Churna**

Bestandteile	Ashwagandha, Vidari Kanda
Eigenschaften	Tonikum, Aphrodisiakum, Antirheumatikum, Adstringens, Analgetikum. Senkt hohes Vata, erhöht Kapha und Pitta leicht
Indikationen	Arthritis, Schwäche, auszehrende Krankheiten, Impotenz, nächtliche Samenergüsse, Leukorrhöe, Ängstlichkeit, Schlaflosigkeit, generelles Tonikum für ältere Menschen, Rekonvaleszenten und bei hohem Vata
Dosierung	1–6 Gramm oder 2–12 Tabletten, zwei- bis dreimal täglich
Trägerstoff	Milch oder Ghee

Avipattikar Churna

Bestandteile	Trikatu, Triphala, Cyperus, Vidanga, Kardamom, Zimtblätter, Nelken, Trivrit, Rohzucker
Eigenschaften	Laxans, Karminativum, Cholagogum (galletreibend)
Indikationen	Übersäuerung, Sodbrennen, Gallenbeschwerden, Erbrechen, Verdauungsstörungen, Wassersucht, Rheumatismus. Gut für Verdauungsstörungen vom Pitta-Typ

Dosierung	1–4 Gramm oder 2–8 Tabletten, zwei- bis dreimal täglich nach den Mahlzeiten
Trägerstoff	Warmes Wasser

Bilva-Mischung (Pulver)   Bilvadi Churna

Bestandteile	Bilva, Ingwer, Fenchel, Kardamom, Bombax (Baumwollbaum) und andere
Eigenschaften	Adstringens, Alterativum
Indikationen	Durchfall, Ruhr, Malabsorption.
Dosierung	1–3 Gramm oder 2–6 Tabletten, zwei- bis dreimal täglich
Trägerstoff	Buttermilch, Wasser

Kardamom-Mischung (Pulver)   Eladi Churna

Bestandteile	Kardamom, Nelken, Keshara, Kolamajja, Laja, Priyangu, Cyperus, Sandelholz, langer Pfeffer
Eigenschaften	Karminativum, Antiemetikum (Mittel gegen Erbrechen), Stomachikum (Magenmittel)
Indikationen	Erbrechen, Husten, Asthma, Verdauungsstörungen, Anorexie
Dosierung	1–4 Gramm oder 2–8 Tabletten, zwei- bis dreimal täglich
Trägerstoff	Honig oder Rohzucker (einige Rezepturen enthalten bereits Rosinen oder andere Formen von Zucker)

Chitrak-Mischung (Tabletten)   Chitrakadi Bati

Bestandteile	Chitrak, 5 Salze, Trikatu, Ajwan, Chavya, Stinkasant
Eigenschaften	Stomachikum (Magenmittel), Antazidum, Karminativum
Indikationen	Verdauungsstörungen, Blähungen, Übersäuerung, Kolik
Dosierung	2–4 Tabletten, zweimal täglich nach den Mahlzeiten
Trägerstoff	Warmes Wasser

Nelken-Mischung (Pulver)　　　　　　**Lavangadi Churna**

Bestandteile　Nelken, Kampfer, Kardamom, Zimt, Nagakeshar,
　　　　　　　Muskat, Vetiver, Ingwer, Kreuzkümmel, Baldrian,
　　　　　　　Bambus-Manna, Narde, langer Pfeffer, Sandelholz,
　　　　　　　Kubebenpfeffer, Rohzucker
Eigenschaften　Diaphoretikum, Expektorans, Antitussivum, Anti-
　　　　　　　spasmodikum. Sehr gut bei Kapha-Zuständen, ver-
　　　　　　　ringert auch Vata, stärkt das Agni und erhöht Pitta
Indikationen　Erkältung, Husten, Keuchhusten, Blähungen, Kolik,
　　　　　　　Durchfall, Übelkeit, Erbrechen, Appetitmangel,
　　　　　　　Hexenschuß
Dosierung　　1–4 Gramm oder 2–8 Tabletten, zwei- bis dreimal
　　　　　　　täglich
Trägerstoff　Honig

Dhatupaushtic Churna (Gewebestärkendes Pulver)

Bestandteile　Shatavari, Gokshura, Hanfsamen, Vamsha Rochana,
　　　　　　　Stechwinde, Kubebenpfeffer, Mucuna, Augengras,
　　　　　　　weißer Spargel, Trikatu, Yamswurzel, Ashwagandha,
　　　　　　　Nishota
Eigenschaften　Tonikum, Rejuvenans, Aphrodisiakum
Indikationen　Schwäche, Rekonvaleszenz, Senilität
Dosierung　　2–5 Gramm oder 4–10 Tabletten, zwei- bis dreimal
　　　　　　　täglich
Trägerstoff　Milch

Knoblauch-Mischung (Tabletten)　　　　**Lashunadi Bati**

Bestandteile　Knoblauch, Kreuzkümmel, Steinsalz, Schwefel,
　　　　　　　Trikatu, Stinkasant, Zitronensaft
Eigenschaften　Stimulans, Karminativum, Laxans
Indikationen　Appetitverlust, Auftreibung, Blähungen, kollernde
　　　　　　　Darmgeräusche, Verstopfung, Parasiten.
Dosierung　　2–4 Tabletten (1–2 Gramm), zwei- bis dreimal täglich
Trägerstoff　Warmes Wasser

Gotu-Kola-Mischung (Tabletten)   Brahmi Bati

Bestandteile Gotu Kola, Shankhapushpi, Kalmus, schwarzer Pfeffer, oft mit verschiedenen Mineralien

Eigenschaften Sedativum, Antispasmodikum, Nerventonikum

Indikationen Geistige Schwäche, schlechtes Gedächtnis, Neurasthenie, Epilepsie, Koma, Lähmungen

Dosierung 2 Tabletten (1 Gramm), zweimal täglich

Trägerstoff Honig

Guduchi Sattva   Tinospora-Extrakt

Bestandteile Wasserlösliche Extrakte (Stärke) aus Guduchi

Eigenschaften Bittertonikum, Diuretikum, Alterativum

Indikationen Leberstörungen, Fieber, Malaria, Kopfschmerzen, Harnwegsstörungen

Dosierung 1–2 Gramm, zweimal täglich

Trägerstoff Ghee oder Wasser

Kutajghan Bati

Bestandteile Kutaj, Ghan, Atish

Eigenschaften Alterativum, Adstringens. Tötet spezifisch Bakterien und Amöben, die Ruhr auslösen

Indikationen Durchfall, Ruhr, Hämorrhoiden, Hämaturie

Dosierung 2–4 Tabletten (1–2 Gramm), dreimal täglich

Trägerstoff Warmes Wasser, Buttermilch oder Joghurt

Fünf-Salze-Mischung (Pulver)   Lavanbhaskar Churna

Bestandteile 5 Salze, Fenchel, langer Pfeffer, Langer-Pfeffer-Wurzel, schwarzer Kreuzkümmel, Zimtblätter, Nagakeshar, Talisha, Rhabarberwurzel

Eigenschaften Stimulans, Karminativum, Laxans. Verringert Vata, erhöht das Agni und Pitta

Indikationen Appetitverlust, Malabsorption, Verstopfung, Bauchschmerzen, Tumoren

Dosierung	1–4 Gramm oder 2–8 Tabletten, zwei- bis dreimal täglich
Trägerstoff	Warmes Wasser, Buttermilch

Süßholzwurzel-Pulver   Yashtimadhu Churna

Bestandteile	Süßholzwurzel
Eigenschaften	Demulzens, Tonikum, Expektorans, Laxans
Indikationen	Husten, Halsschmerzen, chronische Verstopfung, Schwäche
Dosierung	2–4 Gramm oder 4–8 Tabletten, zwei- bis dreimal täglich
Trägerstoff	Honig (als Laxans oder Expektorans), Milch (als nährendes Tonikum)

Mahasudarshan-Pulver

Bestandteile	Bitterkräuter (wie Chiretta, Guduchi, Sauerdorn), Trikatu
Eigenschaften	Antipyretikum, Diaphoretikum, Diuretikum
Indikationen	Fieber, intermittierendes Fieber, Schwäche nach Fieber, Übelkeit, Vergrößerung von Leber und Milz. Hauptsächlich Anti-Pitta
Dosierung	1–4 Gramm oder 2–8 Tabletten, zwei- bis dreimal täglich
Trägerstoff	Wasser

Muskat-Mischung (Pulver)   Jatiphaladi Churna

Bestandteile	Muskat, Nelken, Kardamom, Zimtblätter, Zimt, Nagakeshar, Kampfer, Bambus-Manna, Baldrian, Amalaki, Haritaki, Trikatu, Chitrak, Kreuzkümmel, Vidanga, Cannabis, Rohzucker
Eigenschaften	Sedativum, Adstringens, Antispasmodikum, Hämostatikum
Indikationen	Durchfall, Ruhr, Malabsorption, Appetitmangel, Husten, Asthma, Migräne, Dysmenorrhöe, Menorrhagie

| Dosierung | 1–3 Gramm oder 2–6 Tabletten, zwei- bis dreimal täglich |
| Trägerstoff | Honig |

Rasayana Churna (Verjüngungspulver)

Bestandteile	Guduchi, Gokshura, Amalaki
Eigenschaften	Bittertonikum, Demulzens, Alterativum, Diuretikum, Antazidum
Indikationen	Allgemeine Schwäche, sexuelle Schwäche, Geschlechtskrankheiten, Hautausschläge, Allergien, chronisches Fieber oder Infektionen. Gutes tonisierendes Verjüngungsmittel für Pitta, vor allem nach fieberhaften Erkrankungen
Dosierung	1–4 Gramm oder 2–8 Tabletten, zwei- bis dreimal täglich
Trägerstoff	Rohzucker und Ghee, in Milch

Sarasvat-Pulver

Bestandteile	Ashwagandha, Kalmus, Shankhapushpi, Ajwan, Kreuzkümmel, Trikatu, Steinsalz und andere
Eigenschaften	Nerventonikum, Stimulans
Indikationen	Geistige Schwäche, nervliche Anspannung, Manie, Epilepsie, Hemiplegie (Halbseitenlähmung), Schwäche der Stimme. Hauptsächlich für Vata-Störungen
Dosierung	1–4 Gramm oder 2–8 Tabletten, zwei- bis dreimal täglich
Trägerstoff	Honig und Ghee, in Milch

Pfefferminzstangen-Mischung (Pulver)   Sitopaladi Churna

Bestandteile	Pfefferminzstange, Bambus-Manna, langer Pfeffer, Kardamom, Zimt
Eigenschaften	Expektorans, Antitussivum
Indikationen	Erkältungen, Husten, Appetitmangel, Fieber,

Schwäche, brennendes Gefühl in den Extremitäten. Hauptsächlich eine Anti-Kapha-Rezeptur, die aber auch Vata verringert

Dosierung 1–4 Gramm oder 2–8 Tabletten, zwei- bis viermal täglich

Trägerstoff Honig, Ghee

Sandelholz-Mischung (Pulver) Chandrnadi Churna

Bestandteile Sandelholz, Fenchel, langer Pfeffer, Pippali-Wurzel, schwarzer Pfeffer, Nelken

Eigenschaften Diuretikum, Alterativum, fiebersenkend, Antiseptikum für den Harntrakt

Indikationen Harnwegsinfektionen, Husten, Asthma, Fieber, Geschlechtskrankheiten

Dosierung 1–4 Gramm oder 2–8 Tabletten, zwei- bis dreimal täglich

Trägerstoff Wasser, Milch

Stechwinden-Mischung (Pulver) Chopchinyadi Churna

Bestandteile Stechwinde, Fenchel, langer Pfeffer, Pippali-Wurzel, schwarzer Pfeffer, Nelken, Ingwer, Zimt und andere

Eigenschaften Alterativum, Sedativum, Antirheumatikum

Indikationen Geschlechtskrankheiten, sexuelle Schwäche, Gicht, Arthritis, Epilepsie

Dosierung 1–4 Gramm oder 2–8 Tabletten, zwei- bis dreimal täglich

Trägerstoff Milch

Shatavari-Mischung Shatavari Churna

Bestandteile Shatavari, Gokshura, Atibala und andere

Eigenschaften Nährendes Tonikum, Demulzens, Diuretikum, Aphrodisiakum

Indikationen Schwäche, Rekonvaleszenz, Impotenz, Unfruchtbarkeit. Gutes Tonikum für Pitta und Vata

Dosierung	1–6 Gramm oder 2–12 Tabletten, zwei- bis dreimal täglich
Trägerstoff	Milch, Ghee

Sudarshan Churna

Bestandteile	Chiretta und verschiedene andere, hauptsächlich bittere oder scharfe Kräuter
Eigenschaften	Antipyretikum, Alterativum, Antiperiodikum
Indikationen	Fieber (schon länger bestehend), intermittierendes Fieber, Schwäche, Verdauungsschwäche, Leberstörungen, Vergrößerung von Leber und Milz. Hauptsächlich Anti-Pitta
Dosierung	1–4 Gramm oder 2–8 Tabletten, zwei-bis dreimal täglich
Trägerstoff	Warmes Wasser

Talisadi Churna

Bestandteile	Talisha, Trikatu, Bambus-Manna, Kardamom, Zimt, Rohzucker
Eigenschaften	Expektorans, Antitussivum, Stimulans
Indikationen	Erkältungen und grippale Infekte, Bronchitis, Appetitverlust, Verdauungsstörungen, chronisches Fieber. Hauptsächlich Anti-Kapha
Dosierung	1–4 Gramm oder 2–8 Tabletten, zweimal täglich
Trägerstoff	Honig

Trikatu-Pulver

Bestandteile	Schwarzer Pfeffer, langer Pfeffer, getrockneter Ingwer
Eigenschaften	Stimulans, Expektorans
Indikationen	Appetitmangel, Verdauungsstörungen, Husten, Stauungen. Wirkt gezielt bei schwachem Agni und hohem Ama, d. h. bei schwachem Verdauungsfeuer und einer starken Ansammlung von Giftstoffen; verringert Kapha und Vata, erhöht Pitta

| *Dosierung* | 1–3 Gramm oder 2–6 Tabletten, zwei- bis dreimal täglich |
| *Trägerstoff* | Honig, warmes Wasser |

Triphala Churna

Bestandteile	Haritaki, Amalaki, Bibhitaki
Eigenschaften	Laxans, Tonikum, Rejuvenans, Adstringens
Indikationen	Chronische Verstopfung, Blähungen und Auftreibung des Bauches, Diabetes, Augenkrankheiten, chronischer Durchfall. Gut für alle drei Konstitutionstypen, das beste und sicherste Laxans
Dosierung	2–10 Gramm oder 4–10 Tabletten vor dem Schlafengehen
Trägerstoff	Ghee, Honig, warmes Wasser

Trisugandhi Churna
(Pulver aus drei aromatischen Bestandteilen)

Bestandteile	Zimt, Zimtblätter, Kardamom
Eigenschaften	Stimulans, Karminativum, Diaphoretikum
Indikationen	Verdauungsstörungen, Appetitmangel, Erbrechen, Blähungen, Auftreibung. Verbessert die Verdauung von Nahrungsmitteln und Kräutern; die Zimtblätter können durch Lorbeerblätter ersetzt werden
Dosierung	1–3 Gramm oder 2–6 Tabletten, zwei- bis dreimal täglich
Trägerstoff	Honig oder warmes Wasser

Weitere traditionelle Mischungen

Es folgen einige berühmte Rezepturen, die gewöhnlich als Pulver hergestellt werden. Die Bestandteile werden heutzutage oft verändert, wobei man viele der ursprünglichen Pflanzen oder Pflanzenteile durch andere ersetzt. Deshalb werden sie hier nur allgemein dargestellt.

Dashamula   **Zehn Wurzeln**

Diese Rezeptur ist ein sehr gutes Tonikum und Sedativum bei Vata-Probleme. Sie wird oft für therapeutische Einläufe oder in arzneilichen Ölen verwendet.

Tikta   **Bitter**

Eine Mischung aus Bitterkräutern, gut bei allen Beschwerden, zu deren Behandlung der bittere Geschmack erforderlich ist; wird oft wie Sudarshan Churna verwendet.

Gugguls

Gugguls sind spezielle Pillen, die aus dem Harz des Guggul, einem Verwandten der Myrrhe, hergestellt werden. Sie dienen hauptsächlich zur Behandlung von Arthritis, Störungen des Nervensystems, Hautkrankheiten und Fettleibigkeit, also von Beschwerden, die in der westlichen Kräuterheilkunde mit Myrrhe behandelt werden. Sie haben gegenüber Myrrhe den Vorzug, gereinigt zu sein, so daß das Harz die Nierenfunktion nicht schädigen kann. Guggul wird gereinigt, indem man es in verschiedenen Kräuterabkochungen wie Triphala kocht und daraus das gereinigte Harz gewinnt. Westliche Kräuterheilkundige könnten diese Zubereitungsart auch für den Umgang mit Myrrhe nützlich finden. Dem gereinigten Guggul-Harz werden Kräuterpulver oder -extrakte zugefügt, oft zusammen mit Ghee.

Gokshuradi Guggul

Bestandteile   Guggul, Gokshura, Trikatu, Triphala, Cyperus
Eigenschaften Diuretikum, Alterativum, Demulzens
Indikationen   Schwierigkeiten beim Wasserlassen, Nieren- und
                 Blasensteine, Diabetes, Leukorrhöe, Gonorrhöe,
                 Arthritis
Dosierung   2–5 Pillen, zwei- bis dreimal täglich
Trägerstoff   Cyperustee, Pashanabhedatee, Vetivertee

Mahayogaraj Guggul

Bestandteile Guggul, Triphala und die Asche von Blei, Silber, Zinn, Eisen, Glimmer, Eisensulfat und Quecksilbersulfid, zusammen mit vielen verschiedenen, vorwiegend scharfen Kräutern

Eigenschaften Antirheumatikum, Alterativum, Sedativum, Adstringens

Indikationen Arthritis, Gicht, Diabetes, nervöse Störungen, Epilepsie, Asthma, Tumoren. Dies ist die wichtigste ayurvedische Rezeptur zur Behandlung schwerer degenerativer Arthritis und Störungen des Nervensystems wie Lähmungen, Multipler Sklerose und Parkinson

Dosierung 1–3 Pillen, zwei- bis dreimal täglich

Trägerstoff Galganttee, Triphalatee oder Honig

Triphala Guggul

Bestandteile Guggul, Triphala, langer Pfeffer

Eigenschaften Alterativum, entzündungshemmend, Antibiotikum, Antiseptikum

Indikationen Furunkel, Karbunkel, Abszesse, Geschwüre, Hämorrhoiden, Nasenpolypen, Ödeme, Arthritis. Wirkt sehr reinigend und entgiftend bei Vata, besonders im Sama-Zustand oder wenn Vata in Lymphe oder Blut eingedrungen ist

Dosierung 2–5 Pillen, zwei- bis dreimal täglich

Trägerstoff Warmes Wasser

Yogaraj Guggul

Bestandteile Guggul, Triphala, Ingwer, schwarzer Pfeffer, Chavya, Stinkasant, Ajwan, Galgant, Vidanga, Atish, Kalmus, Chitrak und andere

Indikationen Arthritis, Gicht, nervöse Störungen, Hämorrhoiden, Epilepsie, Anämie

Dosierung 2–5 Pillen, zwei- bis dreimal täglich

Trägerstoff Galganttee, Knoblauchsaft, Honig

Kräuterweine

Kräuterweine werden aus Kräutern hergestellt, die von selbst fermentieren. Sie werden ähnlich wie Wein aus Trauben in großen Holzfässern zubereitet. Sie unterscheiden sich stark von Tinkturen, obwohl Tinkturen sie bis zu einem gewissen Grad ersetzen können. Es gibt zwei Typen: »Asavas« und »Arishtas«. Asavas werden hergestellt, ohne die Kräuter zu kochen; gewöhnlich verwendet man den frischen Kräutersaft. Arishtas werden aus Abkochungen hergestellt. Zur Fermentierung werden Dhataki-Blüten zugesetzt.

Diese arzneilichen Weine halten sich nicht nur länger als Pulver und Pillen, sondern sie machen die Kräuter auch leichter verdaulich. Viele enthalten zusätzliche Gewürze, die die Aufnahme der Wirkstoffe erleichtern. Durch ihren sauren Geschmack sind sie besonders gut für Vata.

Der Trauben-Kräuterwein Draksha wird auch schon in den USA hergestellt. Kräuterweine stellen eine im Westen bisher unbekannte Art der Kräuterzubereitung dar. Eines Tages werden wir lernen, viele verschiedene Arten selbst zu produzieren.

Kumaryasava   Aloe-Kräuterwein

Bestandteile   Aloe-Gel, Jagrézucker oder Honig, mit Trikatu, Triphala oder anderen vorwiegend würzigen Kräutern
Eigenschaften Alterativum, Tonikum, Hämatinikum
Indikationen   Anämie, hormonelle Funktionsschwäche, Husten, Asthma, Verstopfung, Leberstörungen, chronische Hepatitis
Dosierung   55–110 Milliliter zu den Mahlzeiten

Arjunarishta   Arjuna-Kräuterwein

Bestandteile   Arjuna, Rosinen, Madhuka-Blüten, Dhataki, Jagrézucker
Eigenschaften Herztonikum, stimuliert das Herz
Indikationen   Alle Herz- und Lungenstörungen, Herzschwäche
Dosierung   55–110 Milliliter zu den Mahlzeiten

Ashokarishta   **Ashoka-Kräuterwein**
Bestandteile   Ashoka, Dhataki, Jagrézucker, Kreuzkümmel,
                 Triphala, Ingwer, Sandelholz und andere
Eigenschaften Alterativum, Adstringens, Hämostatikum
Indikationen   Menorrhagie, Leukorrhöe, Dysmenorrhöe, Hämaturie
Dosierung   55–110 Milliliter zu den Mahlzeiten

Ashwagandharishta   **Ashwagandha-Kräuterwein**
Bestandteile   Ashwagandha, weißer Spargel, Manjishta, Süßholz-
                 wurzel, Kurkuma, Trikatu, Sandelholz, Kalmus,
                 Dhakati, Jagrézucker.
Eigenschaften Nerventonikum, Sedativum
Indikationen   Nervenschwäche, Gedächtnisverlust, Epilepsie, Gei-
                 steskrankheit. Dies ist eine andere gute Möglichkeit,
                 Ashwagandha einzunehmen und vor allem seine
                 nervenwirksamen Eigenschaften zu nutzen
Dosierung   55–110 Milliliter zu den Mahlzeiten

Balarishta   **Bala-Kräuterwein**
Bestandteile   Bala, Ashwagandha, Lilie, Kardamom, Galgant,
                 Nelken, Vetiver, Gokshura, Rizinuswurzel, Dhataki,
                 Jagrézucker
Eigenschaften Nährendes Tonikum, Antirheumatikum, Diuretikum
Indikationen   Arthritis, Lähmungen, Schwäche, hohes Vata
Dosierung   55–110 Milliliter zu den Mahlzeiten

Draksha   **Trauben-Kräuterwein**
Bestandteile   Hauptsächlich Rosinen und verschiedene Gewürze;
                 einige Sorten werden mit Nüssen hergestellt und
                 haben bessere tonisierende Eigenschaften
Eigenschaften Stimulans, Karminativum, Diuretikum
Indikationen   Appetitverlust, Verdauungsstörungen, allgemeine
                 Schwäche, Schlaflosigkeit, Husten, Lungenkrankhei-
                 ten. Besonders gut für Vata-Verdauungsschwäche
Dosierung   55–110 Milliliter zu den Mahlzeiten

Kutajarishta   **Kutaj-Kräuterwein**
Bestandteile   Kutaj, Rosinen, Madhuka, Gmetina, Dhataki, Jagré-
                 zucker
Eigenschaften Adstringens, Hämostatikum, Antiperiodikum
Indikationen   Durchfall, Ruhr, Malabsorption, Parasiten
Dosierung   55–110 Milliliter zu den Mahlzeiten

Saraswatarishta   **Saraswat-Kräuterwein**
Bestandteile   Gotu Kola, Shatavari, Vidari Kanda, Haritaki, Vetiver,
                 frischer Ingwer, Fenchel, Honig, Rohzucker, Dhataki
                 und andere Kräuter und Gewürze
Eigenschaften Nerventonikum, Sedativum
Indikationen   Nervenschwäche, Konvulsionen, Stottern, Gedächt-
                 nisverlust, sexuelle Schwäche
Dosierung   55–110 Milliliter zu den Mahlzeiten

Kräutergelees

Kräutergelees werden mit Rohzuckern wie Jagré oder Honig zubereitet. Sie sind ein Kräuterkonfekt. Der Zucker wirkt als Konservie-
rungsmittel, verbessert den Geschmack der Kräuter und erhöht
ihre tonisierenden Eigenschaften. Kräutergelees dienen als Nahrungsergänzung und eignen sich gut für eine tonisierende Therapie. Es schmecken jedoch nicht alle von ihnen gut.

Brahma Rasayan   **Gotu-Kola-Kräutergelee**
Bestandteile   Haritaki, Amalaki, Gotu Kola, Shankha Pushpi,
                 Vidang, Sandelholz, Agaru, Kalmus, Dashamula,
                 Rohzucker und andere
Eigenschaften Alterativum, Tonikum, Nervinum, Rejuvenans
Indikationen   Geistige Schwäche, Gedächtnisverlust, allgemeine
                 Schwäche, Senilität, Neurasthenie, Husten. Gute
                 Nahrungsergänzung für das Gehirn und zur Medi-
                 tation

| Dosierung | 1–2 Teelöffel, zwei- bis dreimal täglich |
| Trägerstoff | Milch |

Chyavan Prash

Bestandteile	Amalaki, langer Pfeffer, Bambus-Manna, Nelken, Zimt, Kardamom, Kubebenpfeffer, Ghee, Rohzucker und andere (es gibt viele verschiedene Arten, einige auch mit Silber- oder Goldfolie)
Eigenschaften	Nährendes Tonikum, Rejuvenans
Indikationen	Allgemeine Schwäche, Altersschwäche, Anämie, sexuelle Schwäche, Husten, Tuberkulose. Dies ist das berühmteste Kräutergelee mit den breitesten Anwendungsmöglichkeiten, das bei fast jeder Art von Schwäche und zur Ergänzung der Energie verwendet werden kann. Es gibt es in vielen verschiedenen Sorten, einige auch mit Gold, Silber oder anderen Mineralien. Es ist ein gutes Tonikum für alle drei Konstitutionstypen. Dieselbe Rezeptur gibt es auch in Form von Pillen oder Pulver. Die beste Qualität wird aus frischen Amla-Früchten hergestellt. Die heutigen Produzenten verzichten jedoch darauf, weil man die frischen Früchte nicht das ganze Jahr über bekommt
Dosierung	1–2 Teelöffel, zwei- bis dreimal täglich
Trägerstoff	Milch

Musali Pak

Bestandteile	Weißer Spargel, Ghee, Zucker, Trikatu, Zimt, Kardamom, Chitrak, Ashwagandha, Nelken, Muskatnuß und spezielle Mineralien
Eigenschaften	Nährendes Tonikum, Aphrodisiakum
Indikationen	Sexuelle Schwäche, Unfruchtbarkeit, Auszehrung, Kräftemangel
Dosierung	1–2 Teelöffel, zwei- bis dreimal täglich
Trägerstoff	Milch

Vasavaleha   Vasa-Kräutergelee

Bestandteile   Vasa, Haritaki, Bambus-Manna, langer Pfeffer,
                 Caturjat
Eigenschaften Antispasmodikum, Expektorans, Laxans, Alterativum
Indikationen   Asthma, Bronchitis, Husten, Lungenbluten
Dosierung   1–2 Teelöffel, zwei- bis dreimal täglich
Trägerstoff   Milch

Arzneiliche Öle

Arzneiliche Öle (»Tailas«) werden hauptsächlich mit Sesamöl zubereitet. Man wendet sie vor allem äußerlich an. Die Dosierung entspricht weitgehend der, die man für eine Massage benötigt (im Ayurveda verwendet man bei der Massage mehr Öl, so daß die Patienten anschließend duschen müssen, um überschüssiges Öl zu beseitigen).

Die arzneilichen Öle sind eine ayurvedische Spezialität. Kein anderes kräuterheilkundliches System verwendet so viele verschiedene Kräuter in einer schweren Ölbasis. Bei den meisten anderen handelt es sich um ätherische Öle in einer leichten Alkohollösung oder aber um schwerere Salben. Im Ayurveda werden viele tonisierende Kräuter in Öl zubereitet, um den Körper über die Haut zu nähren, aber es gibt auch arzneiliche Öle, die spezielle schmerzstillende Kräuter enthalten (vgl. dazu auch das Kapitel »Öltherapie, Aromen und Räucherwerk«).

Arzneiliche Öle sind nicht nur Nahrungsergänzungen; sie stellen eine Primärtherapie und eine eigenständige Behandlungsform dar. Sehr wichtig sind sie im Rahmen der Öltherapie (Snehana).

Einige moderne Unternehmen bereiten diese Öle auf eine Weise zu, daß sie angenehmer duften und von der Haut besser aufgenommen werden können.

Einfache Öle kann man selbst herstellen, indem man Kräuter in einer Mischung aus Sesamöl und Wasser kocht, bis das Wasser verdampft ist, und die Kräuter anschließend aussiebt.

Bhringaraj Taila Bhringaraj-Öl, Ecliptaöl

Bestandteile Bhringarajsaft und Sesamöl

Eigenschaften Antiseptikum, Haartonikum, Nervinum

Indikationen Vorzeitiges Ergrauen oder vorzeitiger Haarausfall, Alopezie, Jucken der Kopfhaut. Gut zur Pflege von Haaren und Kopfhaut sowie zur Beruhigung des Geistes

Brahmi Taila Brahmi-Öl, Gotu-Kola-Öl

Bestandteile Gotu Kola und andere nervenwirksame Kräuter in Kokosöl

Eigenschaften Nervinum, Sedativum, Antipyretikum

Indikationen Schlaflosigkeit, geistige Unruhe, Kopfschmerzen, Augenschmerzen, vorzeitiges Ergrauen oder vorzeitiger Haarausfall. Allgemein als Gehirntonikum, wobei auch im Westen verschiedene Arten angeboten werden

Chandanadi Taila Sandelholz-Mischung-Öl

Bestandteile Sandelholz, Süßholzwurzel, Kostwurzel etc. und Sesamöl

Eigenschaften Antipyretikum, Hämostatikum, Sedativum

Indikationen Fieber, Kopfschmerzen, Neuralgie, Gefühle des Brennens, Nasenbluten, Hämoptyse

Chandan Bala Lakshadi Taila

Bestandteile Sandelholz, Bala, Sumach, Deodar, Kostwurzel, Manjishta, Ashwagandha etc. und Sesamöl

Eigenschaften Antipyretikum, Antispasmodikum, Antiseptikum, Analgetikum

Indikationen Fieber, Husten, Asthma, Kopfschmerzen, Hautkrankheiten, Arthritis

Mahmasha Taila

Bestandteile   Masha, Dashamula, Rizinuswurzel und Sesamöl
Eigenschaften Demulzens, Emolliens, Analgetikum
Indikationen   Alle Arten von Schmerzen, Lähmungen, Ohren-
                schmerzen

Mahanarayan Taila

Bestandteile   Shatavari, Rizinuswurzel, Brihati, Bala und Sesamöl
Eigenschaften Demulzens, Emolliens, Analgetikum
Indikationen   Arthritis, Rheumatismus, Gicht, Lähmungen; wird
                am häufigsten zur Behandlung von Arthritis
                verwendet

Narayan Taila   Narayan-Öl

Bestandteile   Shatavari, Ashwagandha, Bilvawurzel, Brihati,
                Neem, Dashamula, Milch, Sesamöl
Eigenschaften Demulzens, Emolliens, Analgetikum
Indikationen   Rheumatische Schmerzen, Lähmungen, Fieber

Pinda Taila   Pinda-Öl

Bestandteile   Manjishta, Sariva, Sarjarasa, Süßholzwurzel, Wachs,
                Rizinusöl
Eigenschaften Entzündungshemmend, Analgetikum
Indikationen   Rheumatismus, Gicht

Vishagarbha Taila

Bestandteile   Vatsanabha, Vitexsaft, Bhringarajsaft, Sesamöl
Eigenschaften Analgetikum, Sedativum
Indikationen   Gut für jede Art von Muskelschmerzen, Neuralgie,
                Gicht, Rheumatismus, Ohrenschmerzen, Ischias

Arzneiliche Ghees

Arzneiliche Ghees sind gute Nerventonika, weil Ghee das Gehirn und die Nerven nährt. Ghee läßt sich auch gut mit Bitterkräutern kombinieren und verbessert deren pitta-reduzierende Wirkung. Die meisten nervenwirksamen oder bitteren Kräuter gewinnen an Stärke, wenn sie in Ghee zubereitet oder mit Ghee eingenommen werden.

Ghees brauchen eigentlich keine Trägerstoffe, aber gewöhnlich trinkt man nach der Einnahme Milch.

Einfache Ghees kann man wie arzneiliche Öle zubereiten. Ghee selbst stellt man her, indem man ungesalzene frische Butter auf kleiner Flamme kocht, bis sich die braunen Milchbestandteile am Boden absetzen. Die klare Flüssigkeit wird dann durch ein Sieb gegossen.

Ashwagandha Ghrita   Ashwagandha-Mischung-Ghee

Bestandteile	Ashwagandha und Ghee
Eigenschaften	Tonikum, Nervinum, Aphrodisiakum
Indikationen	Allgemeine Schwäche, nervöse Schwäche, Schlaf-losigkeit, Mangel an sexueller Vitalität
Dosierung	1–2 Teelöffel, zweimal täglich
Trägerstoff	Milch

Gotu-Kola-Mischung-Ghee   Brahmi Ghrita

Bestandteile	Gotu Kola, Kalmus, Kostwurzel, Shankhapushpi, Ghee
Eigenschaften	Sedativum, Nervinum, Tonikum
Indikationen	Geisteskrankheit, Epilepsie, Schwäche der Stimme, als Gehirntonikum
Dosierung	1–2 Teelöffel, zweimal täglich
Trägerstoff	Milch
Hinweis	Eine einfachere Version dieser Rezeptur kann man aus drei Teilen Gotu Kola und einem Teil Kalmus oder Wachsmyrte herstellen. Kochen Sie

ca. 55 Gramm der Kräuter in etwa einem halben Liter Wasser, bis nur noch etwa eine Tasse Flüssigkeit übrig ist. Fügen Sie bis zu einer Tasse Ghee hinzu und kochen Sie die Mischung langsam weiter, bis alles Wasser verdunstet ist.

Mahatikta Ghrita

Bestandteile	Katuka, Vasa, weitere Bittertonika und Ghee
Eigenschaften	Bittertonikum, Alterativum
Indikationen	Bei Krankheiten, Furunkeln und Karbunkeln
Dosierung	1–2 Teelöffel, zweimal täglich
Trägerstoff	Milch

Phala Ghrita

Bestandteile	Triphala, Kostwurzel, Katuka, Kalmus, Sariva, Galgant, Bambus-Manna, Ghee
Eigenschaften	Tonikum, hormonelles Stimulans
Indikationen	Sexuelle Schwäche und Unfruchtbarkeit bei Frauen
Dosierung	1–2 Teelöffel, zweimal täglich
Trägerstoff	Milch

Purana Ghrita   Altes Ghee

Bestandteile	Ghee, das mindestens ein Jahr alt ist, je älter, desto besser (man sagt, daß Ghee, welches 10 Jahre oder älter ist, alle Krankheiten heilen kann)
Eigenschaften	Tonikum, Expektorans, Emolliens, Antiseptikum
Indikationen	Lungenstörungen, allgemeine Schwäche, äußerlich bei Verletzungen, Furunkeln, Karbunkeln etc.

Shatodhara Ghrita

Bestandteile	Ghee, das mit Wasser in einem Kupferkessel verrieben worden ist
Eigenschaften	Demulzens, Emolliens, entzündungshemmend, Antiseptikum

Indikationen	Nur äußerlich anzuwenden bei Hautrötungen, Juckreiz, Wunden und Verbrennungen

Triphala Ghrita

Bestandteile	Triphala, Vasa, Bhringaraj, Ghee
Eigenschaften	Tonikum und Alterativum für die Augen
Indikationen	Bindehautentzündung, Nachlassen der Sehkraft
Dosierung	1–2 Teelöffel, zweimal täglich
Trägerstoff	Milch

Rezepturen aus Mineralien und tierischen Produkten

Sie werden alle auf eine spezielle Weise zubereitet und sind ungefährlich für den Menschen. Im Ayurveda gibt es Hunderte solcher Mittel.

Godanti Bhasma   Gipsasche

Bestandteile	Gips, Aloesaft
Eigenschaften	Alterativum, Antazidum, fiebersenkend
Indikationen	Fieber, Husten, grippale Infekte, Kopfschmerzen, Malaria
Dosierung	250–500 Milligramm, zwei- bis dreimal täglich
Trägerstoff	Honig

Navayas Loha Guti   Eisentabletten

Bestandteile	Eisenasche, Trikatu, Triphala, Nelken, Muskatnuß, Kardamom
Eigenschaften	Tonisiert das Blut und wirkt umstimmend. Eins der wichtigsten ayurvedischen Eisenpräparate
Indikationen	Anämie, Amenorrhöe, Wassersucht
Dosierung	1–3 Gramm, zwei- bis dreimal täglich
Trägerstoff	Wasser oder Punarnavatee

Shankha Bhasma **Asche der Schneckenmuschelschale**

Bestandteile Hauptsächlich Schneckenmuschelschale
Eigenschaften Karminativum, Antazidum, Analgetikum
Indikationen Übersäuerung, Verdauungsstörungen, Blähungen
und Auftreibung
Dosierung 250 Milligramm bis 1 Gramm, zwei- bis dreimal
täglich
Trägerstoff Wasser

Shilajit-Mischung

Bestandteile Shilajit, Gurmar, Neem, verschiedene Mineralien
Eigenschaften Tonikum, Diuretikum, Alterativum, Aphrodisiakum
Indikationen Harnwegsstörungen, Nierensteine, Ödeme, sexuelle
Schwäche, Diabetes, Geschlechtskrankheiten
Dosierung 1–2 Pillen (500 Milligramm bis 1 Gramm), zweimal
täglich
Trägerstoff Honig
Hinweis Shilajit selbst ist bei diesen Beschwerden ebenfalls
wirksam

Shringa Bhasma **Hirschhornasche**

Bestandteile Hirschhorn, Aloesaft
Eigenschaften Expektorans, Diaphoretikum
Indikationen Lungenkrankheiten, Husten, Lungenentzündung,
Brustschmerzen
Dosierung 125–500 Milligramm
Trägerstoff Honig

Rasa-Zubereitungen

Hier handelt es sich um spezielle, sehr wirksame ayurvedische
Kräutermittel, die Mineralien, vorzugsweise gereinigten Schwefel
und Quecksilber enthalten. Obwohl sie einen wichtigen Bestandteil der ayurvedischen Praxis bilden, sind sie eigentlich Teil einer

alten, spirituellen, alchemistischen Tradition, die heutzutage im Westen verlorengegangen ist (und überwiegend auch in China). Zur Zeit bekommt man diese Mittel nur in Indien. Sie werden hier trotzdem erwähnt, um die Öffentlichkeit über ihre Wirksamkeit zu informieren.

Die giftigen Metalle werden durch verschiedene Verfahren gereinigt. Dazu gehört, daß man sie in verschiedenen Kräuterzubereitungen einweicht und kocht und mehrfach (bis zu tausendmal) verbrennt. Das Resultat ist gewöhnlich ein weißes Pulver, ein Oxid des betreffenden Metalls oder Edelsteins, welches »humanisiert« oder für die Anwendung am Menschen sicher gemacht worden ist. Klinische Tests in Indien belegen, daß diese Mittel bei normaler Dosierung keine giftigen Rückstände im Gewebe hinterlassen.

Makaradhvaj

Dies ist die berühmteste ayurvedische Rasa-Zubereitung. Sie besteht aus gereinigtem Schwefel und Quecksilber, je nach Rezeptur ergänzt um Kräuter wie Kampfer, Muskat, Nelken und schwarzer Pfeffer und Mineralien wie Gold. Dieses Mittel wirkt anregend, umstimmend, aphrodisisch und tonisiert das Herz. Es ist unübertroffen, wenn es darum geht, bei geringer Vitalität oder chronischen Krankheiten die Energie wiederzubeleben. Es ist ein großartiges Energietonikum für das Nervensystem. Die Dosierung beträgt 500 Milligramm bis 1 Gramm täglich über einen Zeitraum von bis zu einem Monat, gewöhnlich im Winter.

Moderne ayurvedische Rezepturen

Ayurvedische Heilkundige verwenden nicht nur die klassischen Rezepturen, sondern entwickeln auch ihre eigenen. Diese basieren gewöhnlich auf klassischen Vorbildern. Ayurvedische Herstellerfirmen haben ihre spezifischen eigenen Heilmittel. Wir selbst können ayurvedische Rezepturen herstellen, indem wir Kräuter, die wir kennen, nach ayurvedischen Prinzipien anwenden. Bei den folgenden Mischungen handelt es sich um moderne Rezepturen. Sie sind weitgehend ausgewogene (Tridosha-) Heilmittel, aber der Trägerstoff wie Honig oder Ghee, mit dem wir sie einnehmen, kann ihre Wirkung direkt auf einen bestimmten Körpersaft lenken.

Weitere moderne ayurvedische Heilmittel bestehen manchmal auch nur aus einem einzigen Kraut wie beispielsweise Bhumyamalaki (Phyllanthus), Arjuna, Ashwagandha, Guggul oder Shilajit. Man kann ihre Wirkung steigern, indem man sie mit frischem Kräutersaft oder einer Kräuterabkochung zubereitet. Sie können genauso effektiv sein wie komplexere Rezepturen, aber manchmal braucht man eine höhere Dosierung.

Abgepackte Fertigmischungen können zwar gut sein, aber gewöhnlich wirken die Mittel, die wir selbst aus rohen Kräutern zubereiten, stärker und haben die Macht, uns in direkten Kontakt mit den Heilkräutern und dem Heilungsprozeß zu bringen. Viele der folgenden Rezepturen sind so einfach, daß wir sie selbst herstellen oder als Modell für eigene Mischungen verwenden können.

1. Verdauungsanregende Mischung
Trikatu Plus
Bestandteile   Getrockneter Ingwer, schwarzer Pfeffer, langer Pfeffer, Koriander, Muskatnuß, Ajwan ersatzweise Nelken; alles zu gleichen Teilen
Eigenschaften Stimulans, Expektorans, Karminativum

Indikationen	Appetitmangel, Verdauungsschwäche, Übelkeit, Erbrechen, Kolik, Blähungen, Malabsorption, Candida, Stoffwechselstörungen (Übergewicht oder Untergewicht), Husten, Erkältungen, Stauung, Durchblutungsstörungen. Kann immer dann verwendet werden, wenn Trikatu indiziert wäre, und ist für den langfristigen Gebrauch sicherer und ausgewogener. Verringert Kapha und Vata, erhöht Pitta, facht das Verdauungsfeuer an
Dosierung	1–4 Gramm, dreimal täglich, vor den Mahlzeiten, um den Appetit anzuregen, nach den Mahlzeiten, um die Verdauung zu verbessern
Trägerstoff	Honig für Kapha, warmes Wasser für Pitta und Vata. Für Pitta ist Aloe-Gel noch besser

2. Energie-Tonikum
Ashwagandha-Mischung

Bestandteile	Ashwagandha 4 Teile, Shatavari 2 Teile, Pueraria (Kutzu) 2 Teile, langer Pfeffer (Pippali) 1 Teil
Eigenschaften	Tonikum, Rejuvenans, Aphrodisiakum, Expektorans, Antirheumatikum, Analgetikum
Indikationen	Energiemangel, geringe Vitalität, sexuelle Schwäche, Unfruchtbarkeit, nervöse Schwäche, Schlaflosigkeit, Nervendegeneration, Auszehrung, Arthritis, Diabetes, Immunschwäche, chronische Bronchitis. Kann immer dann eingesetzt werden, wenn Ashwagandha oder dessen Zubereitungen indiziert wären. Ist zur langfristigen Verwendung und als allgemeines Tonikum für alle Konstitutionstypen ausgewogener und sicherer als Ashwagandha alleine. Verringert Vata, erhöht Kapha und Pitta
Dosierung	2–5 Gramm, dreimal täglich zu den Mahlzeiten
Trägerstoff	Warme Milch oder warmes Wasser, Milch ist wegen ihrer nährenden Eigenschaften vorzuziehen

3. Lungen-Tonikum

Bestandteile Bala oder Salomonssiegel 2 Teile, Heiliger Basilikum (Tulsi) 2 Teile, Alant 1 Teil, Vasa oder Königskerze 1 Teil, Zimt 1 Teil

Eigenschaften Expektorans, Stimulans, Diaphoretikum, Dekongestans (wirkt entstauend)

Indikationen Husten, Erkältungen, grippale Infekte, Asthma, Bronchitis, Lungenschwäche, Kurzatmigkeit, Verdauungsstörungen. Verringert Kapha und Vata, erhöht Pitta

Dosierung 1–4 Gramm, im akuten Zustand alle zwei Stunden; 1–4 Gramm zweimal täglich als Lungen-Tonikum

Trägerstoff Warmes Wasser oder Honig wegen seiner verteilenden und auswurffördernden Wirkung; als Tonikum mit Milch

4. Frauen-Tonikum
Shatavari-Mischung

Bestandteile Shatavari 3 Teile, Beinwellwurzel 2 Teile, Cyperus 1 Teil, Himbeeren 1 Teil, Safran 1/4 Teil

Eigenschaften Emmenagogum, Tonikum, Alterativum, Laxans. Kann immer dann verwendet werden, wenn Shatavari bei Störungen des weiblichen Fortpflanzungssystems, Blut- oder Leberstörungen indiziert wäre. Verringert Vata und Pitta und erhöht Kapha nicht übermäßig

Indikationen Menstruationsstörungen (PMS, Amenorrhöe, Dysmenorrhöe), Menopause, Schwäche bei Frauen, Unfruchtbarkeit, Anämie, Schwellungen der Brüste, Brust- oder Gebärmuttertumoren, chronische Hepatitis, Zirrhose

Dosierung 1–4 Gramm, dreimal täglich vor den Mahlzeiten

Trägerstoff Milch (mit Ghee) als Tonikum, warmes Wasser oder Tee aus frischem Ingwer, um die Menstruation zu fördern, Aloe-Gel für Pitta

5. Dickdarm-Tonikum
Triphala Plus

Bestandteile   Haritaki 2 Teile, Amalaki 1 Teil, Bibhitaki 1 Teil,
Ingwer 1 Teil

Eigenschaften Laxans, Adstringens, Tonikum, Rejuvenans

Indikationen   Chronische Verstopfung, Kolitis, Divertikulitis,
Hämorrhoiden, Arthritis, nervöse Schwäche. Kann
immer verwendet werden, wenn Triphala indiziert
wäre. Die Wirkung ist stärker und die erforderliche
Dosis geringer (bei Triphala alleine beträgt die normale Dosis traditionell 3–15 Gramm). Gut für alle
drei Konstitutionstypen

Dosierung   1–4 Gramm, dreimal täglich vor den Mahlzeiten
oder auf leeren Magen; 3–10 Gramm als Abführmittel vor dem Schlafengehen

Trägerstoff   Generell Wasser, für Kapha mit Honig

6. Gehirn-Tonikum
Gotu-Kola-Mischung

Bestandteile   Gotu Kola 4 Teile, Ashwagandha 2 Teile, Kalmus
1 Teil, Sandelholz 1 Teil, Süßholzwurzel 1 Teil

Eigenschaften Nervinum, Antispasmodikum, Diuretikum

Indikationen   Schlaflosigkeit, Kopfschmerzen, Nervosität, Reizbarkeit, Ängstlichkeit, mentale Schwäche, schlechtes
Gedächtnis, Konzentrationsschwäche, Bluthochdruck,
Drogenentgiftung, um Suchtverhalten entgegenzuwirken. Kann immer dann benutzt werden, wenn
Gotu Kola indiziert wäre. Gleicht alle drei Körpersäfte aus und ist ein gutes Tonikum für den Geist

Dosierung   1–4 Gramm, dreimal täglich nach den Mahlzeiten;
eine zusätzliche Dosis kann vor dem Zubettgehen
genommen werden

Trägerstoff   Mit kaltem Wasser, um den Geist zu kühlen, mit
Ghee (geklärter Butter) oder warmer Milch als
Tonikum

7. Fiebersenkende und blutreinigende Kräutermischung

Bestandteile Sandelholz 2 Teile, Vetiver 2 Teile, Zitronengras
1 Teil, Katuka (oder Sauerdorn) 2 Teile, getrockneter
Ingwer 1 Teil

Eigenschaften Antipyretikum, Alterativum, Refrigerans

Indikationen Fieber, geschwollene Drüsen, Halsschmerzen,
Furunkel, Hautausschläge, Akne, Sonnenstich,
Verbrennungen, grippale Infekte, Bronchitis,
Kopfschmerzen. Verringert Pitta und Kapha, erhöht
Vata

Dosierung 1–4 Gramm, dreimal täglich zur allgemeinen Blutreinigung; bei Fieber alle zwei bis drei Stunden

Trägerstoff Ghee oder kühles Wasser bei länger bestehendem
Fieber, warmes Wasser bei neu auftretendem
Fieber

8. Leber-Tonikum

Bestandteile Bhumyamalaki 2 Teile, Katuka 2 Teile, Kurkuma
1 Teil, Sauerdorn 1 Teil, Gotu Kola 1 Teil, Koriander
1 Teil

Eigenschaften Hepatikum, Alterativum, Bittertonikum

Indikationen Hepatitis, Gelbsucht, Gallensteine, Zirrhose, Genital-
herpes, Geschlechtskrankheiten. Eine hervorragende
Anti-Pitta-Rezeptur; beseitigt viele Pitta-Störungen
an der Wurzel, indem sie die Galle entstaut. Auch
hilfreich für viele Kapha-Störungen; kann Vata
erhöhen

Dosierung 1–4 Gramm, dreimal täglich (doppelte Dosis bei
Fieber)

Trägerstoff Generell mit kühlem Wasser oder Ghee

9. Absorbierende Kräutermischung

Bestandteile Muskatnuß, Kardamom, Cyperus, langer Pfeffer
(Pippali), Kamille, Süßholzwurzel, alle zu gleichen
Teilen

Eigenschaften	Stimulans, Karminativum, Adstringens
Indikationen	Appetitmangel, Verdauungsstörungen, Blähungen und Auftreibung, Kolik, nervöse Verdauungsstörungen, Candida, chronischer Durchfall oder weiche Stühle, Malabsorption. Verringert Vata und Kapha, erhöht Pitta
Dosierung	1–4 Gramm, dreimal täglich vor den Mahlzeiten
Trägerstoff	Wasser, Buttermilch, Draksha. Buttermilch ist der hauptsächliche Trägerstoff für alle drei Konstitutionstypen

10. Nieren-Tonikum

Bestandteile	Gokshura 2 Teile, Pashana Bheda (oder Wasserdost) 2 Teile, seidige Maiskolbenhülse 1 Teil, Zitronengras 1 Teil, Koriander 1 Teil, Fenchel 1 Teil
Eigenschaften	Diuretikum, Lithotriptikum, Tonikum
Indikationen	Schwierigkeiten, Schmerzen oder Brennen beim Wasserlassen, Harnwegsinfektionen, Ischias, Kreuzschmerzen, Nierensteine. Verringert Kapha und Pitta, erhöht Vata nicht übermäßig
Dosierung	1–4 Gramm, dreimal täglich
Trägerstoff	Für Kapha mit Honig, für Pitta oder bei Infektionen mit kühlem Wasser oder Aloe-Gel, für Vata und als Tonikum mit Milch

11. Herz-Tonikum
Arjuna-Mischung

Bestandteile	Arjuna 4 Teile, Ashwagandha 2 Teile, Guggul 2 Teile, Sandelholz 1 Teil
Eigenschaften	Kreislaufanregend, Tonikum, Alterativum, Hämostatikum
Indikationen	Herzschwäche, Herzklopfen, Arteriosklerose, Bluthochdruck, koronare Herzkrankheiten, Angina pectoris, nach Herzanfällen, postoperativ, Herzödeme. Kann immer dann verwendet werden,

wenn Arjuna indiziert wäre; wirkt ausgleichend auf alle drei Körpersäfte

Dosierung	1–4 Gramm, dreimal täglich
Trägerstoff	Warmes Wasser, Milch bei Verwendung als Tonikum
Hinweis	Ein anderes wirkungsvolles Herztonikum kann man aus Arjuna 2 Teile, Guggul 1 Teil, Gotu Kola 1 Teil und Alant 1 Teil herstellen

12. Basische Rezeptur

Bestandteile	Amalaki 1 Teil, Shatavari 1 Teil, Süßholzwurzel 1 Teil, getrockneter Ingwer 1/2 Teil, Enzian 1/2 Teil
Eigenschaften	Antazidum, Demulzens, Analgetikum
Indikationen	Verdauungsstörungen, Übersäuerung, Sodbrennen, Magengeschwüre, Gastritis. Verringert Pitta und Vata, erhöht Kapha leicht
Dosierung	1–4 Gramm, dreimal täglich nach den Mahlzeiten
Trägerstoff	Generell mit warmem Wasser oder Milch

13. Antirheumatische Rezeptur
Guggul-Mischung

Bestandteile	Guggul 4 Teile, Shallaki (oder Myrrhe) 2 Teile, Cyperus 1 Teil, Galgant 1 Teil
Eigenschaften	Antirheumatikum, Alterativum, Analgetikum
Indikationen	Arthritis, Gicht, rheumatoide Arthritis, Knochen- und Gelenkverletzungen, nützlich in der Sportmedizin. Ist immer dann gut, wenn Guggul indiziert wäre. Verringert Vata und Kapha, erhöht Pitta nicht übermäßig
Dosierung	1–4 Gramm, morgens und abends
Trägerstoff	Generell warmes Wasser; mit Honig für Kapha

14. Beruhigende Kräutermischung

Bestandteile	Gotu Kola 2 Teile, Narde (oder Baldrian) 2 Teile, Shankapushpi 1 Teil, Muskatnuß 1 Teil
Eigenschaften	Sedativum, Nervinum, Antispasmodikum

Indikationen	Schlaflosigkeit, Ängstlichkeit, Bluthochdruck, Nervosität, Zittern, Herzklopfen. Generell ausgleichend, verringert aber spezifisch Vata
Dosierung	2–6 Gramm, abends oder bei Bedarf
Trägerstoff	Warme Milch oder Ghee verstärken die beruhigende Wirkung bei allen drei Konstitutionstypen

15. Gewichtreduzierende Rezeptur

Bestandteile	Haritaki 2 Teile, Amalaki 2 Teile, Bibhitaki 2 Teile, Katuka (oder Enzian) 2 Teile, getrockneter Ingwer 1 Teil, Gotu Kola 1 Teil
Eigenschaften	Laxans, Alterativum
Indikationen	Fettleibigkeit, Eßsucht, Hypertonie, chronische Verstopfung, Zuckerabhängigkeit. Spezifisch für Kapha, gleicht jedoch alle drei Körpersäfte aus
Dosierung	1–4 Gramm, vor den Mahlzeiten
Trägerstoff	Für alle Konstitutionstypen am besten mit Honig oder warmem Wasser
Hinweis	Bei Auszehrung, chronischem Untergewicht oder plötzlichen Gewichtsverlusten darf diese Rezeptur nicht angewandt werden

16. Chyavan-Mischung

Chyavan Prash ist die berühmteste ayurvedische Nahrungsergänzung aus tonisierenden Kräutern. Manche Leute nehmen jedoch das Gelee nicht gerne. Diese Rezeptur ist eine der ältesten Varianten; sie kann immer dann verwendet werden, wenn Chyavan Prash indiziert wäre. Eigenschaften und Indikationen sind die gleichen.

Bestandteile	Amalaki, Gokshura, Bhumyamalaki, Guduchi, Ashwagandha, Shatavari, Kapikacchu, Cyperus, Zimtblätter und Nagakeshar
Dosierung	1–3 Gramm oder 2–3 Tabletten, zweimal täglich morgens und abends
Trägerstoff	Warme Milch

17. Rezeptur zur Stärkung der sexuellen Vitalität

Bestandteile	Gokshura, Asteracantha longifolia, Kapikacchu, Ashwagandha, Shatavari; alles zu gleichen Teilen
Eigenschaften	Tonikum, Stimulans, Aphrodisiakum, Rejuvenans
Indikationen	Sexuelle Schwäche, Impotenz, Prostatavergrößerung, geringe Vitalität, Immunschwäche, Kreuzschmerzen. Verringert Vata und erhöht Kapha, erhöht Pitta nicht übermäßig
Dosierung	1–4 Gramm, morgens und abends
Trägerstoff	Warme Milch (und Ghee) – beides hält man ebenfalls für aphrodisisch

Öltherapie, Aromen und Räucherwerk

Weltweit verwendet man in den kräuterheilkundlichen Systemen verschiedene Öle, aber ihre Zahl und Bedeutung ist im Ayurveda am größten. Öle eignen sich spezifisch zur Behandlung von Vata-Störungen. Da die meisten Krankheiten zu dieser Kategorie gehören, spielt die Öltherapie bei fast allen Behandlungen eine wichtige Rolle. Sie ist indiziert bei Krankheiten des Nervensystems, der Knochen und der tieferen Gewebe. Für die anderen Konstitutionstypen ist sie ebenfalls nützlich. Ayurvedische Öle werden in der Hauptsache äußerlich angewendet, aber einige können auch innerlich genommen werden. Einfache Öle kann man selbst herstellen, aber der Handel bietet auch spezielle Zubereitungen an.

Äußerlich wendet man Öle im Ayurveda in den Nasengängen, in Ohren und Mund und anderen Körperöffnungen an, außerdem bei arzneilichen Einläufen und zur Massage. Ätherische Öle können an verschiedenen Stellen auf die Haut aufgetragen werden, beispielsweise auf die sieben Chakras (besonders auf das »Dritte Auge«).

Man unterscheidet bei den Ölen zwei Arten, die kombiniert werden können. Erstens gibt es die schweren und fetten Öle. Dazu gehören Pflanzenfette wie Sesamöl oder tierische Fette wie Ghee. Mit ihren nährenden Eigenschaften lassen sie sich gut mit tonisierenden Kräutern wie Süßholzwurzel oder Ashwagandha kombinieren.

Zweitens gibt es die ätherischen Öle: dies sind subtile, aromatische Öle, die aus duftenden oder scharfen Pflanzen wie Minze oder Jasmin gewonnen werden. Sie wirken in geringen Mengen, und wenn sie mit schwereren Ölen gemischt werden, helfen sie, diese zu aktivieren, und verleihen ihnen mehr Kraft, durch die Haut zu dringen. Man kann sie auch gut in Alkohol lösen. Ätherische Öle sollten innerlich nie unverdünnt angewendet werden, und man sollte sie auch nicht direkt auf die Schleimhäute auftragen, weil sie zu starken Reizungen führen und viele Nebenwirkungen haben können.

Öltherapie und die verschiedenen Konstitutionstypen

Vata

Für Vata ist Sesamöl generell am besten. Es ist warm, schwer, befeuchtend, nährt Haut, Knochen und Nerven und beruhigt den Geist. Es gilt als das einzige Öl, das über die Kraft verfügt, alle sieben Hautschichten zu durchdringen und alle Organe und Gewebe zu nähren. Mandel- oder Olivenöl sind ebenfalls gut, können jedoch Sesamöl bei schweren Krankheiten nicht ersetzen.

Viele tonisierende Kräuter lassen sich gut in Sesamöl zubereiten, beispielsweise Ashwagandha, Shatavari und Bala. Die nährenden, erweichenden und beruhigenden Wirkungen der Öle und der tonisierenden Kräuter ergänzen sich gegenseitig. Diese Kombination ist nötig, um ein überhöhtes Vata zu senken.

Die meisten ayurvedischen Öle sind gut für Vata. Spezielle ayurvedische Öle sind Mahanarayan und Narayan.

Ätherische Öle

Am besten für Vata sind warme, stimulierende ätherische Öle wie Kampfer, Wintergrün, Zimt, Moschus, Galgant oder Cyperus in Verbindung mit beruhigenden, nährenden und erdenden Ölen wie Sandelholz, Rose oder Jasmin. Beide Arten wirken besser, wenn sie den oben erwähnten schweren Ölen und Tonika hinzugefügt werden. In Alkohol gelöst können sie zu leicht sein, um wirklich einen positiven Einfluß auf Vata zu haben, welches durch Duftstoffe gereizt werden kann, die zu stark oder parfümartig sind.

Pitta

Generell ist Kokosöl für Pitta am besten zur äußerlichen Anwendung. Es kühlt und beruhigt, lindert Durst und Gefühle des Brennens. Sonnenblumenöl ist ebenfalls hilfreich und kann bei entzündlichen Hauterkrankungen angewendet werden. Manchmal benutzt man Sesamöl als Grundlage für Anti-Pitta-Öle, wobei kühlende Kräuter zugesetzt werden, um die leicht warme Energie zu neutralisieren. Einige Pitta-Typen, die Sesamöl nicht vertragen (es verursacht bei ihnen Juckreiz), kommen gut mit Olivenöl zurecht. Ghee ist für Pitta gewöhnlich am besten, aber hauptsächlich zur innerlichen Anwendung. Es kann jedoch genauso äußerlich benutzt werden, was in vedischen Zeiten auch geschah, besonders wenn es in einem Kupfer- oder Silbergefäß gealtert war.

Kühlende und beruhigende tonisierende Kräuter wie Shatavari, Gotu Kola oder Bhringaraj können diesen Ölen hinzugefügt werden. Entsprechende Rezepturen sind Brahmi-Öl und Bhringaraj-Öl.

Ätherische Öle

Pitta-Typen mögen duftende Blumen, und die meisten Blüten haben kühlende und beruhigende Eigenschaften. Gute Blütenöle für Pitta sind Gardenie, Jasmin, Rose, Heckenkirsche, Veilchen, Iris und Lotus. Das beste ätherische Öl für Pitta ist Sandelholz, besonders wenn man es regelmäßig auf das »Dritte Auge« aufträgt. Andere gute kühlende Öle wie Zitronengras, Lavendel, Minze, Henna und Vetiver können auf den Kopf aufgetragen werden.

Kapha

Für Kapha ist generell Senföl am besten. Es ist warm, leicht, anregend und vertreibt Schleim. Ein anderes gutes trocknendes Öl für Kapha ist Leinsamenöl. Wenn Kapha jedoch stark überhöht ist, muß man möglicherweise auf alle Öle verzichten.

Ätherische Öle

Für Kapha sind warme, leichte, anregende und auswurffördernde ätherische Öle am besten, beispielsweise Salbei, Zeder, Kiefer, Myrrhe, Kampfer, Moschus, Patchouli und Zimt. Kapha verträgt scharfe, anregende Düfte und sollte sie auch benutzen, obwohl viele Kapha-Typen vielleicht einen süßeren Duft bevorzugen. Entsprechende Kräuterpflaster oder eine Alkohollösung der ätherischen Öle können angewendet werden, wenn Kapha keine schweren Öle verträgt.

Räucherwerk

Räucherwerk wird im Orient nicht nur zu religiösen Zwecken, sondern auch zur Heilung benutzt, besonders zur Behandlung von geistigen Störungen. Es ist gut, um Krankheiten vorzubeugen und die Langlebigkeit zu fördern, und sollte täglich verwendet werden. Räucherwerk ist wichtig, um den Geist zu beruhigen. Alle Arten wirken geistig ausgleichend, sorgen für ein Gleichgewicht der Körpersäfte und erhöhen Sattva, die Klarheit des Geistes. Räucherwerk reinigt die Luft und die materielle Umgebung, die Aura und die astrale Umgebung, und es erhöht Prana. Es ist ein gutes Mittel gegen negative Gefühle, negative Einstellungen und Gedankenverwirrung, und es vertreibt negative Einflüsse und Wesenheiten. Räucherwerk zieht die göttlichen Energien (wohltuende kosmische Kräfte) nach unten und stärkt das Vertrauen, die Hingabe, den Frieden und die Wahrnehmung.

Die Eigenschaften und Anwendungsmöglichkeiten von Räucherwerk gleichen denen ätherischer Öle.

Vata

Vata-Typen profitieren von Räucherwerk, das den Geist beruhigt, die Nerven stärkt, Rastlosigkeit, Ängstlichkeit und Furcht lindert und der Überempfindlichkeit entgegenwirkt.

Gut für Vata sind Räucherungen, die wärmen und Energie spenden, stabilisieren und Frieden und Stärke verleihen – Sandelholz, Myrrhe, Weihrauch, Mandel, Moschus, Basilikum und Kampfer.

Pitta

Pitta profitiert von Räucherwerk, das die Emotionen beruhigt und den Geist kühlt, um Aufregung, Aggression und Ärger zu lindern.

Am besten für Pitta geeignet ist Sandelholz, aber auch Rose, Safran, Jasmin, Gardenie, Geranie, Plumeria, und die meisten Blumendüfte sind gut.

Kapha

Kapha profitiert von Räucherwerk, das den Geist anregt, die Wahrnehmung fördert und dem Stumpfsinn entgegenwirkt. Ätherische Blütenöle, die Kapha-Emotionen wie Liebe, Vertrauen und Leidenschaft fördern, sind besser für Pitta und Vata. Räucherwerk von Baumharzen wie Kiefer oder Myrrhe ist wegen der auswurffördernden und reinigenden Eigenschaften gut für Kapha.

Für Kapha eigenen sich Räucherungen mit Myrrhe, Weihrauch, Zeder, Salbei, Basilikum, Kampfer und Moschus.

Kräuteranwendungen

Dosierung

In den Abschnitten über die verschiedenen Krankheiten werden Einzelkräuter genannt, die zur Behandlung geeignet sind. Man kann sie als einzelne Heilmittel verwenden, wobei die Dosierung gewöhnlich eine Unze (ca. 28 Gramm) auf etwa einen halben Liter Wasser beträgt. Abkochung oder Aufguß werden über den Tag verteilt in zwei bis drei Portionen getrunken. Wenn die Kräuter sehr scharf oder sehr bitter sind wie beispielsweise Cayenne oder kanadische Gelbwurzel, kann man die Dosierung auf die Hälfte bis ein Viertel der Standarddosis reduzieren. Dieselben Kräuter können als Pulver, ein bis vier Gramm (vier Gramm sind bei den meisten pulverisierten Kräutern ein leicht gehäufter Teelöffel) zwei- oder dreimal täglich eingenommen werden. Dazu sollte man den geeigneten Trägerstoff wie Honig für Kapha, Ghee für Pitta oder warme Milch für Vata verwenden. Dieselben Dosierungen und Einnahmeformen gelten auch, wenn man die beschriebenen Rezepturen für sich selbst zubereitet. Bei Fertigpräparaten sind die entsprechenden Dosierungen im Abschnitt über die Rezepturen angegeben.

Entwicklung von Rezepturen

Um unsere eigenen Rezepturen nach ayurvedischen Prinzipien herzustellen, müssen wir zunächst die wichtigsten Grundlagen der Entwicklung von Rezepturen verstehen. Wir können auf klassischen ayurvedischen Rezepturen oder Mischungen (beispielsweise Trikatu) aufbauen oder von ähnlichen Überlegungen ausgehend unsere eigenen Basisrezepturen herstellen. Wenn wir die Energetik verstanden haben, können wir auch westliche oder chinesische Kräuter und Mischungen verwenden.

Wenn wir unsere eigenen Rezepturen herstellen und dazu Kräuter statt fertiger Pillen und Tabletten verwenden, erzielen wir eine bessere Wirkung und verfügen bei unserem Behandlungsansatz über eine größere Flexibilität. Außerdem können wir dann auch ein Heilmittel herstellen, wenn die passenden ayurvedischen Kräuter oder fertigen Rezepturen nicht zur Verfügung stehen. Dieses Verfahren ist jedoch weniger bequem, und es dauert vielleicht einige Zeit, bis man mit den Kräutern entsprechend vertraut ist und umgehen kann.

Die Entwicklung von Rezepturen hat nichts Geheimnisvolles. Sie beruht auf einigen grundlegenden Prinzipien, die den jeweiligen Bedingungen angepaßt werden. Gleichwohl hat man festgestellt, daß bestimmte Mischungen, die theoretisch nicht besser sind als andere, besonders gut wirken.

Für den Anfang besteht ein gutes Prinzip darin, zwei bis vier Kräuter, gewöhnlich drei, zu verwenden, die am stärksten die gewünschte Wirkung zeigen. Auf diese Weise entstand zum Beispiel die ayurvedische Trikatu-Rezeptur aus den berühmten drei scharfen Kräutern. Wenn man statt dessen eine Rezeptur mit vorwiegend bitterem Geschmack braucht, um eine Vielzahl von Pitta- und Kapha-Störungen zu behandeln, kann man dafür drei bekannte Bitterkräuter wie Enzian, Sauerdorn und kanadische Gelbwurzel verwenden.

Eine solche Basisrezeptur kann durch weitere Kräuter ergänzt werden, um die Wirkung gezielt in die eine oder andere Richtung zu verändern. Vielleicht fügt man Kräuter hinzu, die die Wirkung in verwandte Gebiete verstärken, oder ausgleichende Kräuter, damit die Wirkung nicht zu stark ausfällt.

Diuretika würden beispielsweise die reinigenden Eigenschaften verstärken; Bärentraubenblätter oder Walddolde, ebenfalls hauptsächlich bitter, würden die antibiotischen Eigenschaften gegen Blaseninfektionen verbessern.

Wir könnten umstimmende Kräuter hinzufügen – Löwenzahn oder Isatis –, um die blutreinigenden Eigenschaften zur Behandlung von Furunkeln oder schweren Infektionen zu fördern.

Purgierende Kräuter wie Rhabarberwurzel und Aloepulver, die ebenfalls bitter sind, würden die gallenreinigende Wirkung verbessern.

Zur Gewichtsreduktion und damit die Bitterkräuter das Verdauungsfeuer nicht schwächen, könnten wir Gewürze wie getrockneten Ingwer hinzufügen. Das wäre beispielsweise gut für Kapha-Typen.

Da es sich um eine ziemlich reduzierende Rezeptur handelt, könnten wir auch einige tonisierende Kräuter hinzufügen. Süßholzwurzel, Eibisch oder Shatavari hätten diesen Effekt und würden der Mischung nährende Eigenschaften verleihen, aber dabei die Anti-Pitta-Wirkung bewahren. Außerdem wirken diese Kräuter beruhigend auf die Schleimhäute, was die Kombination zusammen mit den Bitterkräutern zu einer guten Mischung für die Behandlung von Magengeschwüren und Magenübersäuerung macht.

Da alle Krankheiten mehr oder weniger mit Streß, Anspannung und geistigen oder emotionalen Störungen verbunden sind, könnten wir auch ein nervenwirksames oder krampflösendes Heilkraut hinzufügen. Gotu Kola oder Bhringaraj wären hier eine gute Wahl; sie helfen den drei Bitterkräutern bei der grundlegenden Leberreinigung. Eine solche Mischung wäre auch gut, wenn es sich um eine Krankheit handelt, bei der Alkohol oder andere lebertoxische Stoffe eine Rolle spielen.

Krankheit entsteht gewöhnlich durch eine Stagnation von Energie oder eine Blockade der Kanäle. Deshalb könnte man etwas Kurkuma hinzufügen, um die Leber und die Bauchspeicheldrüse zu öffnen und eventuelle Blockaden in diesen Bereichen aufzulösen.

Wenn man nach diesen Prinzipien eine leberreinigende Rezeptur für einen starken Kapha-Typ zusammenstellen will, der zuviel Fleisch, Zucker und Fett gegessen hat, könnte man Enzian, kanadische Gelbwurzel und Sauerdorn mit getrocknetem Ingwer, Kurkuma und Gotu Kola mischen; die Rezeptur wäre mit Honig einzunehmen.

Für einen schwachen Pitta-Typ, der an chronischer Hepatitis leidet, könnte man die drei Bitterkräuter mit Shatavari, Süßholzwurzel,

Kurkuma und Gotu Kola mischen; in diesem Fall wäre die Rezeptur mit Ghee einzunehmen. Hier könnte man sogar auf eins der bitteren Kräuter wie kanadische Gelbwurzel verzichten, damit die Rezeptur nicht zu reduzierend wird.

Mit der passenden Strategie und unter Vermeidung aller extremen oder einseitigen Wirkungen haben wir zahlreiche Möglichkeiten, Kräuter für eine bestimmte Behandlung zu mischen. Unabhängig von der Art der Beschwerden müssen wir jedoch darauf achten, daß wir die Krankheitsursachen behandeln und uns nicht nur auf die Symptome konzentrieren. Wir müssen uns nach den Erfahrungen des Patienten richten und die Rezeptur entsprechend anpassen. Auf diesem Weg können wir lernen, unsere Mischungen effektiver zu machen. Ganz gleich, ob es sich um eine klassische oder kommerziell hergestellte Rezeptur handelt oder ob wir die Kräuter selber mischen, das Resultat entspricht nicht immer den Erwartungen, auch wenn alle Faktoren berücksichtigt worden sind. Stets muß die Erfahrung unser oberster Lehrer sein. Wenn wir diese ayurvedischen Kräuter und Rezepturen verwenden, stellen wir fest, daß sie je nach Zeit, Ort und Kultur anders wirken und folglich gewisse Anpassungen nötig sind.

Potenzierung von Kräutern

Um eine Beschwerde angemessen zu behandeln, müssen wir nicht nur die richtige Diagnose stellen und die richtigen Kräuter verordnen, sondern diese Kräuter müssen auch die richtige Potenz, also Kraft haben. Bei vielen alten oder kommerziell zubereiteten Kräutern ist das vielleicht nicht der Fall.

Die Potenzierung von Kräutern ist nicht nur eine physikalische oder chemische Angelegenheit. Vielmehr geht es darum, die Lebenskraft der Kräuter zu stärken, was wiederum einen Bewußtseinsakt erfordert. Mechanische Methoden alleine reichen nicht aus. Eine materiell orientierte Medizin muß hier versagen, denn sie kann kein Transportmittel für die Lebenskraft sein. Deshalb hat auch unsere materielle Kräuterheilkunde, die wir beschreiben können, ihre Grenzen.

Viele Methoden zur Potenzierung überschneiden sich. Einige werden genauer in anderen Teilen dieses Buches dargestellt.

Wie man Kräutern bei der Zubereitung Kraft verleiht

In gewisser Hinsicht ist es irreführend, von den allgemeinen Eigenschaften eines Heilkrauts zu sprechen. Diese sind veränderlich und hängen besonders davon ab, unter welchen Bedingungen das Kraut gewachsen ist, wie es zubereitet und gemischt wurde. Dazu gibt es allgemeine Richtlinien, aber keine starren Regeln. Ganz alltägliche Kräuter können wunderbare Kräfte entfalten, wenn sie auf besondere Weise gezüchtet und zubereitet wurden. Alle Kräuter sind Transportmittel für die Lebenskraft oder kosmische Heilkräfte. Als solche besitzen sie eine gewisse Neutralität und können diese Kräfte auf verschiedenen Ebenen transportieren.

Kräuter mit besonderen Kräften

Einige Kräuter wie Ginseng oder Ashwagandha verfügen über spezielle Kräfte. Meist bewahren sie sich diese Kräfte, auch wenn unterstützende Faktoren fehlen. Im allgemeinen behalten die Wurzeln ihr Kräfte länger als andere Pflanzenteile. An zweiter und dritter Stelle stehen Rinde und Früchte. Blätter und Blüten verlieren ihr Kraft am schnellsten.

Speziell gezogene Kräuter

Frische Kräuter verfügen über besondere Kräfte und haben mehr Prana oder Chi, mehr Lebenskraft, als getrocknete. Ihr Saft wirkt besonders stark. Es kommt darauf an, auf welchem Boden sie wachsen und wieviel Sonnenlicht sie bekommen. Frische Kräuter, selbst wenn sie als Einzelkaut oder in geringen Dosierungen verwendet werden, wirken direkter auf Körper und Geist und haben stärkere Heilkräfte als große Mengen alter Kräuter. Selbstgezogene Kräuter, denen man Liebe und Aufmerksamkeit gewidmet hat, besitzen eine sanftere, aber beständigere Heilkraft.

Die Art, wie ein Heilkraut gezogen wurde, ist im Hinblick auf seine Wirkung genauso bedeutsam wie die Art des Krautes. Einige wenige gut gezogene und zubereitete Kräuter können Krankheiten heilen, an die andere nicht einmal herankommen. Einige Kräuterheilkundige beschränken sich deshalb auf eine Auswahl weniger Kräuter, die vielleicht sogar weit verbreitet sind und sorgsam aufgezogen und zubereitet wurden. Das ist kein Mangel an Klugheit, sondern eine andere Art von Klugheit.

Wildkräuter
Wildkräuter haben die stärkste Lebenskraft. Man sollte sie für den eigenen Bedarf mit Sorgfalt, Liebe und Respekt sammeln. Sie übertragen die Kraft der Natur selbst. Von Hand gesammelte Wildkräuter wirken meist auch stärker als kultivierte.

Spezielle Kräutermischungen
Die richtige Kombination von Kräutern ermöglicht es den Bestandteilen, synergetisch zu wirken, wobei sich die Kräfte nicht nur addieren, sondern anwachsen. Jede kräuterheilkundliche Tradition verfügt über solche Mischungen. Wir können weitere selbst entdecken.

Spezielle Kräuterauszüge
Die aktiven Bestandteile der Kräuter werden am besten durch ein passendes Medium extrahiert. Dazu gehören Wasser, Alkohol, Essig, Milch, Honig und Öle, die auch als Trägerstoff für die Einnahme der Kräuter dienen können.

Zusätzliche potenzierende Kräuter
Einige Kräuter können andere in verschiedene Richtungen potenzieren und einer Mischung als aktivierendes Prinzip zugefügt werden. Dazu gehören Stimulanzien wie Cayenne, Ingwer, Kampfer und Minze, die oft als Leitkräuter dienen. Trägerstoffe wie Honig oder Ghee helfen ebenfalls, die Wirkung der Kräuter zu lenken.

Kräuterzubereitungen

Kräuterweine, -öle und -gelees verlängern nicht nur die Haltbarkeit der Kräuter, sondern erhöhen auch ihre Wirksamkeit.

Trituration

Dabei wird das Kraut in einem Mörser mit einem Pistill zerstoßen. Gewöhnlich verwendet man ein Pulver oder eine flüssige Paste. Säfte, Kräuterabkochungen oder andere Kräuter können hinzugefügt werden. Dadurch erhält die Kräuterzubereitung eine einheitlichere Energie und eine größere Kraft. Die Eigenschaften der Werkstoffe, aus denen Mörser und Pistill bestehen, sind dabei wichtig. Stein, Kupfer, Silber oder Gold geben ihre jeweiligen Eigenschaften an die Kräuter ab, die in solchen Gefäßen trituriert werden.

Alchemistische Zubereitungen

Alchemistische Tinkturen sind sehr kraftvoll. Im Ayurveda verwendet man gewöhnlich eine Kombination aus Kräutern mit speziell verbrannten Mineralien.

Edelsteine und Mineralien

Edelsteine kann man in Form von Edelsteinwasser oder Edelsteintinkturen benutzen, um Pflanzen zu energetisieren oder um Energie auf eine Kräuterzubereitung zu lenken. Vergleichen Sie dazu das Kapitel »Spirituelle Heilmittel«.

Gold, Silber, Kupfer und Eisen können ebenfalls helfen, Pflanzen zu energetisieren. Kräuter, die in entsprechenden Gefäßen zubereitet oder gekocht werden, gewinnen zusätzlich die Kraft der Mineralien. Tinkturen dieser Metalle übertragen ihre Eigenschaften auf die Kräuter, ohne Giftstoffe zu erzeugen.

Gold hilft, Vata und Kapha zu reduzieren. Silber reduziert Pitta und Vata. Kupfer reduziert Kapha. Eisen reduziert Vata. Bronze reduziert Pitta.

Abstimmungsmethoden

Abstimmung bedeutet, Kräuter zur rechten Zeit zu ziehen, zuzubereiten und zu verordnen. Die Astrologie ist die hauptsächliche Abstimmungsmethode. Die richtige Kraft und Stellung des Mondes ist wichtig, denn er herrscht generell über die Pflanzen. Außerdem berücksichtigt man Merkur, der über die Heilung herrscht, und Jupiter, der Vitalität verleiht.

Mentale Methoden

Methoden der mentalen Kraftverstärkung sind Mantra, Meditation und Gebet. Dazu kann auch gehören, daß man einem bestimmten Wunsch oder einer Absicht mehr Energie verleiht. Einige Menschen verwenden Energiemuster auf der geistigen oder einer feinstofflichen Ebene, um demselben Muster im Heilkraut auf einer grobstofflichen Ebene Macht zu verleihen. Andere konzentrieren sich auf eine bestimmte Gottheit oder göttliche Kraft, die durch das Kraut wirken soll.

Gelegentlich verwendet man auch bestimmte Rituale. Jede Form der Kräuterzubereitung ist ein Ritual, das heißt eine heilige Handlung in Harmonie mit dem Rhythmus des Kosmos, um die Wirkung der kosmischen Heilkräfte zu verstärken.

Solche Methoden sind bei jeder Form von ganzheitlicher Heilung wesentlich. Andernfalls könnten die Kräuter aufgrund ihrer Empfindsamkeit und Neutralität auf einer feinstofflichen oder astralen Ebene negative Energien aufnehmen.

Mantras zur Potenzierung von Kräutern

Zur Potenzierung von Kräutern kann man viele verschiedene Mantras verwenden. Man kann beispielsweise Gottheiten anrufen, denn jedes Mantra ist ein göttlicher Name. Das generell benutzte Mantra Om verleiht allem, worauf wir es richten, Festigkeit und Kraft. Es erhöht auch die Kraft anderer Mantras (vgl. das Kapitel »Spirituelle Heilmittel«). Das Mantra Som erhöht die Energie der Pflanzen.

Andere Faktoren

Kräuter wirken besser, wenn sie nahe am Ort der Beschwerde eingesetzt werden; das gilt beispielsweise für die Verwendung von Einläufen bei Vata-Störungen.

Außerdem müssen Kräuter in eine angemessene Lebensführung integriert werden, die mit dem Wesen des betreffenden Menschen übereinstimmt. Sie können nur durch die Vermittlung unserer eigenen Seele wirken.

Spirituelle Heilmittel – Ayurveda, Astrologie, Edelsteintherapie und Mantras

Ayurveda und Astrologie

Ayurveda und Astrologie waren ursprünglich Teil einer einzigen spirituellen Wissenschaft. Während das Ayurveda primär den materiellen Körper untersucht und behandelt, widmet sich die Astrologie vor allem dem feinstofflichen Körper oder Geist. Wenn man beides zusammen anwendet, kann man zu einer stärker integrierten Behandlung kommen. Das Ayurveda gibt uns einen genaueren Einblick in aktuelle körperliche Ungleichgewichte; die Astrologie zeigt uns, in welche Richtung sich das Leben und die Vitalität langfristig entwickeln.

Spirituelle Therapien des Ayurveda

Das Ayurveda setzt verschiedene spirituelle Therapien ein, um Störungen im feinstofflichen Bereich zu behandeln. Diese stehen in einem spezifischen Verhältnis zur Astrologie, können aber auch unabhängig davon angewendet werden. Deshalb stellen wir in diesem Kapitel Edelsteine, Mantras und die Farbtherapie vor.

Astrologie und Edelsteintherapie

In der vedischen Astrologie Indiens werden bestimmte Edelsteine in Beziehung zu den Planeten gesetzt und benutzt, um deren Einflüsse auszugleichen. Auf diese Weise werden Edelsteine astrologisch verwendet, um körperliche, geistige und spirituelle Störungen zu behandeln. Die Edelsteintherapie ist hauptsächlich eine astrologische Behandlung und wird nach astrologischen Indikationen verordnet.

Edelsteine, die nach den Regeln der vedischen Astrologie verordnet werden, wendet man im Ayurveda auch innerlich an, um ähnliche Wirkungen zu erzielen. Zu diesem Zweck werden sie jedoch einer speziellen komplizierten Behandlung unterzogen, damit sie für den Patienten sicher und ungiftig sind. Diese Edelsteinzubereitungen werden in der ayurvedischen Medizin heute immer noch verwendet. Im Westen kann man sie zwar nicht bekommen, aber auch wir können Edelsteine äußerlich anwenden oder Edelsteintinkturen einnehmen, die nicht das Mineral selbst enthalten.

Edelsteine werden äußerlich als Ringe getragen oder als Anhänger, die auf dem Hals- oder Herzchakra liegen. Nach dem vedischen System hat jeder Finger der Hand einen Bezug zu den Elementen: der kleine Finger zur Erde, der Ringfinger zum Wasser, der Mittelfinger zur Luft, der Zeigefinger zum Äther und der Daumen zum Feuer (in den *Veden* ist Agni ein Wesen von der Größe des Daumens). Die Planeten, die über diese Finger herrschen, sind Merkur (Erde), Sonne oder Mond (Wasser), Saturn (Luft) und Jupiter (Äther). Über den Daumen herrscht kein besonderer Planet. Indem man Edelsteine, die einen Bezug zu den jeweiligen Elementen oder Planeten haben, am entsprechenden Finger trägt, kann man deren Einflüsse stärken. Es ist immer am besten, wenn die Edelsteine so gefaßt sind, daß sie die Haut berühren.

Edelsteintinkturen werden wie Kräutertinkturen zubereitet, indem man den Edelstein für eine gewisse Zeit in eine fünfzig- bis hundertprozentige Alkohollösung legt. Harte Edelsteine wie Diamanten oder Saphire können einen Monat in der Lösung bleiben (von Vollmond bis Vollmond). Weichere, meist undurchsichtige Steine wie Perlen und Korallen werden kürzer eingelegt, oder man gibt sie in schwächere Lösungen. Das Skandieren der Planetenmantras verleiht der Tinktur zusätzliche Kraft.

Obwohl die Edelsteintherapie jahrhundertelang fast vergessen war, hat sie im Westen heute neue Popularität gewonnen. Es gibt ein starkes, neuerwachtes Interesse an den Heilkräften von Kristallen, Edelsteinen und Mineralien. Über die Wirkungen der Edelsteine und ihren Bezug zu den Planeten und Elementen gibt es jedoch sehr unterschiedliche Meinungen.

Die vedische Verwendung von Edelsteinen basiert dagegen auf einem viele tausend Jahre alten medizinischen und astrologischen System, das außerdem einen Zusammenhang zur Verwendung von Farben und Mantras hat und Bestandteil des Yoga-Systems ist, welches ursprünglich von erleuchteten Weisen entwickelt wurde. Ayurvedische Ärzte haben die innerlichen Wirkungen von Edelsteinoxiden sorgfältig aufgezeichnet. Deshalb stellt das vedische System das älteste, am längsten kontinuierlich angewendete und am genauesten bewertete System der Edelsteintherapie dar. Seine Erkenntnisse sollten heute bei neuen Edelsteintherapien sorgfältig berücksichtigt werden.

Im folgenden finden Sie einige einführende Vorstellungen. Die medizinische Astrologie ist ein eigenes Thema. Ich selbst habe mich damit genauer im Fernstudium zur Vedischen Astrologie und in meinem Buch *The Astrology of the Seers* beschäftigt.

Edelsteine und die Planeten

Der klassische vedische Zusammenhang zwischen den wichtigsten Edelsteinen und den Planeten sieht folgendermaßen aus:

Sonne	Rubin
Mond	Perle
Mars	rote Koralle
Merkur	Smaragd
Jupiter	gelber Saphir
Venus	Diamant
Saturn	blauer Saphir

Das vedische System benutzt auch die Mondknoten. Für den nördlichen Mondknoten oder Drachenkopf wird ein Hessonit (braunroter Granat) verordnet, für den südlichen Mondknoten oder Drachenschwanz ein Chrysoberyll.

Uranus, Neptun und Pluto waren im Altertum nicht bekannt. Pluto scheint einen Bezug zu dunklen Steinen wie schwarzer Koralle oder schwarzem Onyx zu haben. Neptun könnte viel mit Opalen gemein haben, besonders mit den iridisierenden Typen. Uranus hat eine Verbindung zu dunkelblauen Saturnsteinen oder zum Amethyst.

Da die meisten dieser Steine sehr teuer sind, werden im folgenden Steine genannt, die man ersatzweise verwenden kann. Da die rote Koralle nicht teuer ist, besteht hier keine Notwendigkeit für einen Ersatz:

statt Rubin	Granat oder Sonnenstein (Aventurinfeldspat)
statt Perle	Mondstein
statt Smaragd	Peridot oder Jade
statt gelbem Saphir	gelber Topas oder Citrin
statt Diamant	weißer Zirkon
statt blauem Saphir	Amethyst

Der traditionelle Gebrauch von Edelsteinen in Astrologie und Ayurveda

Edelsteine beeinflussen zwar auch den materiellen Körper, aber ihre hauptsächliche Wirkung liegt auf der Ebene der Lebenskraft. Nicht alle Steine sind eng mit einem der Körpersäfte verbunden. Aber viele können wie feinstoffliche oder mentale Heilmittel helfen, die drei Körpersäfte auszugleichen. Wir können die jeweilige Wirkrichtung dadurch beeinflussen, daß wir sie in einem entsprechenden Metall fassen (welches als Trägerstoff dient).

Teurere Edelsteine, die als Ringe getragen werden, sollten zwei Karat oder mehr wiegen. Die weniger teuren, die ersatzweise verwendet werden, sollten mindestens vier Karat haben. Man kann sogar noch größere Steine verwenden, besonders als Anhänger oder in Ketten (wobei gute Ersatzsteine besser sind als zu kleine Originalsteine). Edelsteine wirken stärker, wenn sie die Haut berühren. Deshalb haben Ringe nach dem vedischen System Fassungen, die unten offen sind, damit die Steine in direkten Kontakt mit der Haut kommen.

Nachfolgend werden die hauptsächlichen Eigenschaften der Originalsteine aufgeführt. Die jeweiligen Ersatzsteine haben ähnliche Eigenschaften, die jedoch schwächer ausgeprägt sind.

Rubin

Rubin wird in der Astrologie verwendet, um das Herz zu stärken, die Verdauung zu verbessern, die Durchblutung zu fördern, das Feuer neu zu beleben und die Energie zu erhöhen. Er erhöht Pitta und senkt Kapha und Vata. Seine Energie ist heiß und setzt sich aus den Elementen Feuer, Luft und Äther zusammen. Rubin stärkt den Willen, fördert die Unabhängigkeit, verleiht Einsicht und erhöht die Kraft. Er war einst der Edelstein der Könige. Gewöhnlich wird er in Gold gefaßt und am Ringfinger der rechten Hand getragen.

Rubinasche (Manikya Bhasma) gilt als Stimulans, Nervinum und Herztonikum bei Schwäche von Herz und Nerven und bei allgemeiner Schwäche.

Perle

Perlen stärken die Körperflüssigkeiten und das Blut, nähren das Körpergewebe und die Nerven. Sie erhöhen Kapha und senken Pitta und Vata. Ihre Energie ist leicht kalt und setzt sich aus Wasser, Erde und Äther zusammen. Perlen stärken das weibliche Fortpflanzungssystem, verbessern die Fruchtbarkeit und beruhigen die Emotionen. Die Perle wird gewöhnlich in Silber gefaßt und am Ringfinger der linken Hand getragen.

Perlenasche (Moti Bhasma) gilt als Tonikum, Alterativum, Sedativum, Nervinum und Antazidum. Sie wird bei Übersäuerung, Magengeschwüren, Epistaxis, Hämoptyse, Leber- und Nierenbeschwerden, nervöser Erregbarkeit und Hysterie eingesetzt und ist ein gutes allgemeines Tonikum für Frauen und Kinder.

Rote Koralle

Rote Koralle stärkt das Blut und das Fortpflanzungssystem, verbessert die Energie und beruhigt die Emotionen. Sie harmonisiert Pitta, senkt Vata, kann aber im Übermaß Kapha erhöhen. Ihre Energie ist leicht warm und setzt sich aus Erde, Wasser und Feuer zusammen. Rote Koralle ist ein Aphrodisiakum, besonders für Männer, baut Gewebe und Muskeln auf, verleiht Mut und verbessert die Arbeitsfähigkeit. Gewöhnlich wird sie in Silber gefaßt und am Ring- oder Zeigefinger getragen.

Korallenasche (Praval Bhasma) ist ein Alterativum, Antazidum und Tonikum. Sie wird bei Husten, Asthma, geschwollenen Drüsen, Übersäuerung, Impotenz, Lungenblutungen, Anämie und sexueller Schwäche eingesetzt.

Smaragd

Smaragd beruhigt geistige Aufregung, reguliert das Nervensystem, lindert Nervenschmerzen und verbessert die Sprache und die Intelligenz. Er harmonisiert Vata, senkt Pitta und kann Kapha leicht erhöhen. Seine Energie ist kühl und setzt sich aus Äther, Wasser und Luft zusammen. Smaragd fördert die Heilung, energetisiert den Atem, stärkt die Lungen und erhöht die Flexibilität und Anpassungsfähigkeit des Geistes. Er ist ein harmonisierender Stein, gut bei Krebs und anderen degenerativen Krankheiten. Für Vata und Kapha wird er in Gold gefaßt, für Pitta in Silber. Er wird am Mittelfinger oder am kleinen Finger getragen.

Smaragdasche (Panna Bhasma) ist ein Nervinum, Alterativum und Tonikum. Sie wird bei nervöser Schwäche, Neurasthenie, allgemeiner Schwäche und als Herztonikum eingesetzt. Sie ist gut bei Asthma, Magengeschwüren, Hautkrankheiten, Fieber und Infektionen sowie als Tonikum für Kinder.

Gelber Saphir

Gelber Saphir verleiht Energie und Vitalität und ist im allgemeinen der beste Stein zur Förderung der Gesundheit. Er reguliert die Hormone und erhöht Ojas. Seine Energie ist leicht warm. Im allgemeinen gleicht er die Körpersäfte aus, eignet sich jedoch besonders gut, um ein überhöhtes Vata zu senken. Im Übermaß verwendet kann er Pitta schädigen. Gelber Saphir ist gut bei Diabetes und auszehrenden Krankheiten sowie in der Rekonvaleszenz. Er setzt sich aus Äther, Feuer und Wasser zusammen. Gewöhnlich wird er in Gold gefaßt und am Zeigefinger getragen.

Die Asche des gelben Saphirs ist ein Tonikum, Alterativum und Nervinum. Sie verbessert die Verdauung, stärkt das Herz und fördert die Intelligenz.

Diamant

Der Diamant hat eine neutrale Energie und setzt sich aus allen fünf Elementen zusammen. Er senkt Vata und Pitta, erhöht jedoch Kapha leicht. Er stärkt die Nieren und das Fortpflanzungssystem und erhöht Ojas. Der Diamant verleiht Schönheit, Kraft und Charme und erhöht die kreativen Fähigkeiten. Er schützt unser Leben bei schweren Krankheiten. Er wird gewöhnlich in Weißgold gefaßt und am Mittelfinger oder kleinen Finger getragen.

Diamantasche (Hira Bhasma) ist ein nährendes Tonikum und Aphrodisiakum. Sie verleiht dem Körper Stärke und Festigkeit, schützt das Leben, erhöht die sexuelle Kraft und Ojas.

Zirkonasche (Vaikrant Bhasma) kann als Ersatz verwendet werden.

Blauer Saphir

Blauer Saphir hat eine kalte Energie und setzt sich aus den Elementen Äther und Luft zusammen. Er beseitigt Infektionen und schützt vor allen negativen Energien. Er wirkt gegen Tumoren und Fett und ist eine gute Ergänzung zur reduzierenden Therapie. Blauer Saphir stärkt die Knochen, verlängert das Leben und hilft, Nerven und Emotionen zu beruhigen. Er fördert Ruhe, Frieden und Distanziertheit. Für Vata und Kapha wird er in Gold gefaßt, für Pitta in Silber. Man trägt ihn am Mittelfinger.

Die Asche des blauen Saphirs ist ein Alterativum, Nervinum und Antiseptikum. Sie ist gut bei Arthritis, Rheuma, Fieber, Infektionen, Nervenschmerzen und Lähmungen.

Hessonit-Granat

Der Hessonit hat eine neutrale Energie und setzt sich aus den Elementen Feuer, Wasser und Äther zusammen. Wie der gelbe Saphir ist der goldfarbene Hessonit ein Stein, der sehr ausgleichend wirkt. Er beruhigt die Nerven und den Geist und lindert Depressionen. Dieser Stein wird für fast jeden Menschen empfohlen, weil er den negativen Einflüssen der »Maya« (Illusion) entgegenwirkt. Man geht davon aus, daß der nördliche Mondknoten den Einfluß von Maya anzeigt, welcher im gegenwärtigen dunklen Zeitalter vorherrschend ist. Der Hessonit-Granat wird gewöhnlich in Gold gefaßt und am Mittelfinger getragen. Man stellt in der Regel keine Asche daraus her.

Chrysoberyll

Der Chrysoberyll hat eine heiße Energie und setzt sich aus den Elementen Feuer, Luft und Äther zusammen. Er erhöht Pitta und senkt Kapha und Vata. Er stimuliert Tejas, das geistige Feuer, und fördert die mediale und spirituelle Wahrnehmung. Chrysoberyll ist ein gutes Stimulans für die Nerven und hilft bei geistigen Störungen. Er ist der Stein der Seher und Astrologen. Gewöhnlich stellt man keine Asche daraus her.

Bergkristall

Der häufig verwendete Bergkristall hat auch im vedischen System seinen Platz. Klarer Bergkristall gilt als Venusstein, wolkiger oder milchiger als Mondstein. Klarer Bergkristall wirkt ähnlich wie Diamant, aber sehr viel schwächer. Er gilt als sehr empfänglich für äußere Eindrücke, ein Stein, der jeden guten oder schlechten Einfluß aus der Umgebung verstärkt. Deshalb sollte man ihn durch Mantras und Meditation gut reinigen und energetisieren.

Die Asche des Bergkristalls (Sphatika Bhasma) ist ein Alterativum, Hämostatikum und Tonikum. Man verwendet sie zur Behandlung von Blutungen, Anämie, chronischem Fieber, Gelbsucht, Asthma, Verstopfung und allgemeiner Schwäche.

Kräuter und Astrologie

Traditionell wurden Kräuter sowohl in der westlichen als auch in der östlichen Kräuterheilkunde in Verbindung mit der Astrologie eingesetzt. Berühmte europäische Kräuterheilkundige wie Culpepper waren typische Vertreter dieser Herangehensweise. Kräuter wurden in Beziehung zu bestimmten Zeichen und Planeten gesetzt und entsprechend der speziellen planetarischen Stellung verordnet. Heute setzt man auch in der westlichen Welt Kräuter und Naturheilverfahren wieder in Beziehung zur Astrologie, wie man es im Osten seit jeher getan hat.

Kräuter und die Planeten

Die folgenden Kräuter erhöhen die Energie der Planeten, denen sie zugeordnet werden. Sie verringern die Energie der Planeten mit gegenteiligen Eigenschaften. Viele Kräuter haben Energien, die zu zwei oder mehr Planeten in Beziehung stehen.

Sonne

Heiße, würzige oder scharfe Kräuter: Cayenne, schwarzer Pfeffer, Ingwer, langer Pfeffer, Zimt, Nelken, Kalmus, Wachsmyrte, Kardamom, Galgant.
Diese Kräuter wirken überwiegend anregend, fördern die Verdauung, verbessern die Durchblutung, erhöhen die Wahrnehmung und verbessern die funktionale Aktivität. In der chinesischen Medizin gelten sie gewöhnlich als wärmende Yang-Kräuter.

Mond

Kühle, süße oder salzige Kräuter: Sandelholz, Shatavari, Rotulme, Beiwellwurzel, Eibisch, Irisch Moos, Isländisches Moos, Vogelmiere.
Dies sind Kräuter, die überwiegend als Demulzens und Emolliens wirken. Sie können Lungentonika sein. In der chinesischen Medizin gelten sie gewöhnlich als Yin-Tonika.

Mars

Warme, scharfe, stimulierende Kräuter: Knoblauch, Stinkasant, Senf, Damiana, Eisenhut, Kaffee, Tabak, Wein, Marihuana. Diese Kräuter wirken überwiegend anregend wie die Sonnenkräuter, aber ihre Eigenschaften sind grobstofflicher. In großen Mengen wirken einige unterdrückend. Viele Aphrodisiaka, vor allem für Männer, werden ebenfalls dem Mars zugeordnet.

Merkur

Milde, harmonisierende und nervenwirksame Kräuter: Gotu Kola, Helmkraut, echte Betonie, Minze, Fenchel, Bhringaraj, Narde.
In dieser Gruppe findet man die meisten Kräuter, die auf Geist und Nerven wirken und helfen, alle drei Körpersäfte auszugleichen.

Jupiter

Süße, tonisierende Kräuter und Substanzen: Süßholzwurzel, Ashwagandha, Bala, Ginseng, Ghee, Sesamöl, Olivenöl. Jupiter herrscht über Öle und Fette.
Die meisten Energietonika der östlichen Medizin gehören in diese Kategorie.

Venus

Süße, kühlende Kräuter, oft duftende Blüten: Lotus, Rose, Hibiskus, Himbeere, Safran, Färberdistel, Gardenie, Aloe. Sie wirken überwiegend auf das Herz, die Nieren und das Fortpflanzungssystem (vor allem das weibliche).

Saturn

Kalte, bittere, zusammenziehende, entgiftende Kräuter: Kanadische Gelbwurzel, Enzian, Sauerdorn, Goldfaden, Isatis, Bärentraube, Veilchen, Löwenzahn, kleine Braunelle. Diese Kräuter sind natürliche Antibiotika, Anti-Tumor- und Anti-Fieber-Kräuter.

Edelsteine und Kräuter

Die Eigenschaften von heißen, würzigen Kräutern können verstärkt werden, indem man sie mit Rubintinktur einnimmt oder einen Rubin bzw. einen seiner Ersatzsteine trägt.

Die Eigenschaften von tonisierenden und verjüngenden Kräutern können verstärkt werden, indem man sie mit der Tinktur von gelbem Saphir oder gelbem Topas einnimmt. Man kann auch diese Steine oder einen Ersatz dafür tragen.

Die Eigenschaften von Kräutern, die Hitze ausleiten, das Blut reinigen, die Leber entgiften und Tumoren reduzieren, können verstärkt werden, indem man sie mit einer Tinktur aus blauem Saphir nimmt oder diesen Stein bzw. einen seiner Ersatzsteine trägt.

Die Eigenschaften von nervenwirksamen und harmonisierenden Kräutern können verstärkt werden, indem man sie mit einer Smaragdtinktur nimmt oder einen Smaragd bzw. einen seiner Ersatzsteine trägt.

Die Eigenschaften von stimulierenden und aphrodisiatischen Kräutern können verstärkt werden, indem man sie mit einer Tinktur aus roter Koralle einnimmt oder diesen Stein trägt.

Die Eigenschaften von Kräutern, die die Menstruation fördern oder das Fortpflanzungssystem tonisieren, können verstärkt werden, indem man sie mit Diamanttinktur einnimmt. Man kann auch einen Diamanten oder einen seiner Ersatzsteine tragen.

Die Eigenschaften von Kräutern, die als Demulzens oder nährendes Tonikum wirken, können verstärkt werden, indem man sie mit Perlentinktur einnimmt oder Perlen bzw. deren Ersatzsteine trägt.

Farbtherapie

Kräuter wirken überwiegend durch den grünen Strahl des Planeten Merkur, der über die größte Kraft zur Heilung und Harmonisierung verfügt.

Farben können in der Therapie genauso eingesetzt werden wie die einem spezifischen Planeten zugeordneten Edelsteine. Der Körper kann mit farbigem Licht bestrahlt werden, oder man kann eine bestimmte Farbe stärker bei der Bekleidung, in der Umgebung etc. berücksichtigen. Alle verwendeten Farben sollten sattvisch oder von harmonischer Art sein, nicht übermäßig strahlend, schreiend, auffallend oder künstlich. Weitere Informationen zur Farbtherapie für die verschiedenen Konstitutionstypen finden sie im Kapitel »Ayurvedische Lebensführung«.

Die Farben der Planeten

Sonne	Rot
Mond	Weiß
Mars	Dunkelrot
Merkur	Grün
Jupiter	Gelb, Gold
Venus	Transparent, Bunt
Saturn	Dunkelblau, Schwarz
Rahu	Ultraviolett
Ketu	Infrarot

Mantras

Mantras und die Planeten

Kräuter können durch Mantras energetisiert werden, die einen Bezug zu den Planeten haben, denen die Kräuter unterstehen. Zusammen mit Om können diese Mantras auch ohne Kräuter zur spirituellen Behandlung von Krankheiten eingesetzt werden, die durch die betreffenden Planeten verursacht wurden.

Sonne	Sum (ausgesprochen »suum«)
Mond	Som (ausgesprochen wie Om)
Mars	Am
Merkur	Bum (kurzes u wie in Burg)
Jupiter	Gum (kurzes u wie in Burg)
Venus	Shum (kurzes u wie in Burg)
Saturn	Sham
nördl. Mondknoten	Ram (a wie in Vater)
südl. Mondknoten	Kem (e als langes äi ausgesprochen)

Andere wichtige Heilklänge

Om: Om ist das wichtigste Mantra. Es energetisiert alle Dinge und Vorgänge und verleiht ihnen Kraft. Deshalb beginnen und enden alle Mantras mit Om. Es klärt den Geist, öffnet die Kanäle und erhöht Ojas. In den alten Schriften wird es als Sonnenklang bezeichnet.

Shrim (»schriem«): Dies ist das beste Mantra, um allgemein Gesundheit, Schönheit, Kreativität und Wohlbefinden zu fördern. Es hat Eigenschaften des Mondes und der Venus und kann die weibliche Natur stärken.

Ram: Dies ist das beste Mantra, um das schützende Licht und die Gnade des Göttlichen auf sich herabzuziehen. Es verleiht Stärke, Ruhe und Frieden und ist besonders gut bei überhöhtem Vata und geistigen Störungen.

Hum (kurzes u wie in Burg): Dies ist das beste Mantra, um negative

Energien abzuwehren, beispielsweise Krankheitserreger, negative Emotionen oder sogar schwarze Magie. Es ist auch das beste Mantra, um das Agni zu wecken und das Verdauungsfeuer anzufachen.

Aim: Dies ist das beste Mantra für den Geist, um die Konzentration, das Denken und die Rationalität zu fördern und die Sprache zu verbessern. Es hilft bei geistigen und nervösen Störungen. Es verfügt über die Energie des Merkur und hat einen Bezug zur Göttin der Weisheit, Saraswati.

Krim (»kriem«): Dieses Mantra gibt uns die Fähigkeit, zu arbeiten und zu handeln, und verleiht unseren Taten Kraft und Effizienz. Wenn man es während der Vorbereitungen zur Arbeit skandiert, gelingt alles besser.

Klim (»kliem«): Dieses Mantra verleiht uns Stärke, sexuelle Vitalität und Kontrolle über unsere Emotionen.

Sham: Dies ist das Mantra für Saturn und kann allgemein benutzt werden, um Frieden, Ruhe, Distanziertheit und Zufriedenheit zu fördern. Es ist gut bei geistigen und nervösen Störungen.

Hrim (»hriem«): Dies ist ein reinigendes Mantra. Wenn man sich darauf eingestimmt hat, verleiht es Energie, Freude und Ekstase. Es hilft bei allen Entgiftungsprozessen.

Mantras für die Elemente

Die fünf Elemente können durch ihre jeweiligen Mantras gestärkt werden. Dies sind Lam für die Erde, Vam für das Wasser, Ram für das Feuer, Yam für die Luft und Ham für den Äther. In jedem Fall wird das a kurz gesprochen.

Vedische und yogische Wissenschaften

Wer die Schönheit und Tiefgründigkeit des Ayurveda bewundert, sollte bedenken, daß alle Aspekte der vedischen Wissenschaften, von denen Ayurveda nur ein Teil ist, über diese Eigenschaften verfügen.

Lange Zeit haben die indischen Weisen und das Volk auf das großartige erleuchtete Zeitalter zurückgeblickt, das man das »Vedische Zeitalter« nennt. Damals wurde das Land von Königen regiert, die dem Rat der Weisen folgten. Das gesamte Leben war von Spiritualität durchdrungen und drehte sich um verschiedene innere und äußere Opfer, die dem Göttlichen in jeder Form dargebracht wurden. Das gesamte Leben war Yoga.

Das Vedische Zeitalter war längst vorüber, als Krishna erschien. Dies war noch einige Jahrhunderte vor dem Buddha, der den Beginn einer Zeit markiert, die aus der vedischen Perspektive als »moderne indische Geschichte« bezeichnet wird. Die traditionellen integrierten vedischen Lehren brachen in mehrere Richtungen auseinander, und es entstanden verschiedene, oft widerstreitende Systeme spiritueller Lehren. Weite Bereiche des vedischen Geistes wurden vom Yoga und Vedanta aufgenommen und blieben weiterhin das richtungweisende Licht der Kultur. Wir können die vedischen Wissenschaften auch »yogische Wissenschaften« nennen. Der Begriff des Yoga taucht zuerst in den vedischen Mantras auf und bezeichnet die Kontrolle des Geistes zur spirituellen Erleuchtung *(Rig Veda, V, 80, 1)*.

Von allen Zweigen des vedischen Wissens hat das Ayurveda wahrscheinlich den größten Teil der original vedischen Terminologie (wie Agni und Soma) bewahrt, obwohl viel von der spirituellen Bedeutung dieser Ausdrücke in Vergessenheit geraten ist.

In der Zeit nach Krishna, also seit über dreitausend Jahren, hat man die vedischen Originalschriften nicht mehr ernsthaft studiert.

Vor über einem Jahrhundert hat europäische Neugier das ursprüngliche Interesse daran wieder belebt. Verschiedene große Interpreten des *Veda* und Vedanta erschienen. Die wichtigsten waren Swami Vivekananda, Swami Rama Tirtha, Sri Aurobindo, Gangadhar Tilak und Swami Dayananda Saraswati, die in Indien alle wohlbekannt und hochgeachtet sind.

Basierend auf dem Modell der vedischen Wissenschaft und unter Einbeziehung der Prinzipien des Yoga und Ayurveda wird die Essenz des Systems im folgenden dargestellt. Aus meinen eigenen Studien der *Veden* und meinen Veröffentlichungen darüber habe ich versucht, einen integrierten Ansatz abzuleiten.

Eine integrierte Heilkunde nach dem Modell der vedischen Wissenschaften

In diesem System erkennen wir vier Ebenen des Wissens, von denen jede über ihre eigenen Methoden der Integration und Heilung verfügt. Diese Ebenen entsprechen den drei Körpern und unserem wahren Selbst, dem verkörperten Wesen. Der materielle Körper setzt sich aus Materie zusammen, der Astralkörper aus Gedanken und Gefühlen und der Kausalkörper ist die sich wiederverkörpernde Einheit von Idealen und Archetypen.

1. Selbsterkenntnis – transzendente Heilkunde: Selbstforschung; vorwiegend der höhere Aspekt des Yoga der Erkenntnis, obwohl Unterwerfung unter das Göttliche, die Essenz des Yoga der Hingabe, hier ebenfalls weiterführen kann.
2. Yoga – kausale Heilkunde: Yoga und Meditation; dazu gehören die wesentlichen Systeme des Yoga in ihren höheren Formen, Erkenntnis, Hingabe, Arbeit und Techniken, einschließlich des Tantra in seinen höheren Aspekten.
3. Astrologie – astrale Heilkunde: Mantras, Edelsteine, Farbtherapie und Rituale; die Systeme des Yoga in ihren niederen oder okkulten Formen sind hier ebenfalls nützlich.
4. Ayurveda – körperliche Heilkunde, Diät, Kräuter, Körperarbeit.

Die fünf Hüllen und ihre Heilverfahren

Nach diesem System besteht das Individuum aus drei Körpern und fünf Hüllen. Dabei verbindet die vitale Hülle das Materielle mit dem Astralen, und die Intelligenz-Hülle verbindet das Astrale mit dem Kausalen.

Materielle Hülle	Diät, Kräuter und Asanas
Vitale Hülle	Kräuter, Edelsteine und Pranayama
Mentale Hülle	Mantras (Pratyahara)
Intelligenz-Hülle	Meditation (Dharan, Dhyana)
Glückseligkeits-Hülle	Vereinigung, Absorption (Samadhi)

Yoga und Ayurveda

Diese Heilverfahren der fünf Hüllen spiegeln die acht Zweige des klassischen Yoga-Systems wider. Die ersten beiden Zweige, »Yama« und »Niyama«, sind die Faktoren der inneren und äußeren Reinheit einschließlich der rechten Einstellung und der spirituellen Werte im Leben, des rechten Lebensstils und der richtigen Lebensführung für alle fünf Hüllen. Diese beiden sind die Grundlage des Yoga, ohne die Yoga-Praktiken unangenehme Folgen haben können.

Die Yamas sind Gewaltlosigkeit, Wahrhaftigkeit, Kontrolle der sexuellen Energie, nicht stehlen und nicht töten. Die Niyamas sind Selbsterforschung, Reinheit, Zufriedenheit, Selbstdisziplin und Unterwerfung unter das Göttliche. Von einem traditionellen ayurvedischen Arzt wurde erwartet, daß er nach diesem ethischen Standard lebte.

Die nächsten drei Zweige bilden den äußeren Prozeß des Yoga und harmonisieren die äußere Natur, so daß es uns möglich wird, uns für unser wahres Wesen zu öffnen.

»Asana« ist die Haltung, bei der es um die angemessene Ausrichtung der Energien des materiellen Körpers entlang der Wirbelsäule geht. Dadurch erlangen wir den Frieden des Körpers.

»Pranayama« ist die Harmonisierung und Ausdehnung der Lebenskraft. Das gibt uns emotionalen Frieden und beruhigt das vitale Wesen.

»Pratyahara« ist der Rückzug von Ablenkungen, indem wir unsere Aufmerksamkeit nach innen richten. Das gibt uns geistigen Frieden.

Die letzten drei Zweige bilden den inneren Prozeß des Yoga, die Essenz des Systems. Man kann sie formal durch die Ausrichtung auf ein spezifisches Objekt vollziehen oder formlos, indem man sich auf das eigene Selbst oder das reine Bewußtsein konzentriert. Letzteres ist die wahre oder höhere Form der Meditation, während ersteres immer noch mit dem äußeren Prozeß des Yoga in Verbindung steht.

»Dharana« ist Aufmerksamkeit; das Bewußtsein ist voll auf das konzentriert, worauf man es ausgerichtet hat.

»Dhyana« ist Meditation; das Bewußtsein verschmilzt mit dem Objekt der Aufmerksamkeit. Auf diese Weise kann die Intelligenz aktiv werden.

»Samadhi« ist die vollständige Vereinigung des Bewußtseins mit dem Gegenstand der Meditation. Es ist die direkte Wahrnehmung der Wahrheit, in welcher der Beobachter und das Beobachtete eins sind.

Damit diese Heilverfahren wirken können, muß man »Viveka« und »Vairagya« haben. Viveka ist die Unterscheidungsfähigkeit, durch die wir das Wirkliche vom Unwirklichen, das Echte vom Falschen, das Ewige vom Zeitlichen, die wahre Freude vom vorübergehenden Vergnügen unterscheiden können. Vairagya ist die Abwesenheit egoistischer emotionaler Reaktionen, die unsere Wahrnehmung verschleiern. Beide sind der Ursprung von »Abhyasa«, der ständigen Praxis im alltäglichen Leben und Handeln. Was wir im Abhyasa tun, entscheidet über den Erfolg unserer Yoga-Übungen.

Das Ayurveda gibt uns die Mittel und Möglichkeiten, Gesundheit und Heilung auf der körperlichen und psychischen Ebene zu erlangen, so daß wir den Pfad des Yoga beschreiten können. Ayurveda ist am stärksten mit dem äußeren Prozeß des Yoga wie Asanas und

Pranayama – Stellungen und Atemkontrolle – verbunden, die im Mittelpunkt des Hatha-Yoga (Yoga des materiellen Körpers) stehen. Ayurvedische Lebensregeln sollten auf der Grundlage des Yoga wie Yama und Niyama, innerer und äußerer Reinheit, basieren.

Dieses Yoga/Ayurveda-System repräsentiert die natürliche Evolution des Lebens in Richtung auf eine Wiedervereinigung mit der göttlichen Quelle, und nicht etwa ein spezielles religiöses Dogma, dem wir folgen sollten. Es kann im Rahmen aller Religionen oder auch ganz ohne Religion ausgeübt werden, denn die wahre Religion ist das Sein als solches.

Teil IV

Anhang

Glossar medizinischer Fachausdrücke

Adstringens: festigt Gewebe und Organe; vermindert Ausscheidungen und Absonderungen

Allopathie: Schulmedizin

Alopezie: natürliche oder anormale Haarlosigkeit; Haarausfall

Alterativum: hilft, den normalen Gesundheitszustand wieder herzustellen; Blutreinigungsmittel; verändert die bestehenden Ernährungs- und Ausscheidungsvorgänge und stellt die normalen physiologischen Funktionen allmählich wieder her

Amenorrhöe: Verspätung oder Ausbleiben der Menstruation

Anabolikum: Anabolismus ist die aufbauende Phase des Stoffwechsels; Anabolika sind Mittel, die die Körpersubstanz aufbauen

Analgetikum: schmerzstillend

Antazidum: neutralisiert überschüssige Magensäure

Anthelminthikum: hilft Parasiten zu vernichten und auszutreiben (hierzu gehören Wurmmittel; im Ayurveda umfaßt der Begriff Parasiten, Würmer, Bakterien, Pilze und Hefepilze)

Antibiotikum: hemmt das Wachstum von Mikroorganismen oder tötet sie ab

Antipyretikum: vertreibt Hitze, Feuer und Fieber

Antirheumatikum: Mittel gegen rheumatische Erkrankungen

Antiseptikum: zum Abtöten von Krankheitserregern in Wunden

Antispasmodikum: löst Krämpfe der willkürlichen und der unwillkürlichen Muskulatur

Antitussivum: hustenstillend

Aperiens: leichtes Abführmittel

Aphrodisiakum: führt dem Körper neue Kräfte zur Stärkung des Fortpflanzungssystems zu

Aromatikum: Heilpflanzen, die ätherische Öle enthalten, welche die Verdauung fördern und blähungswidrig wirken

Bittertonikum: bittere Heilpflanzen, die in kleinen Mengen die Verdauung anregen und auch auf anderen Wegen helfen, das Feuer im Körper zu regulieren

Candida: Pilze, die auf Haut und Schleimhäuten auftreten

Cholagogum: galletreibend, vermehrt den Galleabfluß

Dekokt: Abkochung oder Absud von Arzneimitteln

Demulzens: Einhüllmittel, beruhigt, schützt und nährt die Schleimhäute

Diaphoretikum: schweißtreibendes Mittel, bewirkt eine verstärkte Ausscheidung über die Haut

Diuretikum: fördert die Nieren- und Blasentätigkeit und bewirkt eine verstärkte Harnausscheidung

Divertikulitis: entzündlich veränderte sackförmige Wandausstülpungen in Hohlorganen (Darm, Blase)

Dysmenorrhöe: schmerzhafte, gestörte Menstruation

Dyspnöe: erschwerte Atmung

Emetikum: Brechmittel

Emmenagogum: menstruationsförderndes und -regulierendes Mittel

Emolliens: erweichendes Mittel, macht die Haut weich und geschmeidig, beruhigt und nährt sie

Endometriose: versprengte Gebärmutterschleimhaut, die außerhalb der Gebärmutter wächst

Endometritis: Gebärmutterschleimhautentzündung

Enteritis: Entzündung des Dünndarms

Epistaxis: Nasenbluten

Expektorans: auswurfförderndes Mittel

Gastritis: Magenschleimhautentzündung

Hämatemesis: Bluterbrechen

Hämaturie: Harn im Blut

Hämoptyse: Spucken von Blut aus Lunge oder Bronchien

Hämostatikum: blutstillendes Mittel; ein Adstringens, das innere Blutungen stillt

Hernie: Eingeweidebruch: Ausstülpung oder Vorbuchtung von Eingeweide in eine dafür nicht vorgesehene Region

Karminativum: blähungswidriges Mittel, lindert die Auftreibung des Bauches und Bauchschmerzen; fördert die Peristaltik

Katabolismus: abbauende Phase des Stoffwechsels

Kathartikum: stark wirkendes Abführmittel, bewirkt eine schnelle Darmentleerung

Kolitis: Dickdarmentzündung

Kontraindikation: Umstand, der die Anwendung einer ärztlichen Maßnahme verbietet

Laxans: Abführmittel

Leukorrhöe: weißlicher Ausfluß aus der Vagina

Lithotriptikum: fördert die Auflösung und Ausscheidung von Gallensteinen, Nierensteinen und Nierengrieß

Malabsorption: mangelhafte Aufnahme der Nährstoffe aus dem Darm

Menorrhagie: übermäßig starke Monatsblutung

Mononukleose: Pfeiffersches Drüsenfieber bzw. fieberhafte Erkrankung des Lymphsystems

Nephritis: Nierenentzündung

Nervinum: stärkt die funktionelle Tätigkeit des Nervensystems; hierzu gehören sowohl anregende als auch beruhigende Mittel

Neurasthenie: schwere Nervenschwäche, nervöse Erschöpfung

nährendes Tonikum: vermehrt Gewicht und Dichte und nährt den Körper

paroxysmales Fieber: Fieber, das in periodischen Abständen immer wieder anfallsweise auftritt

Refrigerans: setzt die Körpertemperatur herab und lindert Durst

Rejuvenans: Verjüngungsmittel

Sedativum: setzt die funktionelle Tätigkeit eines Organs oder Körperteils herab und wirkt auf diese Weise beruhigend

Spermatorrhöe: Samenfluß aus der Harnröhre ohne geschlechtliche Erregung

Stimulans: vermehrt innere Hitze, vertreibt innere Kälte und stärkt den Stoffwechsel und den Kreislauf

Stomachikum: stärkt die Magenfunktion

Suppuration: Eiterbildung und eitrige Absonderungen

Tonikum: Kräftigungsmittel

Vasodilator: gefäßerweiterndes Mittel

Verjüngungsmittel: wirkt Verfalls- und Alterungsprozessen entgegen und revitalisiert die Organe

Vermizid: tötet Parasiten im Darm

Wundheilmittel: fördert die Wundheilung durch Schutz vor Infektionen und Anregung des Zellwachstums

Glossar der Sanskrit-Begriffe

Agni: Verdauungsfeuer
Alochak Pitta: inneres Feuer, das über das Sehen herrscht
Ama: Giftstoffe, unverdaute Nahrungsbestandteile
Ambhuvahasrotas: Kanäle, in denen Wasser befördert wird
Annavahasrotas: Kanäle, in denen Nahrung befördert wird
Apana: Luft, die sich abwärts bewegt
Arishta: Kräuterwein, der mit Abkochungen zubereitet wird
Artavavahasrotas: Kanäle, in denen das Menstruationsblut befördert wird
Asanas: Yogastellungen
Asava: Kräuterwein, der aus Kräutersaft zubereitet wird
Asthi: Knochen
Atman: wahres Selbst oder reines Bewußtsein
avalambak Kapha: Wasser, das den Organismus unterstützt
Avaleha: Kräutergelee
Ayurveda: vedische Wissenschaft vom Leben oder vom langen Leben
Basti: therapeutische Einläufe
Bhakti: Hingabe
Bhasma: durch Verbrennung hergestellte Mineralzubereitung
Bhrajak Pitta: Feuer, das über den Teint herrscht
Bodhak Kapha: Wasser, das über den Geschmack herrscht
Brahman: spirituelle Wirklichkeit, das Absolute
Brahmacharya: sexuelle Abstinenz, Zölibat
Brimhana: Tonisierung oder aufbauende Therapie
Buddha: der Erleuchtete; eine Inkarnation des Vishnu
Chikitsa: ayurvedische Behandlung
Churna: pulverisierte Kräutermischung
Dhanvantari: traditionelle Gottheit des Ayurveda
Dharana: Aufmerksamkeit
Dhyana: Meditation
Doshas: die drei Körpersäfte: Vata, Pitta, Kapha
Ghee: geklärte Butter
Ghrita: geklärte Butter
Guggul: mit Guggul (Commiphora mukul) hergestellte Pillen
Gunas: die wesensbestimmenden geistigen Eigenschaften der Urnatur: Sattva, Rajas, Tamas
Jagrézucker: Rohzucker aus eingedicktem Zuckerrohrsaft
Jnana: Wissen

Jyotish: vedische oder hinduistische Astrologie
Kapha: Wasser als Körpersaft
Karma: Handeln
Kichadi: Nahrungsmittel: Reis und Mungobohnen zu gleichen Teilen gemischt
Kledak Kapha: Wasser, das die Verdauung beherrscht
Kratu: innerer Wille
Kundalini: Energie des feinstofflichen Körpers
Langhana: reduzierende oder erleichternde Therapie
Majja: Mark und Nervengewebe
Majjavahasrotas: Kanäle, die Knochenmark und Nervengewebe versorgen
Mamsa: Muskel
Mamsavahasrotas: Kanäle, die die Muskeln versorgen
Manas: Geist
Manovahasrotas: Kanäle, die die Gedanken befördern
Mantra: heilender Klang, heilige Worte
Medas: Fettgewebe
Medovahasrotas: Kanäle, die das Fettgewebe versorgen
Mutra: Urin
Mutravahasrotas: Kanäle, die den Urin befördern
Nasya: Verabreichung von Kräutern und Ölen über die Nase
Nirama: Zustand ohne Ama
Niyama: Befolgung der Yogaregeln
Ojas: ursprüngliche Energie des Körpers
Pachak Pitta: Feuer, das die Verdauung beherrscht
Pancha Karma: die fünf Reinigungspraktiken des Ayurveda
Pariksha: Untersuchung, Diagnose
Pitta: Feuerelement des Körpers
Prana: Lebenskraft; Luft, die sich nach innen bewegt
Pranavahasrotas: Kanäle, die die Lebenskraft befördern
Pranayama: Atemkontrolle, yogische Atemübungen
Prakriti: ursprüngliche Natur, biologische Konstitution
Prash: Kräutergelee
Pratyahara: yogische Kontrolle der Sinne
Puja: Rituale der Hingabe oder Blumenopfer
Purisha: Stuhl
Purishavahasrotas: Kanäle, die den Stuhl befördern
Purusha: reiner Geist
Qi: ursprüngliche Energie
Ranjak Pitta: Feuer, das dem Blut die Farbe gibt
Rajas: Eigenschaft der Energie, Wirbel oder Ablenkung
Rakta: Blut
Rakta Moksha: Blutreinigung
Raktavahasrotas: Kanäle, die das Blut befördern

Rasa: Plasma; spezielle ayurvedische Mineralergänzungen
Rasavahasrotas: Kanäle, die das Plasma befördern
Rasayana: Verjüngungsmittel
Rig Veda: älteste indische Schriften
Sadhak Pitta: Feuer, das über die Intelligenz herrscht
Sama Kapha: Ama-Zustand von Kapha
Sama Pitta: Ama-Zustand von Pitta
Sama Vata: Ama-Zustand von Vata
Samadhi: yogischer Zustand der Entrücktheit
Samana: ausgleichende Luftenergie, die über die Verdauung herrscht
Sattva: natürliche geistige Klarheit und Harmonie
Shakti: Macht der spirituellen Entwicklung
Shamana: lindernde Therapie
Shodhana: reinigende Therapie
Shukra: Fortpflanzungsgewebe
Shukravahasrotas: Kanäle, die das Fortpflanzungsgewebe versorgen
Sleshak Kapha: Wasser, das die Gelenke befeuchtet
Snehana: Ölung
Srotas: Kanalsystem des Körpers
Stanyavahasrotas: Kanäle, die die Muttermilch befördern
Sveda: Schweiß
Svedana: therapeutisches Schwitzen, Dampfbehandlung
Svedavahasrotas: Kanäle, die den Schweiß befördern
Taila: medizinisches Öl, hauptsächlich aus Sesamöl bestehend
Tamas: Trägheit, Stumpfsinn
Tapas: Asketentum; spirituelle Arbeit
Tarpak Kapha: Wasser, das die Emotionen beherrscht
Udana: Luft, die sich aufwärts bewegt
Upanishaden: alte indische spirituelle Lehren
Vamana: Emesis; therapeutisches Erbrechen
Vata: Luftelement des Körpers
Veden: alte indische Schriften
Vedanta: zusammenfassender Schlußteil der Veden
Vikriti: Wesen der Krankheit
Virechana: Reinigung, therapeutisches Abführen
Vyana: Luft, die sich verteilt oder nach außen bewegt
Yama: yogische Einstellungen
Yoga: Praxis der spirituellen Reintegration

Kräuterglossar

Westliche Kräuter und bekannte ayurvedische Kräuter

Deutsch	Latein	Sanskrit oder Hindi
Ackerschachtelhalm	Equisetum spp.	
Alant	Inula spp.	Pushkaramula
Alfalfa	Medicago stiva	Lasunghas
Aloe	Aloe spp.	Kumari
Alaunwurzel	Heuchera americana	
Amberbaum	Siquidamber spp.	
Andorn	Marrubium vulgare	Farasiyun
Aprikosenkerne	Prunus armenica	Jardalu
Arnika	Arnica montana	
Baldrian	Valeriana spp.	Tagara
Bärentraube	Arctostaphylos uva-ursi	
Bartflechte	Usnea barbata	
Basilikum	Ocimum spp.	
Beifuß	Artemisia vulgaris	Nagadamani
Beifuß, bitter	Artemisia absinthium	Indhana
Beinwell	Symphytum officinale	
Betonie, echte	Stachys betonica	
Blasentang	Fucus vesiculosus	
Blutwurz	Potentilla spp.	Spangjha
Bockshornklee	Trigonella foenum-graecum	Methi
Braunelle, kleine	Prunella vulgaris	
Brennessel	Urtica urens	Bichu
Cayenne-Pfeffer	Capsicum frutescens	Katuvira
Chaparral	Larrea divaracata	
Chrysantheme	Chrysanthemum indicum	Sevanti
Damiana	Turnera aphrodisiaka	
Dattel	Phoenix dactylifera	Kharjur
Dill	Anthemum vulgaris	Mishreya
Echinacea (Sonnenhut)	Echinacea angustifolia	
Eibisch	Althea officinalis	Gulkairo
Eichenrinde	Quercus spp.	Majuphul
Engelwurz	Angelica spp.	Choraka
Enzian	Gentiana spp.	Trayamana
Erdbeerblätter	Fragaria spp.	

Deutsch	Latein	Sanskrit oder Hindi
Eukalyptus	Eucalyptus globulis	Tailaparni
Färberdistel	Carthamus tinctorius	Kusumba
Faulbaum	Rhamnus purshianus	Cascara sagrada
Federtang	Plumeria alba	
Fenchel	Foeniculum vulgare	Shatapushpa
Flohsamen	Plantago Psyllium	Snigdha-jira
Galgant	Alpinia officinarum	Rasna
Gardenie	Gardenia floribunda	Nadihingu
Gelbholz	Zanthoxylum spp.	Tumburu
Gelbwurzel, kanad.	Hydrastis canadensis	
Gerberakazie	Acacia catechu	Khadir
Ginseng	Panax ginseng	Lakshmana
Ginseng, sibir.	Eleutherococcus senticosus	
Ginseng, amerik.	Panax quinquifolium	
Goldfaden	Coptis spp.	Mishamitita
Gotu Kola	Centella asiatica	Brahmi
Granatapfel	Punica granatum	Dadima
Grindeliakraut	Grindelia robusta	
Hamamelis	Hamamelis virginiana	
Haselwurz	Asarum spp.	Upana
Helmkraut	Scutellaria spp.	
Henna	Lawsonia spp.	Mèndhi
Herzgespann	Leonurus cardiaca	Guma
Hibiskus	Hibiscus rosa-sinensis	Japa
Himbeere	Rubus spp.	Gauriphal
Holunder	Sambucus glauca	
Huflattich	Tussilago farfara	Fanjuim
Ingwer (frisch)	Zingiber officinalis	Ardra
Ingwer (getrocknet)		Shunthi
Iris	Iris spp.	Padma-pushkara
Irisch Moos	Chondrus crispus	
Jasmin	Jasminum grandiflorum	Jati
Kalmus	Acorus calamus	Vacha
Kamille	Anthemum nobilis	Babuna
Kampfer	Cinnamomum camphora	Karpura
Kardamom	Eletarria cardamomum	Ela
Katzenminze	Nepeta cataria	Zufa
Kiefer	Pinus spp.	Shriveshtaka
Klette	Arctium lappa	
Knoblauch	Allium sativum	Lashuna
Knöterich	Polygonum multiflorum	
Königskerze	Verbascum thapsus	

Deutsch	Latein	Sanskrit oder Hindi
Koriander (Samen)	Coriander sativum	Dhanyaka
Koriander (Blätter)	Coriandrum sativum	Dhanyaka
Krause Minze	Mentha spicata	Pahadi phudina
Krauser Ampfer	Rumex crispus	Amlavetasa
Kreuzkümmel	Cumin cyminum	Jiraka
Kubebenpfeffer	Piper cubeba	Kankola
Kürbissamen	Curcubito pepo	Kurlaru
Kurkuma	Curcuma longa	Haridra
Labkraut	Galium spp.	
Lavendel	Lavendula spp.	Dharu
Leinsamen	Linum usitassimum	Uma
Ligusticum porteri	Ligusticum porteri	Osha
Limone	Citrus adica	Nimbuka
Lobelie	Lobelia inflata	
Lorbeer	Laurus nobilis	
Lotus	Nelumbo nucifera	Padma
Löwenzahn	Taraxacum vulgare	Dughdapheni
Maiskolbenhülse, seidige	Zea mays	Yavanala
Mandel	Amygdalus communis	Vatatma
Meerträubchen	Ephedra spp.	Somalata
Melisse	Melissa officinalis	
Minze	Mentha arvensis	Phudina
Muskatnuß	Myristica fragrans	Jatiphala
Myrrhe	Commiphora myrrha	Bola
Nachtkerze	Oenothera biennis	
Nelken	Syzgium aromaticum	Lavanga
Nelkenwurz	Spigelia marilandica	
Odermennig	Agrimonia eupatoria	
Orangenschale	Citrus aurantium	Svadu-narin-ga
Oregano	Origanum vulgare	Sathra
Palmlilie	Yucca spp.	
Pao d'Arco	Tabebuia avellenada	
Passionsblume	Passiflora incarnata	Mukkopira
Petersilie	Petroselium spp.	
Pfeffer, schwarzer	Piper nigrum	Marich
Pfefferminze	Mentha piperata	Gamathi phudina
Pfirsichsamen	Prunus persica	Pichu
Polei-Minze	Mentha Pulegium	
Portulak	Portulaca oleracea	Loni
Rainfarn	Tanacatum vulgare	
Rebhuhnbeere	Mitchella repens	
Rhabarber	Rheum spp.	Amlavetasa

Deutsch	Latein	Sanskrit oder Hindi
Ringelblume	Calendula officinalis	Zergul
Rizinus	Ricinis communis	Eranda
Rohrkolben	Typha spp.	Eraka
Rose	Rosa spp.	Shatapatra
Rosmarin	Rosemarinus officinalis	Rusmari
Rotklee	Trifolium pratense	Trepatra
Rotulme	Ulmus fulva	
Safran	Crocus sativa	Kumkum
Sägepalme	Serenoa repens	
Salbei	Salvia spp.	Shati
Salomonssiegel	Polygonatum officinalis	Mahameda
Sandelholz	Santalum alba	Chandana
Santakraut	Eriodityon glutinosum	
Sassafras	Sassafras officinale	
Sauerdorn	Berberis spp.	Daruharidra
Schafgarbe	Achillea millefolium	Rojmari
Senf	Brassica alba	Svetasarisha
Sennespflanze	Cassia acutifolia	Nripadruma
Sesam	Sesamum indicum	Til
Spikenarde	Aralia racemosus	
Spitzklette	Xanthium strumarium	Arista
Stechapfel	Datura alba	Kanaka-dattura
Stechwinde	Smilax spp.	Chopchini
Stillingia	Stillingia sylvatica	
Studentenblume	Tagetes erecta	Jhandu
Sumach	Rhus glabra	Karkata shringi
Süßholzwurzel	Glycyrrhiza spp.	Yashtimadhu
Thymian	Thymus vulgaris	Ipar
Traubensilberkerze	Cimicifuga racemosa	
Veilchen	Viola spp.	Banafshah
Vetiver	Andropogon muricatus	Ushira
Vogelmiere	Stellaria media	
Wacholderbeeren	Juniperus spp.	Hapusha
Wachsmyrte	Myrika spp .	Katiphala
Walddolde	Chimaphilla umbellata	
Wasserdost	Eupatorium purpureum	
Wegerich	Plantago spp.	Lahuriya
Wegwarte	Cichorium intybus	Kasani
Weihrauch	Boswellia carteri	Dhup
Weinraute	Ruta graveolens	Sadapaha
Weißdornbeeren	Crataegus oxycantha	Ban-sangli
Weißeichenrinde	Quercus alba	

Deutsch	Latein	Sanskrit oder Hindi
Wermut	Artemisia abrotanum	
Wildkirschenrinde	Prunus virginiana	
Wintergrün	Gaultheria procumbens	Gandapura
Wurmfarn	Dryopteris felix-mas	
Wurmkraut	Chenopodium abthel.	Chandanbatva
Yohimbe	Caryanthe yohimbe	
Ysop	Hyssopus officinalis	Zupha
Zimt	Cinnamomum zeylonica	Tvak
Zitrone	Citrus limonum	Limpaka
Zitronengras	Cymbopogon citratus	Rohisha
Zitwersamen	Artemisia santonica	Gadadhar

Spezielle ayurvedische Kräuter

An erster Stelle steht der in der Umgangsspache gebräuchliche Name, dann der lateinische und der Sanskrit-Name. Wenn der Sanskrit-Name der gebräuchliche ist, wird er nicht wiederholt.

Umgangssprache	Latein	Sanskrit
Ajwan	Apium graveolens	Ajamoda
Amalaki	Emblica officinalis	
Arjuna	Terminalia arjuna	
Ashok	Saraca indica	
Ashwagandha	Withania somnifera	
Atmagupta	Mucuna pruriens	Kapikacchu
Augengras	Curculigo orchoides	Kala musali
Bala	Sida cordifolia	
Bambus	Bambusa arundinacea	Vamsha rochana
Betelnuß	Areca catechu	Kramuka
Bhallatak	Semecarpus anacardium	
Bhringaraj	Eclipta alba	
Bhumyamalaki	Phyllanthus niruri	
Bibhitaki	Terminalia belerica	
Chiretta	Swertia chiratata	Kirata tikta
Chitrak	Plumbago zeylonica	
Cyperus (Nußgraswurzel)	Cyperus rotundus	Musta
Dhataki	Woodfordia floribunda	
Ecliptakraut > Bhringharaj		
Eisenhut	Aconitum napellus	Visa
Falscher Einhorn	Helonias dioica	
Feldseidensamen	Cusuta reflexa	Amaravalli

Umgangssprache	Latein	Sanskrit
Gokshura	Tribulus terrestris	
Guduchi	Tinospora cordifolia	Amrit
Guggul	Commiphora mukul	
Gurmar	Gymena sylvestre	Meshashringi
Haritaki	Terminalia chebula	
Heiliger Basilikum	Ocimum sanctum	Tulsi
Isatis	Isatis spp.	Nila
Jatamansi > Narde		
Kapikacchu	Mucuna pruriens	
Katuka	Picrorrhiza kurroa	
Kostwurzel	Saussurea lappa	Kushta
Kutai	Holarrhena antidysenterica	
Langer Pfeffer	Piper longum	Pippali
Lodhra	Symplocus racemosus	
Malaiische Teefrucht	Psoralea corylifolia	Bakuchi
Manjishta	Rubia cordifolium	
Musta > Cyperus		
Narde	Nardostachys jatamansi	Jatamansi
Neem	Azadiracta indica	Nimbu
Nirgundi	Vitex negundo	
Nishot	Ipomoea turpethum	
Pashana Bheda	Bergenia spp.	
Pfeffer > Langer Pfeffer		
Prasarini	Paedaria foetida	
Punarnava	Boerrhavia diffusa	
Rauwolfia	Rauwolfia serpentina	Sarpagandha
Sarsaparilla (ind.)	Hemedesmis indica	Anantamul
Sellerie > Ajwan		
Shankhapushpi	Crotalaria veruccosa	
Shatavari	Asparagus racemosus	
Shilajit	Asphaltum	
Spargel, weißer	Asparagus ascendens	Shveta musali
Stinkasant	Ferula asafoetida	Hingu
Vidanga	Embelia ribes	
Zitwer	Curcuma zeodaria	Kachura

Spezielle chinesische Kräuter

An erster Stelle steht der deutsche oder in der Umgangsspache gebräuchliche Name, dann der lateinische und der chinesische Name. Wenn der chinesische Name der gebräuchliche ist, wird er nicht wiederholt.

Deutsch	Latein	Chinesisch
Ästiger Igelkolben	Sparganium simplex	San leng
Bocksdorn	Lycium chinense	Go ji zi
Braunwurz	Rehmannia glutinosa	Di huang
Chin. Efeuwurzel	Panax pseudoginseng	San qi
Chin. Engelwurz	Angelica sinensis	Dang gui
Chin. Melisse	Perilla frutescens	Zi su ye
Dattel	Zizyphus spinosa	Suan cao ren
Desmodian	Desmodian styracifolium	Jin qian cao
Engelwurz	Angelica dahurica	Da huo
Enzian	Gentiana macrophylla	Qin jiao
Eucommia	Eucommia ulmoidis	Du Zhong
Forsythie	Forsythia suspensas	Lian qiao
Gebirgsangelika	Notopterygium incisum	Qiang huo
Gelbbaum	Phellodendron amurense	Huang bai
Goldener Seesand	Lygodium japonicum	Hai jin sha
Haarblumenwurzel	Trichsanthes kirlowii	Tian hua fe
Hasenohr	Bupleurum falcatum	Chai hu
Heckenkirsche	Lonicera	Jin yin hua
Kaiserkrone	Fritillaria cirrhosa	Chuan bei mu
Kiefernschwamm	Poria cocos	Fu ling
Knöterich	Polygonum multiflorum	He shou wu
Kutzu	Pueraria lobata	Ge gen
Lebensbaum	Biota orientalis	Bai zi ren
Lerchensporn	Corydalis	Yuan hu suo
Liebstöckel	Ligusticum wallichii	Chuan xion
Liguster	Ligustrum lucidum	Nu zhen zi
Limonenbaumfrucht	Schizandra chinensis	Wu wei zi
Magnolienblüten	Magnolia lilliflora	Xin yi hua
Magnolienrinde	Magnolia officinalis	Hou pu
Meerträubchen	Ephedra sinica	Ma huang
Mittsommerpflanze	Pinellia ternata	Ban xia
Oldenlandia	Oldenlandia diffusa	Bai hua she she ao
Riemenblume	Loranthus parasiticus	Sang ji sheng
Rote Pfingstrose	Paeonia obovata	Chi shao yao
Rotwurzel	Salvia milthorrhiza	Dan shen
Schlangenbart	Ophiopogon japonicus	Mai men dong
Speichelkraut	Atractylodes alba	Bai zhu
Sumpfhelmkraut	Scutellaria baicalensis	Huang qin
Tragant	Astragalus mongolicus	Huang qi
Traubensilberkerze	Cimicifuga racemosa	Sheng ma
Weiße Pfingstrose	Paeonia lactiflora	Bai shao yao
Windglocke	Codonopsis pilosula	Dang shen
Yamswurzel	Dioscorea opposita	Shan yao
Zitronenschale	Citrus reticulata	Chen pi

Chinesische Kräuter-Rezepturen

Chinesischer Name	Deutsche Bezeichnung
Ba zhen tang	Dekokt der 8 Juwelen
Ba zheng san	Pulver mit Nelkenkraut
Bai hu tang	Dekokt aus einer Mischung mit Gips
Bao he wan	Tabletten mit Zitronenschale und Weißdorn
Da chai hu tang	Großes Hasenohr-Dekokt
Da cheng qi tang	Großes Rhabarber-Dekokt
Da qing long tang	Großer Blauer Drachen
Dang gui shao yao san	Pulver aus Engelwurz und Pfingstrose
Ge gen huang qin huang lian tang	Dekokt aus einer Mischung mit Kutzuwurzel, Goldfaden und Helmkraut
Gui zhi tang	Dekokt mit Zimtrinde
Huang lien jie du tang	Dekokt aus einer Mischung mit Goldfaden und Sumpfhelmkraut
Jiao ai tang	Dekokt aus Engelwurz und Gelatine
Jing guishen qi wan	Tabletten aus 8 Bestandteilen mit Braunwurz
Liu wie di huang wan	Tabletten aus 6 Bestandteilen mit Braunwurz
Long dan xie gan tang	Dekokt aus einer Mischung mit Enzian
Ma huang tang	Meerträubchen-Dekokt
Ma zi ren wan	Tabletten aus einer Mischung mit Hanfsamen
Mai men dong tang	Dekokt aus einer Mischung mit Schlangenbartwurzeln
Ping wie san	Pulver mit Magnolie und Ingwer
San huang xie xin tang	Dekokt mit Sumpfhelmkraut und Rhabarber
Shi quan da bu tang	Tonisierende Rezeptur aus 10 Bestandteilen
Shou wu plan	Knöterich-Dekokt
Si jun zi tang	Vier-Herren-Dekokt
Si wu tang	Dekokt aus 4 Bestandteilen
Tao he cheng qi tang	Dekokt mit Persica und Rhabarber
Xiao ban xia jia fu ling tang	Kleines Dekokt mit Pinellia und Kiefernschwamm
Xiao chai hu tang	Kleines Hasenohr-Dekokt
Xiao cheng qi tang	Kleines Rhabarber-Dekokt
Xiao yoa san	Pulver des sorglosen Umherwanderns
Yin chen hao tang	Dekokt aus einer Mischung mit Beifuß
Yin qiao san	Pulver mit Heckenkirsche und Forsythie
Zhi bai di huang wan	Tabletten mit Muttergedenken, Gelbbaum und Braunwurz
Zhu ling tang	Dekokt mit Lärchenschwamm

Literaturverzeichnis

BÜCHER

Agarwal, R. S.: *Secrets of Indian Medicine*. Pondicherry, India, Sri Aurobindo Ashram, 1983

Bensky, Dan; Andrew Gamble: *Chinese Herbal Medicine Materia Medica*. Seattle WA, Eastland Press, 1986

Christopher, John R.: *School of Natural Healing*. Provo, Utah, BiWorld, 1976

Dash, Bhagwan: *Alchemy and Metallic Medicines in Ayurveda*. New Delhi, India, Concept Publishing Company, 1986

Dash, Bhagwan; Manfred Junius: *A Handbook of Ayurveda*. New Delhi, India, Concept Publishing Company, 1983

Dash, Bhagwan; Lalitesh Kashyap: *Materia Medica of Ayurveda*. New Delhi, India, Concept Publishing Company, 1980

Ficino, Marsilio: *The Book of Life*. Irving, Texas, Spring Publications, Inc., 1980

Frawley, David; Vasant Lad: *Die Ayurweda Pflanzen-Heilkunde. Das Yoga der Kräuter. Anwendung und Rezepte ayurwedischer Pflanzenheilmittel*. Windpferd Verlagsgesellschaft, Aitrang, 4. Auflage 1995

Gupta, Sen: *The Ayurvedic System of Medicine*. Volumes I and II. New Delhi, India, Logos Press, 1984 (reprint)

Hsu, Hong-Yen; Chau-Shin Hsu: *Commonly Used Chinese Herb Formulas with Illustration*. Los Angeles, CA, Oriental Healing Arts Institute, 1980

Lad, Vasant: *Das Ayurweda-Heilbuch. Eine praktische Anleitung zur Selbst-Diagnose, -Therapie und Heilung mit dem ayurwedischen System*. Windpferd Verlagsgesellschaft, Aitrang, 9. Auflage, 1995

Lele, R. D.: *Ayurveda and Modern Medicine*. o.O., o.J.

Lust, John: *The Herb Book*. New York, NY, Bantam Books, 1974

Nadkarni, K. M.: *Indian Materia Medica*. Bombay, India, Popular Prakashan, 1976

Pathak, Dr. R. R.: *Therapeutic Guide to Ayurvedic Medicine*. Patna, India, Baidyanath Ayurved Bhawan, 1980

Rapgay, Lobsang: *Tibetan Medicine*. Dharmsala, India, Lobsang Rapgay, 1985

Srikantamurthy, K. R.: *Clinical Methods in Ayurveda*. Varanasi, India, Chaukhambha Orientalia, 1983

Strehlow, Dr. Wighard; Gottfried Hertzka: *Handbuch der Hildegard-Medizin*. Hermann Bauer Verlag, 8. Auflage, 1996

Tierra, Michael: *Planetary Herbology*. Santa Fe, Lotus Press, 1988

Ders.: *The Way of Herbs*. New York, NY, Washington Square Press, 1983

Verma, Ganpati Singh: *Miracles of Indian Herbs*. New Delhi, India, Rasayan Pharmacy, 1982

Yeung, Him-che: *Handbook oft Chinese Herbs and Formulas* (two volumes). Los Angeles, CA, Institute of Chinese Medicine, 1985

VERWENDETE SANSKRIT-TEXTE
Charaka: *Charaka Samhita*
Krishna: *Bhagavad Gita*
Krishna Ishwara: *Sanhkhya Karika*
Patanjali: *Yoga Sutras; Rig Veda Samhita*
Sushruta: *Sushruta Samhita; Upanishads*
Vagbhatta: *Ashtanga Hridaya*

MARATHI
Gogate, Vishnu Mahadeva: *Dravyagunavijnana*. Pune, India, Continental
    Publishers, 1982